岐黄医药纵横

主编　陈　成　鄢卫东　肖正国

副主编　张　民　顾万红　张宏武

李秀娟　陈　宝

甘肃科学技术出版社

图书在版编目（CIP）数据

岐黄医药纵横 / 陈成，鄢卫东，肖正国主编. -- 兰
州：甘肃科学技术出版社，2012.11（2023.9重印）
ISBN 978-7-5424-1705-3

Ⅰ. ①岐… Ⅱ. ①陈…②鄢…③肖… Ⅲ. ①中国医
药学-研究 Ⅳ. ①R2

中国版本图书馆CIP数据核字(2012)第264958号

岐黄医药纵横

陈　成　鄢卫东　肖正国　主编

责任编辑　刘　钊
封面设计　冯　渊

出　版　甘肃科学技术出版社
社　址　兰州市城关区曹家巷1号　730030
电　话　0931-2131572(编辑部)　0931-8773237(发行部)

发　行　甘肃科学技术出版社　　印　刷　三河市铭诚印务有限公司
开　本　787mm×1092mm　1/16　印　张　41　插　页　6　字　数　960千
版　次　2013年1月第1版
印　次　2023年9月第2次印刷
印　数　1001~2050
书　号　ISBN 978-7-5424-1705-3　　　　定　价　188.00元

序

　　岐黄至道，纵贯五千载，横通古与今，内涵博大精深，旨趣致远钩深，文化底蕴深厚，学验积淀颇丰，实乃华夏之瑰宝，中华之精魂。岐和彭缓腾绝轨于前，李华张吴震英声于后，九州历代医杰辈出，杏林花叶递荣，穷尽医方之妙极，拯救生灵之性命，可谓功侔造化，恩迈才成矣！其大道传万祀而无昧，其功德悬百王而不朽！

　　然时至近代，由于历史之原因以及诸多主、客观因素，中医、中药后继乏人、乏术之现象日趋显现，如果长此以往延续下去，必致国粹中衰而有愧于先贤及后世！但值得额手称庆的是在20世纪90年代，国家"两部一局"联合实施了中医药专家学术经验继承工作计划。从此，祖国中医药学事业又迎来了一个芬芳吐艳的春天。

　　医药为艺，尤非易言，神农始之，黄帝昌之，其道通于神圣。中医中药源流归一、互根贯穿，医无药则医无所为、药无医则药无所用。虽精仲景之术，然药非精良则难起沉疴；纵行雷公之法，而道非精湛则难医膏肓。因之，作者本着原创性、学术性、实用性、特色性、传承性和指导性的撰著理念，历经三载，四易其稿，浓缩为一部《岐黄医药纵横》，以企发挥义理，探幽启微，承先启后，继往开来。著作体例分上、中、下三篇纵论岐黄医药。其中，上篇《成药制备论》融京帮流派医药文化和成药制备大法与一辑，详述其秘而不宣之方药配本及特色制剂；中篇《炮制法宜论》汇炮制源流、通法、实例暨古今学说于一炉，通篇贯穿京帮流派中药修治之术，且不乏陕、晋、建昌诸家之法；下篇《伤寒存真集》系七言韵律歌诀，集《伤寒论》原文、理法方药及清·柯琴诠释与一编，诵读琅琅上口，涵义致远钩深，乃开宗明义，启蒙敷旨之佳作。其后补录,兼收陇上医家《陈应贤伤寒方药纵论》,想必对后世具有启迪开蒙、学习借鉴之用。

　　青史千载,曾见杏林有道;汶上万里,方知芳草无涯。今奋编摩之志,僭编纂之权著述《岐黄医药纵横》,付之于梓以示世人,供借鉴品评。之作或许仅为医绪,拾遗补缺而已。然有道是:沧海不择细流,能容乃大;泰山不让寸土,垒积则高。中华医药学正是由一代又一代有志之士精心耕耘,不断进取,充实完善,汇集凝聚而成的民族瑰宝。

　　惜因著者学未精深,才非卓荦,故疏漏在所难免,诚望披阅者斧正之!陈成、鄢卫东、肖正国、张民、顾万红、张宏武、李秀娟七位作者,分别承担了该书逾12.6万字内容的编撰工作;陈宝担负了逾7万字文稿的撰著。甘肃科学技术出版社刘钊老师提出了诸多宝贵意见。谨此明示并致谢!

陈　成

二〇一二年九月三日于金城兰州

目 录

上篇　成药制备论

中 篇　炮制法宜论

下篇 伤寒存真集

总　论

第一章　中药学发展史概论

　　"中药"是指用中医药理论体系的术语表达药物的性能、功效和使用规律，并遵循中医理论指导应用的药物。而不是"中国的药"之简称。中药学是华夏民族优秀文化遗产的重要组成部分，远古时代中药学则称之为"本草"，本草的含义古人谓之"诸药草类最多，诸药以草为本"，由于中药的来源以植物类药材居多、使用最广，故由此而得"本草"之名。本草典籍和文献十分丰富，记录着中华民族发明和发展医药学的智慧创造和卓越贡献，并将之较完整地保存和流传下来，成为炎黄民族优秀文化宝库中的重要组成部分。及至近代，随着西方医药学的传入，本草学遂逐渐被改称为"中药学"。

　　据考证，华夏最早的诗歌总集《诗经》中记载了草药 200 多种，是现存文献中最先记述药物的典籍，其内容大多仅记载了药名，对于各药之作用则记述甚少。尔后，出自于先秦时代的《山海经》一书载药 353 种，其中包括动物、植物和矿物类药材，且对药物的产地、形状、特点及功用等内容有着简单的描述，是现存最早记述中药功效的文献。

　　秦汉之际本草流行已较多，但可惜这些古籍均已亡佚，无可查考。现知最早的本草学著作当为《神农本草经》，著者不详，根据其中所记载的地名，当推断由东汉医家修订前人著作而成。《神农本草经》全书共三卷，收载药物包括动物、植物及矿物三类，共计 365 种，每一药项下载有性味、功能与主治，另有序例简要地记述了用药的基本理论，如有毒无毒、四气五味、配伍法度、服药方法及丸、散、膏、酒等剂型。可以说，该书集汉代以前中国药物知识之大成，它为中国医药学的发展开创了先河、并奠定了基础。

　　时至南北朝，梁代陶弘景（公元 452~536 年）将《神农本草经》进行了整理和补充，全书收载中药 730 种，均辑自于《神农本草经》与《名医别录》，陶氏将之补充和发挥,并以"注"的形式置于书后,故称"集注"。其在每药项下不但对原有的性味、功能与主治有所补充,并且增加了产地、采集时间和加工方法等,从而极大地丰富了《神农本草经》的内涵。然而,令人惋惜的是《名医别录》原书已佚,目前有尚志钧 1977 年辑校本可供查阅,该书系以《本经》为基础、充实了一些新的内容编撰而成。

及至唐代,由于生产力的发展以及对外交往日趋频繁,外国药物陆续输入,药物品种日渐增加。为了适应形势需要,当朝政府指派李勣等人主持增修陶氏所注之本草经,成书后命曰"唐本草";继而又命苏敬等重加修正,增药114 种,于显庆四年(公元 659 年)颁行,称之为《新修本草》或《唐新本草》,此书系当时的政府修订和颁行,可谓是中国、亦是世界上最早的一部药典。该部本草载药 844 种、并附有药物图谱,当开创了中国本草著作图文对照的先例,此不仅对中国药物学的发展有着不可估量的影响,而且不久即流传国外,亦对世界医药学的发展作出了重要的贡献。

以上是中国古代药物知识的三次总结。此后,每隔一定时期由于药物知识的不断丰富和更新,便有新的药学理论呈现。例如,宋代的《开宝本草》、《嘉祐补注本草》等,都是补正总结性的中药学文献。到了北宋后期,蜀医唐慎微编成《经史证类备急本草》(简称证类本草)一书,其将《嘉祐补注本草》与《图经本草》合并,增药 500 余种,并收集了诸医家和民间的许多单方、验方,补充了经史文献中的大量药物资料,使得该书内容更为充实、体例更加完备。当时,执政者曾派人将之厘订三次,并且加上了"大观"、"政和"、"绍兴"的年号,作为官书刊行。

明代伟大的医药学家李时珍(公元 1518~1593 年),全面整理和总结了 16世纪以前华夏民族的医药知识,在《证类本草》的基础上进行彻底的修订,其"岁历三十稔,书考八百余家,稿凡三易"。最终著成了与时俱进的大作——《本草纲目》,该书于李时珍逝后三年(1596 年)在金陵(今南京)首次刊行。全书载药 1892 种,附方 11000 多条。并按药物的自然属性分为十六纲、六十类,每药之下细分释名、集解、修治、主治、发明、附方及有关药物等项。其著述体例详明,文字论述严谨,可谓"铅翰昭彰,定群言之得失;丹青绮焕,备庶物之形容"。它是中国本草学史上的巨作。《本草纲目》在 16 世纪初就流传于中外,曾经多次刊印并被译成多国文字,对中华和世界医药学事业作出了伟大的贡献。成书之前,李时珍长期亲自上山采药,远穷僻壤,遍询土俗,足迹遍布九州大江南北,对药物进行实地考查和整理研究,并用实事求是的科学态度力辟迂儒之谬论,痛斥方士之邪说,纠正了古代本草学中不少药物品种和药效方面的错误,方使《本草纲目》一书达到了前代诸本草远未达到之水准。此后,清·乾隆年间赵学敏编成《本草纲目拾遗》一书,对《本草纲目》作了某些勘误和补充,在原基础上又新增药物 716 种。

　　自汉迄清,本草著作不下百余种,其学术各有所长,诸如地方性的《滇南本草》(明·兰茂)、专记外来药物的《海药本草》(唐·李珣)、记载食物疗法的《食疗本草》(唐·孟诜)、记载救荒植物的《救荒本草》(明·朱橚)、侧重药物鉴别的《本草衍义》(宋·寇宗奭)、侧重药物炮炙的《炮炙论》(南北朝刘宋·雷敩),以及便于诵读和翻检查阅、或临证参考的中小型本草学典籍不胜枚举。清·道光年间,吴其濬专论植物的《植物名实图考》和《植物名实图专长编》两部著作问世,前书记载植物 1714 种,后者描述植物药 838 种,对于每种植物的形色性味、用途和产地叙述颇详,并附有精确插图,尤其着重植物的药用价值与同名异物的考证。所以,虽非药物专著、但亦有重要的学术参考价值。

　　此外,尚有东汉末年医学家张仲景所著《伤寒论》和《金匮要略》;东晋葛洪编撰的《肘后备急方》;唐·孙思邈著述的《千金备急方》和《千金翼方》;宋·陈师文等编辑的《太平惠民和济局方》,以及明·朱橚所著的《普济方》等典籍,皆记述了丰富的药物理论知识。这些书籍中收载的药物和方剂,很多至今还被广泛地应用着,且具有上佳的疗效,诸多中草药的疗效不但经受住了长期医疗实践的验证,而且其作用亦被现代科学研究所证实。有些中草药的生物活性成分和分子结构等,也已经全部、或部分地研究清楚。例如,麻黄平喘的生物活性成分为麻黄碱;常山治疟的生物活性成分系常山碱;延胡索止痛的主要成分为四氢掌叶防己碱(延胡索乙素);黄连、黄柏抑菌止痢的主要成分是小檗碱(黄连素);黄芩抗菌的主要成分为黄芩素;大黄致泻的生物活性成分系番泻苷等。其现代研究成果不胜枚举。为了保证药物的疗效,华夏劳动人民在长期的实践中对于药物的栽培、采收、加工、炮制、贮藏和保管等方面亦积累了丰富的经验。大量事实证明,中国古代劳动人民通过长期实践所累积的医药文化知识,是中华民族极其宝贵和独树一帜的优秀文化遗产。因此,后世应倍加珍视祖国医药学的伟大宝库,努力发掘并加以提高。

　　继晚清之后,中华民国的建立结束了两千多年的封建君主统治。然而,中国却仍未改变半封建、半殖民地的社会性质。加之国家连年战争、社会动荡、经济衰退,致使中国科技发展缓慢而不平衡,远远落后于西方国家,痛失了 16 世纪以前中国在世界科技史上的领先地位。在西方科技文化大量涌入的情况下,出现了中、西药并存的局面。与此相应,社会和医药界对岐黄之术逐渐有了"中医、中药"之称,对现代西方医药也因此逐渐称之为"西医、西药"。

民国时期,由于国民党政府采取废止中医的政策,阻碍了中医药的进步。因此,中药学发展缓慢,但仍不乏承先启后、继往开来之学说。据不完全统计,现存民国时期的中药专著约有 260 余种,其大多体例新颖、类型多样且注重实用。由于其论述范围、体例及用语等与传统本草有所不同,基于通俗普及的原因,一般均未以本草命名。此间,综合性中药著作和讲义较多,内容多数偏于临床实用。其中,以蒋玉柏《中国药物学集成》较具代表性,该书分总论、各论两大部分,总论概述了中药相关基本理论知识;各论按功效分类,分别记述了400 余种药物的别名、气味、形状、功用、制法、有毒无毒、用量、禁忌和处方等。其体例和内容与本草学基本相似,但更加简明实用。近代中医药学家秦伯未所著《药物学讲义》一书,内容包括发散、利尿、理气、理血、温热、寒凉药等 12 类;医药学家张山雷所撰《本草正义》一书,属于传统药物理论学说,该书结合其用药经验论述了中药的药性、功用,以及鉴别、炮制、煎煮法等。这些著作均具有较高的学术参考价值。

传统的地方本草亦有多种,以肖步丹《岭南采药录》、高宗岳《泰山药物志》较有特色,书中亦丰富了药物的品种。此外,食疗本草也在兴起,其大多内容丰富而实用。例如,中医药学者秦伯未《饮食指南》一书,以传统、简要为特点;杨志一、沈仲圭撰著的《食物疗病常识》和陆观豹所编《食用本草学》,则多为经验之谈。另如,经曹炳章据清末郑肖岩所撰《伪药条辨》补订而成的《增订伪药条辨》一书载药 110 种,就产地、形态、气味、主治等采用论述或比较的编著体例,为辨识药物真伪优劣提供了宝贵经验;杨华亭《药物图考》一书,摘引本草文献,对药物品种作了科学的考证,并且附有图谱,具有很高的学术参考价值。在中药炮制和传统制剂方面,有杨叔澄的《中国制药学》与周复生的《增订药业指南》等专著,其中内容均较切合实际应用。当时的中药学著作除了传统学说的表述外,还产生了中、西药汇通之作。汇通派医药学家利用自然科学和西方医药学的某些成果,补充表达中药的基源、成分、功效及其药理作用等,或以中、西药理论互为印证,其间学术水平深浅得失参差不齐。在诸多著作中,以郭望的《汉药新觉》、温敬修的《最新实验药物学》,以及阮其煜、王一仁、董克仁合著的《本草经新注》等较具代表性。

鉴于中药品种数量众多、理论知识广泛,故不仅歌括类中药入门书籍不少,而且刊行了中药辞书。其中,较有影响的是 1935 年由陈存仁编著的《中国药学大辞典》,该书270万字,收药目4300条,每药项下分列命名、古籍别名、基源、产地、形态、性质、成分、效能、主治、历代记述考证、辨伪、近人学说、配合应用、用量、施用宜忌以及参考资料等21项。其资料丰富、内容翔实,汇集了古今相关论述,并有附图。值得一提的是,辞书中将功效和主治分别予以阐述,功效表述较准确,增加了中药剂量,采用科、属、种名称表述中药基源等,堪称中国药学发展史上第一部大型中药辞典。此时期,药用植物学与生药学已成为新兴的学科,研究植物类中药的自然来源(分类)、性状及鉴别等取得了突出的成就。例如,赵燏黄所著《中国新本草图志》、《祁州药志》、《现代本草生药学》,以及裴鉴所撰《中国药用植物志》等,均系当时的代表性专著。与此同时,有学者亦从化学成分、药理学等方面对若干常用中药开展了多方面的研究工作。其中,以陈克恢对中药麻黄化学成分及药理作用的研究最为深入,且引起了国内外同行的重视。另外,其他学者尚对洋金花、延胡索、黄连、常山、槟榔、鸦胆子、益母草、乌头、川芎、当归等百余种中药进行了化学成分、药理作用或临床方面的初步研究,从此开拓了中药现代化的研究之路。

1949年,中华人民共和国成立后,国家对中医药事业高度重视,制定并出台了团结中、西医,以继承中医药学为核心的中医政策,并采取了一系列有力措施发展中医药事业。随着现代自然科学和中国政治、经济、文化和教育事业的迅速发展,中华医药学又迎来了一个崭新的春天。从1954年起,国家有计划地整理、出版了一批重要的本草古籍,计有《本经》、《新修本草》、《证类本草》、《纲目》等数十种。20世纪60年代以来又辑复了《吴普本草》、《别录》、《新修本草》、《本草拾遗》等十余种,此举对研究和保存古本草学文献有着重大意义。

随着中药事业蓬勃的发展,新的中药学专著层出不穷,其内容涵盖范围广、品种门类齐全,其中诸多著作反映了当代中药科技发展的水平。例如,中国医学科学院药物研究所编写的《中药志》,原书分四册,修订后全书分六册,其中一、二册为根与根茎类,收载药物206种;三册为种子果实类,收载药物138种;四册为全草类,收载药物135种;五册为叶、花、皮、藤木、树脂、藻菌及其他类,收载药物148种;六册为动物、矿物类。每册药物均附有墨线图及彩色图片,并对其中每一药物分别著述了历史、原植(动)物、采制、药材及产销、化学成分、药材鉴别、性味及功效、药理作用及临床应用、附注等内容。70年代由全国中草药汇编编写组撰著的《全国中草药汇编》共收载中草药2288种,附墨线图2100余幅。对各药介绍了来源、形态特征、生态分布、栽培或饲养要点、采集加工、炮制、化学成分、药理作用、性味功能、主治用法和处方等。其内容广泛、简要,较为全面地反映了当时全国中草药资源与应用的现状。由江苏新医学院编写的《中药大辞典》共收载中药 5767 种,书中对每一药物分药名、性味、归经、功能主治、选方、临床报道及各家论述等 19 项加以著述。其内容涵盖了所载中药的古今记述,该书多次再版,至今仍为中医药研究领域不可或缺的工具书。由原色中国本草图鉴编纂委员会辑著的《原色中国本草图鉴》全书共 25 册,收载彩绘中药图谱 5000 种左右,并附文字解说,内容包括基源、植物(动物)形态、采集加工、化学成分、药理、性味、效能主治、用法用量及附注等。其内容翔实,图文并茂。由卫生部药品生物制品检定所、暨云南省药品检验所等编纂的《中国民族药志》,首次介绍了中国民族药物 1200 余种,其中对每一药物分民族药名、来源、民族药用经验、药材检验和科研资料等项加以论述。书中具体介绍了药物的基源、学名、药用部分、形态及附图、历史现状、功用、成分、药理和临床应用等内容。此外,尚有徐国钧编撰的《生药学》、谢宗万著述的《中药材品种论述》、刘寿山撰著的《中药研究文献摘要》等书籍,均从不同角度反映了中药学研究的理论成果,在中药领域有着较为广泛的学术影响力。

为进一步深入发掘和研究中药资源宝库,国家先后多次组织力量对中药资源进行了大规模调查和资料的搜集,所获得的成果大部分均系统载于全国和地方中药志、药用植物志和动物志等著作中。根据反复调查,已知全国中药资源有 12807 种。其中,药用植物约 11146 种,药用动物约 1581 种,药用矿物约 80 种。在中药资源调查的基础上,将某些进口药材进行国产资源化的开发利用研究亦取得了显著成绩。例如,萝芙木、安息香和沉香等已在国内产出。中药资源保护、植物药异地引种、药用动物的驯化及中药的综合利用也颇见成效。例如,西洋参、天麻、鹿茸、熊胆、人参、钩藤等诸多品种的引种、驯化及开发利用,均系此方面的典型事例。

为了制定统一的药品标准,中华人民共和国卫生部筹建成立了药典编纂委员会(后更名为中国药典委员会),并于 1953 年、1963 年、1977 年、1985 年、1990 年、1995 年、2000 年、2005 年和 2010 年,先后修订编纂了九版《中华人民共和国药典》。从 1963 年开始,药典分为“一部”、“二部”,“一部”为中药部分,主要收载中药材、中药成方制剂,另有凡例与附录的制剂通则和中药检测方法等,所收载的中药各版内容皆有不同程度的调整,有关中药内容根据品种和剂型的不同,分别依次列有中文名、汉语拼音与拉丁名、来源、处方、制法、性状、鉴别、检查、浸出物、含量测定、性味与归经、功能与主治、用法与用量、注释、规格、贮藏及制剂等,附录的内容与现代质控检测方法等也逐版增加。与此同时,国家亦非常重视药政法的建设工作,先后制定了许多与中药相关的管理办法,并于1984年通过了《中华人民共和国药品管理法》。药品管理法的颁布与实施对保护人民健康、发展祖国医药卫生事业、提高中国药品在国际市场上的竞争力起到了保驾护航的作用。

目前,中医药教育和科研事业形势发展喜人,全国每个省、区和直辖市都成立了中医药院校,内设中药专业(院)系,同时还筹建了中医药研究院(所)。这些教学和科研机构为开展中医药科学研究和人才培养等,均发挥了巨大的推动作用。

此外,祖国传统医药学的中、外交流亦逐年增加,特别是在中国实行改革开放政策以后近三十余年中,东、西方医药学术交流尤为频繁,中、外药学科研人员互派或应邀进行学术交流逐年递增。鉴于中国中医药事业在国际上的影响力,使得中药学在国外也日益受到重视,目前,除日本、朝鲜、马来西亚、新加坡等诸多东南亚国家在研究和使用中药防治疾病外,众多的西方国家如加拿大、澳大利亚、美国及英国等,也在逐渐广泛采用中药进行预防保健。凡此事例,无不彰显着中医药科学技术在本国与世界范围内前所未有的广阔发展前景。

综上所述,全观国外药学理论的发展以埃及和印度为最早。公元前1500年左右,古埃及的"papytus"(纸草本)、及其后古印度的"Ajurveda"(阿育吠陀经)中均已有药物的记载。古希腊、古罗马及阿拉伯民族,在医药学的发展中也有着悠久的历史。例如,古希腊医生Dioscorides所撰的"Materia Medica"(药物学),古罗马医生Galen(公元131~200年)所著的"Materia Medica"(药物学),阿拉伯医生Avicenna (公元980年)所编的"Canon Mediclnae"(医药典)等,皆系研究药物学的专著,这些著作对于古代医药学的发展都有着较大的影响。

陈　成　撰

第二章 中药学未来发展趋势

　　中国医药学是中华传统文化的重要组成部分,也是当今唯一仍在发挥着重要作用的生命科学技术。中医药学经过两千多年的发展,无论从理论体系上、还是治疗方法和手段上,都取得了长足的进步。然而,如何才能够使中药学科更好地为人类健康服务,纵观未来的发展趋势,就是要在继承中医药优秀文化遗产的基础上,借鉴、吸收和利用国内外先进的科学技术手段,走中药现代化的创新之路。那么,何谓中药的现代化? 概括起来讲,中药现代化是一门科学技术体系,其核心内涵是以中医药理论和实践经验为基础,将传统中医药的优势、特色与现代科学技术相结合,借鉴国际通行的医药标准和规范,研究、开发、生产、经营、使用和管理中药的一门学问。这里所述的中医药理论和经验,既包括严格意义上的理论指导、也包含基于中医药理论和经验方面的各种启示、借鉴和参考;以及国际通行的标准与规范,其中包括 GAP、GLP、GCP、GMP、GSP 和 ADR 监测等各个环节的法规与制度。也就是说, 中药现代化不仅包括结果、亦包含行为与过程。

　　中药现代化的核心目的就是要进一步提高中医药的临床疗效,临床疗效是检验中药现代化成功与否的直观标准。将确有疗效的中药、尤其是复方中药用科学的方法进行论证,再按照国际化的通行标准推向国际市场,将其良好的社会效益与世人共享,这一过程就是中药现代化的核心内涵。纵观中药现代化的发展历程,大致可概括为三个发展阶段。

　　第一阶段:剂型的创新。应用现代药物制备技术,将传统的中药丸、散、膏、丹等剂型改成片剂、胶囊、口服液、注射液等现代剂型。其目的是形成安全、方便、疗效确切的现代中药制剂。

　　第二阶段:将提取分离技术应用于中药研制、生产流程中。随着天然药材物质基础研究的进一步深入,人们发现多数药材中含有诸如大量糖类、淀粉、叶绿素等,确认此为无效的成分与杂质后,则可采用各种提取与分离技术,剔除中药所含的此类无效成分与杂质,从而获得药物有效部位、或生物活性成分提取物,进而再将这些提取物制备成为药品。

　　第三阶段:通过更为先进的制备工艺技术、检测分析技术和高通量筛选等技术手段,研发机理明确、组分清晰的现代中药。主要以生物活性成分、有效部位或有效部位群(组)入药或配伍,形成药效物质基础较为明确的生物活性成分制剂或组分中药。第三阶段的中药研发方是可以真正与国际接轨、让世界认同的产品。

　　中药现代化的方向是挖掘祖国传统医药学宝库,要在继承中创新、开拓中发展。要保持中医药传统特色与精髓的指导理念,正确理顺继承与创新发展的关系,以传统中医药理论和丰富的临床实践经验为基础,借鉴现代医学、生物学、信息科学的理论与技术,并参考国内、外对天然药物生物活性成分的研究成果,多学科衔接、多技术融合,形成具有时代特色的中医药理论体系和现代中药产品。

　　通过中医药数千年的传承与积累,人们对中药材的功用、疗效及副作用有了一定的认识和了解,如果充分利用现代科学技术的理论与方法,对其生物活性成分进行提取和分离,再加以适当的结构改造与修饰,并借鉴国际通用的医药标准和规范,则就有可能开发出更加安全和有效的创新性中药。此外,对一大批确有良效的中药经方与验方等复方亟需进行研究和创新,同时结合现代药理学研究,并且制定严格的质量标准,从组织学、分子学等多学科入手,研究复方中药的多靶点作用机理。这样,将能研制出一批具有开发前景的新药,而且可以大大缩短中药研发周期。

　　中药最为突出的特色是复方,中药药理是多组分、多环节和多靶点的综合作用,这一理念已普遍被业界所接受。目前,药学界对中药的复方特性研究十分重视,现代中药学理论是以中医理论为指导,君药为重点,功能主治为依据,药理效应及效应成分为核心,通过系统的试验研究,阐明中药配伍、药效物质基础及效应变化之间的内在联系。以此将药理作用相同或相近的两种、或多种有效组分结合起来,从而开发出多组分的中药新药。但应看到,复方中药有效组分的研究任重而道远,当前复方中药的活性组分筛选与深入研究仍存在诸多难题,这是一块有待开垦的处女地,今后中药现代化的重大突破,有可能是从对复方中药的研究中实现的。因此,对于复方中药的深入研究与开发,将对中药现代化的进程起到至关重要的作用。

　　由国家科技部、卫生部、中医药管理局和国家食品药品监督管理局等,十四部委联合举办的"2009 传统医药国际科技大会暨博览会"上,中药生物化靶向定位疗法成为大会的学术关注点。该疗法的中药生物化技术是治疗肿瘤、心脑血管疾病的有效方法,这预示着中药生物化技术将是未来世界医药学发展的趋势。

目前,中、西医癌症治疗用药均具有不同程度的毒副作用。西药大都为化学合成,其固有的毒副作用无法消除;而中药则成分复杂,既有有效部位、又有造成毒副作用的成分。特别是具有毒性的中草药,其有效剂量和中毒剂量或许是相等的,用不到量起不到治疗作用、而用到量则患者又会中毒。那么,如何解决这一问题? 答案为,中药生物化是消除中药毒副作用的一个新途径。

中药生物化靶向定位疗法,系在中医多向调控抗癌疗法的基础上创立的,其主要特点是细胞的渗透性、细胞识别性、全方位免疫调节性和多功能性。它打破了一般抗癌疗法所存在的药物难以直接进入细胞核,杀灭癌细胞、病毒和细菌以及容易产生毒副作用的问题。以中药生物化为基础,用生物工程技术将这些生物活性成分提取纯化,然后进行靶向定位,逐一组方配伍,有针对性的制备成诸如有作用于神经的、有作用于细胞的、有作用于某一器官的各种制剂,这样既强化了生物活性成分的含量、且又有效的剔除了产生毒副作用的部分,从而较好的克服了传统中药使用上的诸多弊端。

另外,中药生物靶向定位疗法在科学的研究中药所含生物活性成分,利用靶向定位法重点选择能够进入细胞核,直接杀灭癌细胞、病毒及细菌的生物活性成分同时,还选择了能转化致癌物质和阻断癌细胞形成的生物活性成分,并补入了从中药提取纯化出来的大量免疫因子,构成了抗癌"三部曲"。从而既能杀灭癌细胞、转化致癌物质、杜绝复发;又能通过补入大量的免疫因子,使患者同步恢复健康。相关实验研究证明,该疗法在"精准打击"癌细胞方面效果明显,对癌症具有较佳的治疗作用。

中药生物化靶向定位疗法,对心脑血管疾病、糖尿病、乙肝、丙肝、类风湿、红斑狼疮、银屑病、艾滋病等各种细菌及病毒感染性疾病等,同样具有较佳的治疗作用。此类疾病的病毒和细菌大都能进入人体的细胞核,在人体的细胞核内进行病毒复制,从而加大了药物治疗的难度。但是,应用中药生物化靶向定位疗法,则强化了对这些疾病的治疗,因而为解除此类病痛提供了新的途径和方法。

总而言之,近年来对现代中药学的研究成果主要可概括为以下五方面:

1.中药的基本理论得到了系统和全面的整理,对药性、归经、十八反等做了大量研究,十八反的实验研究取得较大进展。但是,这方面的研究难度亦大,有不少问题尚待进一步深入探讨。

2.在中药鉴定学方面,除一般来源和性状鉴定外,还普遍采用了显微与理化等手段。而且鉴定技术已向着用少量检品达到迅速、准确的定性和定量方向发展。

3.通过对中药炮制工艺与机理的现代研究,中药炮制学得到了较大的发展。与此同时,对诸多中药的炮制工艺作了改进和规范,并且采用了许多先进的炮制技术和设备,从而提高了饮片质量。

4.建立了中药化学理论体系,对中药的化学成分进行了广泛而深入的研究。确定了多数常用中药的主要生物活性成分,明确了大部分中药的化学结构。

5.建立了中药药理学理论体系,对多数常用中药药理进行了系统的研究。对抗菌、抗病毒、抗肿瘤、解热、利尿及降压等中草药进行了大量的药物筛选,某些过去不被注意的多糖类、鞣质、氨基酸和多肽等中药有机成分,现已通过研究发现其有多种生物活性,这将对进一步阐明中药之功效发挥重要的作用。

顾万红　撰

第三章 中药学现代技术展望

中药现代化是一个系统工程,其中包括药材原料生产、制药设备和工艺技术的现代化。目前,有待推广应用的现代中药提取与分析技术主要可归纳为九个方面。

第一节 大孔吸附树脂分离技术

大孔吸附树脂是一类有机高聚物吸附剂,是吸附和筛选原理相结合的分离材料。吸附树脂分离技术就是将中药煎煮液通过大孔树脂,吸附其中的生物活性成分,再经洗脱回收,除去杂质的一种纯化精制的方法。可根据药液成分的不同和提取成分的差异,选择不同型号的树脂。采用吸附树脂分离技术对中药提取液进行精制具有以下优势:①有效缩小服用剂量。②减少产品的吸湿性。③有效去除重金属。④实验工艺简便,所需研究设备简单。

近年来,在中药生物活性成分的分离方法中,树脂法受到特别的重视。有人通过大孔树脂富集与纯化三七总皂苷,50%乙醇浓度洗脱率达80%以上,洗脱液干燥后总固物中三七总皂苷纯度可达71.1%。大孔吸附树脂分离技术在中药复方精制的研究中也发挥着重要的作用,有人采用大孔吸附树脂分离技术精制口服液,结果精制之后的口服液澄明度明显提高,而且可缩短生产周期。

然而,对于大孔吸附树脂的使用尚有一些争议。一是在毒性方面,大孔吸附树脂是由有机单体加交联剂、致孔剂和分散剂等聚合而成的,这种多孔的球状聚合物会残留有这类有害的添加剂。因此,应用于药物研究的吸附树脂原料的规格、标准和质量要求是至关重要的。其次,目前的大孔吸附树脂多应用于以水为介质的体系中,但天然产物中有许多成分是难溶于水的,这使得大孔吸附树脂分离技术在中药生物活性成分研究中的使用受到了限制。另外,虽然大孔吸附树脂在化合物的分离纯化和富集方面的应用已相当广泛、且技术成熟,但是在中药复方的分离与纯化方面研究相对较少,技术尚需完善和规范。

第二节 超临界流体萃取技术

超临界流体萃取(SFE)技术是以接近临界状态下的流体作为萃取溶剂,利用其兼有液体和气体的双重性质,通过控制温度和压力进行选择性提取的高效新型提取技术。可作为超临界流体的物质有二氧化碳、水、乙烷及二氧化氮等,目前研究较多的为二氧化碳,因其性质稳定、有较低的临界温度,适用于热敏性成分的提取。与传统的中药提取方法相比, SFE 节省溶剂,无溶剂残留问题,渗透力强,提取效率高,能实现选择性提取。其萃取能力取决于流体的密度,通过等温降压或等压升温,被萃取物质就可与溶剂分离。

SFE 技术研究主要集中于单味药,有人采用 SFE 技术提取花椒挥发油,得到58 个化学组分,而水蒸气蒸馏只得到 22 个化学组分。为实现对中药生物碱、黄酮、皂苷类等极性大的生物活性成分的提取,目前添加夹带剂及增加压力而改善流体溶解性质的研究亦受到重视。

应用超临界二氧化碳技术已成功地从中药中提得挥发油、生物碱、苯丙素、黄酮、有机酚酸、萜类以及天然色素等成分。SFE 提取技术大大提高了产物的收率和质量。因此,该技术在中药产业化发展中具有较大的推广和应用价值。但是,由于超临界萃取剂二氧化碳的非极性和相对分子量小的特点,对许多强极性和大分子物质的提取应用受到一定的限制。而且,SFE 装置属高压设备,一次性投资较大,其运行成本高,普及较难。

第三节 微波萃取技术

微波萃取(MAE)技术是高频电磁波穿透萃取媒质,达到被萃取物料的内部,微波迅速转化为热能使细胞内部温度快速上升,当细胞内部的压力超过细胞壁承受能力时,细胞破裂、细胞内生物活性成分自由流出,在较低的温度下溶解于萃取媒质。在微波辐射作用下,被萃取物料成分加速向萃取溶剂界面扩散,从而使萃取速率提高数倍,同时降低了萃取温度,从而最大限度地保证了萃取质量。

MAE 技术与现有的其他萃取方法相比具有明显的优势,化学溶剂萃取法耗能大、耗材多、耗时长、提取效率低且工业污染大。超临界流体萃取在提取效率上得到了显著的提高,但其溶剂选择范围窄、要求的设备复杂,需要高压容器和高压泵,故投资成本较高,建立大规模提取生产线有一定的工程难度。

目前,MAE 技术应用于中药和天然产物生物活性成分提取的报道较多,具体涉及的天然产物有黄酮类、挥发油、生物碱、单宁、甾体及有机酸等。例如,微波提取重楼皂苷与热回流水提取法,从时间、次数及含量等方面进行对比研究,两种方法所获得皂苷完全一致,表明微波并未破坏生物活性成分的结构。微波辐射 5min 的效果与常规加热 2h 相同,而且杂质含量少。

虽然,国内、外 MAE 技术的研究才刚刚起步,但是其发展非常迅速,已经成为当前和今后新型提取技术研究的热点之一。然而,如何针对中药复方的特点设计 MAE 方案,设计有效防止微波泄漏的仪器设备,是需要科技工作者努力解决的技术问题。随着中药现代化进程的加快和国际交流的进一步扩大,必将为 MAE 技术的发展提供新的契机。

第四节　超声提取技术

超声提取技术是以超声波辐射压强产生的骚动效应、空化效应和热效应引起机械搅拌,加速扩散溶解的一种新型提取方法。该技术能够加速所提取成分的扩散并与溶剂充分混合,大大提高了有效部位提取率。其瞬间稳定升高温度,对热不稳定成分影响较小,且提取时间短。

目前,超声提取技术主要应用于单味药的提取。有人采用常规方法和超声方法,以 80%乙醇浓度提取新疆甘草多糖,结果超声提取时间比常规方法缩短 3 倍以上,收率提高 36%以上。但是,超声提取技术对容器壁的厚薄及容器位置要求较高,否则会影响药材浸出效果。超声发生器工作噪音较大,须注意防护。目前,实验研究均尚处于较小规模,对于含多种成分的中药复方来说,应用单一频率可能达不到很好的分离效果。可以说,双频和可调频超声技术在中药复方的提取中将有一定的应用潜力。

第五节　中药絮凝技术

中药絮凝技术是在中药提取液中加入一定的絮凝剂,以吸附架桥及电中和方式除去溶液中的粗粒子,而达到分离纯化的目的。絮凝剂有鞣酸、明胶、101 果汁澄清剂和 ZTC 澄清剂等,目前应用最广泛的是壳聚糖澄清剂。

水提醇沉是中药制剂的传统工艺，但醇沉工艺存在着一些不足，例如生物活性成分损失严重，成本较高，成品稳定性差、生产周期长及劳动强度高等。醇沉过程可造成对某些药效成分的严重损失，难以保证制剂的有效性。因此，相关研究者正致力于探索替代醇沉去除杂质的方法，其中中药絮凝技术就是一种有着发展前景的有效方法。有人曾比较了乙醇沉淀法和壳聚糖澄清剂对玉屏风口服液的澄清效果，结果两种澄清工艺的澄清效果和制剂稳定性相似。但是，壳聚糖澄清剂对黄芪甲苷和多糖含量基本无影响；而乙醇沉淀法在使制剂总固体物含量明显减少的同时，亦使多糖含量显著降低。

除了少数中药品种外，壳聚糖多用于大部分单味中药的浸提液，可起到适当的澄清作用，保留其中大部分生物活性成分，并能明显提高多糖和有机酸的转移率，且不残留于提取液中，安全无毒，操作简便，无需增加设备投资。其提取液不吸湿，便于制剂。大量的实验结果表明，中药絮凝技术比传统的醇沉工艺有着明显的优势，是现代中药制剂工艺改革的方向之一。

第六节　高速逆流色谱技术

高速逆流色谱技术（HSCCC）是一种不用任何固态载体的液-液色谱技术，其原理是基于组分在旋转螺旋管内的相对移动、而互不混溶的两者之间分布不同而获得分离，其分离效率和速度可以与 HPLC 相媲美。HSCCC 分离效率高，产品纯度高，不存在载体对样品的吸附和污染，制备量大和溶剂消耗少，操作简单，能从极复杂的混合物中分离出特定的化学组分。

HSCCC 应用于天然产物的分离具有以下作用①制备高纯度的药用成分对照品和必须控制的杂质成分。②配合活性跟踪与入药部位的设计，逐级分离制备活性部位或活性成分。③为中药材和中药方剂指纹的建立，提供更丰富的信息和数据。④进行中试批量生产和工业生产。例如，中科院工程研究所探索了利用 HSCCC 制定中药指纹图谱的方法，以丹参原药材为模式植物，初步建立了丹参的指纹图谱，该技术有望成为中药生物活性成分质量标准研究的一种新方法、和中药生产的一种新型分离技术。

第七节　酶工程技术

酶工程技术是近年来用于中药工业的一项生物工程技术。酶提取原理是利用酶反应的高度专一性,将细胞壁的组成成分水解或降解,破坏细胞壁,从而增大生物活性成分的提取率。近年来,酶提取在中药提取中的应用尚处于实验室研究阶段。有人从葛根中提取总黄酮,在纤维素酶的作用下,葛根总黄酮的收率提高了13%,薄层色谱结果显示,加酶与不加酶提出的成分一致,认为纤维素酶可以用于葛根总黄酮的提取。

酶解技术应用的关键问题是反应条件的筛选,酶的种类、酶解温度、酸碱度等,对酶的催化能力影响较大。因此,针对具体药物,研究酶反应的最佳条件非常重要。另外,酶提取对于复方生物活性成分、疗效及酶残留问题等的影响尚需进一步深入研究。此项新技术对设备无特殊要求,适用于工业化大生产,国外已有不少厂家利用其获得了较佳的经济效益。然而,国内的工业化用酶仍不普遍,需要科技工作者深入研究。

第八节　空间技术

国内空间药用植物学的研究,主要是由国防科工委航天医学研究所、与中国医学科学院药用植物研究所合作做了一些工作。搭载的药用植物包括桔梗、红花、藿香、甘草、洋金花等。该项工作的先进之处在于研制了一个小型的生物舱,种子与核径迹探测器一起复合构成生物叠,置于小型生物舱内进行空间飞行。飞行结束后,经仪器检测可以发现种子被太空射线击中的程度。搭载的材料经检测后分为微重力组和射线击中组,与地面对照组一起种植于医科院药植所的试验田中,进行一系列对比试验。大多数搭载材料与地面对照组相比,其发芽势有一定的区别。例如,藿香空间飞行的研究结果表明,微重力组过氧化物酶活性和蛋白质含量,均与地面对照组接近;射线击中组材料的过氧化物酶活性和蛋白质含量,则明显高于地面对照组;而地面组材料的过氧化物酶和酯酶的电泳图谱,则与微重力组相似、而与射线击中组有所区别。

第九节　中药指纹图谱技术

中药指纹图谱是借助于波谱或色谱技术,从而获得中药化学成分的波谱图或色谱图。中药、特别是中药复方其中包含诸多化学成分,其疗效是整体协同的结果。因此,对其物质基础的反映不能仅从一个、或几个成分进行说明,必须从整体性上进行阐述。中药指纹图谱具有整体、宏观和模糊分析等特点，可以通过对中药整体特性的描述，采取适当模糊处理的方式，以达到对整体质量控制的目的。

中药指纹图谱需要结合现代分析技术手段，针对中药指纹图谱研究所涉及的方法和种类，主要采用色谱方法分离特征成分；采用 UV、IR、NMR、MS 等光谱方法鉴定化合物的结构，提高指纹图谱的可信度。主要方法有 TLC、TLCS、GC、GC-MS、HPLC、HPLIC-MS、HPCE、IR、UV、NMR、X 射线衍射、DNA 探针和生物色谱技术等。其中，色谱方法是主流方法，在中药指纹图谱研究中有着广泛的应用。例如，有人以药典收载的 3 种正品大黄的 9 个样品为基准，对来自全国各地的 10 个样品进行了指纹分析。结果表明，利用正品大黄的 HPLC 指纹特征，易于区别非正品大黄，并与生药鉴定结果相符。

目前，美国 FDA、英国草药典、印度草药典、德国药用植物学会和加拿大药用植物学会，均接受指纹图谱的质量控制方法。这表明，指纹图谱已成为国际公认的控制中成药和天然药物质量的最有效方法。因此，为实现中药质量标准现代化并与国际接轨，国家食品药品监督管理局已下发了中药指纹图谱研究要求，首先对中药注射剂进行中药指纹图谱研究，并在进行指纹图谱库的建立工作，以便逐步实现中药材与中成药质量标准的现代化。随着计算机信息处理技术和仪器分析技术的迅速发展，以及各种检测技术设备的科学性、准确性和灵敏度的不断提高，从而使现代分析技术在中药指纹图谱研究中的应用更加广泛。

张　民　撰

第四章 岐黄药学著录汇要

岐黄至道,纵贯千载,横通古今,内涵博大精深,旨趣致远钩深,文化底蕴深厚,学验积淀颇丰,实乃华夏之瑰宝,中华之奇葩。岐和彭缓腾绝轨于前,李华张吴振英声于后。自上古《神农本草经》的问世,至中、近古《雷公炮炙论》及《本草纲目》等药学大作的相继面世,药圣之巨作铅翰昭彰,定群言之得失,丹青绮焕,备庶物之形容,可谓功侔造化,恩迈财成矣!其学说传万祀而无昧,其业绩悬百王而不朽。诚如伟人毛泽东所曰:"中医药学是个伟大的宝库,应当努力发掘,加以提高。"

祖国传统医药学典籍是华夏科技遗产中保存最为完整的部分,其中药学典籍又是中华岐黄文化的重要载体之一。故进一步广泛涉猎和深入研究中药学典籍,对于中医药事业的传承与弘扬光大具有重大的现实意义。然且将升岱岳,非径奚为?欲诣扶桑,无舟莫适。研习诸家药学经典,首先要知其出处,明其概要,学用方能得心应手。因之,辑"岐黄药学著录汇要"一章,以供后学者研读经典有所指归。

第一节 《神农本草经》简介

《神农本草经》又名《神农本草》,简称为《本草经》或《本经》,是中国现存最早的药物学专著。其撰人不详,"神农"为托名。《神农本草经》成书于东汉时期,并非出自一时、一人之手,而是秦汉时期众多医药学家总结、搜集和整理当时药物学经验成果的专著,是对中华中草药的第一次系统性总结。其中,所阐述的大部分药物学理论、配伍规则以及提出的"七情合和"原则,在几千年的用药实践中发挥了巨大的作用,被誉为中药学经典著作。因此,很长一段历史时期内,它是历代中医药传人学习中药学的教科书,也是中医药学工作者案头必备的工具书之一。

在中国古代,大部分药物是植物药,所以"本草"成了中药的代名词,故该书亦以"本草经"命名。汉代托古之风盛行,人们遵古薄今,为了提高该书的地位,增强人们的信任感,其借用神农遍尝百草并发现药物这类妇孺皆知的传说,将神农冠于书名之首,定名为《神农本草经》。俨然《内经》冠以黄帝一样,都是出于托名于古代圣贤的意图。

《神农本草经》全书分三卷,载药 365 种。其中,植物药 252 种、动物药 67 种、矿物药 46 种,分为上、中、下三品。书中文字表述简练古朴,系古代中药学理论精髓典籍。其成书年代自古以来就有不同之考论,或谓成于秦汉时期、或曰成于战国时期。《本经》原书早佚,现行本系后世从历代本草书中集辑之版本。该书最早著录于《隋书经籍志》,载"神农本草,四卷,雷公集注。"《旧唐书·经籍志》《唐书·艺文志》等均录为"神农本草,三卷。"宋《通志·艺文略》录"神农本草,八卷,陶隐居集注。"明《国史经籍志》录"神农本草经,三卷。"《清史稿·艺文志》录"神农本草经,三卷。"历代有多种传本和注本,现存最早的辑本为明代卢复辑《神农本经》(1616 年版本),流传较广的是清·孙星衍等所辑之《神农本草经》(1799 年版本)。此外,尚有清·顾观光辑《神农本草经》(1844 年版本)和日本森立之辑的《神农本草经》(1854 年版本)。《神农本草经》一书中对每味药物的产地、性质、采集时间、入药部位和主治病症等均有详细记载。对于各种药物如何相互配合应用,以及简单的制剂均做了概述。更可贵的是早在两千年前,华夏民族的先辈们通过大量的医疗实践,已经发现了许多特效药物,例如麻黄可以治疗哮喘、大黄可以泻火、常山可以截疟等,这些用药经验均被现代临床医学得到了证实。

《本经》依循《内经》提出的君、臣、佐、使的组方原则,也将药物以朝中的君臣地位为例,加以表明其主次关系和配伍的法则。《本经》对药物性味亦有详尽的描述,指出寒、热、温、凉四气,与酸、苦、甘、辛、咸五味是药物的基本性情,可针对疾病的寒、热、湿、燥性质的不同选择用药。寒病选热药,热病选寒药,湿病选温燥之品,燥病须凉润之流。与此同时,参考五行生克的关系,对药物的归经、走势、升降、浮沉明了透彻,方能选药组方,配伍用药。

药物之间的相互关系也是中药学的一大关键,《本经》提出的"七情和合"原则,在数千年的用药实践中发挥了巨大的作用。药物之间有的协同使用就能相互辅佐,发挥更大的功效,有些甚至比各自单独使用的效果强数倍;有些两药配伍则一方会减小另一方的药性,使其难以发挥作用;有些药物可以消减另一种药物的毒性,常用于炮制剧毒药物、或在方中制约另一种药物的毒性;有的两种药品本身均无毒,但二药相遇则会产生较强的毒性,损害身体等,这些都是业医者或从事药物学研究的人员必备的基本专业知识,与人之生死攸关,不可轻忽一分一毫。在很长一段历史时期内,《神农本草经》被冠为中医药工作者学习中药学的教科书,且作为必读经典处于非常重要的位置。书中对于药物性质的定位、和对其功能主治的描述十分准确,其中规定的大部分药物学理论和配伍规则,直至今天亦为中医药学的重要理论支柱。

《神农本草经》原本早已散佚,现所见者大多是从《证类本草》和《本草纲目》等书中所引用的《本经》内容编辑而成。由于重辑者的着眼点和取材不同,故各种辑本的形式和某些内容亦有不同的差异。其中常见的辑本为:

(1)卢复辑《神农本经》三卷(公元 1602~1616 年,明万历 30~44 年),系从《证类本草》和《本草纲目》中摘出所引的《本经》原文编辑而成。

(2)孙星衍、孙冯翼同辑的《神农本草经》三卷(公元 1799 年,清嘉庆 4 年版本),系从《证类本草》上的白字辑出。并在每条正文之后引用了《吴普本草》、《名医别录》、《淮南子》、《抱朴子》、《太平御览》、《尔雅》及《说文》等古籍内容。该辑本引证翔实,资料丰富。

(3)顾观光辑《神农本草经》四卷(公元 1844 年,清道光 24 年版本),此书分序录、上品、中品、下品四部分。药品次序系依《本草纲目》卷二所载《神农本草经》目录排列,经文均依《证类本草》。此外,唐、宋类书所引有出于《证类本草》之外的亦一并辑入。

(4)森立之(日本人)辑《神农本草》四卷(公元 1854 年,日本嘉永 7 年,清·咸丰 4 年版本),依据《千金方》、《医心方》、《唐本草》、《证类本草》及《本草和名》等重辑而成,别作"考异",附之于后。

(5)王阁运辑《神农本草经》三卷(公元 1885 年,清·光绪 11 年版本),系从《证类本草》辑出。王氏对医学和考据学皆非内行,因此该书内容比较草率。

(6)姜国伊辑《神农本经》一册,未分卷(公元 1892 年,清·光绪 18 年版本),系根据《本草纲目》等辑成。

以上六种辑本以孙星衍和顾观光之辑本流行较广,上述辑本经重辑者的研究考证,基本上已接近原本的面目。

第二节 《雷公炮炙论》简介

《雷公炮炙论》约成书于公元五世纪南北朝刘宋时期,时人雷敩编撰。《雷公炮炙论》原书已佚,其内容散见于《证类本草》、《雷公炮炙药性赋解》、《本草纲目》等书中。佚文多存于《证类本草》一书中，据统计达240余条。明代多种本草书中均附入此书佚文，以"雷公炮制"冠于书名之首，例如《雷公炮制药性解》、《新刊雷公炮制便览》等，反映出人们对雷氏制药法的重视与尊奉。但是，此类书均非《雷公炮炙论》辑佚本，仅为收载部分佚文而已。

清·张骥所辑《雷公炮炙论》一书，乃系该书最早辑佚本，书中收录佚文180余条，分原叙及上、中、下三卷予以论述，并融入其他古本草书中的有关炮炙经验，末有附卷另记70余种药物的炮炙方法。该书全面总结了南北朝刘宋时代以前的中药炮制技术和经验，是历史上对中药炮制技术的首次系统性总结。初步奠定了中药炮制学的理论基础，从而使中药炮制成为了专门的学科。《雷公炮炙论》将炮制称之为修事、修治及修合等，其具体记述了净选、粉碎、切制、干燥、水制、火制以及加辅料制等方法。对于净选药材的特殊方法亦有详细的论述，例如当归分头、身、尾；远志、麦冬、巴戟天去心等。其中，有些方法至今仍被业界所采用。现代中医文献学家尚志钧所辑《雷公炮炙论》一书，计收载原书药物288种，校注详尽，后附研究文献数篇，该书代表了中药炮制学辑佚研究的较高水平。

第三节　《本草经集注》简介

《本草经集注》共七卷，由梁代陶弘景于公元492~500年间著成，约成书于公元5世纪末。此书以《神农本草经》为基础，补入魏晋年间诸医家增添的内容，加上陶氏本人的注释编辑而成。全书收录中药730种，系分别收集于《神农本草经》和《名医别录》所载药物各365种。

陶氏认为，《本经》(神农本草经)自"魏晋以来，吴普、李当之等更复损益，或五百九十五，或四百四十一，或三百一十九，或三品混揉，冷热交错，草石不分，虫兽无辨，且所主治，互有得失，医家不能备见。"于是，其着手整理并作注，又从《名医别录》中选取365种药物与《本经》合编，书中用朱笔写《本经》，墨字书《名医别录》，故命之为《本草经集注》。陶氏个人见解则用小字注于药物正文之后，使全书出处分明，源流清晰，后世医药书籍多继承此种严格标注文献出处的传统。作者在注文中补充了大量有关药物形态、鉴别、产地、效用等方面的内容，对于确定药材品种、保证用药安全均有重要意义。《本草经集注》书前首列"序录"及作者释文，其下是药物各论，诸药分隶于玉石、草木、虫兽、果、菜、米食6类，又将基原不明、或已经不用之药归入"有名未用"类。此种以药物自然属性分类的方法,是中药学分类的一大进步。但是,每类之中仍分三品,较之《神农本草经》的三品分类法有所改进。在成书之前,世间流传的《神农本草经》、《名医别录》等内容均较混乱,《本草经集注》则采用统一体例整理各药条文,成为早期经典本草的范本。《本草经集注》首先改进了中药的一般分类方法,《神农本草经》的三品分类法仅概括性地指出了药物有毒或无毒,内容较为粗糙,既不容易掌握药性,又难以寻检,容易造成治疗上的差错。其次,陶氏对于药物的性味、产地、采集、形态和鉴别诸方面的论述均有显著提高。此外,其尚总结了诸病通用的药物。例如,将祛风的药物防风、防己、秦艽、川芎、独活等归为一类,称之为"诸病通用药",这种分类方法对于临床选择用药具有很大的裨益。唐代《新修本草》一书,就是在该书基础上进一步补充修订完成的。但是,《本草经集注》亦存在不少问题,李时珍对该书采取一分为二的评价,指出"其书颇有裨补,亦多谬误"。

《本草经集注》原著已佚,仅存两种残卷,即出土于敦煌石窟的残卷、和出土于吐鲁番的残卷。敦煌本残卷只存一卷,为"序录"部分,原卷长 17m,正、反两面均书写,1908 年日本人桔瑞超与吉川小一郎受龙谷光瑞之命, 在中亚细亚进行探险时由敦煌携往日本。该卷正面及背面小部分为其他文献内容,背面有 720 行属《本草经集注》的序录,但缺卷首。据说,文字内容最末两行写有"开元六年九月十一日尉迟卢麟于都写本草一卷,辰时写了记。"的语句,罗振玉认为,此段文字与原文书法不同,故判断为六朝时期的作品。新疆吐鲁番出土的残卷为 28.5cm×27cm 的残片,卷上仅有燕屎和天鼠屎的全文,以及豚卵后半部分的注文,另尚有鼹的前部正文,此应是《本草经集注》中兽类药物的部分内容。此两件文物一件存于日本龙谷大学(一说在英国伦敦博物馆),另一件藏于德国普鲁士学院。《本草经集注》在本草学发展史中占有重要的地位,自《新修本草》刊行以后直至《证类本草》,都是沿袭《本草经集注》之理论体系发展的,时至明末李时珍《本草纲目》大作问世,《本草经集注》方才退居其后。

第四节 《食疗本草》简介

《食疗本草》一书为唐·孟诜(公元 612 年~公元 713 年)所撰,作者为河南汝州人氏。该书系依《千金要方》中"食治篇"增订而成,其书目见于《旧唐书·艺文志》。近人范行准认为,原著系孟诜《补养方》,后经张鼎增补而易为《食疗本草》。

《食疗本草》是一部唐代以食疗药物治疗疾病的专著,原书已佚,仅有残卷及佚文散见于《医心方》、《证类本草》等书中,各本所存佚文出入很大。1907年敦煌出土该书残卷,全书共3卷,存药26味。原书有条目138条,据《嘉祐本草》记载:"张鼎(唐·开元间人)又补其不足者八十九种,并归为二百二十七条,皆说食药治病之效。"书中除收载诸多卓有疗效的药物和单方外,还记载了某些药物的禁忌。所载食疗方下均注明了药性,其次分述功效、禁忌,其间或夹有形态与产地等。另载有动物脏器的食疗方法和藻菌类食品的医疗应用,产妇、小儿等饮食宜忌等。从现有残存佚文看,有不少条文为《唐本草》失载之药物。例如,荞麦、绿豆、菠菜、白苣、胡荽、鲈鱼、鳜鱼、石首鱼等,均系《食疗本草》首次记载。此外,敦煌抄本《食疗本草》所录波斯石蜜及高昌榆白皮等,亦初步反映了亚洲中部地区使用食疗药的大致情况。

清·光绪三十三年(1907年),英国人斯坦因在敦煌莫高窟中发现《食疗本草》古抄本残卷,其中载有石榴、芋等26种药物条文,该文献现存于英国伦敦博物馆。1930年,日本中尾万三考察并校定了该书,以《食疗本草考察》题名著述,全书分为两篇,载药241种,是近代最早的一种辑本。1980年秋,人民卫生出版社约相关专家及学者,根据国内学者罗振玉主编的《敦煌石室碎金》中转抄的《食疗本草残卷》及所收的其他资料,重新进行辑校,并于1984年成书,同年7月印行出版,终使世界上现存最早、在古本草学史上占有重要地位的食疗学专著得以重现于世。

第五节　《新修本草》简介

《新修本草》又称《唐本草》,约成书于公元657~659年,即唐·显庆2~4年,由苏敬等编撰。书中内容含本草20卷,目录1卷,药图25卷,图经7卷,共计53卷,分为玉石、草、木、人、兽禽、虫、鱼、果、菜、米谷、有名未用回互类等,载药844种,比《本草经集注》增加114种。其中,所增药物中有一部分外来品种,如安息香、龙脑香、胡椒以及诃黎勒等。书中图文并茂,便于学习,这种编辑体例首开药学著作之先河,唐朝规定该书为学医者必读之书。此外,公元713年日本就有该书的传抄本,日本《律令蜓喜式》记载:"凡医生皆读苏敬新修本草"、"凡读医经者,《太素》限四百六十日,《新修本草》三百一十日。"由此表明,此书对日本医药事业影响之深远。《新修本草》原著已散失,现仅有本草部分残卷的影印本,但原书的主要内容亦可从《证类本草》和《本草纲目》中窥到。

唐代文化时居世界文化之前列,就药物而言其品种不断增加,内容日益丰富。而当时医家奉为用药指南的《本草经集注》,在内容方面却存在着"闻见阙于殊方……诠释拘于独学……秋采榆人,冬收云实。谬粱米之黄、白,混荆子之牡、蔓。异繁缕于鸡肠,合由跋于鸢尾。防葵、狼毒,妄曰同根;钩吻、黄精,引为连类。铅、锡莫辨,橙柚不分。"等问题。而此后之医家"更相祖述,罕能厘证。""承疑行妄,曾无有觉。"这些问题如不解决,势必以讹传讹。

鉴于《本草经集注》距唐·显庆经历了 100 余年,一些论述需要更改和修订。同时,随着医生临证经验的不断积累、和中外医药交流的拓展,本草药谱又增加了诸多新药和外来药,故亟需对药学书籍进行适当的补充和完善。另外,陶弘景生活在南北朝对峙的南方,对北方的药物亦无法全面了解,虽然尽了其最大的努力,但难免遗漏之处。因此,重新编修本草典籍势在必行。于是,在唐·显庆二年(公元 657 年),在右监门府任长史的苏敬向唐高宗李治进表,请求重新修订本草,以删改晋代陶弘景《本草经集注》中的一些谬误、并充实新的内容。苏敬此请求得到了唐高宗允准,命苏敬具体负责,组织长孙无忌、许孝崇、李淳风和孔志约等 22 人修订。

参与编修新本草的有掌管文史书籍的人员、亦有管理药物的官员,还有太医令等。同时,唐政权"普颁天下,营求药物。"征集全国各地所产药材的标本,并按标本绘制药图,编写图经,这也是中华历史上首次以"图经"的方式编撰本草典籍。正如《新修本草》序言所云:"本经虽阙,有验必书;别录虽存,阙之必正。"也就是说,以前在《本经》中未记载的药物,只要有肯定的疗效,就一定要记录。《名医别录》中有记载的某些药物若无实际效果,亦必予纠正。这表明了编撰者实事求是,不泥古、不附应的著述理念,从而改变了辗转抄录的编撰陋习。经过编著者不懈的努力,该书于显庆四年修订完毕,命曰《新修本草》。书中内容分为药解、图经和本草三部分,本草部分记载了药物的性味特点、产地、采集要点、治疗功效等;图经部分则根据药物的实际形态描绘出图样;而药解是对药物的文字说明。另外,书中还记载了用白锡、银箔、水银调配而成的补牙用填充剂, 此亦为世界医学史上最早的补牙文献记载。《新修本草》所载 844 种药物,其中考证往昔本草经所载差错药物 400 余种,增补新药百余种,并详细记述了药物的性味、产地及功能主治等。由于书中收录有各地动植物的标本图录,全书图文并茂。因此,该书不仅是一部药物学著作,而且是一部动植物形态学专著,在生物学史上也有着一定的指导意义。

此外,由于编修本草时正处于唐朝全盛期,中外经济文化交流十分活跃,有不少外来药品通过贸易进入中国。例如,安息香、龙脑、胡椒、诃子、郁金、茴香、阿魏等,其中鸦片一物就是由波斯地区作为贵重药物运进中原的。由于《新修本草》内容丰富,故一经问世立刻广泛传播,最早由当时来中国求法的日本僧徒传于东瀛,对日本医学界影响很大,不久又传到朝鲜等国。然至宋代,"药图"和"图经"两部分内容就佚失了,本草部分也仅留下一些抄本,在敦煌石窟中发现的手抄本《唐本草》,亦在帝国主义侵略时被掠夺。目前,所发行的《新修本草》是依据流传到日本的抄本影印而成,亦非全本。

唐代陈藏器以《新修本草》作为蓝本进行补遗解纷,著成了《本草拾遗》。此后,五代后蜀及宋代诸官修本草,均以该书为蓝本进行补订。敦煌发现此书古抄残篇 3 种,但均已流落海外。根据以上残卷以及保存在《证类本草》和《千金翼方》诸书中的《新修本草》内容,由日本冈西为人及中国的尚志钧分别辑复了《新修本草》。冈西为人所辑《重辑新修本草》先后由台湾中国医药研究所及日本学术图书刊行会影印;尚志钧辑《唐·新修本草》于 1981 年在国内出版发行。

《新修本草》是世界上最早的一部由国家权力机关颁布、具有法律效力的药学专著,被公认为世界首部本草药典,它比欧洲纽伦堡药典要早 800 余年。该书从正式颁布天下之后,就作为临床用药的法典,亦是中古时期华夏中医药学发展的一个里程碑。

第六节　《本草拾遗》简介

《本草拾遗》约成书于公元 741 年,即唐·开元 29 年,由唐人陈藏器编著。陈藏器生活于盛唐时期,开元(713~741 年)中曾任陕西京兆府三原县尉,然其素好医道,专心攻研药学,尤喜读《本草》诸书。陈氏认为,《本经》问世以后,虽有陶弘景、苏敬等注解、修订和补充,但尚有遗漏而未被载于本草的药品,"故别为序录一卷,拾遗六卷,解纷三卷,总曰《本草拾遗》,共十卷。"

《本草拾遗》兼顾药学理论和实际应用,具有较高的学术价值。此书共参考了 116 种史书、地志、杂记、医方等典籍,其中包括同时代张鼎的《药疗本草》等著作。《本草拾遗》记载《新修本草》未收录药物 692 种,分别详述药名、性味、毒性、药效、主治、产地、性状、采制、禁忌等,内容丰富翔实。书中解纷部分系为解决旧本草著作中药物品种纷乱而设,现知论药 269 种,大多为《唐本草》中的品种,并指出其中某些错误,对形态、药名相似,且易产生混淆的药物进行了辨析。因此,不啻为对唐代医药学发展的又一次重要总结。《本草拾遗》原书已佚,其主要内容保存于《开宝本草》、《嘉祐本草》和《证类本草》中,尚存药 628 种。

此外,陈藏器发展了诸多药物的临床应用新法。例如,葛根首载于《神农本草经》,其味甘辛、性平。唐代以前多用于解肌、调胃、止泻、止痢,临床常用葛根汤和汁。《本草拾遗》则别辟新径,提出葛根"蒸食,消酒毒,可断谷不饥。作粉尤妙"。陈氏所谓葛粉,系指将葛根经水磨而澄取的淀粉入药,其味甘、性寒,生津止渴,效力确较干葛根为优。自从陈藏器提出了葛根"作粉尤妙"的新用法后,宋《开宝本草》便有了"作粉,止渴,利大、小便,解酒,去烦热。"的记载。尔后,医家多用葛粉作清热除烦之用。又如,乌贼为海洋性药物资源,在汉代仅用其骨入药,南北朝始用其肉,而用其墨汁则源于唐代。《本草拾遗》首用乌贼墨汁内服以"治血刺心痛",而国外将乌贼墨汁通常作为废弃物。现代研究证明,乌贼墨确是一种良好的止血药,对于妇科、外科及内科等多种病因引起的出血均有显著疗效,且未见毒副作用。其作用机制是通过抑制纤溶酶活性,导致纤维蛋白溶解减少,从而促进凝血因子的形成。

对于各类疾病的治疗,陈藏器亦有许多新的创举。例如,他探讨了矿泉水温形成的原因,认为"下有硫磺,即令水热。"这个观点在古代一直作为金科定论,但是现代科学已经证明此观点是错误的。陈藏器进而又指出:"硫磺主诸疮病,水亦宜然。水有硫磺臭,故应愈诸风冷为上。"华夏利用温泉疗疾最晚在东汉已出现,陈藏器将疮疡类外科疾患作为温泉浴疗法的主要适应证,一直为古今医家所沿用。陈氏还记载了独树一帜的热敷物理疗法,例如六月河中热砂条云:"取干砂日暴,令极热,伏坐其中,冷则更易之,取热彻通汗,治风湿顽痹不仁,筋骨挛缩,脚疼冷风掣瘫缓。"这种砂浴疗法至今仍在应用。陈氏还指出,在进行砂浴疗法时要取热彻通汗,然后随病进药,忌风冷、劳役。这说明,其已懂得了砂浴疗法配合药物及饮食补养对于促进患者早日康复的意义。他还采用化学方法治疗外科疾患,例如草蒿条云:"草蒿烧为灰,淋取汁,和石灰,去息肉。"这无疑是利用碱性的腐蚀作用治疗息肉的较早案例。

《本草拾遗》是继《新修本草》之后,唐代贡献最为突出的民间药物学专著,其所载药品中的不少内容被后世本草引录为正品药条。例如,《海药本草》引 2 种,《开宝本草》引 64 种,《嘉祐本草》引 59 种,《证类本草》引 488 种。公元

934年,南唐陈士良将《神农本草经》《新修本草》《本草拾遗》等书中有关饮食的药物加以分类整理,附以己见,著成《食性本草》10卷,其对饮食疗法作了较为完善的整理和总结。明·李时珍《本草纲目》共收录药物1892种,而采自《本草拾遗》的约占1/5。相关研究文献表明,其所引陈著内容冠于28家历代本草之首。此外,日本医籍《和名类聚抄》和《医心方》等亦有所引用,证明域外医家对该书也非常重视。

　　然而,在相当长一段历史时期内,陈藏器的杰出贡献并未得到应有的认可。宋人常常讥讽其搜罗怪僻,尤其是《本草拾遗》所记人肉可以治羸疾,此开后世割肉疗亲的俗例,因此招致历代医家的非议,从而也影响到对陈著的客观评价。最早对陈藏器著作给予高度评价的是李时珍,他在《本草纲目》中云:"其所著述,博极群书,精赅物类,订绳谬误,搜罗幽隐,自《本草》以来,一人而已。"另外,美国加利福尼亚大学教授谢弗在其著作《唐代的外来文明》一书中,亦称赞陈藏器是"八世纪伟大的药物学家",其与"相对保守一些的药物学者"比较,"陈藏器详细而又审慎地记录了唐代物质文化的许多方面的内容,这些记载虽然与医药没有直接的关系,但是对于我们来说,却有很高的价值。"正如陈藏器书名《本草拾遗》所表述的涵义,该典籍是一部对官方墨守成规之本草药学的充实佳作。

第七节　《开宝本草》简介

　　《开宝本草》成书于公元973~974年,即宋·开宝6~7年,由刘翰、马志等编撰。自《新修本草》问世后历经300余年,由于社会的发展、药品数量的增加,该书已不能适应形势的需要。因此,宋·开宝六年诏刘翰、马志等9人取《新修本草》《蜀本草》加以详校,参以《本草拾遗》,"刊正别名,增益品目。"计20卷,名曰《开宝新详定本草》。翌年,宋太祖再次诏命刘翰、马志等人重新修订《开宝新详定本草》。后由学士李昉、知制诰王佑、扈蒙等重加校勘,成书后全册合目录共21卷,命曰《开宝重定之本草》,简称《开宝本草》。全书共收载药物983种,其中新增药133种,它对时过300余年的唐代《新修本草》在编纂和传抄中出现的谬误进行了修订。《开宝本草》同时重视吸收其他本草著作中之精华,在新增的133种药物中,近百种都是从前代诸本草著作中筛选而来。例如,蛤蚧出自《雷公炮炙论》、仙茅出自《海药本草》等。可惜该书早已散佚,但其内容尚可从《证类本草》与《本草纲目》中觅到。

《开宝本草》编纂者成功地制定了严谨的撰著体例,首次采用黑白字以代替朱墨分书,这一体例为宋代其他官修本草著作所继承。《开宝本草》之前的本草著作为《神农本草经》,其内容皆用朱笔抄写;《名医别录》则用墨笔抄写,年久多易混淆。而《开宝本草》改《神农本草经》为白字(阴文),其他为黑字(阳文),阅览清晰醒目。其次,用不同简称标明文字出处,如以"唐附"表示《新修本草》新增药,以"今附"标示《开宝本草》新增药,以"陶隐居"标示《本草经集注》注文,以"唐本注"标示《新修本草》注文。此外,《开宝本草》编纂者根据文献资料所作的注文即冠以"今按",根据当时药物知识作的注文则冠以"今注"。此种编著体例为保存古本草文献作出了重大贡献,其严谨求实之风足堪称道。

第八节 《本草图经》简介

《本草图经》简称《图经》,成书于 1061 年。由宋·苏颂(1020 年~1101 年)等编撰,又名《图经本草》,共 20 卷,目录 1 卷。苏颂乃是中国宋代的天文学家和药物学家。字子容,福建泉州南安人,仁宗庆历二年(公元 1042 年)进士。生于宋真宗天禧四年,卒于徽宗建中靖国元年。宋哲宗登位后,其先任刑部尚书、后任吏部尚书,晚年入阁拜相,以制作水运仪象台闻名于世。

苏颂在集贤院校理任上,与同时代的药物学家掌禹锡、林亿等编辑补注了《嘉祐补注本草》一书,校正出版了《备急千金方》和《神农本草》。在此基础上,独自编了《本草图经》21 卷,书中搜集了全国各郡县的草药图,并参考各家学说整理而成。明·医药学家李时珍在其《本草纲目》中评价此书"考证详明,颇有发挥。但图与说异,两不相应,或有图无说,或有物失图,或说是图非,……"该书原文已佚,佚文及图可见于《证类本草》。

《本草图经》引用前人文献 200 多种,集历代药物学著作和中国药物普查之大成,记载了 300 多种药用植物和 70 多种药用动物或其副产品,以及大量重要的化学物质。其中,记述了食盐、钢铁、水银、白银、汞化合物及铝化合物等多种物质的制备方法;对历史地理、自然地理和经济地理等方面也有记述。该书对动物化石、潮汐理论的阐述,以及对于植物标本的绘制,在当时相应学科中均占有领先地位。

《本草图经》是一部承前启后的药物学巨著,是宋朝最完善和最科学的医药学典籍。书中继承了华夏一千多年来的古代医药学遗产,补充了作者的研究心得和发现,绘制了大量的药物图形并加以文字说明,准确地记载了各种药物的产地、形态、性质、用途、采集季节、炼制方法、鉴别方法、配伍及禁忌等,图文并茂,使用准确方便。李时珍对《本草图经》的科学价值给予很高评价,可惜封建统治阶级对科技发明不予重视,令此巨著在苏颂身后亡佚不传,其内容只能散见于后代诸家本草。其中,李时珍在《本草纲目》中作了较多的保留和借鉴,其大作引用《本草图经》的内容多达 74 处,但亦未能窥其全貌。

第九节　《太平惠民和剂局方》简介

《太平惠民和剂局方》由宋·太医局编撰,初刊于 1078 年以后。全书 10 卷,附指南总论 3 卷,是宋代太医局所属药局的成药处方配本。宋代曾多次增补修订刊行,而书名、卷次亦经多次调整。该书最早曾名曰《太医局方》,徽宗崇宁间(1102~1106 年),药局拟定制剂规范,称之为《和剂局方》。大观时(1107~1110 年),医官陈承、裴宗元、陈师文曾加以校正,著成五卷,21 门,收方 279 条。南渡后绍兴十八年(1148 年),药局改为"太平惠民局",《和剂局方》亦随之改为《太平惠民和剂局方》。其后经宝庆和淳佑期,被陆续增补为 10 卷,成为现存通行本。《太平惠民和剂局方》将成药方剂分为诸风、伤寒、一切气、痰饮、诸虚、痼冷、积热、泻痢、眼目疾、咽喉口齿、杂病、疮肿、伤折、妇人诸疾及小儿诸疾共 14 门,载方 788 首,所收方剂均系民间常用的效验方药,其项下具体记述了主治、配伍及修制方法。其中,有许多诸如至宝丹、牛黄清心丸、苏合香丸、紫雪丹、四物汤及逍遥散等名方至今仍被临床广泛应用。该书是中医临床、教学、科研,以及中药炮制、制剂和调剂等工作的重要参考书籍。此外,有些刊本在书末附有陈师文等撰著的《图经本草药性总论》、和许洪编撰的《用药总论指南》各 3 卷。目前,《太平惠民和剂局方》存有多种明、清刻本。

第十节　《证类本草》简介

《证类本草》全称《经史证类备急本草》,31 卷,60 余万言,该书由北宋唐慎微撰于元丰五年(1082 年)前后。唐慎微,字审元,蜀州晋原(今四川崇庆)人,后迁居成都行医,医术高明。其为士人治病不计报酬,只求给其提供医药资讯,《证类本草》中广博的医药资料就是用此种方法搜集到的。该书在广泛的文献辑录基础上,收药 1748 种,对于许多已散失的医方赖其得以留存。此前,北宋政府已先后编修了《开宝本草》《开宝新详定本草》和《开宝重订本草》)、《嘉祐补注神农本草》(简称《嘉祐本草》)及《本草图经》等。其中《嘉祐本草》在《开宝本草》基础上增补了 50 余种文献,含本草 16 部中的药物资料,取材精当;《本草图经》则反映了嘉祐年间全国药物大普查的丰硕成果。但此二书独立成册,不便检阅。于是,唐慎微将其融合,又从 240 余种医药及经史百家书籍中补充摘引了大量药物资料,使《证类本草》囊括了北宋以前主要本草之精华。《雷公炮炙论》、《食疗本草》以及《本草拾遗》等重要药学著作中的诸多内容,亦被保存于《证类本草》中。此外,尚从 80 余种方书中引录了方剂数千首,其中包括不少今已失传的医方书。

《证类本草》较《嘉祐本草》和《本草图经》两书多载药 527 种,使总载药数量翻了数倍。其中,卷一、卷二为"序例",收载了前代重要本草的序文和总论部分;卷三至卷二十九为各论,将药物分为玉石、草、木等十部,每部又分上、中、下三品,全书附药图 933 幅;卷三十为"有名未用"类,即古本所载、但后世不详其用途者;卷三十一为《本草图经》中的"外草类"及"外本蔓类"。其增补的药物主要来源于唐代及五代时期的数部本草书籍。该书内容广泛,行文层次分明、先后有序,对资料出处均详加标注,尤其对中药炮炙和附方两部分内容有所充实。所以,据此书可以清晰窥视宋代以前主要本草典籍的发展脉络。

现存《证类本草》有两个主要的版本系统,一是源于宋·大观二年(1108 年)初刊的《经史证类大观本草》,简称《大观本草》;另一是源于宋·政和六年(1116年)医官曹孝忠奉诏校编的《政和新修经史证类备用本草》,简称《政和本草》。这两种系统的版本有 40 余种,主要内容相同,但文字、药序和药图仍有不少差异。今较佳的版本是 1957 年人民卫生出版社的影印本,即元代张存惠晦明轩《重修政和经史类备用本草》,该书还囊括了宋代寇宗奭《本草衍义》的全部内容。

第十一节 《本草衍义》简介

《本草衍义》成书于公元 1116 年,即宋·政和 6 年,由寇宗奭编撰。寇宗奭,官承直郎澧州司户曹事,从宦南北十余年间,考究药物。该书乃作者根据医药实践所得,针对《嘉佑本草》和《嘉佑本草图经》之疏误进行了订正与发挥。

寇氏编著此书之目的和方法正如其在序录中所云:"本草二部,其间撰著之人,或执用己私,失于商校,致使学者检据之间,不得无惑。今则并考诸家之说参之实事,有未尽厥理者,衡之以臻其理。隐避不断者,伸之以见其情。文简误脱者,证之以明其义。讳避而易名者,原之以存其名。使是非归一,治疗有源,检用之际,晓然无惑"。此外,该书还强调了要按年龄老幼、体质强弱和疾病新久等因素斟酌剂量,该观点在临床用药方面颇具理论参考价值。所以,李时珍评之曰:"参考事实,核其情理,援引辨证,发明良多。东垣、丹溪诸公亦多尊信之。"

《本草衍义》全书二十卷,目录一卷。首列序例三卷,后载药品十七卷,分类均依《嘉佑本草》,按玉石、草、木、禽兽、虫鱼、果菜、米谷顺序排列。全书共列药目467条,载药570余种。该书是寇氏多年医药实践经验的结晶,旨在推衍《嘉佑本草》和《本草图经》的未尽之义,并对其进行厘正和阐发。具体内容涉及医药学理论及单味药物的名称考定,中药鉴别、炮制及临证运用等诸方面的理论与实践。书中还记载了大量的单方及验方,亦是作者临证经验的总结,因此较为可信。另外,更值得一提的是,此书已能够将《素问》中的药理原则运用于阐释药效,而这种方法至金元时期则更为系统化。因此,从这个角度来看,此书又在北宋与金元时期药学发展过程中起着桥梁和纽带的作用。

第十二节 《汤液本草》简介

《汤液本草》系元代著名医药学家王好古撰著,共三卷,刊行于1289年。王好古(约1200~1264年),字进之,号海藏。金元期赵州(今河北赵县)人。其性识明敏,博通经史,举进士不第,遂遣心于医学。曾任赵州医学教授,兼提举内医学。初从易水名医张元素游,元素殁,以年幼于师兄李杲二十岁,复师事李杲,尽传其学。王好古博览医籍,其学术思想受张元素和李杲影响,并多所发挥。其治伤寒证重视内伤"阴证",认为"伤寒,人之大疾也,其候最急,而阴证毒为尤惨,阳则易辨而易治,阴则难辨而难治。"于阴证鉴别颇精审,为后世医家所倚重。王氏著述甚富,计有《阴证略例》、《汤液本草》、《本草实录》、《医垒元戎》、《此事难知》、《仲景详辨》、《活人节要歌括》、《斑论萃英》、《痘疹论》、《伤寒辨惑论》、《光明论》、《标本论》、《伊尹汤液仲景广为大法》、《钱氏补遗》以及《十二经要图解》等。

《汤液本草》中所论药性均根据各药所入三阴经、三阳经的特点,结合药物的气味、阴阳和升降浮沉等性能予以发挥,并附引了有关的各家论述。该书的特点是强调药物的归经、药物气味的阴阳属性及升降浮沉等,并从此出发征引前人之述,对所载药物的药性与功用作了详尽的发挥。

《汤液本草》现有元、明及清多种刻本,例如《四库全书》本、《医统正脉》本和《东垣十书》本等。王好古认为,本草与汤液(经方)为医家正学,故以"汤液本草"名书。上卷为总论,收入李杲《药类法象》和《用药心法》两书内容,作者本人则总结古代文献中有关医药学理论,编入五脏苦欲补泻用药味、脏腑泻火药、五宜、五伤、五走、服药可慎、论药所生、天地生物有厚薄堪用不堪用、气味生成流布、七方和十剂等药性理论内容。卷中、卷下别论药物,分草、木、果、菜、米谷、玉石、禽、兽及虫等九部,共收药物238种。分别述其气味良毒和归经功用等。其业绩在于总结了张元素、李杲等金元诸医家的药学理论,对后世亦产生了较大的影响。清·乾隆《四库全书总目题要》称:"好古受业于洁古,而讲肄于东垣,故于二家用药尤多征引焉。"又曰:书中"所列,皆从名医试验而来,虽为数无多,而条例分明,简而有要,亦适于实用之书矣。"该书现存版本较多,最早者为至元元年(1335年)刻本,常见者为《古今医统正脉全书》本和《四库全书》本。另外,《汤液本草》一书远传于海外,日本曾刊刻印行过该书。

第十三节 《救荒本草》简介

《救荒本草》系明代食用野生植物学专著,作者朱橚,乃明太祖朱元璋的第五子,明成祖朱棣的胞弟。洪武三年(1370)受封为吴王,十一年改封为周王,洪熙元年(1425)卒,谥曰定,世称周定王。因皇族内部争斗,曾二度被放逐云南,使其有了接近下层劳动人民的机会。为救荒防饥,他遍访老农,辨认野生草木,并搜集鲜活标本在园圃中亲自栽培和观察研究,选择其中可供充饥佐食者绘图著文,编成该书。原作两卷,永乐四年(1406)由作者在开封刻印,此后传刻中卷数曾有增减,内容则始终如一。朱橚好学工词,尝作《元宫词》百章,又留意医药,撰有《救荒本草》和《袖珍方》刊行于世。其与教授滕硕和长史刘醇等共辑《普济方》168卷,大行于世,是书采摭繁富,编次详细,为后世所珍重。

《救荒本草》一书所描述的植物形态,展示了中国当时经济植物分类的概况。它是华夏历史上最早的一部以救荒为宗旨的农学与植物学专著,书中对植物资源的利用以及加工炮制等方面也作了全面的总结,对推动植物学、农学和医药学等学科的发展均具有一定影响。全书分为五部,共记载植物414种。计草部245种,木部80种,米谷部20种,果部23种,菜部46种。其中,276种植物为以往本草书中所未见者。所录植物有图、有说,图文并茂。文字说明包括别名、产地、性味、毒性、加工制备、服食方法以及临证用药经验,或作某种药物的代用品等。该书图例精准度较高,对于多数植物能够定科属,部分原植物结合古今使用情况甚至可以推定到种。故该书"按语"项首先对某品种可能的原植物基源进行描述,如有必要,稍简述其名实变迁。《救荒本草》的撰著目的在于救度荒年,故全书的写作重点在食用、而非药用。此外,该书对药用情况描述较为浅略,多袭用前代本草之说。《救荒本草》问世后,明代相继出现了王磐所撰的《野菜谱》等多种类同典籍,从而引发了当时对食用植物的研究风气。

第十四节　《本草集要》简介

《本草集要》全书八卷,系明·王纶撰著。约刊行于 1500 年,该书将明代以前医药典籍中所载药物,以及药学理论加以辑要整理。作者王纶(1453~1510年)字汝言,号节斋。远祖居陕西铜川,五代时迁浙江慈溪,出身于明代官宦。王纶幼习儒业,甲辰年(1482 年)举进士,历任主客员外郎、参政、布政使和都御使等官职。先后编撰《本草集要》、《明医杂著》、《医学问答》、《节斋胎产医案》及《节斋小儿医书》等。

其编撰《本草集要》的目的为"止取其要者,以便观览"。该书分为三部,上部一卷为总论,主要依据《神农本草经》等前人之著作,论述本草大意、汤药丸散剂型、方剂配制分量和用药之法等;中部五卷,系"取本草及东垣丹溪诸书,参与考订,删其繁芜,节其要略"。而成,载药 545 种;下部两卷,根据药性所治,将药物分为十二门,包括治气、治血、治寒、治热、治痰、治湿、治风、治燥、治疮、治毒、妇人及小儿等。每门之中又分为 2~4 类,例如治痰门分为治热痰虚痰药、治湿痰行痰药、治寒痰风痰药、消克痰积药等。此种将药物按性能分门别类之法,拓展了陶弘景的通用药物分类法,对于临证用药制方确能起到易于检寻的作用,该书现存有四种明刻本。

第十五节　《本草蒙筌》简介

《本草蒙筌》一书由明·陈嘉谟历经七年编著而成,刊行于 1525 年。全书共分十二卷,1~12 卷涵草、木、谷、菜、果、石、兽、禽、虫鱼及人等 10 部,每种药物所论内容分别为气味升降、有毒无毒、产地、优劣、采集、所行诸经、七情所具、制度、藏留、治疗之宜、应验诸方及药图等,末附按语,以抒己见。对于各种药物的特征和用途辨析较详,论述药物炮炙有其独到之处,现存有多种明刻本。

《本草蒙筌》是明代早期独具特色的中药学入门书籍,对近现代中药炮制的发展亦产生了较大的影响。李时珍在《本草纲目》第一卷开头,专列了其曾经参考过的"历代诸家本草"文献,其中《本草蒙筌》内容赫然在目。陈氏鉴于当时所流行的几部本草不能适用其授徒之需,因此他在《本草集要》等典籍的基础上,汲取诸家之长,并结合其研究体会加以整理修订,五易其稿撰著而成。正如陈氏在该书的自序中所云:"如《大观》(即《大观本草》)则意重而寡要;如《集要》(即《本草集要》,公元1495年明弘治时期王纶编著。)则词简不赅;至于《会编》(《本草会编》,约于公元1523~1528年、明嘉靖2~7年,汪机编著。),喜其详略相因,工极精密矣,借又杂采诸家而讫无的取之论,均未足以语完书也。"

《本草蒙筌》共载药742种,每种药物项下内容包含产地、采集时间、品种鉴别、炮制方法、四气五味、升降浮沉、归经、七情及服法等。陈嘉谟对于加入辅料炮制中药所起的作用进行了明晰的论述,除了介绍古代与当代经验外,同时提出了自己的独到见解。书中文字体裁按声律写成对偶句,便于后人阅读和记诵。同时代的药学巨匠李时珍对该书的评价为:"颇有发明,便于初学,名曰蒙筌,诚称其实。"

中药炮制是否得法,直接影响着中药的临床疗效,陈嘉谟首次在理论上创立了药物炮制的法则:即"凡药制造贵在适中,不及则功效难求,太过则气味反失。"火候亦是中药炮制技术的核心基础理论之一,他在总结前人用火经验的基础上,吸取当地烹调用火方式,首倡"紧火"的运用。紧火者,即持续猛烈之明火也。明代以前,对中药炮炙方法分类的资料较为匮乏,为了便于掌握运用各种中药炮制方法,陈嘉谟将炮制方法作了概括性的归纳,提出了三类方法:即"火制四,有煅、有炮、有炙、有炒之不同;水制三,或渍、或泡、或洗之弗等;水火共制造者,若蒸、若煮,而有二焉。余外制虽多端,总不离此二者。"自此,陈氏奠定了中药炮制学的理论基础。

第十六节 《本草通玄》简介

《本草通玄》共二卷,由明·李中梓撰著,约刊行于明末。李中梓(1588~1655年)字士材,号念莪,明末华亭(今江苏松江)人。其系明末医家,一生对中医理论研究十分重视,兼取众家之长。论述医理颇能深入浅出,所著诸书多能通俗易懂,在中医学的普及方面作出了较大的贡献。李氏自幼丧父,天性聪颖,早年习举业,12岁就取得生员(秀才)资格,并获有声名。后因清刚之气、隽上之才,不合"诗文要歌颂者,人物取软滑骨"。的录取标准,应考9次而未能中举,仅两中副车(副榜贡生)。因早年多病,父母妻兄及两子皆为庸医药误而亡,遂转而业医。抱着不为良相，便为良医之志向，自学成才。他一方面系统学习经典著作，继承了张元素、李东垣之脾胃学说，以及薛立斋的补肾学说等理论，同时还汲取了张景岳擅用温补之法。李氏反对以苦寒为滋阴，且重视心理医学。

另外，其曾在壮年学道，晚岁参禅，颇得真诠。他一生治学严谨，崇尚实践，勤于探索，有所创新，学验俱丰，临证多奇效，为明清时期著名医学家。在学术上他主张淹通众家之长，不偏不倚，谨守绳墨，往以变通。李中梓弟子众多，一传为沈朗仲、再传为马元仪、三传为尤在泾，其学术流传广泛，世称士材学派。

《本草通玄》一书将药物分为草、谷、木、菜、果、寓木、苞木、虫、鳞、介、禽、兽、人及金石等 14 部，收载药物 341 种。其中，重点阐述了每种药物的临证应用，书末附有用药机要、引经报使和针灸要穴图等，现存有数种清刻本及《士材三书》本。李中梓从事医学 40 余年，其有《内经知要》《医宗必读》《本草通玄》《伤寒括要》《删补颐生微论》《诊家正眼》和《病机沙篆》等多部医著问世。

第十七节　《本草纲目》简介

《本草纲目》(Compendium of Materia Medica)是由明代伟大的医药学家李时珍(1518~1593 年)编撰成册，刊行于 1590 年。该书是李时珍在继承和总结前人本草学成就的基础上，结合其长期研究、采访、考察和实践所积累的大量药学知识，历时数十年编撰总结而成的一部中药学巨著。李氏在书中不仅订正了以往本草学中的若干错误，并且综合大量的学术资料，提出了较为科学的药物分类方法。同时，融入了科学的生物进化论思想，充分展示了其丰富的中药学理论知识和临床实践经验。

为勘误古代医药典籍中的纰漏，他以毕生精力亲身实践，广收博采，对本草学进行了全面的整理总结，历经 29 年编著而成《本草纲目》一书。全书约190余万字，载药 1892 种。其中，增补新药 374 种，收集医方 11096 条，绘制插图1160 幅。全书分为 16 部、60 类，共计 52 卷。此外，书中对每种药物分列释名（确定名称）、集解（叙述产地）、正误（更正过去文献的错误）、修治（炮制方法）、气味、主治、发明（阐释药物的功能）、附方（收集民间流传的药方）等项。该书在训诂、语言文字、历史、地理、植物、动物、矿物及冶金等方面，亦有突出的成就。

《本草纲目》首先改变了原药物分类学的上、中、下三品分类法，采取了"析族区类，振纲分目"的科学分类。书中将药物分为矿物药、植物药、动物药，又将矿物药分为金部、玉部、石部、卤部等；植物药类则根据植物的性能、形态及其生长环境，区分为草部、谷部、菜部、果部、木部等，又将草部分为山草、芳草、湿草、毒草、蔓草、水草、石草、苔草、杂草等九类；动物类则按低级向高级进化的顺序排列，区分为虫部、鳞部、介部、禽部、兽部、人部等。从无机到有机、从简单到复杂、从低级到高级的这种分类方法，明显含有生物进化论的思想，并且受到达尔文的高度重视。达尔文在《动物和植物在家养下的变异》一书中，引用了《本草纲目》中关于鸡的 7 个品种和金鱼家化的资料。另外，李氏对植物的科学分类方法，比瑞典的植物分类学家林奈要早约 200 年。

《本草纲目》广泛涉猎医学、药物学、生物学、矿物学、化学、环境与生物和遗传与变异等诸多科学领域。它在化学史上较早地记载了纯金属、金属、金属氯化物及硫化物等一系列的化学反应。同时，还记载了蒸馏、结晶、升华、沉淀和干燥等现代化学中应用的一些操作技术。李时珍亦认为，月球和地球一样，都是具有山河的天体，"窃谓月乃阴魂，其中婆娑者，山河之影尔。"

在《本草纲目》中，李时珍指正了诸多药物的确切功用。例如，常山可治疟疾，延胡索能够止痛。他还列举了日常生活中容易中毒的实例，如用锡做盛酒器，因有毒素能溶解于酒中，久而久之会使饮酒者慢性中毒。他在写作中每遇难题就赴实地进行考察。例如，看到旧本草中所载穿山甲吞食蚂蚁是通过鳞甲来诱捕的，他觉得奇怪，认为百闻不如一见，遂捉到一只活的穿山甲，仔细观察它的生活习性后证实，它是用舌头舔食蚂蚁的。其进一步解剖了穿山甲的胃囊，发现里面竟然有蚂蚁一升之多，于是记载下了这段所见所闻。

关于《本草纲目》这部书名的由来，尚有一段轶闻趣事。明朝公元 1578 年，花甲之年的李时珍完成了《本草纲目》的编著，只可惜尚未确定书名。一天，李时珍外出归来，习惯坐在桌前，当他第一眼瞥见昨天读过的《通鉴纲目》还摆放在案头时，突然心中一动，立即提起笔来蘸饱了墨汁，在书稿封面写下了"本草纲目"四个遒劲有力的大字。他端详着、兴奋的自言自语道，对，就叫《本草纲目》吧！对于如何编排书籍的体例，李时珍亦考虑了良久，同时翻阅了不少典籍，并从《通鉴纲目》中得到启示，最终决定采用"以纲挈目"的体例进行撰著。

《本草纲目》完稿后，李时珍希望早日出版，为了解决书籍的刊行问题，古稀之年的李时珍从武昌赶赴当时出版业的中心南京，拟通过私商来解决。然而，由于长年的奔波劳累其病倒在床，病中嘱咐他的后辈们将来把《本草纲目》献给朝廷,以借助朝廷的力量将之传布于世。不久,明朝皇帝朱诩钧为了充实国家书库,下令全国各地向朝廷献书,李时珍之子李建元遂将《本草纲目》书稿献于朝廷,朝廷批了"书留览、礼部知道"七个字,就把《本草纲目》搁置在了一边。后来,终由南京私人刻书家胡承龙刻印,在李时珍逝后第 3 年(1596 年)《本草纲目》刊行问世。但惋惜的是,李时珍未能亲眼看到《本草纲目》的出版就与世长辞了!公元 1603 年《本草纲目》又在江西翻刻,自此该书在国内得以广泛传播,据不完全统计,国内至少约有 30 多种刻本。1596 年的金陵胡成龙刻本,现藏于中国中医科学院图书馆。

自《本草纲目》刊行以来,先后有多国文字的译本。公元 1606 年《本草纲目》首先传入日本;1647 年波兰人弥格来中国,将《本草纲目》译成拉丁文流传于欧洲。从 17 世纪始,《本草纲目》先后陆续被译成日、德、英、法和俄等五国文字,广泛流行于世。这部中药典籍不论从它严密的科学分类、或是从它包含药物的数目之广,以及流畅生动的文笔来看,都远远超过以往任何一部本草学著作。因此,曾被誉为"东方药物巨典",是华夏医药宝库中的一份珍贵遗产。1953 年出版的《中华人民共和国药典》共收集 531 种现代药物和制剂,其中取自于《本草纲目》中的药物和制剂就有 100 余种。英国著名生物学家达尔文称《本草纲目》为"1596 年的百科全书",20 世纪初《本草纲目》又入选世界记忆名录。可以说,《本草纲目》一书是具有世界性影响力的博物学巨作。正如李时珍之子李建元在《进本草纲目疏》中所云:"上自坟典、下至传奇,凡有相关,靡不收采,虽命医书,实赅物理。"

第十八节　《补遗雷公炮制便览》简介

《补遗雷公炮制便览》系存世孤本,经医史文献研究专家考证,该书原有14卷、总目 1 卷,其著成年代比 1593 年金陵初刊本《本草纲目》还早约两年。全书分为金石、草、木、人、兽、禽、虫鱼、果、米谷、菜 10 部,共载药 957 种。其中,卷 12 果部佚失不传,现存 13 卷,实有完整药条 906 种。另外,书中各药多配有 1~3 幅彩色药物形态图、药物采集图和炮制图,共绘有 1128 幅精美彩色药图和 219 幅中药炮制图,但无编绘者的署名。从书籍的形制、版式、用纸等考证,系出自于明代内府,由明宫廷画师工笔精写彩绘而成。根据此书手绘牌记所载,约成书于明万历辛卯春(即 1591 年),原书 1600 余页,除去目录几乎每页均附绘图,图的色彩历经 400 余年仍然艳丽如新,可谓弥足珍贵。书名"雷公"

世有二说,一为上古医药学家,传说中的黄帝侍臣。《黄帝内经·素问》有黄帝与雷公研论医道的记载;二是南北朝刘宋人雷敩,其擅长药物炮制技术,撰有华夏第一部中药炮制学专著《雷公炮炙论》。后世则多将两人混为一谈,《补遗》对雷公的解释亦如此谬,其绘制的画为上古雷公的故事,参考的却是后世雷敩的文献。

自唐代始推行官修本草以后,宋、元、明皆有官修本草之作。明官修本草是成书于弘治18年(1505年)的《品汇》,书成之后因主编刘文泰遭贬,加之有大量彩色图绘难以刻板印行,从而影响了推广。直到清·康熙39年(1700年),才由赫世亨奉敕组织宫廷画师抄绘副本,并由武英殿将文字部分单独铜板刊行(1937年商务印书馆曾据此排版印行),以广传播。但遗憾的是,《品汇》原本已流失海外,清·康熙抄本现仅残存12卷,国人已无法得睹原书彩绘本草神韵。今《补遗雷公炮制便览》的出现,在相当程度上弥补了这一缺憾。据考证,在《品汇》各传本之中,惟有《补遗》和清·康熙官方重绘本是直接依据弘治原本药图绘制的。《补遗》保留《品汇》药物形态图达880幅,较真实地反映了明官修本草的图谱情况,为今人研究《品汇》提供了直接的资料。当然,《补遗》图谱中最具价值的是其新绘的302幅图,其中按雷公炮制法创作的炮制图有220余幅。这些图画多根据雷公炮制法的描述,且结合当时的中药炮制技术创作而成,此为今人研究古代中药炮制技术原理和传承炮制古法,提供了极具价值的示意图。图中展示的各种器具有刀具(铡刀、菜刀、尖刀等),粉碎器(杵臼、研钵、铁锤、人力推动的双轮碾盘等),锅(蒸锅、炒锅、煅锅),炉灶、盛器(坛、罐、缸、瓶、竹筢、箩筐、桶、盆等),蒸笼、蒸桶、药秤、笊篱、晾药架等,这些器具至今仍尚在沿用。炮制图展示的各种炮制方法有净选(挑拣、净洗等),干燥(风干、晒干、阴干),切制(切片、切段或锯截),粉碎(舂捣、研磨、碾碎、锤碎、过筛),水制(洗、漂、泡、淘),火制(炙、炒、煅、烘焙、烤),水火共制(蒸、煮、熬胶)以及一些特殊方法如童便制、火煅取沥、醋熏和制曲等。可以说,《补遗雷公炮制便览》是国内现存最早、并附有大量彩色图绘的中药炮制学专著,亦为现存古代彩绘本草中最为完整的一部传世典籍。《补遗》对于中国古本草、尤其是中药炮制工艺及设备的研究极具学术价值。其主要版本有明·万历19年辛卯(1591年)彩绘稿本,以及上海辞书出版社据明·万历19年彩绘稿本仿真影印本。

《补遗雷公炮制便览》除了中医药文献方面的价值外,其中1000多幅彩色图画的古典文献,对于中国美术史的研究亦有较高的学术价值。《补遗》的图画属于院体画,院体画起源于宋翰林图画院,之后的明清宫廷绘画亦秉承此种画风,其特点是创作讲究法度,风格华丽细腻,重视形神兼备,多以花鸟、山水和宫廷生活为题材。《补遗》中的飞禽走兽及花鸟鱼虫图绘制精细,色彩绚丽,形态逼真。这些图画与其他刻版流传的本草图相比,在构图和表现风格上均更具艺术创作的成分。而《补遗》最大的亮点更在于它的人物画,历代院体画中的人物画多以表现帝王将相、才子佳人和历史题材为主,而《补遗》炮制图中的人物画表现的是明代药工及其生产场景,这些短衫一族在院体画乃至历代的人物画中都是较少表现的。他们形态各异,动作轻灵,表现服饰的线条生动流畅,衣着色彩鲜艳,层次分明,有些药工神情表现专注,刻画十分细腻。另外,《补遗》卷八的人部图更是宫廷画师的别出奇想,历来各本草的人部均无图,《品汇》凡例甚至专门对此加以说明,认为“人部旧本不图,缘绘图之设,盖以取其便于识用耳。人身之物所同有者,故不复绘”。而《补遗》人部却首次为之配图,其中虽然不免有失科学的成分,但是毕竟填补了本草人部图的空白,同时又为后世留下了一份宝贵的文化遗产。《补遗》图中的人物有农人、屠夫、工匠、民女、童仆等,其构思奇特,想象丰富。例如,“人精”图画面是一张古老的木床,帷帐垂闭,踏板有男鞋一双,桌上有男子冠带,用以表现难以描绘的物质。又如“人胞”图画一妇新产,抱儿睡卧,另一妇持马桶,欲将其中之物(当为胎盘)倾倒在户外挖的坑中掩埋,这就是古代的“埋胞”习俗。作为宫廷画,表现帝王人物是常见的主题,该书卷首的两幅图一是根据《黄帝内经·素问》中相关的记载绘制而成,表现黄帝向雷公传授医道的场面;二是表现雷公主持炮制中药的场面,周围有 9 名药工在切药、碾药、杵药、研药、煮药、蒸药、炒药、筛药、淘药,展示了古代炮制的主要手段和工具。又卷二金石部有一组名曰“犁下土”的图,表现的是帝王亲耕的场面。古代帝王每年要进行一次耕籍之礼,亲自掌犁推行三周,称之为“三推”。由于宫廷画师能够接触到此场面,因此该幅图很可能部分反映了当时天子祭天操犁,象征性亲耕的场面。总而言之,无论是帝王图、还是人部图,均在一定程度上反映了当时的某些社会习俗。此外,图中的房屋建筑和家具样式又皆以明式为主,这对于今人研究明代社会风俗有着极高的参考价值。

第十九节　《珍珠囊·药性赋》简介

《珍珠囊·药性赋》又名《雷公药性赋》、《珍珠囊指掌补遗药性赋》。该书卷首有“元山道人”原叙一篇,自称为书之作者,但无年月,实不知为何人、何时之作。最初,由书商将题为金代李东垣撰的《珍珠囊》、和明代无名氏《药性赋》

合刊而成两卷,全书总托名李东垣撰。后迭经增补,至清代之《雷公药性赋》刊印则基本定型。《珍珠囊·药性赋》分为4卷,该书集中了两类常用的药性歌诀,并且吸收了金代张元素和李东垣等人的部分药性学说。

《珍珠囊·药性赋》由三部分内容组成。卷一为《药性赋》,分寒、热、温、平四赋,介绍了240余种药物的功能及主治,其语句流畅,朗朗上口。书后附"用药发明",记录药性阴阳、标本、配伍、用药法象、五脏苦欲、引经、十八反、十九畏及六陈歌等中药基本知识。卷二为《诸品药性主治指掌》,实即《医要集览》本"珍珠囊"中所载常用药90味,简介各药主要药性功效。卷三、卷四亦为《药性赋》,按玉石、草、木、人、禽兽、虫鱼、果品、米谷及蔬菜等分类,以歌赋形式记载了410种药物的主治与功用,并加按语作为补充阐释。该书同时介绍了中药常识及常用药物的要点,易诵易记,是明代以后流传最广的中药启蒙读物。今有50余种明清刻本,近现代亦多有石印本和排印本。

《珍珠囊·药性赋》的作者李杲,字明之,河北真定人(今河北省正定县),晚年自号东垣老人,生于1180年,卒于1251年。他是中国医学史上的"金元四大家"之一,也是中医"脾胃学说"的创始人。李杲强调脾胃在人体的重要作用,因为在五行当中脾胃属于中央戊己土,因此其学说也被称之为"补土派"。李氏习医于张元素,尽得其真传且独有发挥,通过长期的临床实践他积累了丰富的经验,提出"内伤脾胃,百病由生。"的观点,形成了独树一帜的脾胃内伤学说。此外,李杲尚著有《脾胃论》、《内外伤辨惑论》、《兰室秘藏》、《活法机要》、《医学发明》以及《东垣试效方》等。

为使杏林后学者习诵典籍,明辨药性,《岐黄医药纵横》主编陈成教授将《珍珠囊·药性赋》卷一内容辑校如下,以飨读者。

一、寒性药

诸药赋性,此类最寒。犀角解乎心热,羚羊清乎肺肝;泽泻利水通淋而补阴不足,海藻散瘿破气而治疝何难;闻之菊花能明目而清头风,射干疗咽闭而消痈毒;薏米理脚气而祛风湿,藕节消瘀血而止吐衄;栝蒌子下气润肺喘兮,又且宽中;车前子止泻痢小便兮,尤能明目;是以黄柏治疮痢,兜铃嗽医;地骨皮有退热除蒸之效,薄荷叶宜消风清肿之施;宽中下气,枳壳缓而枳实速也;疗肌解表,干葛先而柴胡次之;百部治肺热,咳嗽可止;栀子凉心肾,鼻衄最宜;玄参治热结毒壅,清利咽膈;升麻消风热肿毒,发散疮痍;常闻腻粉抑肺而敛肛门,金箔镇心而安魂魄;茵陈主黄疸而利水,瞿麦治热淋之有血;朴硝通大肠,破气而疗痰癖;石膏治头疼,解肌而消烦渴;前胡除内外之痰实,滑石利六腑之涩结;天门冬止嗽,补血冷而润肝心;麦门冬清心,解烦渴而除肺热;又治虚烦、除哕呕、须用竹茹;通便秘,导瘀血,必资大黄;宣黄连治冷热之泻痢,又厚肠胃而止泻;淫羊藿疗风寒之痹,且补阴虚而助阳;茅根止血与吐衄,石韦通淋于小肠;熟地黄补虚且疗虚损,生地黄宣血更医眼疮;赤芍药破结血而疗腹痛,烦热亦解;白芍药补虚痨而生新血,退热优良;消肿与湿满,除水蓄牵牛;解毒热、杀虫予贯众;金铃子治疝气而补精血,萱草根治五淋而消浮肿;侧柏叶治血海崩漏之疾,香附子理血气妇人之用;地肤子利膀胱,可洗皮肤之风;山豆根解热毒,能止咽喉之疼;白鲜皮祛风热,治筋弱而疗足顽痹;旋覆花明目治头痛,而消痰嗽壅;荆芥穗清头风便血,疏风散疮之用;瓜蒌根疗黄疸毒壅,消渴解痰之忧;地榆疗崩漏,止血止痢;昆布破疝气,散瘿散瘤;疗伤寒、解虚烦,淡竹叶之功倍;除结气、破瘀血,牡丹皮之用同;知母止嗽而退骨蒸,牡蛎涩精而虚汗收;贝母止嗽而利心肺,消痰亦验;桔梗下气,利胸膈而治咽喉;若夫黄芩治诸热,兼主五淋;槐花治肠风,亦医痔痢;常山理痰结而治温疟,葶苈子泻肺喘而通水气。

二、热性药

药有温热,又当审详。欲温中以荜拨,用发散以生姜;五味子止嗽痰,且滋肾水;温脐脐疗瘰疬,更壮元阳;川芎祛风湿,补血清头;续断治崩漏,益筋强脚;麻黄表汗医咳逆,韭子助阳而医白浊;川乌破积,有消痰治风痹之功;天雄散寒,为祛湿助阳之药;关夫川椒达下,干姜暖中;葫芦巴治虚冷之疝气,生卷柏破癥瘕而血通;白术消痰壅,温胃而止吐泻;菖蒲开心气,散冷更治耳聋;丁香快脾胃而止吐逆,良姜治心痛之气攻冲;肉苁蓉填精益肾,石硫磺暖胃驱虫;胡椒主祛痰而除冷,秦艽主攻痛而治风;吴茱萸疗心腹之冷气,辰砂定心而有灵;散肾冷、助脾胃,须荜澄茄;疗心痛、破积聚,用蓬莪术;缩砂止吐泻安胎,化酒食之剂;附子疗虚寒反胃,更壮元阳;白豆蔻治冷泻,疗痛止痛予乳香;红豆蔻止吐酸,消血杀虫予干漆;鹿茸生精血,腰痛崩漏之均补;虎骨壮筋骨,寒湿毒风之并祛;檀香定霍乱,而心气之痛愈;鹿角密精髓,而腰脊之疼除;敛肺益脾予米醋,下气散寒予紫苏;扁豆助脾,则酒为行药破血之用;麝香开窍,则葱为通中发汗之需;五灵脂治崩漏,理血气之刺疼;麒麟竭止血出,疗金疮之折伤;鹿茸壮阳以助肾,当归补虚而养血;乌贼骨止带下,且除崩漏目翳;鹿角胶止血崩,能补虚羸痨绝;白花蛇治瘫痪,除风痒之癣疹;乌梢蛇疗不仁,去疮疡之风热;乌药有治冷气之理,禹馀粮乃治崩漏之疾;巴豆利痰水,能破积热;独活疗诸风,不论久新;山茱萸治头晕遗精之药,白石英医咳嗽吐脓之人;厚朴温胃而祛呕胀,消痰亦验;肉桂行血而疗心痛,止汗如神;是则鲫鱼有温胃之功,代赭石乃镇肝之剂;沉香下气补肾,定霍乱之心疼;橘皮开胃去痰,导壅滞之逆气。

三、温性药

温药总括,医家素谙。木香理乎气滞,半夏主于风痰;苍术治目盲,燥脾祛湿宜用;萝卜祛膨胀,下气消食尤佳;况夫钟乳粉补肺气,兼疗肺虚;青盐治腹痛,且滋肾水;山药培脾而疗湿能医,阿胶而痢嗽皆止;赤石脂治精浊而止泻,兼补崩中;阳起石暖子宫以壮阳,更疗阴痿;紫菀治嗽,防风祛风;苍耳子透脑止涕,威灵仙宣风通气;细辛祛头风,止嗽而疗齿疼;艾叶治崩漏,安胎而医痢红;羌活明目驱风,除筋挛肿痛;白芷止崩治肿,疗痔漏疮痈;红蓝花通经,治产后恶血之瘀;刘寄奴散血,疗汤火金疮之苦;祛风湿之痛,予茵陈叶;疗折伤之症,用骨碎补;藿香叶辟恶气而定霍乱,草果仁温脾胃而止呕吐;巴戟天治阴疝白浊,补肾尤滋;玄胡索理气痛血凝,调经有助;款冬花润肺,祛痰嗽以定喘;肉豆蔻温中,止霍乱而助脾;抚芎定经络之痛,何首乌治疮疥之资;芜荑能下气,破恶血之瘀;防己宜消肿,祛风湿之施;藁本除风,主妇人阴痛之用;仙茅益肾,扶元气虚弱之衰;破故纸温肾,补精髓与劳伤;宣木瓜入肝,疗脚气并水肿;杏仁润肺燥止嗽之剂,茴香治疝气肾疼之用;诃子生津止渴,兼疗滑泻之疴;秦艽攻风逐水,又止肢节之痛;槟榔豁痰而逐水,杀寸白虫;杜仲益肾而添精,祛腰膝重;紫石英疗惊崩中之疾,橘核仁治腰疼疝气之癥;金樱子兮涩遗精,紫苏子兮下气涎;淡豆豉发伤寒之表,大小蓟医诸血之疾;益智仁安神,治小便之频数;麻子仁润肺,利六腑之涩结;补虚弱、排脓疮,莫若黄芪;强腰脚、壮筋骨,无如狗脊;菟丝子补肾以明目,马蔺花治疝而有益。

四、平性药

详论药性平和。以硼砂而去积,用龙齿以安魂;青皮快膈除膨胀,且利脾胃;芡实益精治白浊,兼补真元;木贼祛目翳,崩漏亦医;花蕊石疗金疮,血行则却;决明子和肝气治眼之疾,天麻治头晕祛风之药;甘草和诸药而解百毒,盖以性平;石斛平胃气而补肾虚,更医脚弱;商陆治肿,覆盆子益精;琥珀安神而散血,朱砂镇心而有灵;牛膝强足补精,兼疗腰痛;龙骨止汗住泻,更医血崩;甘松理风气而痛止,刺蒺藜疗风疮而目明;人参润肺宁心,开脾助胃;蒲黄止崩治衄,消瘀调经;天南星醒脾,祛惊风吐痰之扰;三棱破积,除血块气滞之症;滑石利六腑之涩结,皂角治风痰而响应;桑螵蛸疗遗精之泄,鸭头血医水肿之盛;蛤蚧治痨嗽,牛蒡子疏风壅之痰;全蝎主风瘫,酸枣仁祛怔忡之病;桑寄生益血安胎,且治腰疼;大腹子去膨下气,亦令胃和;小草远志俱有宁心之妙,木通猪苓尤为利水之多;莲肉有清心醒脾之用,没药疗金疮散血之用;郁李仁润肠宣水,祛浮肿之疾;

茯神木宁心益智,除惊悸之疴;白茯苓补虚劳,多在心脾之有眚;赤茯苓破结血,独利水道以无遏;麦芽有助脾化食之功,小麦有止汗养心之力;白附子祛面风之游走,大腹皮治水肿之泛溢;椿根白皮主泻血,桑根白皮治喘息;桃仁破瘀血,兼疗秘结;神曲健脾胃,而进饮食;五加皮坚筋骨以立行,柏子仁养心神而有益;安息香辟恶气而定霍乱,且疗心腹之痛;冬瓜仁醒脾,实为饮食之资;姜蚕治诸风之喉闭,百合敛肺痨之嗽痿;赤小豆解热毒,疮肿宜用;枇杷叶下逆气,哕呕可医;连翘排疮脓与肿毒,石楠叶利筋骨与皮毛;谷芽养脾,阿魏除邪气而破积;紫河车补血,大枣和药性以开脾;鳖甲治痨疟,兼破癥瘕;龟甲坚筋骨以立行,更疗阴虚潮热;乌梅安蛔,主便血之用;竹沥豁痰润燥、具有定惊之效。

五、增益药性赋

　济世之道,莫先于医;疗病之功,莫行于药;医者九流魁首,药者百草根苗;丸散合修,药性先识。碙砂有疗疮之功,巴豆有透肠之力;丁香和胃,干姜快膈;熟地黄补虚损,大有奇功;生地黄通血脉,甚为精妙;陈皮青皮最能理气,石脂龙骨极好生肌;良姜性热,得菖蒲专医心痛;芒硝大寒,佐黄连可通腑结;乳香没药止痛为先,荆芥薄荷消风解热;金沸草款冬花能医咳嗽,天南星制半夏尤化痰涎;五灵脂专能治气,元胡索佐之尤良;黑牵牛通利小便,加滑石并之其效尤佳;朱砂辟邪伐恶,犀角疗风治狂;萹蓄瞿麦治膀胱之疾,芫花甘遂逐水尤宜;芦荟蟾酥疗小儿疳疾,蛇床鸦胆子治诸蛊虫疮;河北团参,亦治咳嗽;江南蛤蚧,擅疗肺痿;黄连厚肠,兼能洗眼明目;槟榔下气,且可退翳除昏;甘菊花清心明目,赤茯苓利水行瘀;枳壳厚朴行气通肠,桔梗枳实开胸宽膈;香附子活血治衄,骨碎补止疼住痛;木香理气降气,麻黄发汗而其根止汗;当归活血,茵陈退疸;生姜止呕,人参润肺;白术补中,肉蔻止泻;川芎石膏可治头痛,柴胡黄芩能除身热;苍术燥湿,猪苓利水;五味生津,乌梅止血;川乌草乌入骨搜风,附子天雄回阳散寒;缩砂红豆消食补中,栀子连翘清心解热;葛根止渴,且能开腠除风;黄柏消瘀,亦可敷疮退疸。

六、六陈歌

枳壳陈皮半夏齐,麻黄狼毒及茱萸,六般之药宜陈久,入药方知奏效奇。

第二十节　《本草汇言》简介

《本草汇言》成书于公元 1624 年,即明·天启 4 年,倪朱谟编纂。倪朱谟,字纯宇,钱塘(今浙江杭州)人,明末医药学家。通医学,为人治疾有良效。毕生搜

集历代本草书籍,详加辨误及考订,撰成《本草汇言》20 卷。全书共议药 626
种,然其中出于自家论说者甚少。该书稿由子洙龙收藏,邑人沈琯校正刊行。
该书内容取材于历代主要本草学专著,其中计有《本经》、《别录》、《唐本草》、
《开宝本草》和《本草纲目》等 40 余种。作者兼收并蓄,"更加甄罗补订,删繁去
冗"而成。

　　据《浙江通志》载,倪氏"少沉默好古,治桐君、岐伯家言,得其间奥。治疾
奇效,多奔走而延致之,不得则怨"。在编撰《本草汇言》过程中,作者"周游省
直,于都邑市,幽严隐谷之间,遍访耆宿,登堂请益,采其昔所未详,今所屡验
者,一一核载"。对于书中所收方剂,"必见诸古本有据,时贤有验者,方敢信
从。"有关方士诸荒诞之谈能误人性命者,概弃之不录。此书除汇集了历代多
部本草典籍内容外,还收集了 148 位明代医药学家的药论或方剂。《本草汇言》
前 19 卷为各论,分为草、木、金、石、谷、禽、兽、鳞、介、人等 14 部,其编著格式
沿袭明·李时珍《本草纲目》的分部方式,但排列次序有所变更。与一般本草书
籍不同的是,该书把总论部分放在全书的最后一卷,列气味阴阳、升降浮沉等
药学专题 23 项,内容亦多采自《本草纲目》。书中绘有药图,分别集中附于各
卷之前。这些药图有一部分为药材图(如条黄芩、片黄芩等),某些药材图与
明·李中守所著《本草原始》一书有相似之处,书中第 18 卷记载了药图的绘制
时间和绘图者。该书各论的药物条文与内容,均按如下体例编排:即药名之下
记有性味、阴阳、归经等,然后用小字注明产地和药物之形态;此后集录诸家
论药之言;最后附有相关方剂,并在各方剂之旁用小字注明来源。《本草汇言》
的学术价值在于记载了明代后期浙江百名医药学家的药物论说,同时还摘录
了大量的明代医方资料,这些都是未见于其他本草书中的新资料。书中采访
所得之诸家药论及用药经验, 极大地丰富了中医临床用药和药性理论的内
容。从倪氏注解的文字来看,其的确对中国本草医药学具有较深入的研究。例
如,倪氏极力反对服食丹药,认为丹砂"非良善之物",并且历数砒石的种种危
害。倪氏对药物的品种也有一定的研究,如其对银柴胡、北柴胡及软柴胡的辨
析比较明了。书中还记载了当时浙江温州人工种植茯苓的情况,以及其赴晋、
蜀山谷中访问龙骨产区的所见所闻。由于《本草汇言》内容增扩,编排得体,故
成书后时人给予了较高的评价。例如,《浙江通志》云:"倪朱谟……集历代本
草书,穷搜博询,辨疑正误,考订极其详核,名之曰《本草汇言》……行于世,世
谓李之《本草纲目》得其详,此得其要,可并垺云。"《本草汇言》与李时珍之《本
草纲目》、陈嘉谟之《本草蒙筌》以及缪希雍之《本草经疏》被并称为四大本草

名著。《本草汇言》在明末清初刊行以来,有数种清前期的木刻本,但是此后一直未得以重刊。今据清大成斋刻本影印之册,系近代以来第一部影印本。

第二十一节　《本草备要》简介

《本草备要》由明末、清初医药学家汪昂编著,于清·康熙三十三年(1694年)刊行。汪昂,字讱庵,安徽休宁县西门人。生于明·万历四十五年(1615年)、卒于清·康熙三十四年(1695年),享年81岁。汪氏早年饱读经史百家,是明代末年诸生,曾寄籍浙江丽水。明亡后,其不愿为清朝统治者效力,遂于顺治初年而立之岁时放弃仕官之途潜心医学,以毕生精力从事医学理论的研究和著述。汪昂所辑著的医药书籍有三个特点:其一,从入门书着手,主要辑著有《素问灵枢类纂约注》、《本草备要》、《医方集解》和《汤头歌诀》等;其二,改变了过去沿用的体裁,使前贤著作中没有阐述透彻的内容得以充实和完善,表达力求尽善尽美;其三,辑著汇集了前贤的医药精华,删繁就简,缩龙成寸,辨其舛误,参与己见,由博返约,通俗易懂,朗朗上口,易记易学。汪昂并非临床医学家,但是他用毕生精力呕心沥血,进行普及性医药书籍的辑著,用以教人济世,数百年来其著作风行海内外,成为初学岐黄的基础入门书籍。汪昂大器晚成,许多著作是在其高龄时完成的。他所作《医方集解》著于清·康熙二十一年(1682年),于68岁写成。此书刊行后流行全国,医家奉为圭臬。《素问灵枢类纂约注》撰著于清·康熙二十八年(1689年),是汪氏经过40余年精心研究,至75岁才写成的。《本草备要》一书刊行10年后,于清·康熙三十三年(1694年)汪氏80高龄时补充再版,该书为采集诸家本草剪辑而成,将药、证及病因等互为贯穿,是一部内容简要的药物学专著。

《本草备要》全书分为8卷,另有“药性总义”一篇。内容分草、木、果、谷菜、金石水土、禽兽、鳞介鱼虫、人、日食菜物等部,共收常用药物478种,续增日食菜物54种,其内容主要取材于《本草纲目》和《神农本草经疏》。卷首为药性总义,统论药物性味、归经及炮制大要;卷一草部载药191种,卷二木部载药83种,卷三果部载药31种,卷四谷菜部载药40种,卷五金石水土部载药58种,卷六禽兽部载药25种,卷七鳞介鱼虫部载药41种,卷八人部载药9种,共计478种。汪氏对于每药先辨其气、味、形、色,次述所归经络、功用及主治,并根据药物所属之“十剂”,分记于该药之首。后世刊本又增附药图400余幅,使之更臻完善。

　　该书对于各味药物的性味、归经、主治、禁忌、产地、采集、收贮、畏恶和炮制等详加论述,特别是引述历代名家精论、验案、奇案、疑案、验方和秘方,且对某些药物予以辨误、辨疑与质疑等。汪氏认为,古今本草有数百家之多,其内容精详者莫如《本草纲目》,"考究渊博,指示周明。"但是,它"卷帙浩繁,卒难究殚……携取为难,备则备矣,而未能要也"。而《明医指掌》中的药性歌,则便于"初学之诵习,要则要矣,而未能备也"。再如,《本草蒙筌》和《本草经疏》亦为当时学医者常阅之书,但汪氏认为,《本草蒙筌》"文拘对偶,辞太繁,而阙略尚多"。《本草经疏》论药物"未暇详地道,明制治,辨真赝,解处偶有附会,常品时多芟黜。"这些均系美中不足之处。因此,其从诸家本草中删取适用者 400余味,对每味药物说明其性味、归经、功用与主治。"而以土产、修治、畏恶附于后,以十剂宣、通、补、泻冠于前。既著其功,亦明其过。使人开卷了然。"该书既备有常用之药,又突出这些药物的使用要点,故订名为《本草备要》。书中药性总义,乃后学必阅篇章,兹由《岐黄医药纵横》主编陈成教授订正辑录如下,以备习阅。

【附】药性总义

　　凡药酸属木入肝,苦属火入心,甘属土入脾,辛属金入肺,咸属水入肾,此五味之义也。凡药青属木入肝,赤属火入心,黄属土入脾,白属金入肺,黑属水入肾,此五色之义也。凡药酸者能涩能收,苦者能泻能燥能坚,甘者能补能和能缓,辛者能散能润能横行,咸者能下能软坚,淡者能利窍能渗泄,此五味之用也。凡药寒、热、温、凉,气也;酸、苦、甘、辛、咸,味也。气为阳,味为阴。气浓者阳中之阳,薄者阳中之阴;味浓者阴中之阴,薄者阴中之阳。气薄则发泄(发散),浓则发热(温燥);味浓则泄(降泻),薄则通(利窍渗湿)。辛甘发散为阳,酸苦涌泄为阴;咸味涌泄为阴,淡味渗泄为阳;轻清升浮为阳,重浊沉降为阴;阳气出上窍,阴味出下窍;清阳发腠理,浊阴走五脏;清阳实四肢,浊阴归六腑。此阴阳之义也。凡药轻虚者浮而升,重实者沉而降;味薄者升而生(象春),气薄者降而收(象秋);气浓者浮而长(象夏),味浓者沉而藏(象冬),味平者化而成(象土)。气浓味薄者浮而升,味浓气薄者沉而降;气味俱浓者能浮能沉,气味俱薄者可升可降。酸咸无升,辛甘无降;寒无浮,热无沉。此升降浮沉之义也(李时珍曰:升者引之以咸寒,则沉而直达下焦;沉者引之以酒,则浮而上至巅顶。一物之中,有根升梢降、生升熟降者,是升降在物亦在人也)。凡药根之在土中者,半身以上则上升,半身以下则下降(以生苗者为根,以入土者为梢。上焦用根,下焦用梢,半身以上用头,中焦用身,半身以下用梢。虽一药而根、梢各别,用之或差,服亦罔效)。药之为枝者达四肢,为皮者达皮肤,为心、为干者内行脏腑。质之轻者上入心、肺,重者下入肝、肾。中空者发表,内实者攻里。枯燥者入气分,润泽者入血分。此上下内外,各以其类相从也。凡药色青、味酸、气、性属木者,皆入足厥阴肝、足少阳胆经(肝与胆相表里,胆为甲木,肝为乙木);色赤、味苦、气焦,性属火者,皆入手少阴心、手太阳小肠经(心与小肠相表里,小肠为丙火,心为丁火。);色黄、味甘、气香,性属土者,皆入足太阴脾、足阳明胃经(脾与胃相表里,胃为戊土,脾为己土。);色白、味辛、气腥,性属金者,皆入手太阴肺、手阳明大肠经(肺与大肠相表里,大肠为庚金,肺为辛金。);色黑、味咸、气腐,性属水者,皆入足少阴肾、足太阳膀胱经(肾与膀胱相表里,膀胱为壬水,肾为癸水,凡一脏配一腑,腑皆属阳,故为甲、丙、戊、庚、壬;脏皆属阴,故为乙、丁、己、辛、癸也。)。十二经中,惟手厥阴心包、手少阳三焦经无所主,其经通于足厥阴、少阳。厥阴主血,诸药入肝经血分者,并入心包;少阳主气,诸药入胆经气分者,并入三焦。命门相火,散行于胆、三焦、心包络,故入命门者,并入三焦。此诸药入诸经之部分也。药有相需者,同类而不可离也(如黄柏、知母、破故纸、胡桃之类);相使者,吾之佐使也;相恶者,夺吾之能也;相畏者,受彼之制也;相反者,两不可合也;相杀者,制彼之毒也。此异同之义也。肝苦急(血燥苦急),急食甘以缓之。肝欲散(木喜条达),急食辛以散之。以辛补之,以酸泻之(以散为补,以敛为泻);心苦缓(缓则散逸),急食酸以收之。心欲软,急食咸以软之。以咸补之(按:水能克火,然心以下交于肾为补,取水火既济之义也。),以甘泻之;脾苦湿,急食苦以燥之。脾欲缓(舒和),急食甘以缓之。以甘补之,以苦泻之;肺苦气上逆(火旺克金),急食苦以泻之。肺欲收,急食酸以收之。以酸补之,以辛泄之;肾苦燥,急食辛以润之。肾欲坚(坚固则无狂荡之患),急食苦以坚之。以苦补之,以咸泻之。此五脏补泻之义也。风淫于内,治以辛凉,佐以苦甘,以甘缓之,以辛散之(风属木,辛为金,金能胜木,故治以辛凉。过辛恐伤真气,故佐以苦甘,苦胜辛,甘益气也。木性急,故以甘缓之。木喜条达,故以辛散之。);热淫于内,治以咸寒,佐以苦甘,以酸收之,以苦发之(水胜火,故治以咸寒。甘胜咸,佐之所以防其过,必甘苦者,防咸之过,而又以泻热气佐实也。热淫故以酸收之,热结故以苦发之。);湿淫于内,治以苦热,佐以酸淡,以苦燥之,以淡泄之(按:湿为土气,苦热皆能燥湿,淡能利窍渗湿,用酸者,木能制土也。);火淫于内,治以咸冷,佐以苦辛,以酸收之,以苦发之(按:相火畏火也,故治以咸冷。辛能滋润,酸能收敛,苦能泄热,或从其性而升发之也。);燥淫于内,治以苦温,佐以甘辛,以苦下之(按:燥属金,苦属火,火能胜金,故治以苦温。甘能缓,辛能润,苦能下,故以为佐也);寒淫于内,治以甘热,佐以苦辛,以咸泻之,以辛润之,以苦坚之(按:土能制水,热能胜寒,故治以甘热。苦而辛,亦热品也。伤寒内热者,以咸泻之;内燥者,以辛润之。苦能泻热而坚肾,泻中有补也。)。此六淫主治各有所宜,故药性宜明而施用贵审也。人之五脏应五行,水、木、火、土、金,母子相生。经曰:虚则补其母,实则泻其子。又曰:子能令母实。如肾为肝母,心为肝子,故入肝者,并入肾与心;肝为心母,脾为心子,故入心者,并入肝与脾;心为脾母,肺为脾子,故入脾者,并入心与肺;脾为肺母,肾为肺子,故入肺者,并入脾与肾;肺为肾母,肝为肾子,故入肾者,并入肺与肝。此五行相生,子母相应之义也。酸伤筋(敛则筋缩),辛胜酸;苦伤气(苦能泻气),咸胜苦;甘伤肉,酸胜甘;辛伤皮毛(疏散腠理),苦胜辛;咸伤血(咸能渗泄),甘胜咸。此五行相克之义也。酸走筋,筋病毋多食酸,筋得酸,则拘挛收引益甚也;苦走骨,骨病毋多食苦,骨得苦,则阴益甚重而难举也;甘走肉,肉病毋多食甘,肉得甘,则壅气胪肿益甚也;辛走气,气病毋多食辛,气得辛,则散而益虚也;咸走血,血病毋多食咸,血得咸,则凝涩而口渴也(咸能渗泄津液)。此五病之所禁也。多食咸,则脉凝泣(涩同)而变色(脉即血也,心合脉,水克水。);多食苦,则皮槁而毛拔(肺合皮毛,火克金。);多食辛,则筋急而爪枯(肝合筋,爪者筋之余,为金克木。肝喜散,故辛能补肝,惟多则为害。);多食酸,则肉胝而唇揭(脾合肉,其华在唇,水克土,胝音支,皮浓也。);多食甘,则骨痛而发落(肾合骨,其华在发,土克水。)。此五味之所伤也。药之为物,各有形、性、气、质。其入诸经,有因形相类者(如连翘似心而入心,荔枝核似睾丸而入肾之类。);有因性相从者(如属木者入肝,属水者入肾;润者走血分,燥者入气分;本天者亲上,本地者亲下之类。);有因气相求者(如气香入脾,气焦入心之类。);有因质相同者(如药之头入头,干入身,枝入肢,皮行皮。又如红花、苏木,汁似血而入血之类。)。此乃自然之理,可以意得也。药有以形名者,人参、狗脊之类是也;有以色名者,黄连、黑参之类是也;有以气名者,藿香、香薷之类是也;有以味名者,甘草、苦参之类是也;有以质名者,石膏、石脂、归身、归尾之类是也;有以时名者,夏枯、款冬之类是也;有以能名者,何首乌、骨碎补之类是也。凡药火制四,煅、煨、炙、炒也;水制三,浸、泡、洗也;水火共制二,蒸、煮也。酒制升提,姜制温散;入盐走肾而软坚,用醋注肝而收敛;童便制,除劣性而降下;米泔制,去燥性而和中;乳制润枯生血,蜜制甘缓益元;陈壁土制,借土气以补中州;面裹曲制,抑酷性勿伤上膈;黑豆、甘草汤渍,并解毒致令平和;羊酥、猪脂涂烧,咸渗骨容易脆断;去瓤者免胀,去心者除烦。此制治各有所宜也。药之为用,或地道不真,则美恶迥别;或市肆饰伪,则气味全乖;或收采非时,则良莠异质;或头尾误用,则呼应不灵;或制治不精,则功力大减。用者不察,故归咎于药之罔功。譬之兵不精练,思以荡寇克敌,适以复众舆尸也。治疗之家,其可忽诸!

第二十二节　《修事指南》简介

《修事指南》为中药炮炙学专著,系清·张叡编撰,其撰年不详。卷首为炮炙论,总论制药之法;其次对所载232种药物的具体炮炙方法分别进行了阐述。该书主要参考了南北朝刘宋时期雷敩所撰之《雷公炮炙论》一书,并广泛汲取了各家本草著作中有关炮制的文献资料,是一部切于实用的炮炙书籍。自民国1928年后,《修事指南》先后又被改名为《制药指南》或《国医制药学》印行,名虽各异、但内容未变,现存为清刻石印本。

第二十三节　《本草从新》简介

《本草从新》由清·吴仪洛编撰,刊行于1757年。吴仪洛(约1704~1766年)字遵程,浙江省海盐县澉浦人,秀才。先世藏书甚富,且多海内稀见医书。幼习举业,旁览医籍,后改研岐黄。曾游湖北、广东、河北、河南等地,并入天一阁苦读医籍,学业益精,行医40年,名噪乡里。吴氏《本草从新》一书对明末医药学家汪昂所撰《本草备要》不实之处逐一增改,并补入药草近300种,如冬虫夏草、太子参等药均系该书首载。其注解药性,颇多新见。此外,吴氏尚辑有《成方切用》,录时用成方1300余首,阐释方义,详述加减,后附《勿药元诠》74条,皆防病养生之言;又作《伤寒分经》一书,详注《伤寒论》字句并阐其蕴义。另尚著有《一源必彻》、《四诊须详》、《杂症条律》、《女科宜今》、《周易注》及《春秋传义》等,然皆多散佚。

吴氏认为,汪昂"不临症而专信前人,杂揉诸说,无所折衷,未免有承误之失。"于是乎将汪氏《本草备要》重新修订,保留其合理部分,增改其不足。并补充了一些《本草纲目》所未收载的药物,故名《本草从新》。该书总为6卷,每卷又分上、中、下3卷,共计18卷。收载药物670余种,附药210余种(包括未单列条目者)。此书是在汪昂《本草备要》的基础上加以重订而成的药物学著作。同时,对药物的真伪、同一药名而其性味和功用所以不同者,以及中药修治等都一一述及。全书仿《本草纲目》分类,较为简明实用。该书在近代流传较广,具有一定的学术参考价值,现存数十种清刻本,新中国成立后亦有排印本。

第二十四节 《本草求真》简介

《本草求真》成书于公元 1769 年,即清·乾隆 34 年,编者黄宫绣。黄宫绣(约公元 1736~1795 年)字锦芳,乃清代江西抚州宜黄人,出身于儒医世家,学识渊博,精通医药。其有感于当时本草书多"理道不明,意义不疏"。况有"补不实指,泻不直论,或以隔一隔二以为附合,反借巧说以为虚喝"。的现状。于是,力纠时弊,集平素之治验,采百家之精粹,著成《本草求真》10 卷,付梓于清·乾隆己丑年。该书载药 520 味,分上下两编。上编对药物的形态、性味、功能、主治以及禁忌等记载甚详;下编分列脏腑病证主药、六淫病证主药和药物总义三部分,就药物与脏腑病证之关系、六淫偏胜之所宜等,作了扼要的介绍。黄氏对于药物意义"无不搜剔靡尽,牵引混说,概为删除,俾令真处悉见"。故冠以"求真"之名。此书之特点正如作者在书中凡例所云:"余尚论药性,每从实处追求,既不泥古以薄今,复不厚今以废古,惟求理与病符,药与病对。"

对于药物的分类,黄氏颇具独到之处。其未采用历代本草诸书所沿用之部属分类法(即以草木谷菜金石等为编次),而是采用药物功效分类法,按药物之品性分为补、涩、散、泻、血、杂,食物 7 类,各类又分为若干子目,对每种药物分述其气味、功能、禁忌、配伍和制法等。例如,补剂中又分为温中、平补、补火、滋水和温肾等;泻剂又分为渗湿、泻湿、泻水、降痰、泻热、泻火、下气及平泻等。再如,山药和白术虽同属补剂,但山药为平补,白术为温中,故临床运用自当有别。此外,黄氏于每味药下注明该药的部属和卷首目录序号,可谓是本草著作中具有进步意义的索引形式,此不仅便于读者查阅,而且有助于学者辨析药物的异同,指导临床遣药组方。黄氏认为,诸家本草对于药物的性质气味、证治功能等虽然备载,但还存在着"理道不明,意义不疏……意难即悟。"等问题。因此,其将"往昔诸书,细加考订。"阐明意义,删除牵强附会之说,而成该书。

在用药法象方面,黄氏根据五色入五脏的理论,结合自身的学术见解,提出以形、色、性、味区分用药。认为"凡药色青,味酸,气臊,性属木者。皆入足厥阴肝、足少阳胆经"。"凡药色赤,味苦,气焦,性属火者。皆入手少阴心、手太阳小肠经。""凡药色黄,味甘,气香,性属土者。皆入足太阴脾、足阳明胃经。""凡药色白,味辛,气腥,性属金者。皆入手太阴肺、手阳明大肠经。""凡药色黑,味咸,气腐,性属水者。皆入足少阴肾、足太阳膀胱经。"同时,他明确提出药有"形性气质"、"气味升降浮沉"、"根梢上中下"、"五伤"、"五走"及"五过"等。

黄氏十分重视前人的理论和经验,对成无己、张洁古、朱丹溪、李东垣、李时珍、喻嘉言等人的精湛论述一一采撷,然却师古而不泥。例如,《本经》谓白茅根能"补中益气",黄氏却不以为然。他认为:"至云能以补中益气,虽出本经,然亦不过因其胃热既除而中气自复,岂真补益之谓哉。经解之论,似未可信。"此说颇为成理。另外,对于前贤之言黄氏亦不盲目崇拜。例如,张洁古、李东垣、朱丹溪咸谓黄柏为滋阴之品,后人遂翕然学之,视为补品。黄氏却力驳其谬,认为:"黄柏性禀至阴,味苦性寒,行隆冬肃杀之气。""奈今天下之人,不问虚实,竟有为去热治痨之妙药,而不知阴寒之性能损人气、减人食,命门真元之火一见而消亡,脾胃运行之职一见而沮丧,元气既虚,又用苦寒,遏绝生机,莫此为甚。"此等精辟之论述,对喜用苦寒,欲通过"坚阴"而收补益之功的医者,无异于当头棒喝。

另外,有些药物的某些性味十分相似,极易混淆,黄氏通过辨析,力求尽得深蕴。例如,麦冬与天冬均属养阴清热之品,但黄氏强调"麦冬甘味甚多,寒性差少,天冬所主在肺,而麦冬所主在肺、更在心。"又如,半夏与贝母皆能祛痰,但"半夏兼治脾肺,贝母独清肺金;半夏用其辛,贝母用其苦;半夏用其温,贝母用其凉;半夏性速,贝母性缓;半夏散寒,贝母清热,气味阴阳,大有不同。"再如,其辨芍药赤白之异,认为赤者能泻、能散,而白者善补、善收。凡此种种,皆予详论,此充分体现了其严谨的治学态度和丰富的实践经验。

黄氏在长期的临证中,尚拓展了一些药物的新功用。例如,对刘寄奴一药,除点明其具有破瘀通经行血的功用外,还指出该药用于金疮出血,可使血顿止,此实为黄氏的经验之谈。对于药物的来源、真伪和炮制,黄氏亦十分重视。如谓"山西太行新出党参,其性只能清肺,并不能补益,与久经封禁真正之党参(人参)绝不相同。"防风以"北出地黄润者佳"等。对于药物的炮制其强调"制药贵乎适中","不及则功效难求,太过则气味反失。"并将药物配伍理论引申为"以药制药"的炮制方法。以黄连为例,就有10种制法,诸如"心火生用,虚火醋炒用,胆火猪胆汁炒,上焦火酒炒、中焦火姜汁炒、下焦火盐水炒或童便炒,食积火黄土炒,湿热在气分吴茱萸炒、在血分干漆水炒,眼赤人乳炒。"等。这些叙述,对于中药炮制颇有实践指导意义。

总之,《本草求真》一书的特点在于切合实际,不尚空谈,是一部将医药学紧密结合,内容精简扼要,临床实用价值较高的本草学专著。

第二十五节 《本草经疏辑要》简介

《本草经疏辑要》由清·吴世铠辑,共 8 卷,刊于嘉庆十四年(1809)。作者吴世铠字怀祖,海虞(今江苏常熟)人。该书系将明·缪仲醇所撰《神农本草经疏》撷其精要,并作适当调整和增补而成。卷一为治疗序例,总论病理与用药宜忌之法甚详,卷二为石、金、土、水部,卷三、卷四为草部,卷五为木部,卷六为人兽部,卷七为禽虫介鱼部,卷八为果部。书中述药 427 味,每药先录《本经》原文,后加注释,引录诸家本草内容均有出处。《本草经疏辑要》加上现存的清代刊行本附有朱紫垣《痘疹》1 卷,吴氏自撰《集效方》1 卷,全书共 10 卷,现存有三种清代刻本。

第二十六节 《本草分经》简介

《本草分经》全书共四卷,系清·姚澜(又名维摩和尚)编撰,刊行于 1840年。该书作者姚澜乃清代医家,字涴云,又称维摩和尚,山阴(今浙江绍兴)人氏。为刑名师爷及儒学教官 30 余年,精医,治病疗效甚佳。长于本草,辑《本草分经》,书中以经络为纲、以药为目,阐述药物的归经,每经下分补、和、攻、散、寒、热等项,皆详加论述之。

《本草分经》按药物归经理论进行著述,将药物分成通经络药物(即按照十二经及奇经循行的药物)与不循经络的杂品,并以简明的注文形式阐述药性与主治等。书中附脏腑内景图、十四经穴歌及经脉穴图、总类便览(依据草类、木类等药物分类法排列的药性索引)以及同名附考(即药物的别名)等。该书现存多种清刻本及民国时期的铅印本。

第二十七节 《本草思辨录》简介

《本草思辨录》由清末医家周岩撰著。周岩(约 1832~1905 年)字伯度,号鹿起山人,山阴(今浙江绍兴)人。周氏于咸丰六年(1856)任顺天府贡官刑部主事,其间于京邸患寒痢,几为庸医所误,遂有志于医。其披览医籍,精研岐黄,为人诊疗,亦获良效。后历任山西祈县、安徽舒城和江苏盱眙县令,归故里复研读医典。

其时西医东渐,部分中医自弃其学,扬西、抑中。对此,周氏以为中医之弊,不在守旧、而在弃旧,故推崇清·徐大椿、陈修园和尤在泾等尊经派医家。

历代本草书籍中大部分就药论药,致使后学者深感读本草之枯燥。《本草思辨录》一改本草著作之风格,根据《伤寒论》、《金匮要略》二书立方之义,将128种药物的药性进行了阐释。周氏认为《神农本草经》等书是经典,不能轻易改动。并对李时珍、刘若金、邹润安、徐大椿和陈念祖等医药学家所述药性理论提出了一些不同见解。《本草思辨录》不仅对于本草学习有所裨益,亦对学习经方大有促进。

第二十八节　《本草正义》简介

《本草正义》成书于公元1920年,由张山雷编著。该书是张氏在兰溪中医学校任教时所编之教材。书中分为草、木、果、蔬、金、石、鸟、兽、虫、鱼、人等类,并在每味药名之下首列《本经》和《别录》原文。下列诸项分为"正义"、"广义"与"发明",分别具体阐述原文之义,《本经》和《别录》以后各家论药之功用,以及张氏自己对该药的见解等。另外,尚有"正讹"一项,主要纠正诸家论药不切之说。

《本草正义》早期版本有兰溪中医学校的油印本,另有1932年的排印本。其内容还可从陈存仁主编的《中国药学大辞典》、和江苏新医学院编撰的《中药大辞典》有关条目中见到。

此外,清·张德裕亦曾辑有《本草正义》一书,该书于道光八年(1828年)刊行,与张山雷所著名同实异,不能相混。张德裕著《本草正义》为二卷,该书将所载361味中药分为甘温、甘凉、发散、气品、血品、苦凉、苦温、苦寒、辛热、毒攻、固涩和杂列共12类,并简要叙述其功用主治,具有一定的学术参考价值,现存初刻本。

第二十九节　《黄帝内经》简介

《黄帝内经》简称《内经》,是华夏现存医书中最早的典籍之一,约成书于战国至秦汉时期,是劳动人民长期与疾病做斗争的经验总结。《内经》的问世开创了中医学独特的理论体系,标志着祖国医学由单纯经验积累型、发展到了系统理论总结型阶段。《黄帝内经》分为《素问》和《灵枢》两部分,《素问》重点论述脏腑、经络、病因、病机、病证、诊法、治疗原则以及针灸等内容;《灵枢》则是《素问》不可分割的姊妹篇,其内容与之大体相同,除了论述脏腑功能、病因、病机之外,还重点阐述了经络腧穴,针具、刺法及治疗原则等。

该书系古代医家和医学理论家联合创作而成,其具体作者已不可考。总而言之,《黄帝内经》并非出自一人之手,这不仅可以从《素问》和《灵枢》各八十一篇这一点得到证明,而且亦可从《黄帝内经》引用了大量的古文献、及《素问》与《灵枢》互引和各篇互引等现象上得以证明。西汉刘安主撰《淮南子·修务训》中曰:"世俗之人多尊古而贱今,故为道者必托之于神农黄帝而后能入说。"因此,《黄帝内经》之所以冠以"黄帝"之名,意在溯源崇本,借以说明书中所言非虚。其内容体裁以黄帝、岐伯对话问答的形式阐述病理病机,主张不治已病治未病,同时讲求养生、摄生、益寿、延年。《黄帝内经》、《难经》、《伤寒杂病论》和《神农本草经》并称中国传统医学四大经典著作。其中,《黄帝内经》是华夏医学宝库中成书最早的一部医学典籍。它是研究人的生理学、病理学、诊断学、治疗原则和药物学的医药学巨著,该书建立了中医学的"阴阳五行学说"、"脉象学说"以及"藏象学说"等经典理论。

《黄帝内经》是一部综合论述中医理论的经典著作,其成书是以古代的解剖学知识为基础、以古代的哲学思想为指导,通过对生命现象的长期观察,以及医疗实践的反复验证,由感性到理性、由片断到综合逐渐发展而成的。因此,这一理论体系在古代朴素唯物辩证法思想的指导下,提出了许多重要的理论原则和学术观点,从而为中医学的发展奠定了坚实的基础。此外,《黄帝内经》中所提及的药物仅有数十种,药方亦不多。但是,对于药物气味理论、中药炮制方法及要求却有简要的记述。例如,指出五味与五脏的关系是"酸入肝,辛入肺,苦入心,甘入脾,咸入肾。"等。

《黄帝内经》所引的古文献大约有 50 余种,其中既有书名且内容又基本保留的文献有《逆顺五体》、《禁服》、《脉度》、《本藏》、《外揣》、《五色》、《玉机》、《九针之论》、《热论》、《诊经》、《终始》、《经脉》、《天元纪》、《气交变》、《天元正纪》和《针经》等 16 种;仅保存零星佚文者有《刺法》、《本病》、《明堂》、《上经》、《下经》、《大要》、《脉法》及《脉要》等 8 种;仅有书名者有《揆度》、《奇恒》、《奇恒之势》、《比类》、《金匮》、《从容》、《五中》、《五过》、《四德》、《上下经》、《六十首》、《脉变》、《经脉上下篇》、《上下篇》、《针论》、《阴阳》、《阴阳传》、《阴阳之论》、《阴阳十二官相使》、《太始天元册》与《天元册》等 29 种。至于用"经言"、"经论"、"论言"、或"故曰……所谓……"等方式引用古文献,而无法知其书名者亦复不少。鉴于此,人们才认为《黄帝内经》的成书是对中华上古医学的首次总结，是仅存集战国以前医学大成之巨作。

关于《黄帝内经》的成书年代主要有三种看法：一曰：成书于先秦、战国时代。持此观点的代表人物有宋代的邵雍，明代的桑悦、方以智，清代的魏荔彤等人。邵雍在《皇极经世》卷八《心学第一、二》中以为，《素问》是"七国时书也"，"轩岐之书，类春秋，战国所为而托于上古。"二曰：成书于虞国、秦汉之间。持此观点的人有宋代的程颢、司马光等。他们认为"黄帝亦治天下，岂可终日坐明堂，但与岐伯论医药针灸邪？此周、汉之间，医者依托以取重耳。"清代《四库全书简明目录》则进一步肯定了此说法，书中云：《素问》"出上古，固未必然，然亦必周秦间人，传达旧闻，著之竹帛。"由于《四库全书》在中国古代学术界具有很高的地位，因此这种说法亦被许多人所接受。三曰：成书于西汉时期。明代郎玻所著的《七修类稿》认为：《素问》"首篇曰上古、中古，而曰今世，则黄帝时末世邪？又曰以酒为浆，以妄为常，由仪狄是生其前面彼时人已皆伪邪？《脉要精微论》中罗裹雄黄，则西汉时事邪？予故以为岐黄问答，而淮南文成之者耳。"在这里，朗玻从夏禹时仪狄造酒的传说和"罗"出现于汉代等证据，推断《素问》产生于西汉时期。

然而，对于《黄帝内经》成书年代的考证并没有到此结束，当代对此问题的研究成果亦不少，其通过对《内经》、《周礼》及《史记·扁鹊仓公传》的对比，说明三者在学术思想上的一致性。并通过对《素问》文学结构的分析，说明这一部分出自于先秦、而不可能迟于扁鹊。经分析前人的成说和大论的内容，认定该部分内容出自战国至东汉之间，而且经过多数医家汇集而成。至于《灵枢》研究者通过对该书的真伪分析，判定《灵枢》与《针经》实为一书。而后又得出结论，《灵枢》和《素问》一样，基本上是成书于战国时代，只是个别的篇卷掺入了汉代的东西，因此它并不是成于某一人之手。至于《素问遗篇》则属伪书，其时代不出于唐宋之间。

另外，有人认为《黄帝内经》所包含的篇章，并不是由一个作者同时完成于一个短时期内，而是由诸多医家和学者撰成于不同的时期。《内经》中的篇章既有写成于战国时期的，又有撰成于秦、汉甚至更后的。究其论据有五：其一，《素问》的某些篇章用干支来表示时间，而采用干支纪年则是东汉以后的事。其二，《素问·宝命全形论》中用的"黔首"一词，是战国及秦代对国民的称呼；而《素问·灵兰秘典论》中的"相傅之官"和"州都之官"，则是曹魏时期出现的官名。其三，《黄帝内经》中引用的一些文献如《上下经》和《睽度》等，均系战国甚至更早时期的著作。其四，与 1973 年长沙马王堆的帛书《足臂十一脉灸经》、1972 年甘肃武威汉墓出土的压药简牍、1977 年安徽阜阳双古堆西汉汝阴侯墓出土的"六王斌盘"和"太乙九宫占盘"相比较，可知《灵枢》中有些篇章成书于春秋战国时期，有些则成书于西汉或更早。其五，先秦文体多韵语，而《黄帝内经》中一些篇章亦有不少韵语，这些章节可能是先秦时期的作品。因之，《黄帝内经》非一人、一时所作，此看法已被不少中医学史研究者所认同。

《黄帝内经》基本涵义与主要内容包括整体观念、阴阳五行、藏象经络、病因病机、诊法治则、预防养生和运气学说等。其强调人体本身与自然界是一个有机整体，且人体结构和各个部分都是彼此联系的。书中"阴阳五行"学说是用来说明事物之间对立统一关系的理论；"藏象经络"是专门研究人体五脏六腑、十二经脉和奇经八脉等的生理功能、病理变化及相互关系的理论学说；"病因病机"则主要阐述各种致病因素，作用于人体后是否发病，以及疾病发生和变化的内在机理；"诊法治则"系中医认识和治疗疾病的基本原则；"预防养生"则系统地阐述了中医的养生理论，是预防疾病的经验总结；"运气学说"则专门研究自然界气候对人体生理与病理的影响，并以此为据指导人们趋利避害。

《素问》自战国成书直至齐梁时代，保持着 9 卷的旧制，只是到金元时代起注《素问》时《素问》第 7 卷已经亡佚。唐朝的王冰认为，"惧非其人而时有所隐，故第七一卷师氏藏之。"的缘故。王冰自谓"得先师张公秘本，因而撰注，用传不朽，兼旧藏之卷，合八十一篇，二十四卷。"由于王冰补入了《天元纪大论》、《五运行大论》、《六微旨大论》、《气交变大论》、《五常政大论》、《六元正纪大论》和《至真要大论》等 7 篇，并将《素问》全文广为次注，所以才从原来的 9 卷扩展为 24 卷，从而成为行世至今的《黄帝内经素问》。当然，世上还存有元代胡氏"古林书堂"12 卷刊本、和明代正统年间所刊 50 卷《道藏》本，但其内容及篇目次第并无变动，一仍王冰之旧。

《灵枢》最早称《针经》，《灵枢》第一篇《九针十二原》就有"先立《针经》"之说，无异于自我介绍。后来又称之为《九卷》（见张仲景《伤寒论》序），晋·皇甫谧复又称之为《针经》，其后又有称之为《九虚》（见《高丽史书》、《宋志》及林亿引文等。）、《九灵》（见《隋志》、《唐志》、《宋志》等）、《黄帝针经》（见《七录》、《隋志》、《唐志》及新罗国、高丽国史书等。）等。《灵枢》一名始见于王冰《素问》序及王冰撰《素问》注语中，王冰在注《素问》时曾两次引用"经脉为里，支而横者为络，络之别者为孙络。"在《三部九候论》中引用时称"《灵枢》"、在《调经论》中引用时又称"《针经》"，是知《灵枢》即《针经》也，而其他《素问》注中所引《针经》者,皆为《灵枢》之文,从而更证明了这一点。

至于《灵枢》虽有《九卷》、《九虚》、《九灵》和《针经》等几个传本系统,但自隋唐以后皆已亡佚。宋臣林亿、高保衡等校正医书时,亦因其残缺过甚而欲校不能。南宋史崧氏所献《灵枢经》虽与王冰所引之《灵枢》、及王唯一所引之《灵枢》在内容上均有所不同,但毕竟是现行于世的唯一版本。史崧之所以将《灵枢》改成 24 卷,也只是为了与王冰所注之《素问》卷数相同而已。因为,原本此两部书均为 9 卷,而现在则均成为 24 卷。元代胡氏“古林书堂”刊本将《灵枢》并为 12 卷,亦是与其所刊《素问》12 卷本相匹配。至于明代刊《道藏》本之《灵枢》仅 23 卷而非 50 卷,则是因为《灵枢》较《素问》文字量少之缘故。

《黄帝内经》其社会影响可以用三个“第一”加以概括。其一,《黄帝内经》是第一部中医学经典理论。自人类诞生以后,就有疾病的伴生,有了疾病必然就要寻求各种医治的方法,故医疗技术的形成的确远远早于《黄帝内经》的写作年代。但是,中医学作为一门学术体系的形成却是从《黄帝内经》开始的。因之,《黄帝内经》被公认为中医学的奠基之作。该部著作第一次系统阐述了人的生理、病理、疾病以及治疗的原则和方法,为人类健康做出了巨大的贡献;其二,《黄帝内经》是第一部养生宝典。《黄帝内经》中讲到了如何治病,但更重要的是讲述如何不得病。怎样使万民在不吃药的情况下能够健康和长寿,能够活到尽数。《黄帝内经》有一个非常重要的防病与治病理论,即“不治已病治未病,不治已乱治未乱。”不治已病治未病的含义为,假如某人的肝脏出现了问题,不要仅盲目的治疗肝脏,还要从其他未生病的脏器着手。肝属木,肾属水,水生木;心属火,木生火。所以,亦要从肾脏和心脏上着手治疗;而不治已乱治未乱的意思为,假设一个公司的管理模式上出了问题,造成了混乱,不要只盲目的解决当前的混乱,而要从造成混乱的原因和混乱将会导致的后果着手治理;其三,《黄帝内经》是第一部论述生命的百科全书。《黄帝内经》以生命为中心,阐述了医学、天文学、地理学、心理学、社会学、哲学及历史学等,是一部围绕生命问题而展开的百科全书。中华国学的核心实质就是生命哲学,《黄帝内经》就是以黄帝的名字命名、影响最大的国学经典。中国古代有三部以“经”命名的典籍,第一部是《易经》、第二部是《道德经》、第三部就是《黄帝内经》。

《黄帝内经》内涵十分丰富,《素问》侧重于人体生理、病理和疾病的治疗原则,以及人与自然的因果关系等基本理论;《灵枢》则侧重于人体解剖、脏腑经络和腧穴针灸等。二者之共同点均为对相关问题的理论性阐述,但并未涉及或基本上未涉及疾病治疗的具体方药与技术。因此,该书是中国医学发展的理念渊薮,是历代医学家论述疾病与健康的理论依据。尽管历代医家学说各异而互有争论,但鲜有背离之者,几乎无不求之于《内经》而为立论之准绳,这就是现代人学习和研究中医必须首先攻读《内经》的原委。

《黄帝内经》巨作的著成,标志着中国医学由经验医学上升为理论医学的新阶段。该书总结了战国以前的医学成就,并为战国以后的中国医药学发展提供了理论指导。在整体观、矛盾观、经络学、脏象学、病因病机学、养生和预防医学以及诊断治疗原则诸方面,都为中医药学奠定了坚实的理论基础,而历代著名医家在理论和实践方面的创新和建树,均与《黄帝内经》有着密切的渊源关系。

第三十节 《伤寒论》简介

《伤寒论》一书,系东汉末年医家张仲景撰于公元 200~205 年,是一部阐述外感及其杂病治疗规律的专著。该书总结了前人的医学成就和丰富的实践经验,集汉代以前医学之大成,并结合作者的临床实践经验,系统地阐述了多种外感疾病及杂病的辨证论治方法,其理法方药俱全,在中医药学发展史上具有划时代的意义和承先启后的作用,亦对祖国医药学的发展作出了重要贡献。总而言之,张仲景不仅为诊治外感疾病提出了辨证纲领和治疗方法,也为中医临床各科提供了辨证论治的规范,从而奠定了中医辨证论治的基础,因此被后世医家奉为经典之作。

《伤寒论》和《金贵要略》两书中对药物学理论记述颇多,其中有诸多方剂至今仍被中国各版药典收载。该书中记述了除现代灭菌制剂以外的所有给药方式和途径,例如缓效、长效的丸剂,速效和急效的舌下、直肠及呼吸道给药等。张仲景原著《伤寒杂病论》在流传过程中经后人整理编纂,将其中以六经辨治伤寒的内容结集为《伤寒论》。该书分为 10 卷,22 篇,398 法及 112 方,重点阐述了人体感受风寒之邪而引起的一系列病理变化,以及如何进行辨证施治的方法。张氏将病证分为太阳、阳明、少阳、太阴、少阴、厥阴六种,即所谓"六经"。根据人体抗病力的强弱,病势的进退缓急等方面的因素,将外感疾病演变过程中所表现的各种证候归纳出病候特点、病变部位、损及何脏何腑以及寒热趋向和邪正盛衰等,作为临证诊断治疗的依据。概括起来,伤寒论其学术思想主要包括以下几方面:

(1)天人相应的整体观。此系张仲景养生学的基本出发点和指导思想,正如《伤寒杂病论·自序》"撰用《素问》、《九卷》、《八十一难》"所云,张氏之学是在继承了《内经》和《难经》学术思想的基础之上而形成的。因此,在人与自然的关系问题上,张氏便自然而然的以《内经》天人相应的整体观作为指导思想,并且作了进一步的阐发。其在开篇《伤寒论·自序》中指出:"夫天布五行,以运万类;人禀五常,以有五脏。""夫人禀五常,因风气而生长,风能生万物,亦能害万物,如水能浮舟,亦能覆舟。"这些生动的描述很清楚地说明人类生活在自然界、并且作为自然界的组成部分,只有顺应自然界气候的异常变化,才能得以生存,保持健康。由此可见,天人相应的整体观是张仲景养生学的基本出发点和指导思想。

（2）防病、抗病重视保津液。津液之所以能防病、抗病,首先表现在津液具有固护机体、防御病邪的功能。例如,张氏在揭示太阳病转入阳明证的机理时,一再重申亡津液是其关键条件,"太阳病若发汗,若下,若利小便,此亡津液,胃中干燥,因转属阳明。"何以亡津液会导致病转阳明? 因为,津液乃阳明经之主要正气,津液充则阳明固,邪不可干;津液亡则阳明虚,邪气便可轻易陷入。津液之所以能防病、抗病,其次表现在津液具有驱逐病邪、削弱病势之作用。例如,"阳明病,发热汗出者,此为热越。"这里所谓的"热越",即言热邪发越于外。津液充沛、阳气畅运,则汗出越邪,邪越则病顺。故"阳明病,法多汗。"而津亏则无汗,邪不得出,其病为逆。又如,温热病小便呈短赤灼热,因为病家要通过小便排除热邪,热邪一除,小便即转清利,"小便利,色白者,此热除也。"故临床可视小便断吉凶。"小便利者,其人可治。"因为,小便不仅显示人体津液虚实情况,而且还能反应前阴这条驱邪途径是否正常;津液之所以能够防病、抗病,还体现在津液能调整由病邪所致的功能失调并修复损伤。例如,"太阳病发汗后,大汗出,胃中干,欲得饮水者,少少与饮之,令胃气和则愈。"这是因为津液得到了补充,若津液郁滞不行,其调和作用亦难以发挥。由此可知,津液之抗病作用及津液的抗病理念在《伤寒论》中有着充分的阐发。人们要想不得病或少得病,就必须重视保护体内的津液。正如明代医家张景岳所云:"五液充,则形体赖而强壮。"人若津液不充,则精枯髓减,皮槁毛脆,脏腑虚弱,极易为病邪所侵。

（3）重视用饮食防病、治病。这里所指的饮食系既可食用、又能防治疾病的动植物及其加工品。据统计,在《伤寒论》112 方中,一共使用饮食药物 17 种,计有大枣、生姜、干姜、香豉、粳米、葱白、蜂蜜、赤小豆、猪胆汁、蜀椒、乌梅、猪肤、鸡子黄、鸡子(去黄)、饴糖、苦酒及清酒等。这些饮食药物遍及 81 个方剂,占全书方剂总数的 72.32%。其中,尚有不少以饮食药物命名的方剂,例如十枣汤、猪肤汤等 6 方,加上药食合名的方剂如干姜附子汤等,共约 24 方。显而易见,张仲景对食疗是十分重视的,并已使其成为《伤寒论》学术体系中的重要组成部分。

(4)注重保胃气。张氏认为,机体的功能与胃气的充沛与否有着十分密切的关系,这是因为机体所需的营养物质有赖于胃气的化生,治疗疾病的药物亦需中焦受气取汁而发挥疗效。为此,其不仅重视脾胃阳气的一面,也注意到了脾胃阴液的一面。六经病证的治则总体上讲不外乎祛邪与扶正两个方面,在具体运用上实际包括汗、吐、下、和、温、清、消、补八法,但在八法中张氏均不忘"保胃气"。例如,汗法的桂枝汤,用甘草、大枣调补中焦,保护胃气;下法的调胃承气汤,用甘草缓急和中;补法的炙甘草汤,以甘草、大枣补益脾胃;但凡苦寒清热药易伤人胃气,则加入粳米、甘草调补胃气。此外,张仲景不仅重视以药物"保胃气",在服药方法上亦强调"保胃气"。例如,其主张服药时宜啜粥,因为粥具有内充谷气的作用,既可助胃气以扶正,又可助药力以祛邪。

(5)重视扶正祛邪。《伤寒论》中使用的药物种类非常广泛,以其所用 112 方与 93 味药物来看,方用具有扶正祛邪、提高免疫作用的人参、黄芪、白术、茯苓、当归、甘草、大枣等的文句不下百条。在所载扶正祛邪药物中,多具有增强免疫机能,调理脏腑,补养气血的作用。例如,"人参"能鼓舞正气,提高机体免疫力,从而增强机体抗病能力。而桂枝人参汤就用于扶正祛邪,增强机体免疫力;"黄芪"可增强病毒诱生干扰素的能力,并能通过促进细胞体液免疫反应,增强吞噬功能,然黄芪桂枝汤就是增强机体免疫力、扶正祛邪的方剂之一。"甘草"具有抗变态作用,能够延长移植组织的存活时间。甘草中所含 LH 作用于 T 细胞,具有促进免疫功能的作用;"大枣"含有大量 AMP 样物质,人服食大枣后其末梢血浆及白细胞内的 CAMP 含量均明显上升。免疫学认为,免疫反应与分子生物学中的 CAMP 和 CGMP 有关,故大枣对于免疫功能有着重要的影响。至于《伤寒论》中运用较广的其他药物,例如芍药、附子、桂枝、白术、茯苓、麦冬以及猪苓等,均不同程度地具有促进免疫机制、扶正祛邪之作用。

第三十一节　《叶香岩外感温热病篇》简介

《叶香岩外感温热病篇》系《温热论》之别称,全书 1 卷。由清·叶天士述,相传系叶氏门人顾景文记录整理而成,其传本不一。叶天士(1667~1746 年),

名桂、号香岩，别号南阳先生，江苏吴县人，清代杰出医学家，为温病学派的主要代表人物之一。叶天士出身医学世家，其祖父叶时、父叶朝采皆精通医术，尤其擅长于儿科。叶天士 12 岁始从父学医，14 岁时其父逝，于是叶氏怀着失去亲人的悲伤，拜其父之门人朱某为师潜心专攻医术。叶氏天资聪慧，悟超象外，虚心好学，一点即通。凡闻及某位医者有所专长，遂向其行弟子礼拜师求学，10 年之内相继换师 17 位，融汇诸家之长，从而学有所成。

《叶香岩外感温热病篇》为温病学派的奠基之作，该书阐述了温病发生、发展及其变化的规律，将之归纳为"温邪上受，首先犯肺，逆传心包。"并提出了温病发展的卫、气、营、血四个阶段，表示疾病由浅入深的四个层次，阐述了辨舌、验齿、辨斑疹等的临证意义。叶天士不仅对温热病见解非凡，亦对湿热证辨治有着精辟的立论，渠认为内、外湿相合在湿热类温疫的发病中起着决定性作用。在治则上叶氏强调要分解湿热，倡导祛湿当从三焦，分消上、下，尤其重视淡渗利小便以除湿。同时，告诫治湿尚需重视理气，气畅湿即散，并需兼参体质，顾护阳气。分析其说，此乃将湿热类温病的外因及证候、细分为温热挟湿证和湿热证两种。此外，叶氏尤为重视辨察舌象，并据此确立治则。

《叶香岩外感温热病篇》内容虽简，但对于后世温病理论与临床实践有着极佳的指导价值，亦对温病学的发展起到了推动作用，该书是一部切合临床的温病学论著。叶氏所创立的瘟疫病学术理论体系，对温病学说的发展有着重要的影响，至今仍不失为辨治外感温热病的准绳。

第三十二节　《温病条辨》简介

《温病条辨》系清·吴瑭历经 6 年编撰而成，共 6 卷，刊行于嘉庆三年(1798年)，系温病学派的重要代表作之一。吴塘，字鞠通，清代著名医学家，江苏淮阴人。19 岁时其父因病去世，难免心中悲哀，以为"父病不知医，尚复何颜立天地间。"感到为人子而不懂得医道则无法尽孝，于是渠立志学医。4 年后，其侄儿患喉疾，邀医治之，予冰硼散吹喉，病情未减反增，继邀数医乱治一通，病家最终全身泛黄而死。吴氏其时学医未成，深感锥心疾首，其遭遇竟与汉代医家张仲景有感于宗族数百人死于伤寒而立志于医道极其相似。吴塘自此发奋读书，精究医术，终成温病大家。

《温病条辨》卷首引《内经》原文计 19 条，以内经溯温病学说之源。卷一为上焦篇，论述各种温病的上焦证；卷二为中焦篇，论述中焦的各种温病及寒湿证的施治方药;卷三为下焦篇,阐述温病下焦证的辨治方药;卷四为杂说,设短文 18 篇,论述与瘟疫病因、病机、诊断、治疗及善后等相关之问题;卷五为"解产难"、卷六为"解儿难",两卷分别结合温病学理论研讨新产妇产后调治、产后惊风、小儿急慢惊风和痘症等。该书为吴瑭多年学术研究和临床经验总结之力作,且在清代众多温病学家成就的基础上,进一步建立了完全独立于伤寒的温病学体系,创立了三焦辨证纲领,系清代温病学说的标志性专著。《温病条辨》提出病因有三(伏气、时气、戾气。);病类为九(风温、温热、温疫、温毒、暑温、秋燥、冬温、温疟。)。吴氏所创立的三焦辨证纲领不仅层次明晰,且能落实到具体脏腑,而非难以捉摸的"膜原"。从历史发展的角度来看,该辨证体系与张仲景伤寒六经辨证、叶天士温热卫气营血辨证理论互为羽翼,是温病学派的又一创新理论。吴氏提出了一系列的温病治疗原则,成为后世辨治温病的权衡,书中学术见解至今仍为临床医家所重视。

吴氏认为温病有 9 种,吴又可所曰温疫是其中最具传染性的一种,除此之外,尚有其他 8 种温病,可以从季节及疾病表现上加以区分,此为对温病学理论系统的一种分类方法。《温病条辨》所创立的"三焦辨证"学说,是继叶天士发展了张仲景的六经辨证以及创立卫气营血辨证方法之后,在中医理论和辨证方法上的又一创举。"三焦辨证"法就是将人体"纵向"地分为上、中、下三焦。上焦以心肺为主,中焦以脾胃为主,下焦包括肝、肾、大小肠及膀胱。由此,创立了一种新的人体脏腑归类方法, 此法及其适用于温热病体系的辨证施治。此外,其还确立了三焦的正常传变方式,即由上而下的"顺传"途径。温病由口鼻而入,鼻气通于肺,口气通于胃,肺病逆传则为心包。上焦病不治,则传中焦,中焦病不治,则传下焦,始上焦、终下焦。故依传变方式从而决定了治疗原则:即"治上焦如羽,非轻不举;治中焦如衡,非降不安;治下焦如沤,非重不沉。"同时,吴氏对《伤寒论》的六经辨证亦采取了积极采纳的态度,他认为"伤寒六经由表入里,由浅入深,须横看;本节论三焦,由上及下,亦由浅入深,须竖看。"这些理论虽然从立论方式和分析方法上有所不同,但实际上仍是对叶天士卫气营血辩证法的继承与发展,尤其对疾病变化的认识上是可以权衡协调的,叶、吴二者并无矛盾之处。同时,三焦辨证法亦完善了叶天士卫气营血说的治疗法则,叶氏的《温热论》中未收载足够的方剂,而吴氏则在《温病条辨》中为后人留下了诸多良方。例如,银翘散、桑菊饮、藿香正气散、清营汤、清宫汤、犀角地黄汤等,均为后世医家临证之方剂。叶天士之验方,在吴瑭手中一经化裁便成桑菊饮、清宫汤、连梅汤等诸名方,足知吴氏之作不是仅仅为纂集而著,实是经心用意,为学术理论升华所为。《温病条辨》以三焦辨证为主干,前后贯穿,阐释温病全过程辨治经验。同时,参以张仲景六经辨证、刘河间温热病机、叶天士卫气营血辨证,以及吴又可《温疫论》等诸说,析理至微,病机甚明,而治之有方。如书中归纳温病清络、清营和育阴诸法,实则为叶天士散存于医案中之清热养阴之法的总结和提高。而吴氏分银翘散作辛凉平剂、桑菊饮作辛凉轻剂、白虎汤为辛凉重剂,使气分病变遣方用药层次清晰、条理井然。

　　吴瑭曾在北京检核《四库全书》,得见其中所收载吴又可之《温疫论》,深感论述宏阔有力,发前人之所未发,极有创见,又切合实际,于是仔细研究,从中深受启发。他对叶天士更是推崇备至,但认为叶氏之理论多南方证,又立论甚简,其医案多散见于杂证之中,人多忽之而不深究。于是,吴氏在继承叶天士理论的基础上参古博今、并结合临证经验,终于撰成《温病条辨》力作一部,从而对温热病学说做出了承先启后的贡献。

鄢卫东　撰

上篇　成药制备论

绪 论

第一章 中成药历史源流

根据疗效确切、应用广泛的处方，将原料药物经加工制备而成具有一定规格和剂量的药剂谓之"成药"。例如，清凉油、十滴水等；"中成药"则是指经临床反复使用安全有效，剂型固定，并采取合理工艺制备而成的质量可控、成分稳定的成方中药制剂。其中包括丸、散、膏、丹、酒等多种剂型。例如，六神丸、金匮肾气丸、国公酒、紫雪丹、六一散等。成药通常均须在外包装上标明功能主治，用法用量等，多数中成药品种无需医生处方可直接购得，此类药品相当于"非处方类药物（OTC）"。

中药制剂和剂型在中国创用甚早，夏商时代（约公元前 21 世纪至公元前 11 世纪）已有药酒、汤液的制作和应用。成书于战国时期的《黄帝内经》是现存最早的中医药经典著作，书中不仅提出了"君、臣、佐、使"的概念，而且还记载了 13 首方剂，其中有 9 种是成药，包括了丸、散、膏、丹及药酒等剂型，并对各种制剂的制备、用法、用量和适应证均有较明确的规定，此说明中成药的应用在当时已经比较普遍。此外，《黄帝内经》还专章列出汤液醪醴论篇，论述了汤液醪醴的制法和用途。该书虽然问世于春秋战国时期（公元前 221 年以前），但是作为华夏现存最早的中医药学文献典籍，其较全面地总结了前人医药学经验，不仅奠定了中医药理论体系的基础，而且亦开创了中药药剂学的先河。

秦汉时代（公元前 221 年至公元 220 年），中国药物制备技术理论有了显著的发展。1973 年在长沙马王堆三号汉墓中发现公元前 3 世纪的《五十二病方》，是中国现存最古老的一部医药方书，书中现存医方为 283 首，其中收载了丸、散等古老的成药剂型。东汉末年，著名中医药学家张仲景（公元 142~219

年)编撰的《伤寒杂病论》共录医方 314 首,收成药 60 余种,其中记载有煎剂、浸剂、丸剂、散剂、酒剂、浸膏剂、糖浆剂、洗剂、软膏剂以及栓剂等十余种剂型,由此说明中成药的发展已初具规模。该书对各种制剂组方的饮片加工炮制、加水量、煮取量和用法用量等均有明确规定,对于制剂的制备方法描述则更为翔实,其中很多内容蕴涵着相当深刻的道理。此外,书中首次记载了用炼蜜、淀粉糊及动物胶汁作为药物的赋形剂,至今仍被沿用。张仲景对汉以前医药学出色的总结和创造性的成就,为中国后世医药学、包括药剂学的发展奠定了坚实的基础。

晋唐时代(公元 265~960 年),由于国内经济文化的迅速发展和国际间交流的不断扩大,从而有力促进了医药学事业的发展,此时相继问世了诸多集唐代以前方剂之大成的医药类书籍。诸如,葛洪(公元 281~341 年)著《肘后备急方》,该书记载了铅硬膏、干浸膏、蜡丸、浓缩丸、锭剂、条剂、尿道栓剂和饼剂等剂型。 孙思邈集唐以前医方 5300 首,撰写成《备急千金要方》;王焘著《外台秘要》载方 6000 余首,两部书中均收载了治疗内、外、妇、儿及五官等科疾病的大量成药,其中紫雪丹、磁朱丸、乞力伽丸(即苏合香丸)等,至今仍为临床所广泛应用。这些书籍不仅收载了远古以前的有效方剂,并且广泛搜集了大量民间的单方和验方,从而更加丰富了中药制剂的内容。

两宋时代(公元 960~1279 年)是中成药大发展的时期,宋代著名的医药方书《太平惠民和剂局方》,是中华历史上第一部由国家刊行的中成药典籍,也是世界最早刊印的国家药典。1076 年宋政府在京都设立了太医院卖药所(后改称太平惠民局)及修合药所(后改称和剂局),制备九、散、膏、丹等成药出售,其后又在全国各地设置多所分支机构。为了给成药生产提供依据,于 1078 年由陈师文等人修订的《太平惠民和剂局方》出版,尔后又经数次增补,载方由 297 首增至 788 首,成为名副其实的中国第一部中药制剂规范,其收载的诸多方剂与中成药制备方法,至今仍为传统制剂作坊所沿用。

明清时代(公元 1368~1911 年),中国医药事业随政治、经济和文化的兴衰而起落。明代伟大的医药学家李时珍(1518~1593 年)所著《本草纲目》,不仅总结了 16 世纪以前中国劳动人民用药的丰富经验,而且以其辉煌成就极大地丰富了中医药学内容。全书收载药物 1892 种,方剂 10000 余首,剂型近 40 种。从药剂学角度来看,该书充分展示了祖国医药学在药物剂型方面的丰富内涵。继宋之后,金元四大医家的兴起,明、清温病学派的创立,均对方剂学和中成药的发展做出了较大的贡献。明代朱棣著《普济方》载方 61739 首,为群方书之冠,是研究中成药的宝贵资料。由于明、清时期国家已经出现了资本主义萌芽,因此私人开办的药店也很兴盛,从而推动了中成药制备技术进一步的发展和壮大。

清代前期中医药学尚有长足的发展,例如温病学派的形成,制订出了不少医治温热病的效方。这个时期,创建或扩大了具有一定规模的前店、后厂式中药房,制备出数十种至今仍在应用的名牌传统中成药,并使中药传统饮片逐步走向了规范化。但是,到清代后期由于闭关锁国,加之外敌入侵,致使大量洋药、伪药及毒品泛滥于市,使国药产业遭受严重摧残。到 1949 年前,中药制剂生产仍停留在手工式作坊,其生产方式相当落后,中药产业已经濒于消亡的边缘。

1949 年后,中成药制备技术得到了高度的重视,全国各地皆建立了中药成药研发、生产和营销等专业机构,随着对国药成方的不断发掘、整理与提高,获得了极为可喜的研究成果。目前,国内医药科研院所与生产企业开发的中成药新品种和新剂型品目繁多、枚不胜数。中成药生产不断应用新工艺、新辅料和新技术,中成药的质量控制、药理机制和成分分析研究等都取得了显著的成果,中药制药工业体系已基本形成。同时,中成药在国际上亦享有很高的声誉,从此奠定了中医药走向世界的先决条件。

陈　成　撰

第二章　京帮药业发展简史

　　中成药制备技术历史悠久、源远流长，在操作工艺方面积累了丰富的宝贵经验。自明、清始，由于传统制药业的迅速发展，全国开办了众多前店、后厂的中药（店）房。按其地域和技术特色的差异，制药业形成了四大学术流派，即"京帮"（北京）、"晋帮"（山西）、"建昌帮"（福建、江西）及"陕帮"（陕西）。其中，尤以京帮流派制药技术最具特色，而距今约有 300 年历史的北京"同仁堂"当系其中之杰出代表。

　　早在 15 世纪初明成祖建都于北京时，京城就开设有中药店（房）。而据 18 世纪末北京药行会馆的碑文记载，远在明·嘉靖年间北京已有药行"商会"的建制。自明代开业的药店，其字号存留至中华人民共和国建立后的尚有若干家，例如明·永乐年间的"万全堂"，明·嘉靖年间的"西鹤年堂"，明·万历年间的"永安堂"、"雅观斋"等。其中，创立于清朝康熙八年的同仁堂，如今更是家喻户晓的老字号。各堂号药店制作的膏、丹、丸、散等剂型，均有各自的特色主打产品，诸多患者就是奔着这些"名牌"药店产品的质量和信誉而来的。

第一节　北京万全堂药店发展史

　　北京万全堂药店创立于明代永乐年间，地处北京崇文门外大街，相传万全堂设立于明代，距今已有 500 余年的历史。清·乾隆 11 年以前，万全堂为乐家独资经营，随着历史变迁，到清·同治 12 年发展为 9 户（9 股）合资经营的药店。在经营过程中，药店不断克服合股经营的弊病，一切按股东会签订的《合同》办事，堵塞漏洞，使万全堂走上了兴盛之路。1921 年及 1931 年，先后在山西临汾和新绛各开一个分店，万全堂员工从经理、账房到伙计均为山西人。店主根据店员的劳动技能、工作年限议定酬劳，按月支付。这一制度调动了店员的积极性，员工齐心协力使得万全堂的生意更加火红。数百年来他们的经营范围均是丸、散、膏、丹和汤剂饮片，其药材地道，质量上乘。每逢春、秋两季，都派专人到当时全国最大的祁州药王庙采购优质药材，并与当时的汇丰、天汇、隆盛等大药栈互有交情。同时，将山西主打药物龟龄集和牛黄清心丸等引入了北京。药材好还需加工细,万全堂的饮片(草药)都要经过仔细挑选,仅半夏的制备就需用清水、石灰及明矾等几道工序加工,放置49天方供药用。再如,何首乌需用黄酒反复上屉蒸制,直至其中治疗成分完全糖化才算合格。万全堂另设有丸药作坊,其搜集了很多的古方和民间验方,经筛选参合作为成药组方。其中,所配制的牛黄清心丸、二母宁嗽丸、牛黄抱龙丸以及追风膏等成药的疗效甚佳。1949年后,万全堂恪守"遵古炮炙,选药精良"的宗旨,传承了数百年来形成的独特经营方式。1956年公私合营后,万全堂以零售业为主,保留了部分外配加工业务。由于其所处地理位置优越,经营品种齐全,又是久负盛名的老字号,因此生意十分红火。该店以经营北京地产中药为主,其中主要经营中成药及名贵滋补药。万全堂中成药名品有虎骨酒、十全大补丸,参茸卫生丸以及汤剂饮片、丸散膏丹和狗皮膏药等;出售的名贵中药材有灵芝、野山参、西洋参、黄毛鹿茸、珍珠粉及耳环石斛等。该店还成立了涉外旅游药品服务部,为外国顾客供应高档中药材和中成药,从而弘扬了中华医药在海外的知名度。

第二节 北京鹤年堂药店发展史

北京鹤年堂药店创立于明代嘉靖末年,距近约有400年的历史,其地处北京宣武门外菜市口,主要特色品种为中药饮片。据传,"鹤年堂"原是明朝严嵩花园一个厅堂的名字,严府败落后,严嵩手书的匾额流落民间,后来成为该店铺名,该匾金体黑字,至今仍悬挂在店堂内。鹤年堂饮片剂驰名京城,曾有"要用丸散膏丹,请到同仁堂;要服汤剂饮片,请到鹤年堂。"之说。其中药饮片选料考究,制作精细。鹤年堂为前店、后厂布局,设有经理、账房、门市部、斗房(饮片拣选车间)、丸药房(丸散膏丹制作车间)、刀房(饮片切制车间)、鹿围(养鹿场)、电碾房和印刷房等。1929年初设第一支店,位于北京东安市场西门内;1935年8月设第二分店,地处北京西单百货商场西门对面;1936年4月设第三分店,居于陕西省西安市鼓楼前(1951年停业)。北京于1949年后,鹤年堂实行公私合营,后曾改名为"人民药店"和"菜市口药店",1978年后恢复老字号。

第三节 北京千芝堂药店发展史

北京千芝堂药店创立于明代末年,地处北京崇文门外大街48号,其主打品种为中药饮片。据出版于清·乾隆10年(1744年)的老店经营目录记述,千芝堂当时经营成药15个门类、624种，并有饮片加工、炮制以及批发业务。清·光绪7年，吴霭亭将千芝堂盘了过来，吴曾供职太医院，所以其一部分产品销往御药房、另一部分则销往市内大小药房，同时还销往华北、东北及京包铁路沿线。吴霭亭请王子丰担任掌柜，王子丰精明能干，买卖做得很有起色。1900年庚子事变时，王子丰低价收购有钱人手里的贵重药材，战乱后物价回稳，千芝堂赚了大笔财富。此后，王子丰与吴霭亭产生了矛盾，王子丰出走，筹资在北京崇文门外开办了庆仁堂参茸庄。千芝堂自王子丰走后遂请吴受臣打理，吴受臣也很善于经营，1915年在珠市口南开办了南山堂药铺，后在阜成门大街开办了琪卉堂药铺。千芝堂主要品种有活络丹、舒络丹、三黄宝蜡丸、虎骨酒和虎骨膏等，其特色品种"京制法半夏"通过安国药市行销全国。清末，千芝堂经营范围除门市外还设有后柜批发和蒙藏药品专柜，并培养蒙、藏语人员接待顾客。由于千芝堂的中药成本低、价格廉且药效佳，因此很受患者欢迎。此后，吴振声相继开设了一些分号，使千芝堂逐步发展成为20余家的联营店堂。1949年后，由于国家对千芝堂老字号的重视和扶持，且保持了以中药饮片为主的经营特色，因此药店生意日见红火。在国家计划经济时期，药品和其他商品一样经常出现短缺某一种成药或饮片的情况，而千芝堂则以饮片齐全而闻名于京城，抓草药到千芝堂已成为北京人的首选。20世纪80年代，千芝堂药店成为北京市药材公司特供商品的专供点，其经营范围和品种都有所增加，从而逐步发展成为了拥有中成药、中药饮片及来料加工等服务的大药店，至1990年，千芝堂经营品种已达2000余种。

第四节　北京同仁堂药店发展史

北京同仁堂药店创立于清·康熙8年(1699年)，原名为"同仁堂乐家老铺"，地处北京前门大栅栏。该店所经营的中草药和丸、散、膏、丹等各种中成药，以选料真实、炮制讲究、药味齐全而著称于世。同仁堂药店的创办人姓乐，原籍浙江宁波府，最初以摇串铃走街串巷行医(古称走方医)和卖小药维持生计。清朝初年，乐尊育进入了清宫的太医院，乐尊育的儿子乐梧岗在前门外大栅栏内开办了同仁堂药店。同仁堂是一所前店、后作坊，自产、自销的药店，作坊就设在离大栅栏不远的新开路。同仁堂由于经营有方，经过数十年的苦心打拼，药店初具规模。同仁堂兴盛期是在清·雍正年间，其为清宫御药房开始供奉，最初供奉御药房的都是生药材，后来由于同仁堂制备的中成药配方合理,质量佳,疗效高,因此宫内御药房也令同仁堂派人进宫帮助制药。数百年来,同仁堂以其中草药品种齐全、加工精细、炮制得法以及中成药质优效佳而深受广大患者的称颂。其中,牛黄清心丸、再造丸、活络丹、女金丹、安宫牛黄丸和虎骨酒等享誉海内外,这些中成药不仅行销全国各地,而且远销东南亚各国。其所生产的400多种中成药配方,大部分都是经过反复验证的成方,因此配方合理,剂量恰当,疗效甚佳。清代后期北京有天汇、天成、隆盛和汇丰等四大药行,此四大药行都和同仁堂互有交往,且均为先进货、后付款的购销形式。同仁堂在中药炮制方面一贯遵循"炮制虽繁,必不敢省人工;品味虽贵,必不敢减物力。"的店规,有些药燥气盛,存放的时间越久则燥性越低,药味亦越纯,药效也就越佳。例如,虎骨酒要在缸内存放两年才卖,再造丸要密封贮存一年销售。此做法不仅积压资金、而且占用设备及库房,无条件的小药铺则只能现制现卖,其疗效自然无法与同仁堂相媲美。清朝末年,同仁堂乐家有所谓四大房,即乐孟繁、乐仲繁、乐叔繁、乐季繁弟兄四人。1921年,乐孟繁开办了宏仁堂药店,乐仲繁开办了颐龄堂药占,乐叔繁开办了宏济堂药店,乐季繁开办了达仁堂药房。新中国成立后,同仁堂生产实行了机械化,建立了中药提炼厂。同时,在北京大学的帮助下研制成功了银翘解毒片、香莲片、黄连上清片及女金片等新型制剂,后来又相继研发了舒肝片、藿香正气片和祛暑片等诸多中药制剂品种。曾有诗赞曰:"都门药铺属同仁,丸散人人道逼真,纵有岐黄难别味,笑他若简述通神。"自改革开放以来,同仁堂与东南亚等国家均有中药贸易往来,其丸、散、膏、丹在海外享有盛誉。

第五节 北京长春堂药店发展史

北京长春堂药店创立于清·乾隆55年(公元1795年),地处前门大街28号。乾隆年间北京有位走街串巷的游方郎中(走方医),此人乃山东道士孙振兰,人们皆称其为孙老道。孙老道以自制消暑药"避瘟散"和"无极丹"等市售,经多年的苦心经营积攒了些钱财,在乾隆55年于北京前门大街鲜鱼口胡同里的长巷头条北口置办了间铺面,挂上了"长春堂"的字号,以前店、后厂自制成药,同时加工药材饮片。谈及"长春堂"老北京人就会想起"避瘟散",消暑闻药避瘟散气香、性凉,具有祛瘟消暑的作用,取少许抹入鼻腔清凉感即直通心脑。在20世纪30年代的老北京曾经流传过"暑热天您别慌,快买暑药长春堂,抹进鼻孔通心腑,消暑祛火保安康。"的顺口溜,时至今日,盛夏时节到长春堂购买避温散的顾客仍络绎不绝。民国初年,国力衰弱,列强纷争,洋货、日货充斥市场,当时日本的祛暑药"仁丹"和"宝丹"在中国大肆宣传和倾销,几乎每个城镇的街巷都贴有仁丹广告。为了抵制日货,长春堂时任掌柜张子余和药师通力合作,在原避瘟散的基础上,开发出紫、绿、黄、白四种不同颜色和不同适应证的避瘟散,以此针对不同症状与不同患者使用不同颜色的避瘟散。这种避瘟散盛装于一个八卦形的小盒内,打开盒盖后用食指蘸上一点往鼻孔里一揉,再深吸一口气,则顿感一股清凉气息由鼻而入,沁人肺腑,周身清爽。与此同时,长春堂完善了与生产相配套的印刷厂,专门印刷包装纸、使用说明和宣传广告,开设了铸造锡制八卦药盒的生产车间。形成了采购、制备、包装和销售一条龙的生产模式,有效地抵制了日货,占领了市场,遍及京城的大小百货店、小杂货铺以及茶叶店等,均在代售长春堂的避瘟散。当时该药年产量达到 250 万盒,不仅行销国内,还在泰国、印度尼西亚和缅甸等东南亚国家打开了销路。长春堂在山西太原和天津等地相继开设了分号,并在前门外鲜鱼口一带开设了棺材铺、纸店、油盐店及百货商店等八家店铺,此时期的长春堂经过几代人的创业已发展到了鼎盛时期。七七事变北京沦陷,长春堂的经营亦随之陷入困境,日本人限制长春堂避瘟散向外省市的邮寄业务,迫使其年产量骤减至 64 万盒。另外,日本人得知长春堂资本雄厚,便再三打其主意,长春堂掌柜无端受到日本宪兵绑架和勒索,加之 1942 年药店不慎失火,1949 年前的长春堂已濒于倒闭的状态。1949 年后,长春堂获得了新生,其店址两次搬迁,由鲜鱼口原址迁到了现址。进入 90 年代,长春堂对店铺进行了改造,建成了地上三层、地下一层,具有民族风格、雕梁画栋的新营业楼,并于 1996 年 6 月 18 日重新开张,时任全国政协副主席的洪学智、前卫生部部长崔月犁、前北京市领导段君毅和焦若愚等亲临现场,为长春堂 201 周年重新开张剪彩。新一代长春堂人在继承和发扬老字号的优良传统基础上,本着店训"与人为善,正道而行"的仁德理念,发掘中医、中药遗产宝库,弘扬中医、中药优秀文化,以饱满的热情与周到的服务迎接着海内外八方宾客。

第六节 北京庆仁堂药店发展史

北京庆仁堂药店创立于 1912 年,地处北京前门南大街 128 号,是一所提供多种服务项目的大药店。庆仁堂的创办人为王子丰,少年时代进药铺学徒,由于他的精明干练,受到老板吴霭亭的赏识,因此当上了千芝堂的掌柜。随着千芝堂生意的日渐兴盛，两人却因故产生矛盾，王子丰因之离开了千芝堂。1912年春，由数家富户集资买下了北京崇外花市的店铺，成立了庆仁堂参茸庄，以经营人参、鹿茸、牛黄、麝香和阿胶等贵重药材为主。由于王子丰的出色业绩，投资者聘其做掌柜。王子丰对学徒要求严格，店员一律留平头、着长衫，并要求练书法、精算盘和背药典。庆仁堂的进货渠道和中药炮制技艺都承袭于千芝堂，由于经营得法、服务周到，其生意日渐兴隆。1918年南庆仁堂药店在珠市口开张营业，此后又陆续开设了虎坊桥西庆仁堂、东四北庆仁堂、白塔寺大和堂及前门大街庆颐堂等。不到10年，庆仁堂发展成为了拥有7个联号的京城大药店。并在祁州、河北安国建有分号。其成药品种以第一灵丹和疏风定通丸等闻名京都。1949年后，于1956年参加公私合营，改前店、后厂经营方式为专门的零售药店，后因崇外药店众多，参茸店遂被撤销。20世纪60年代前门大街庆仁堂更名为复康药店。现今庆仁堂药店集零售和批发于一体，品种涉猎中西药、参茸保健品及中药饮片等4000余种药物。

第七节　北京乐仁堂药店发展史

北京乐仁堂药店创立于1923年，地处北京西城区西单北大街，其特色产品为丸、散、膏、丹、汤剂和中药饮片等。乐仁堂药店原名乐寿堂药店，系同仁堂第十代传人乐印川的曾孙乐佑申开办，其曾留学法国，精明强干且善于经营药业，他用人有方，依靠其六叔的资金为底本，开设了乐寿堂药店。乐寿堂借北京颐和园中乐寿堂之名，以示药店吉庆与气势。它是同仁堂乐家老药店在京的又一分店。乐仁堂的房屋建筑和设备均仿同仁堂的风格，为前后钩连各三间的新瓦房，内部装修露木，除柁、檩和椽头加以彩画外，屋顶上的椽子均油漆为柿黄色，配衬适宜，一字形栏柜，柜堂外上脊处绘有聊斋彩色人物。中堂悬挂的黑匾"乐寿堂"三个金漆字系书法家祝椿年所书，匾额两边各有一根黑亮油漆立柱，柱上挂有名士朱云台所书木刻金字对联，正面门窗都刻意做成较小玻璃方格。门外正中悬挂着从同仁堂拓印的"乐家老药铺"匾额，路人一看便知此乃同仁堂乐家药店的分支。门两边分南、北高悬木刻白漆黑字，长条标牌，北边书"本店采购生熟地道药材"、南边写"精制丸散膏丹汤剂饮片"，梳下两旁还挂着木质药幌子，以示中药店堂。在经营方式上乐佑申取同仁和达仁两家之长，而在经营管理、药材购销和雇佣人员等诸方面又有其独特的创举。

（1）用人采取连环套，大环套小环。例如，祖孙关系、父子关系、叔侄关系、兄弟关系及亲戚近友关系，乐佑申均喜用之。让员工自己管理自己，倘若在工作上或语言上有失误，便会牵连一大串，轻者被斥责、重者被辞退。因此，职工无一不遵规守法，未敢越雷池半步。此外，药业有行业公会，资本家互相通气，如若员工被辞退欲复在本行业工作就很困难。乐仁堂药店所用之人都必须掌握中医药基础知识，诸如阴阳表里、寒热虚实，十八反、十九畏、妊娠禁忌歌及六陈歌等。店中老职工皆具有丰富的中医药知识，被人们称之为半个大夫和药斗子等雅号。

（2）物质待遇丰厚。乐佑申注重于改善员工们的伙食，不断提高其生活质量。固定工资每人每月最高不超过 5 元（当时能购两袋面粉），零钱根据每日销售额按固定提成标准提取，由专人负责按月汇总结算。至于售货员的分配方法，则按每个人推销货物的多少提成，根据盈利薄厚，按规定提成累计，每天晚上有专人负责分别结算，当日统一发给，总起来不少于同仁堂或达仁堂的薪俸，此举促进了店员的工作热情。

（3）种养药材，自给自足。为满足本店的国药要求，乐佑申在北京南城原窑台南侧与宏仁堂合畦鹿圃一处，占地 20 亩，中间盖有房子将鹿圃辟为两部分，乐仁堂占据南边。当时，外购雌雄梅花鹿共 50 余头，由技工进行喂养，逐年生产小鹿，两家最多时繁殖头数达 1000 多只。春、夏两季为公鹿锯茸 3 次，设有专人烫制、挤血保茸，同时还喂养乌鸡，专为制作乌鸡白凤丸所用。乐佑申还雇佣技工种植各类鲜药材，诸如薄荷、枇杷树、佩兰、天冬、麦冬、石斛及三七等，以便随时供应市售。

（4）设施完备，制药精良。乐仁堂系前店、后厂，设有制药房、斗房、北刀房、南刀房、细料室、料子房及酒库（附属于药店）等，每一部门都由具一定技术水平的人员负责管理。药房负责炮炙和制作丸、散、膏、丹及药酒等各类成品药；细料室储有牛黄、麝香、冰片、羚羊角、朱砂、珍珠和人参等贵重药材，专为配制成药和门市销售而设；北刀房负责切制各种饮片和打水丸药；南刀房从江南聘请技工，自备精锐工具专一切制饮片，诸如明天麻、元胡索和清半夏等。所制之饮片先从道地药材中选一级大个精品，经过炮炙后精细加工，切成如纸薄片，并保持光亮润泽，不走原色。每 500g 药材仅出成品 150g 左右，其余算损耗归料，供配制其他药品之用。乐仁堂药店员工牢记先祖遗训"炮制虽繁必不敢省人工，品味虽贵必不敢减物力"，以"真材实料，加工精良，配方独特，童叟无欺"的经营之道，承袭了乐家老铺的良好信誉。

（5）分工负责，服务上乘。药店任用柜内年龄较大、且富有经营管理经验的员工任查柜，对所取汤剂进行查核，然后加盖本人印章、封包后计算价格，再交予顾客。外柜一人专门负责接待，凡来店顾客不论是达官贵人、还是平民百姓均一视同仁，给予热情接待，凡用药咨询则有问必答。店内设有参茸专柜，由专职人员负责管理工作，如有欲购买者，由内查柜陪同到后柜客厅接待，让专管技术人员展示全部样品并逐一介绍。

6.药料考究，产品质优。乐仁堂制备的各类药酒，其选料严格。酒选购于京东以粮食酿制的上等烧酒，每次预购数千斤，运到后先将酒倒进茶碗少许，用火点烧检验，以确认酒精浓度，合格品则转入药房倾入酒库大缸内封存，待一年后方可供药用。其主打特色产品有茵陈酒、催生兔脑丸及阳合解凝膏等。俗话说"正月茵陈，二月蒿。"所以，每到正月，乐仁堂便派人到北京天坛向阳处采取茵陈，晾晒 1~2 天，取回接续泡做酒母。制备茵陈酒规定选用一年后的酒母，配料后用酒蒸煮，至质色适宜后取出，其成品酒色清亮，绿色正，质纯气香；在制备催生兔脑丸前，首先向农民预购数十只兔子，令其秋后准时如数送到药房，由工人剥头取脑，与先期准备好的原料细粉合研，再兑入麝香等加工成丸，以生肉皮封存待售，该药用于催生无不取效。

由于乐仁堂所处地理位置优越，加上其货真价实的经营信誉和热情周到的服务态度，生意逐渐红火，名望在京城乐家老药店中位居第三。此外，乐佑申还在天津开设了三家分店，意欲和达仁堂一比高下。后来又相继在河北石家庄和保定、山西太原以及河南开封开设了四家分店，建立了三个药厂。从初创至繁荣，乐仁堂维持了长达 30 年之久的鼎盛时光。1949 年后，由于党和政府执行发展经济和扶持工商的政策，乐仁堂又获得了进一步发展。改革开放以后，老店乐仁堂更是焕发了青春，其扩大了经营范围，增加了经营品种，不仅经营传统的丸散膏丹和汤剂饮片，还经营西药及医疗器械。同时，店内增设了旅游专柜，从而成为北京西城区首屈一指的大型综合性药店。 1979 年 5月，为缓和药源紧张的局面，满足药品供应，乐仁堂又恢复了前店、后厂的布局，当年生产中成药 63 种，1990 年又增加了新的畅销品约 30 种。随着中华医药的不断兴盛，乐仁堂正在续写着未来的辉煌！

张 民 撰

第三章　"同仁堂"药业传记

　　同仁堂创办人姓乐,浙江宁波府人,在明朝永乐年间赴北京谋生。最初,乐氏在北京以摇串铃走街串巷行医(走方医)、兼以代卖小药维持生计,到了清朝初年,乐氏后代乐尊育进了清官太医院,担任管理文件的出纳文书吏目之职,从而为后来同仁堂的创办和发展打下了有利的基础。清康熙八年,乐尊育之子乐梧岗在朋友的帮助下在北京大栅栏路南开办了同仁堂药铺,经过几十年的苦心经营,使同仁堂有了初步的发展。同仁堂的大发展是从清·雍正年间为清朝宫廷御药房提供"供奉"(为清御药房供应中药,当时称"供奉")开始的,同仁堂有了为皇宫"供奉"药品这个靠山,既为同仁堂提高了社会声望、亦为同仁堂后来的发展奠定了雄厚的经济实力。同仁堂和御药房的交易都是先领药款、尔后才交货,这种预领官银的支付方式加强了同仁堂的经济实力和资金周转,实际上是为同仁堂提供了无息贷款。

　　清朝末期乐家繁衍为四大支系,即乐孟繁、乐仲繁、乐叔繁和乐季繁兄弟四人,同仁堂由这四大支系共同管理,规定各支系每年可从同仁堂领取一万两银子。另外,还允许他们在同仁堂寄卖自家所制的丸、散、膏、丹等药品。当时,同仁堂的职工大多数都是非亲即友,故职工也分派别,不是乐孟繁的人、就是乐仲繁的人,不是乐叔繁的人、就是乐季繁的人,他们在向顾客推销药品时,都争着向进店买药的顾客介绍自己支系所寄卖的药品。这种寄卖制不仅损害了同仁堂的公共利益,而且造成了店内营销的混乱,从而给同仁堂的经营管理带来了诸多弊端。

　　后来,乐家四支系家族的代表开会,共同议定取消寄卖制,允许各支系独立开办店铺,可用"乐家老铺"招牌,但不能用"同仁堂"店名。自此,各支系相继在外开办药铺。1921年,乐孟繁开办了乐家老铺"宏仁堂"药店;尔后,乐仲繁开办了乐家老铺"宏济堂"药店;乐季繁开办了乐家老铺"达仁堂"药店。1928年,国民政府从北京迁至南京,乐孟繁支系的乐笃周在南京开设了"同仁堂",从而破坏了四支系"家族协议",引起了其他三支系的共同反对,使得乐笃周的兄长、当时掌握北京同仁堂大权的乐佑申被迫辞职,风波方得平息。从创业迄兴盛,乐孟繁支系开设了南京同仁堂1所、宏济堂3所、乐仁堂5所、宏仁堂

4所;乐仲繁支系开设了颐龄堂1所、永仁堂3所、怀仁堂1所、沛仁堂1所;乐叔繁支系开设了济仁堂2所、乐舜记1所、宏德堂1所;乐季繁支系开设了达仁堂10所、树仁堂1所。这30多号"乐家老铺"遍及天津、上海、长春、西安、长沙、福州及香港等地,进而扩大了北京大栅栏同仁堂在国内外的影响力。

"都门药铺属同仁,丸散人人道逼真;纵有岐黄难别味,笑他若个术通神。"这是清代文人对同仁堂的赞誉之词。同仁堂的驰名虽然和清代御药房有关系,但更主要的是同仁堂一贯遵循"炮制虽繁,必不敢省人工;品味虽贵,必不敢减物力。"的经营方针。例如,同仁堂制备紫雪丹时古法要求操作工具为金锅、银铲,但是同仁堂没有金锅,他们就收集乐家眷属的金首饰约100两,放在锅中与药料同熬,使金元素入药以提高疗效。同仁堂无论炮制何种药物,都是该炒的必炒,该蒸的必蒸,该炙的必炙,该晒的必晒,该霜冻的必霜冻,该存放的必存放,绝不偷工减料。例如,虎骨酒和再造丸制为成品后都不立即销售,而是先存放,使药物的燥性降低以避免不良反应。通常虎骨酒制成后要在缸内贮存2年方能销售,而再造丸则需密封贮存1年后方可出售。这种做法不仅增加了成本,而且还要占用设备和库房,故一般药铺无条件这样做,他们都是现炮制、现销售,因此其药用效果自然较差。

另外,同仁堂亦最擅长广告宣传。清代北京城里每年2月份要清掏一次地下泄水沟,掏沟时全城臭气熏天,污泥堆积,行人很是不便,尤其是夜晚一不留神就会跌倒在污泥堆中,弄得遍身臭泥。因此,在每逢掏沟之时,同仁堂就派人在掏沟的地方挂灯为行人照路,白纱灯上写有"同仁堂"三字,此举不仅方便了夜间的行人,也使人们对同仁堂留下了深刻的印象。

同仁堂还有一种送药宣传法,即清代读书人在北京会考,加之北京又是顺天府衙所在地,故乡试也在北京举行。每届会试和乡试时,各地应试之人云集北京,住在各省、府、州和县的会馆中,同仁堂利用这个机会派人拿些诸如预防伤风感冒、帮助消化以及祛除水土不服的平安散药,赠送给那些应试之人,虽然同仁堂支出了一笔钱,但是通过那些应试之人却将同仁堂的声誉传到了全国各地。此外,同仁堂还利用做社会救济慈善事业的机会,对其进行广泛的宣传。旧北京无职业的劳苦大众很多,冬天北风呼啸,穷人身上无衣、腹中无食,极其难熬。同仁堂每到冬天都在前门外打磨厂、珠市口、崇文门外磁器口和崇文门内史家胡同等地布设粥场、施舍棉衣救济穷苦百姓。但凡人死了都要弄口棺木装殓埋葬,有钱人使用杉木或柏木的上等棺材,可是穷人使用薄皮棺材也不容易,同仁堂抓住这个机会施舍棺材,只要有人证明确实买不起棺材，就可去领取。同仁堂做这些社会慈善事业之目的，就是为扩大药店的知名度和社会影响力。

在日本侵华北京沦陷期间，同仁堂药铺极力抵制日本商人的控制，维护中华民族的利益。例如，1939年日本的大商人了解同仁堂是北平很有影响的商家后，企图控制同仁堂，于是派人和乐家联系，要在同仁堂投资入股。当时，负责同仁堂事务的乐达义（乐松生的父亲）是个爱国的企业家，其为人正直，很有正义感，他深知这不是同仁堂一家之事，而是维护民族利益、还是出卖民族利益的大问题。所以，他拒绝了日本人在同仁堂入股投资的要求。然而，这个日本大商人并不就此罢休，他不断给乐达义施加压力，乐达义万般无奈，只好通过朋友找到当时北平的大汉奸王荫泰请他帮助疏通，乐达义花了很多的钱，才使日本商人没有挤进同仁堂。又如，1939年夏天，当时日本人的避暑开胃药"仁丹"在北平很畅销，同仁堂为了抵制日货，组织几位老药工翻检药书，经过反复研制，最后制备成功以牛黄、珍珠、麝香和蟾酥等为主药的"六神丸"。该药具有清热解毒，消肿止痛之功，对咽喉病变有特殊的疗效，其主治功效远远超过了日本的仁丹，从而成为当时轰动北平的名药，不仅中国人患咽喉病者喜欢服用同仁堂的六神丸，就连日本人也在千方百计的抢购六神丸，有些东洋人将抢购来的六神丸运回日本、或转运到南洋各地高价出售，有的将六神丸珍藏起来以备救急之用。由于同仁堂的六神丸疗效佳、销路畅，不少日本商人想用高价收买同仁堂六神丸的配方，但均遭严辞拒绝。

1949年后，乐达义的儿子乐松生担任同仁堂的经理，其奉公守法，开明能干，1952年同仁堂被评为完全守法户，1956年乐松生带头参加了公私合营。1953年，同仁堂曾在北京大学的协助下试制成功了银翘解毒片、黄连上清片、女金片、舒肝片、藿香正气片以及祛暑片等诸多新型制剂，企业获得了社会和经济效益双丰收。

改革开放以后，北京同仁堂改制为科技发展股份有限公司，形成了在集团整体框架下发展现代制药业、零售商业和医疗服务业的三大板块体系，配套构建了十大公司、两大基地、两个院和两个中心的"1032"工程，并且拥有境内、境外两家上市公司，零售门店800余家，海外合资公司（门店）28家，其商业足迹遍布世界十余个国家和地区。

北京同仁堂科技发展股份有限公司继承和弘扬了同仁堂皇家御用传统制药技艺，并依托现代制药技术，以"同修仁德，济世养生"为己任，坚持"配方独特，选料上乘，工艺精湛，疗效显著。"的制药特色。企业生产的六味地黄丸、感冒清热颗粒和牛黄解毒片等拳头产品，始终保持着市场畅销不衰的局面，公司多个品种现已享誉香港、东南亚及欧美等市场。

北京同仁堂科技发展股份有限公司的产品涉及 20 多个剂型、200 多个品种，并有丰富的已开发和待开发的新产品储备技术。近年来，根据市场的需求和变化，北京同仁堂科技发展股份有限公司重视提高产品科技含量，注重二次科研开发，企业采用无糖制作技术、全提取浓缩技术、片剂薄膜包衣技术、大孔树脂吸附技术、喷雾干燥技术、流化床制粒技术以及超微粉碎等技术，推出了诸如无糖感冒清热颗粒、六味地黄浓缩丸、多种薄膜包衣片和软胶囊等新剂型。其所拥有的片剂、软胶囊、浓缩丸、蜜丸和颗粒剂等先进生产线，广泛满足了患者的不同用药需求，充分体现了同仁堂务实求新，患者至尊的经营理念。由于同仁堂的不懈努力，其被国家工业经济联合会、和名牌战略推进委员会推荐为最具冲击世界名牌的 16 家企业之一。2006 年同仁堂中医药文化进入国家非物质文化遗产名录，同仁堂的社会认可度、企业知名度和品牌美誉度正在不断提高。

顾万红　撰

各 论

北京同仁堂的中成药传统剂型组方独具特色,制备工艺自成体系,产品驰名海内外。而甘肃省兰州市庆仁堂药店则与北京同仁堂技艺一脉相承,同系"京帮"流派。京帮在 20 世纪 50 年代所生产的中成药产品达 418 种,其中大部分品种是由众多药味组合而成的"复方"制剂,这是京帮中成药组方的一个突出特点。例如,虎骨酒方由 100 余种药味构成,追风丸、狗皮膏、活络丹及再造丸等 12 种成药各由 50 余味药物组成,牛黄清心丸、女金丹和健步虎潜丸等 59 种成药分别由 20 余味中药组成,香连丸、三黄丸以及通关散等 168 种成药则各由 10 余味药物组成。那么,京帮的中成药组方为何如此庞杂? 其制剂组方是如何衍变而来的呢? 概括起来有以下四个方面的因素:

一、套方

由两个或两个以上方剂组合而成的复方称之为套方。京帮"虎骨酒"处方由 147 味中药组成,该方是在京帮所持原方的基础上,将具有类似疗效的国公酒、活络丹、镇风丹及再造丸处方合而为一,筛选组成的庞杂方剂。

二、杂方

由诸多药味组合而成的庞杂方剂称之为杂方。中医组方用药的原则是以主证为重、兼证为辅,因此处方药味较为复杂。杂方在外用膏药方剂中应用较多,例如狗皮膏处方系由分量相等的 74 味中药组合而成。

三、加方

系在某一方剂的基础上,再增补数味药物,但仍保持其原基础方的组方名称,此谓之加方。例如,以六味地黄丸为基础,加味衍生而成的杞菊地黄丸、麦味地黄丸、桂附地黄丸及知柏地黄丸等皆系加方。

四、加减方

即将某一组方的药物经加减化裁、筛选参合而成的方剂称之为加减方。例如,《景岳全书》中所载"全鹿丸"处方共 37 味药,而京帮全鹿丸遂减去了原方中一味药、又添加了 22 味药,于是组成了 58 味的全鹿丸方剂。又如,《疡医大全》所载"雷火针"方由 11 味药物组成,而京帮则减去了其中 4 味药、又加入了 9 味药,从而将组方增至了 16 味药。

从以上成方实例说明,京帮在原方的基础上加的多、而减的少。因此,有人认为其方剂是随意加减且杂乱无章的,按照一分为二的辩证法观点分析,其中某些组方的却如此,但是多数组方还是具有来源出处的。据查证,京帮 418 种中成药方剂中,具有文献记载的经验方达 136 方,约占 32.5%;将经验方进行适当加减化裁的方剂有 139 方,约占 33.3%;而未查明方剂出处的经验方有 143 方,约占 34.2%。

陈 成 撰

第一章 蜜 丸

第一节 概 述

经曰:"炼蜜为丸者,取其迟化。"说明蜜丸剂药物进入人体后释放和吸收速率较为缓慢,因此是用于治疗慢性疾病的一种长效中成药制剂。蜜丸剂分为大蜜丸和小蜜丸两种规格,传统工艺制备大蜜丸系用准子(制丸模具)脱制而成,服用时以丸计数,每丸重量差异不能超过 2%。例如,解肌宁嗽丸、五福化毒丹以及大山楂丸等均属大蜜丸剂型。小蜜丸传统生产工艺是用手捻制而成,规格以莲子大小为准,服用时不以丸计、而是以重量计。小蜜丸重量差异一般不要求精准,诸如六味地黄丸、人参健脾丸和调经丸等均可制备为小蜜丸,该剂型适用于长期用药的慢性疾病患者。

蜜丸剂顾名思义其所用辅料为蜂蜜,蜂蜜的种类一般分为枣花蜜、荆条花蜜、洋槐花蜜以及荞麦花蜜等。其中,枣花蜜和荆条花蜜品质最佳,其蜜色呈淡黄或淡黄棕色,呈稠厚糖浆状半流动液体,味甘而清香;洋槐花蜜质较次之,荞麦花蜜质量较差。新鲜蜂蜜一般呈半透明状,放置日久则不透明并且析出糖结晶体。蜂蜜中含转化糖约 70%~80%,水分含量约 5%~6%。蜜丸由于所用原料药物性质各异,因此制丸时对蜂蜜的黏稠度需求不一,故制备蜜丸之前应将蜂蜜进行适当程度的炼制。根据蜂蜜不同的炼制程度,可分为嫩蜜、炼蜜和老蜜三种形态。

(1)嫩蜜:系将蜂蜜加热炼制至沸腾时即可,适用于制备含油脂、黏液质、糖类、树脂类和淀粉等含量较高的药料。例如,补心丹、清宁丸、乌鸡白凤丸及牛黄抱龙丸等,均宜用嫩蜜制丸。

(2)炼蜜:系将蜂蜜加热熬制至呈现浅红色、且具有光泽的泡沫,用手捻之有黏性,但不能扯出白丝为度,炼蜜适用于含有纤维素及淀粉、油脂或糖类的药料。例如,女金丹和活络丹等均宜于炼蜜制丸。

(3)老蜜:系将蜂蜜加热熬炼至呈红棕色、并且产生发亮的红色泡沫,用手拈之稠厚,且能扯出白丝者为度,生蜜经炼制为老蜜其收率约为 80%~85%,老蜜适用于纤维素含量较高的植物及矿物类中药丸剂的赋形剂。例如,八珍益母丸、银翘解毒丸、羚翘解毒丸、得生丹、养阴清肺膏、益母草膏以及秋梨膏等,均宜用老蜜制丸。

　　此外,无论嫩蜜、炼蜜或者老蜜,通常均应趁热与药料混合制备软材。但是有些方药例外,如左归丸中含有鹿角胶和龟板胶、五老还童丸内含有乳香、鱼鳔种子丸中含有鱼鳔胶等,此类药物研粉后与热蜜混合容易软化结成硬块,不仅有碍制丸,而且服用后亦不易吸收。所以,含有该类药物的丸剂要待蜂蜜凉后再加入药料和坨制丸,这种蜂蜜称之为"凉蜜"。需提示的是,蜜温以 60℃~80℃左右为宜,过凉则不易和坨。如果方中含有芳香挥发性成分的药料如麝香和冰片等,亦须使用凉蜜和坨制丸。

　　蜜丸剂除以全粉末形式与蜂蜜混合制丸外,还有一种将剂型缩小制备而成的蜜丸:例如,安坤赞育丸中的益母草含大量纤维质、参茸卫生丸中的党参含糖和黏液汁较多、定喘丸中秋梨含有大量碳水化合物等。为便于制备和储存,可先将此类药物制备成浸膏剂再与蜂蜜参合,然后加入方中其他药料混合制丸。安坤赞育丸药料配比为:药粉 50Kg,分别加入益母草浸膏 10kg(内已含蜂蜜 7.5kg)、炼蜜 45kg;参茸卫生丸药料配比为:药粉 50kg,分别加入党参浸膏 10kg(内含蜂蜜约 6.5kg)、炼蜜 33kg;定喘丸药料配比为:药粉 50kg,加入秋梨膏 64kg(内含炼蜜 48kg)。

第二节　丸剂药料罐蒸操作技巧

　　制备丸剂前,某些药料需要隔水间接加热进行蒸制后方可入药。例如,用黄酒拌生地黄然后蒸制为熟地黄,以黄酒拌生大黄再蒸制为熟大黄,将米醋拌五味子然后蒸制之等,此类单味中药饮片由于其质地和性状相同,因此药料装罐蒸制无需特殊操作。但是,对于含有多种药料的复方原料,为了达到药料被黄酒浸润均匀,蒸熟和蒸透药物以保证较佳的炮制品质,则需要注意药料在蒸罐中的堆放技巧。

　　蒸制药物器皿一般选用铜、陶瓷或不锈钢材料,这三种材料其理化稳定性较高,不易与药物中的有机和无机成分产生化学反应。其中,铜质材料导热快,热效率高。京帮传统中药蒸罐高约 83cm,罐径约 47cm,口径约 27cm。如果罐体较小,药物蒸制的时间应适当缩短,反之则需延长蒸制时间。装罐时先将质地坚实的动物甲壳、角和矿物类药材铺放于罐内底层,动物组织器官类药材置于罐中心,植物根茎类药材则置于罐中心周围,质轻松泡的动、植物药材可置于上层,最后将胶类药材打为碎块覆盖于顶层。然后,在蒸罐中注入一定量的绍兴黄酒,盖上罐口,缝隙处密封严实,罐盖上压上重物,将罐移入盛有清水的大铁锅中,隔水加热蒸制。开始先以文火蒸制,这样可使黄酒能够逐渐渗透到药料组织内部,并可防止酒液沸腾而外溢。待酒液被药料完全吸收后再用武火蒸制。药料被蒸制至 5h 后,每隔 1~2h 向铁锅内添加适量清水,以弥补蒸发后损失的水液。在蒸制过程中如果嗅到浓烈的黄酒气味时,应检查罐口是否漏气,如漏气应及时密封罐口并适当减小火力,以免乙醇大量挥散而影响药料的成品质量。连续蒸制 56h 时后,停止加热,将罐从锅中移出,待自然冷却后倾出药料,铺放于阴凉通风处阴干或者晒干,粉碎,供制备中成药。如果罐内尚有残留的药液时,可以与处方中未蒸制的药料拌和,干燥后与前者混合粉碎,以供配置中成药。

使用黄酒蒸制药料的主要目的为:

(1)大部分药料经过黄酒蒸制后其苦味减弱、而甘味增强,甘能缓、能和、能补中,从而进一步提高了药物的温补之功。

(2)丸者,缓也。说明丸剂在人体内崩解、吸收缓慢。酒蒸可将药材组织中的亲脂和亲水性成分充分溶解,从而有利于提高机体对药物的吸收利用率和药用效果。

(3)动物组织类药材主要由氨基酸、肽类、蛋白质及脂肪等所组成,不易于干燥、粉碎和保存。如果加入黄酒蒸制后,不仅杀灭了细菌,还可使动物组织细胞崩解分散,从而有利于干燥、粉碎及贮存。

(4)用黄酒蒸制动物组织类药材可消除腥臭异味,矫味、矫臭,便于患者接受和服用。

(5)制备中药用酒有两种,一种是经蒸馏制备而成的白酒,俗称"烧酒",乙醇含量约为 40%~70%,杂质含量较低,多用于配制药酒;另一种是经发酵制备而成的黄酒,其中绍兴黄酒最具代表性,乙醇含量约为 10%~15%,多用于炮制中药饮片。

兹将京帮六种传统特色中成药的制备工艺简介如下,以供操作时参考之。

全鹿丸:药料 500g,绍兴黄酒 500g,蒸制时间 56h。制备方法:酒蒸带骨鹿肉等数十种药料,混合粉碎,再与方中白术和当归等含挥发性成分的药粉混合制丸。

　　参茸卫生丸:药料 500g,绍兴黄酒 500g,蒸制时间 56h。制备方法:将人参、鹿茸、鹿尾及猪腰等用酒蒸制后,再与方中熟地黄、半夏、肉豆蔻和砂仁混合粉碎制丸。

　　乌鸡白凤丸:药料 500g,绍兴黄酒 500g,蒸制时间 56h。制备方法:方中除生地黄、川芎、黄芪、银柴胡、芡实及山药外,其他药物皆酒蒸,再与其余 6 味混合粉碎制丸。

　　救苦金丹:药料 500g,绍兴黄酒 500g,蒸制时间 56h。制备方法:方中阿胶、鹿茸及人参用酒蒸制,川芎、肉桂、白术、益母草等不蒸,然后将诸药混合粉碎制丸。

　　胎产金丹:药料 500g,绍兴黄酒 500g,蒸制时间 56h。制备方法:方中紫河车、鳖甲与人参等用酒蒸制,生地黄、肉桂、白术等不蒸制,然后将诸药混合粉碎制丸。

　　安坤赞育丸:药料 500g,绍兴黄酒 500g,蒸制时间 56h。制备方法:方中紫河车与鹿茸等用酒蒸制,川芎和沉香等不蒸,然后将诸药混合粉碎制丸。

第三节　经典方药

一、乌鸡白凤丸

1.处方

　　(1)甲方:人参(去芦)、鹿角胶、白芍、丹参、香附子(醋炒)各 4kg,天门冬、鳖甲(醋制)各 2kg,牡蛎、鹿角霜、桑螵蛸各 1.5kg,熟地黄 8kg,当归 4.5kg,甘草 1kg,乌鸡 32 只。

　　(2)乙方:川芎、芡实各 2kg,生地黄 8kg,山药 4kg,黄芪 1kg,银柴胡0.8kg。

2.制备

　　将乌鸡宰杀后浸入热水中,除去毛及内脏,洗净,备用。取甲方中的 13 味药料与宰杀的乌鸡置于铜罐内,先将鳖甲、鹿角霜和牡蛎等质地坚实的药料置于罐底部,再将当归、甘草等植物类药料与鹿角胶均匀掺和后置于铜罐中部周围,将 32 只乌鸡置于罐中心,上层放置桑螵蛸等质轻虚泡之药料,最后注入绍兴黄酒 42kg,加盖密封,将罐移至盛有清水的大铁锅中隔水加热蒸制 56h 停止加热,待自然冷却后将药物取出,备用。另取处方乙的 6 味药料粉碎成粗颗粒,加入到蒸制后的甲方药料中,混合均匀。然后放置自然干燥,粉碎,通过 100~120 目筛,炼蜜为丸,每丸 10g,蜡皮封固。

3.功能主治

补益气血,填冲固任。用于体虚羸弱,月经不调,崩漏带下等妇科冲任虚损疾患。

4.用法用量

每服 10g,1d,2 次,温黄酒送服。

二、安坤赞育丸

1.处方

(1)甲方:青毛鹿茸(去毛)、阿胶各 3kg,酸枣仁(生、炒各半)、白芍、当归、熟地黄各 2kg,川牛膝、怀牛膝各 1.75kg,没药、天门冬、沙参各 1.5kg,蕲艾炭、山茱萸、锁阳、鳖甲、白薇、元胡、黄柏、龟板、杜仲、茯苓、秦艽各 1kg,桑寄生、鸡血藤、琥珀、菟丝子、甘草各 0.5kg,乳香、鹿角胶、枸杞子、鸡冠花、黄芪、肉苁蓉各 0.75kg,人参(去芦)、血余炭各 0.25kg,香附子 12kg,紫河车 80 具,鹿尾 10 条,乌药 0.38kg,破故纸 1.38kg,棉籽炭 0.25kg,桂圆肉 1.25kg,藏红花96g。

(2)乙方:川续断、黄芩各 1.25kg,川芎、於潜术各 1.5kg,泽泻、橘红、远志各 1kg,赤石脂、藁本、柴胡、肉豆蔻、青蒿各 0.75kg,生地黄、白术、砂仁各 2kg,丹参、广木香各 0.25kg,阳春砂 3kg,陈皮 1.75kg,沉香 1.6kg,紫苏叶0.6kg,红花 0.5kg。

2.制备

参照中药罐蒸法操作,在处方甲的 43 味药料中加入 60kg 绍兴黄酒,混合均匀,置于铜罐中隔水加热蒸制 56h,出罐后自然冷却,备用。将处方乙的 22 味药料混合粉碎成粗粉,与蒸制后的甲方药料混合,干燥,粉碎,通过 100~120 筛,备用。称取 10kg 药粉,分别加入炼蜜 9kg,益母草膏(含蜜量约 75%)2kg,混合均匀,制丸,每丸 12g,蜡皮封固。

3.功能主治

固冲补任,调经止带。用于妇女月经不调,崩漏带下,腰膝酸软,气血亏虚,腹痛绵绵诸症。

4.用法用量

每服 12g,1d,2 次,淡盐水送服。

三、参茸卫生丸

1.处方

(1)甲方:大山参(去芦)、黄毛鹿茸(去毛)、白芍、党参(去芦)、莲子、桑寄生、锁阳各 2.5kg,杜仲、酸枣仁(生、熟各半)、肉苁蓉、香附子、甘草各 5kg,琥珀、黄芪各 3kg,枸杞子、何首乌各 1.5kg,乳香、秋石各 1kg,紫河车 30 具,猪气管 20 条,鲜猪肾 20 对,猪脊髓 30 条,鹿尾 10 条,鹿角 7.5kg,桂圆肉 10kg,山茱萸 4kg,牛乳 20kg,糯米甜酒 25kg,国公酒 10kg,补骨脂 2kg,大枣 5.5kg,茯苓 7.5kg,怀牛膝 3.5kg,没药 0.5kg。

(2)乙方:熟地黄、砂仁、白术各 5kg,木瓜、半夏、木香、黄芩、川芎、台党参各 2.5kg,盔沉香、肉豆蔻、牡蛎、龙骨、麦门冬、川续断各 1.5kg,生地黄、茅苍术各 1kg,广陈皮 10kg,於潜术 7.5kg,岷当归 4kg,红花 2kg,远志 1.25kg。

2.制备

参照中药罐蒸法操作,在甲方的 34 种药料中加入 96kg 绍兴黄酒,混合搅拌,置于铜罐内隔水加热蒸制 56h,出罐冷却,备用。将乙方的 22 味药料干燥后混合粉碎成粗颗粒,再与甲方药料混匀,干燥,粉碎,通过 100~120 目筛。称取其中 12kg 药粉,加入水飞朱砂 135g,混合均匀,加入炼蜜 8kg、党参膏(含蜜量约 66%)2.25kg,混合均匀,和坨,搓条,制丸。每丸重 12.5g,蜡皮封固。

3.功能主治

益精填髓,滋阴壮阳。用于身体羸弱,精神疲惫,梦遗滑精,腰膝酸软,四肢浮肿,食欲不振等阴阳亏虚诸症。

4.用法用量

每服 12.5g,1d,2 次,淡盐水送服。

四、全鹿丸

1.处方

(1)甲方:人参(去芦)、茯苓各 2.5kg,杜仲、熟地黄、枸杞子各 1kg,川牛膝、黄柏、补骨脂、巴戟天、菟丝子、秋石、葫芦巴、天门冬、麦门冬、怀牛膝、琥珀、没药、益母草、肉苁蓉、甘草各 0.5kg,五味子、大青盐、党参、覆盆子、老鹳草膏、褚实子各 0.3kg,鹿角胶 0.625kg,青毛鹿茸(去毛)1.25kg,鲜带骨鹿肉 10kg,鹿角 3kg,鹿尾 10 条,鹿鞭 3 条,狗肾 2 具,紫河车 2 具,牛乳 5kg,桂圆肉 7.5kg,黄芪 2kg,香附子 1.5kg,冬虫夏草 150g,远志 0.25kg,花椒 0.125kg,小茴香 0.375kg,锁阳 0.75kg。

(2)乙方:当归、沉香、酸枣仁(生、熟各半)、黄芩各 1kg,白术、生地黄各 0.8kg,川芎、广木香、川续断、山药、木瓜各 0.5kg,红花、桑白皮各 0.3kg,广陈皮 4.5kg,砂仁 4kg。

2.制备

参照中药罐蒸法操作,取处方甲 43 味药料,加入绍兴黄酒 36kg,搅拌均匀,置于铜罐中隔水加热蒸制 56h,出罐,备用。将乙方 15 味药料粉碎为粗末,然后与蒸制的甲方药料均匀混合,干燥,粉碎,通过 100~120 目筛。称取其中药粉 10kg,加入嫩蜜 9.5kg,和坨搓条,制备小蜜丸。

3.功能主治

补气养血,益肾填精。用于精神衰惫,头晕耳鸣,失眠健忘,腰膝酸软,疝瘕腹痛,妇女气血亏损,崩漏带下等气血阴阳虚损诸症。

4.用法用量

每服 6g,1d,2 次,温黄酒送下。

肖正国　撰

第二章　糊　丸

第一节　概　述

　　以米糊或面糊等作为黏合剂,将药料细粉与之参合制备而成的丸剂谓之糊丸。号称"金元四大家"之一的李东垣认为:"稠糊面丸者,取其迟化。"由于糯米粉黏性较强,因此多作为糊丸的赋形剂。糊剂具体制备方法为:将糯米粉碎成细粉置于铜或不锈钢锅内,加入糊粉量约 70%~80% 的清水,搅拌均匀,使呈软团状,均匀摊开平铺于锅底,然后微火加热,在糊块周围不时喷洒少量沸水,利用水蒸汽将淀粉融化为糊状,同时轻轻翻动糊块,切勿铲动锅底焦化的糊层。待淀粉全部糊化后,搅匀。将制备的糊剂趁热倾入药料细粉中,搅拌均匀,移于操作台上,和坨,搓条,制丸。操作注意事项:制备糊剂过程中应适量喷洒清水,以使淀粉完全糊化。检验淀粉糊化程度的方法为:用手指沾少量清水触及糊剂,以不粘手指为度,如果沾手则表明糊化程度未达标,应继续喷水加热使之完全糊化。制备而成的糊剂如果较稠厚,可加入适量沸水调节稠度,但注意不可注水过多,以免过稀则难以调整回所需标准。京帮具有代表性的糊丸其赋形剂与药料的配比如下:西黄丸中黄米粉约占处方药料量的 23%,其他中药流派西黄丸中黄米粉约占药料量的 20%~40%;醒消丸中黄米粉约占处方药料量的 39.5%,其他中药流派醒消丸内的黄米粉约占处方药料量的 35%~40%;普济丹中糯米粉约占处方药料量的 25%;小金丹中糯米粉约占处方药料量的 25.7%;黑神丸中神曲粉约占处方药料量的 20%;黑锡丹中糯米粉约占处方药料量的 33.3%。

第二节　经典方药

一、西黄丸

1.处方

乳香、没药各 186g,麝香 22.5g,牛黄 4.5g,黄米粉 93g。

2.制备

方中乳香、没药混合粉碎,通过 80~100 目筛。将牛黄、麝香分别置于乳钵内单独研为极细粉,按照等量递增法将四味药料混合套研,备用。另取黄米粉按前所述方法制备糊剂,待糊温降至40℃左右时徐徐加入药料粉,混合搅拌均匀,然后用力挤压揉搓30min(如果较干可酌加少量温水调节干湿度),制坨,按照小蜜丸的操作方法迅速制丸,低温或自然干燥,即可。西黄丸干燥成品每30g约为800~900粒,湿品约为600粒左右。

3.功能主治

活血化瘀,软坚散结。用于痈疽流注,瘰疬痰核,乳痈等疮疡杂症。

4.用法用量

每服9g,1d1次,温黄酒送服。

二、普济丹

1.处方

碎古墨、没药、百草霜各2.5kg,当归、红花各1.88kg,寒食5.5kg,天麻3.75kg,藏红花46g。

2.制备

将百草霜和藏红花分别单独粉碎,通过80~100目筛,混合套研,备用。方中余药混合粉碎,通过80~100目筛,再加入等量安神赞育丸药料粉,混合均匀,按等量递增法与备用药粉混合均匀。

另称取南红花62g,加入绍兴黄酒2kg,加热煮沸,静置12h,滤过,将滤液加入糯米粉中制糊,再将糯米糊加入药料粉中搅拌和坨,搓条,按大蜜丸的制备方法入模制丸,丸重0.78g。操作注意事项:大剂量配制不易掌握丸块的干湿度,故每次手工配置3kg药料粉为宜,即称取普济丹与安神赞育丸药粉各1.5kg。

3.功能主治

补益冲任,调经养血。用于孕妇产后腹痛,恶露不尽,月经不调,气血俱虚所致诸症。

4.用法用量

每服0.78g,1d,2次,温开水送服。

李秀娟　撰

第三章　蜡　丸

第一节　概　述

以蜂蜡作为赋形剂,与处方药料混合制备而成的丸剂称之为蜡丸。金元医家李东垣认为:"蜡丸取其难化而旋,旋取效,或毒药不伤脾胃也"。蜡丸通常用蜡丸准子脱制而成,丸重1g以上者,谓之大蜡丸,主要品种有三黄宝蜡丸等;用手工捻制而成、丸重在1g以下者,谓之小蜡丸,主要品种有痔漏无双丸、黍米寸金丹、蜡矾丸等。制备蜡丸时,处方药料与蜂蜡的比例和药物性质及用途等因素有关。例如,三黄宝蜡丸50kg药粉,蜂蜡用量为61.65kg;黍米寸金丹50kg药粉,蜂蜡用量为11.1kg;痔漏无双丸50kg药粉,蜂蜡用量为41.65kg;蜡矾丸50kg药粉,蜂蜡用量为33.3kg。其中,痔漏无双丸和蜡矾丸中均含有较大剂量的明矾,明矾的化学名称谓之硫酸铝钾,分子式为$KAl(SO_4)_2 \cdot 12H_2O$,其分子内部含有12个结晶水,因此可增加丸剂中的含水量,从而使丸剂的崩解度增大。但是,蜂蜡具有延缓丸剂崩解时限的作用。

制备蜡丸前需要将蜂蜡进行精制,具体操作方法为:将固体原料蜂蜡置于锅内缓慢加热,使之融化,然后离火保温30min,待杂质沉淀于锅底部后再吸取上层澄清液,继而倾入沸水中,连续搅拌片刻,冷却后收集精制蜂蜡片屑,阴干备用。

制备蜡丸时先称取适量精制蜂蜡,置于锅内缓慢加热,待融化后离火,等候蜡温降至约60℃左右、蜡液表面开始凝结薄膜时,将之即刻倾入药粉中,搅拌混匀,和坨,搓条,趁热制丸。

第二节　经典方药

一、三黄宝蜡丸

1.处方

大戟、血竭、刘寄奴各375g,天竺黄、胆南星各187.5g,麝香、铅粉、铅制水银各37.5g,当归280g,雄黄250g,儿茶125g,朱砂125g,精制蜂蜡3000g。

2.制备

将铅粒置坩埚中徐徐加热,待熔解后加入水银,搅拌,冷却即可(铅汞合金成品为灰褐色块状物)。取天竺黄、胆南星、大戟、当归、儿茶和刘寄奴等六味,混合研为细粉;将血竭、雄黄、朱砂、麝香及铅汞化合物分别单独研为细粉,然后将诸药粉套色混合研磨,通过80~100目筛,备用。另取精制蜂蜡置于锅内加热融化,离火,待蜡温降至60℃左右、蜡液表面开始凝结薄膜时,立刻将之倾入药粉中,混合均匀,和坨,搓条,趁热采用准子制丸,丸重2.8g,蜡皮封固。

由于手工大量制备难以操控恒定的蜡温,从而影响操作和成型,因此每次投料量以6kg左右为宜。

3.功能主治

活血化瘀,止血定痛。用于跌打损伤,瘀血刺痛。

4.用法用量

每次1丸,1d,2次,温黄酒送服。

二、黍米寸金丹

1.处方

乳香、没药、狗宝、轻粉、雄黄、白丁香各6g,制硇砂、蟾酥各12g,狗胆2枚,鲤鱼胆6枚,蜈蚣14条,麝香3g,白粉霜18g。精制蜂蜡18g,牛乳24g。

2.制备

蟾酥单独研为细粉,备用。将蜈蚣、狗胆、鱼胆、白丁香等四味干燥后共研为细粉,狗宝、硇砂、轻粉、乳香、没药混合研细,再将上述两种药粉按等量递增法混合均匀,与雄黄混合套色研磨,通过100目筛,按等量递增法加入蟾酥粉,通过80目筛,混合均匀,备用。取精制蜂蜡加热融解,再加入牛乳混匀后倾入药粉中,搅拌和坨,搓条,制备为绿豆大小的丸剂。

3.功能主治

活血消痈,拔毒疗疮。用于痈疽,疔疮,恶疮肿毒等。

4.用法用量

成人每次服用3~5丸、小儿1丸,1d,2次,葱根汤送服。

张宏武　撰

第四章 水 丸

第一节 概 述

将药物细粉用冷开水、药汁或其他液体作为黏合(润湿)剂,制备而成的小球形丸剂谓之水丸。由于水丸在制备过程中逐次敷布水液和药粉,得以使丸剂逐渐增大,故水丸亦称之为水泛丸。水丸粒度较小,丸重差异较大,因此服用量多以克计、而非以丸计数。京帮将水丸粒度分为5种类型:(1)芥菜子形:表示水丸粒度大小如芥菜子。例如,六神丸等属于此类。(2)黄米形:表示水丸粒度大小如黄米。例如,七珍丹、如意丹等均属此类。(3)绿豆形:表示水丸粒度大小如绿豆。例如,香连丸、痧药、仁丹和救急丹等均属此类。(4)赤小豆形:表示水丸粒度大小如赤小豆。例如,黄连上清丸与木香顺气丸等均属此类。(5)豌豆形:表示水丸粒度大小如豌豆。例如,霍香正气丸及沉香化滞丸均属此类。

大部分水丸使用清水作为黏合剂泛丸,有些基于方药特性的关系,制备操作规定使用其他液体作为黏合剂泛丸。例如,烂积丸、五香丸使用米醋泛丸;香附丸采用绍兴黄酒泛丸;六神丸应用糯米汁泛丸。另外,某些组方中部分药料不易粉碎,因此将之用水煮提后采用药物滤液作为黏合剂,这样不但便于制备操作,而且缩小了剂型。例如,霍香正气丸组方内的大腹皮、当归龙荟丸中的麝香皮、九气拈痛丸中的生姜、纯阳正气丸中的灯心草以及补中益气丸中的生姜和大枣等,皆不易制粉,因此煎煮后取其滤液作为黏合剂泛丸。

水丸的制备分为机械和手工两种操作方法。其中,手工泛丸适用于品种较多、产销量较少的水丸剂型。操作工具为圆箅、筛子、马蔺根刷和小扫帚。圆箅使用竹皮编制而成,为使光洁,需要在其表面均匀涂刷桐油。竹箅直径规格分为2.4尺、2.6尺、2.8尺和3.2尺(1尺=33cm)。筛子是用竹皮或者藤皮编制而成,亦可在金属板上打孔制筛。筛子面积约为圆箅面积的2/3。马蔺根刷系用马蔺根或者其他类似的材料聚结扎制成一束,操作时使用两端刷头。小扫帚系用高粱等农副产品扎制而成。

水丸制备的第一步为制颗粒,传统称为起模子。操作方法为:先取少量清水注入圆箅内,用小扫帚将水刷均匀,使圆箅表面湿润,然后加入适量药粉,双手持圆笾旋转摇动,待药粉被湿润后再将圆笾倾斜向一边,此时大部分药粉已聚结成颗粒状。将黏附于圆笾表面的药粉用马蔺根刷刷离,聚结成块的颗粒用手揉碎。经过反复旋转摇摆,药粉逐渐成为大小不等的颗粒状,再反复加注数次清水和药粉,旋转摇摆,药物颗粒则逐渐增大,使用筛子筛除过大、或过小的颗粒,即可得到均匀一致的丸粒。将丸粒盛入圆笾内一侧,于另一侧加注少量清水并涂刷均匀,以双手持圆笾在木案上快速旋转摇动,待药物颗粒被湿润后再均匀加入适量药粉,连续旋转摇摆,药粉随之粘附于丸剂表面。依照制备流程,加注少量清水浸湿圆笾→加入适量药粉→旋转摇摆→加水湿润颗粒→加入适量药粉→旋转摇摆,如此反复循环操作,则可达到所需求的丸重。水丸制备成功还需进行二次筛选,即以一只手托空筛、另一手持盛药圆笾将丸粒抛入空筛内进行筛选,通过筛网的丸粒再重置于圆笾中,如此反复筛选操作,即可得到大小均匀的水丸。将之自然或低温干燥,就可进行丸剂挂衣操作。

手工泛制水丸过程中每次加入清水和药粉的量,需要在操作实践中逐步去体会。水丸颗粒数量可以通过注入清水的量来进行调节,如果刷水面积大、药粉用量少,则制粒操作次数频,颗粒数量多;刷水面积小、药粉用量多,则制粒操作次数少、颗粒数量小。粘附于圆笾内的少量药物团块,可取出置于另一容器中重复利用,以免造成浪费。"起模子"是制备水丸的关键,需要长期实践方能熟练掌握操作技巧。此外,亦可选取适量小黄米,置于沸水中浸泡透彻,达到质软而粘的程度,用之代替颗粒制备水丸,然此法传统操作者多不常采用。水丸药料粉细度须通过100目筛,细度较高的药粉以及富含糖、油脂和淀粉类的药料,制备水丸易于成型。药料细度较粗,以及富含纤维质的药料,制备水丸则难以成型。摇摆圆笾的操作方法有两种:其一是前、后往复直线运动,称之为"撞",目的是使药粉包裹颗粒形成丸;其二是上、下及左、右曲线运动,称之为"摆",目的是使药粉粘附于湿润颗粒表面。通常"撞"前洒水于圆笾表面,"摆"前散布药粉于颗粒上。一般手工制作水丸人均日产量约30kg左右,熟练工可达50kg以上。

第二节　经典方药

一、黄连上清丸

1.处方

连翘、黄芩、荆芥穗、栀子、桔梗、生石膏、蔓荆子、白芷、甘草各2kg,薄荷、防风、黄柏、川芎各 1kg，大黄 8kg，菊花 4kg，旋覆花 0.5kg，黄连 0.25kg。

2.制备

将方中诸药混合粉碎，通过 100 目筛，按药料粉：注水量二者间 1.5:1 之比，参照水丸操作方法制作颗粒，制备期间反复注入清水 23 次、加入药粉 22 次，即可泛制为大小如绿豆的成品水丸，干燥，即可。

3.功能主治

清热泻火，解毒消肿。用于口舌生疮，咽喉肿痛，牙痛，爆发性火眼，大便秘结等。

4.用法用量

每次 6g，1d，2 次，白开水送服。

二、六神丸

1.处方

麝香、珍珠粉、牛黄、朱砂、百草霜各 31g，蟾酥 37.6g。

2.制备

将处方中六味分别置于乳钵中研细，通过 100 目筛。然后按等量递增法将麝香、珍珠粉、牛黄、朱砂混合套研，再与百草霜混合套色，最后加入蟾酥粉混合均匀，通过匀筛，备用。选择糯米水作为黏合剂，按照水丸泛制操作程序，反复注水、并且加药粉 8~9 次制丸，即得成品。

3.操作事项

制备过程中注水、加药粉量宜少，撞与摆的操作时间应适当延长。颗粒经反复注入糯米水与药粉撞摆，丸粒则逐渐增至如芥菜子大小，继续撞摆至丸面泛出光泽、且丸粒尚湿润时，即可将百草霜衣挂于丸粒表面，然后置于 30℃以下低温干燥。

4.功能主治

清热解毒，利咽消痈。用于咽喉肿痛，痈、疥及疮毒诸症。

5.用法用量

每服 10 粒，1d，2 次。

张　民　撰

第五章 散 剂

第一节 概 述

将一种、或数种药物混合粉碎并过筛,制备而成的粉末状制剂谓之散剂。散剂比表面积较大,故具有易分散和奏效快的特点。在华夏春秋战国时期的《五十二病方》一书中就已记载有药末剂,继之诸如《内经》、《神农本草经》、《伤寒论》、《名医别录》等医药典籍,均有关于散剂的应用、制备方法和检查等内容的记述,其中不少技艺至今仍在沿用。这种古老的传统剂型在化学药品中应用较少,但在传统中药制剂中仍在广泛应用。中药散剂制备工艺简单,剂量易于控制,便于患者服用,且储存、运输和携带方便。散剂一般多用于口腔科、耳鼻喉科、伤科和外科,亦适宜于小儿给药。但是,由于散剂剂量较大,易吸潮变质。因此,刺激性和腐蚀性较强的药物,以及含挥发性成分较多的方药,一般不宜制备为散剂。

散剂要求粉碎细度适当,混合均匀,色泽一致,剂量准确。为了消除散剂的不良气味或刺激性,除了用矫臭和矫味剂去除异味或装入胶囊掩盖异味以便于服用外,还可将药物粉末制成包衣剂型或微型胶囊剂。

散剂按医疗用途可分为内服散剂、与外用散剂两大类。内服散剂细粉者可直接冲服,例如川芎茶调散、七厘散等;将饮片捣成粗末,加水煮沸取汁服者,称之为煮散,例如香苏散等;外用散剂一般均匀撒布于患处即可,例如生肌散、金黄散等。此外,尚有吹喉及点眼等外用散剂,例如冰硼散和八宝眼药等。外用散剂又可分为撒布散剂、吹入散剂和牙用散剂。散剂按药物组成可分为单味散剂与复方散剂,其中单味散剂是由一种药物组成的散剂,俗称"粉",例如川贝粉、三七粉、虫草粉等均属此类;复方散剂是由两种或两种以上的药物组成的散剂,诸如红棉散、养阴生肌散及五苓散等皆属此类。散剂按药物性质可分为含毒性药物散剂、含液体成分散剂和含低熔或共融组分散剂;按剂量可分为剂量型散剂与非剂量型散剂。剂量型散剂系将散剂分为单剂量,由患者按包服用的散剂;非剂量型散剂系以总剂量形式包装,由患者按医嘱自己分取剂量以供治疗的散剂。此外,亦可按散剂的不同成分或理化性质,将散剂分为剧毒药散剂、浸膏散剂和泡腾散剂等。

一、散剂的制备

1.粉碎与过筛

药物的粉碎与筛析须按药物本身性质,以及临床用药的要求,采用适宜的粉碎方法和粉碎度粉碎和过筛制备为细粉。

2.混合

混合系指多种固体粉末相互交叉分散的操作过程,通过此操作以使散剂中各药味组分混合均匀,色泽一致。混合方法一般有研磨混合法、搅拌混合法和过筛混合法。小量制备多采用先研磨、再过筛的方式混合;大量制备则多采用搅拌、过筛,或先搅拌、再过筛的方式混合。散剂制备操作要点其一为打底套色法:此法为中药丸剂及散剂中对药粉进行混合的经验方法。系将剂量小、色深的药粉先放入研钵中作为基础,俗称"打底";然后将量多、色浅的药粉逐渐分次加入到研钵中,轻研混匀,俗称"套色"。如此操作,直至将全部药粉混合均匀即可。其二为等量递增法:一般而言,两种物理状态和粉末细度均相似、且数量相当的药物则易于混匀;而当药物比例量相差悬殊时,则不易混合均匀。此时应采用"等量递增法",即先将量小的药物组分、与等量量大的药物组分混匀,再加入与混合物等量的量大组分继续混合,如此循环操作,直至量大的药物组分被全部等量递加混合均匀即可。

此外, 在研磨混合过程中应注意先在研钵中加入少量大组分的药物,以饱和研钵表面能,即用药粉填满研钵表面缝隙,避免因量小组分直接加入研钵而被吸附的损失;当药物的堆密度相差较大时,应将"质轻"者先置于研钵中,再加等量"质重"者混合研匀。如此配研可避免轻者上浮飞扬、重者沉于底部,以及轻、重粉末不能被混匀的弊端。

3.分剂量

分剂量系将混合均匀的散剂, 按照所需剂量分成相等重量份数的操作。根据散剂的性质和数量的不同可选择以下方法分剂量。

(1)目测法:即先称取 10 份总量的散剂,根据眼力估量分成 10 等份。此法简便易行,适用于药房小量配制。但缺点为误差较大,一般误差达 10%~20%。因此,毒性药物或细料药物散剂不宜使用该法。

(2)重量法:按规定剂量将散剂用手秤或天平逐包称量,此法剂量准确但效率低。含毒性药物及细料药物散剂通常使用此法。

（3）容量法：为目前应用最多的散剂分剂量法。常用的散剂分量器是以木质、牛角、金属或塑料制成的一种容量药匙。有的在匙内装有活动楔子，用以调节所需剂量。大量生产散剂时，多采用散剂自动分量机和散剂定量包装机。容量法适用于一般散剂分剂量，其方法简便，效率高，误差率低。

4.包装

散剂的比表面积较大，易吸湿和结块，甚至变色或分解，从而影响疗效及服用。因此，应选用适宜的包装材料和贮藏条件，以延缓散剂的吸湿性。常用的包装材料为玻璃纸、蜡纸、玻璃瓶、塑料瓶、硬胶囊、铝塑袋及聚乙烯塑料薄膜袋等。分剂量散剂可用各式包药纸包成四角或五角形，非分剂量散剂多使用纸盒或玻璃瓶包装。散剂贮藏的环境应阴凉干燥，且须分类保管和定期检查。

二、特殊散剂的制备

（1）含毒性药物散剂的制备：含有毒性药物的散剂其剂量小，不易准确称量，如果剂量不准可能导致中毒。因此，为保证复方散剂中毒性药物含量的准确性，大多采用单独粉碎、再以配研法与其他药粉混匀。例如，九分散中的马钱子粉与方中麻黄等其余诸味药粉，系采用等量递增法混合制成。如系单味化学剧毒药品，则应添加一定比例量的稀释剂，制备成稀释散（倍散）。例如，剂量在0.01~0.1g者，可配制1:10倍散，即取药物1份、加入稀释剂9份；如剂量在0.01g以下者，则应配制成1:100或1:1000的倍散。制备倍散时应采用等量递增法稀释混匀，稀释散剂的稀释剂应选用不与主药发生作用的惰性物质，常用的有乳糖、淀粉、糊精、蔗糖、葡萄糖和硫酸钙等，其中以乳糖为最佳。为了保证散剂的均匀性，以及易于和未稀释原药粉的区别，一般以食用色素如胭脂红、靛蓝等着色，且色素应在第一次稀释时加入，随着稀释倍数增大，颜色逐渐变浅。例如，硫酸阿托品散的制备方法为，先用乳糖饱和研钵表面能后倾出，再加入硫酸阿托品1g、胭脂红乳糖（1.0%）1g，研磨均匀，按等体积递增法逐渐加入98g乳糖，混匀并过筛，即制得100倍散（1g药物加入稀释剂99g）。

（2）含低共熔混合物的散剂：低共熔现象系指当两种或更多种药物混合后，有时出现润湿或液化的现象。一些低分子化合物混合、且比例适宜时（尤其在研磨混合时）则会出现此现象。例如，薄荷脑与樟脑、薄荷脑与冰片等。含有这些物质时，可采用先形成低共熔物，再与其他固体粉末混匀，或分别以固体粉末稀释低共熔组分，再混合均匀即可。

（3）含液体药物的散剂：在复方散剂中有时含有挥发油、非挥发性液体药物、酊剂、流浸膏和药物煎汁等液体组份。对于此类液态组份应根据其性质、剂量及方中其他固体粉末的多寡,采用相应的处理方法。如果液体组份的量较小,可利用处方中其他固体组分吸收后研匀;如果液体组份量较大,处方中固体组分不能完全吸收者,可另加适量的赋形剂如磷酸钙、淀粉和蔗糖等加以吸收;如果液体组份量过大,且生物活性成分为非挥发性者,可加热蒸去大部分水分后、再用其他固体粉末吸收。亦可加入固体粉末或赋形剂后低温干燥,研匀即可。

(4)眼用散剂:一般配制眼用散剂的药物多经水飞、或直接粉碎为极细粉,然后通过九号筛,从而减少散剂粉粒对眼睛所造成的机械性刺激。眼用散剂要求无菌,故配制的用具应灭菌,制备操作应在清洁、无菌环境下进行。成品须灭菌,并密封保存。

第二节　经典方药

一、参苓白术散

1.处方

人参(去芦)、砂仁各 0.95kg,山药、扁豆、桔梗、薏米、陈皮、神曲、香附子、白芍各 1.25kg,莲子、当归各 2.5kg,半夏、黄连各 0.4kg,茯苓 3.75kg,白术 4.05kg,甘草 0.63kg。

2.制备

将方中 17 味混合粉碎,通过 100 目筛,然后置于筛箱中搅拌混合均匀,通过 65 目筛,即可。

3.功能主治

补中健脾,导滞化积。用于食欲不振,倦怠乏力,胸腹胀满,呕吐泄泻。

4.用法用量

每服 6g,1d2 次,生姜煎汤冲服。

二、紫雪丹

1.处方

(1)甲方:滑石、生磁石各 1.5kg,生石膏 1kg,黄金 3.125kg。

(2)乙方:青木香、沉香各 0.16kg,玄参、升麻各 0.5kg,甘草 0.25kg,丁香 0.05kg。

(3)丙方:元明粉 5kg,火硝 1kg。

(4)丁方:羚羊角、犀牛角各 1.9g,麝香 9.4g,朱砂 46.9g。

2.制备

将处方甲的药料置入铜锅内,注入 21kg 的清水,加热煎煮 24h,再加入处方乙的药料,继续煎煮 24h,期间随时补充水液,以弥补蒸发损失的水分。然后将煎液通过 100 目筛滤过,得滤液约 8.5kg,回收黄金。将滤液置于铜锅中蒸发浓缩,得流浸膏约 2kg,趁热加入处方丙的 2 味药料,混合均匀,待凝固后置于 60℃ 以下低温干燥,粉碎,通过 100 目筛,再通过 80 目筛混匀,备用。

将处方丁的药料分别单独粉碎,通过 100 目筛,备用。称取膏粉 187.5g,与羚羊角和犀牛角粉混合均匀,然后采用套色研磨法加入朱砂和麝香粉,混匀,即得。

3.操作事项

紫雪丹套色方法有两种,如果配制量在 1kg 以下,可先将其余药料粉置于乳钵内,然后把朱砂与麝香粉均匀撒布于乳钵内,依顺时针研磨,即得色泽一致的紫色粉剂,命曰"紫雪丹";若大量配制时,按剂量将需要混合的药料粉等分为若干份,取其中一份置于乳钵内,再分别加入 1 份朱砂和麝香,混合研磨。如此分次操作,最后合并各组分药料粉,通过 100 目筛,混匀,即得。

4.功能主治

清心凉肝,安神镇惊。用于疫疠热毒,神昏谵语,狂躁不安,口舌生疮,便坚溲赤,小儿惊搐等症。

5.用法用量

每服 3g,1d,2 次,温开水送下。重症者,凉开水送服。

三、避瘟散

1.处方

(1)甲方:白芷 43.8g,白蔻仁 37.5g,檀香 18.8g,木瓜 7g,丁香 6.3g,降香、零陵香各 3g。

(2)乙方:麝香 0.63g,冰片 15.6g,薄荷冰 5.6g,朱砂 93.8g,人造香 1.6g。

(3)丙方:丙三醇 62.5g,玫瑰油适量。

2.制备

制法一、将处方甲的药料粉碎,通过 100 目筛。取乙方麝香、朱砂、人造香三味,分别单独研细,通过 100 目筛,备用。冰片、薄荷冰分别研细,再与甲方药粉均匀混合,按套色法依次加入朱砂、麝香、人造香,然后加入丙三醇和玫瑰油,混合均匀,即得微具黏性、红色粉末状的散剂。密闭放置 2~3 月,分装,即得。

制法二、将乙方冰片和薄荷冰置于乳钵内,混合研磨呈稠液状,然后加入甲方和乙方其余 10 味药料粉,混合均匀,再加入丙三醇和玫瑰油,混匀,即可。

3.功能主治

通关开窍,清暑避瘟。用于风热头痛,鼻塞流涕,暑热昏眩,晕船晕车。

4.用法用量

每服 0.7g,开水送下,1d,2 次。外用:以食指沾取适量药粉,吸入鼻腔或涂抹于太阳穴处。

四、保赤万应散

1.处方

(1)甲方:制南星、大黄各 125g,六神曲 250g,全蝎 63g。

(2)乙方:朱砂 375g,巴豆霜 63g,牛黄 15.6g。

2.制备

将处方甲 4 味药料粉碎,通过 100 目筛,备用。取处方乙的朱砂、牛黄 2 味,置于乳钵内混合研细,通过 100 目筛,然后掺入巴豆霜,混匀。采用套色法将甲、乙两方药料粉混合均匀,通过 80 目筛,即得。

3.功能主治

消积导滞,祛痰止痉。用于儿童食积,脘腹胀满,痰涎壅盛,惊悸抽搐。

4.用法用量

12~24 个月儿童,每次服 95mg,1 周岁以上酌量,白糖水空腹送下。

五、日月光明散

1.处方

(1)甲方:炉甘石(煅)0.75kg,元明粉 0.16kg,绿豆粉 0.5kg,荸荠粉 0.31kg。

(2)乙方:麝香、硇砂(制)各 3g,冰片 125g,熊胆 31g。

2.制备

除炉甘石与熊胆 2 味外,将甲、乙两方中余药分别粉碎,通过 120 目筛,按等量递增法混合均匀,备用。取处方乙的熊胆置于器皿中,加入清水适量煮沸,俟胆汁全部溶解后浓缩至 125g,然后倾入炉甘石中使之全部吸收,晾干,研粉,通过 120 目筛。再将两方中 8 味药料粉混合均匀,通过 100 目筛,即可。

3.功能主治

清热泻火,明目退翳。用于爆发性火眼,胬翳遮睛等眼疾。

4.用法用量

按药粉:0.9%的生理盐水=1:20 的比例量,先称取药粉适量,再加入 0.9%的生理盐水溶解,混匀,备用。外用滴眼,每次 2~3 滴,1d3~5 次。

李秀娟　撰

第六章 外用膏剂

第一节 概 述

传统外用膏剂分为黑膏药、白膏药、油膏药与胶膏药四种剂型。其中,黑膏药是以植物油和铅丹混合炼制而成,成品外观呈黑色。例如,狗皮膏、阿魏化痞膏等均系此类;白膏药系将植物油熬炼后,待油温自然冷却至100℃时,然后徐徐加入适量铅粉化合而成,成品外观色泽呈黄白色。例如,白鱼膏属白膏药;油膏药系以植物油或含油脂药料为基质,加入其他药料制备而成的软膏剂。例如,玉红膏属油膏药;胶膏药系将动物胶制品融化后加入药料细粉,搅匀后涂刷于纸上,阴干,即得。例如,松香膏、藤黄膏皆系将植物油加热后投入松香溶化,混匀,再投入处方药料,从而提高了单用植物油制膏的硬度。膏药的基质主要是"油"和"丹",油系指沸点较低,加热后泡沫较少,不产生爆沸溢锅的芝麻油;丹系指铅丹(Pb_3O_4),铅丹又称之为东丹、黄丹、章丹、红丹等。另外,丹的品种还有密陀僧(PbO)、铅粉(宫粉)$[(2PbCO_3 \cdot Pb(OH)_2]$。

膏药制备分以下四个步骤:1、熬枯去渣:系以热油浸提药料成分。具体操作方法为:将药料直接投入冷油中,然后加热炸制,待药料被炸至浮起时,将之立即压沉于锅底,如此重复操作3次,炸至药料外部呈深褐色、内部焦黄色时滤除药渣。此炸制操作传统称之为"三上、三下"。根据炸制火候的不同,药料通常需要炸18~20min,此时油温约为200℃~220℃。2、滴水成珠:系将滤除药渣的油溶液加热熬炼,至滴入清水中即可凝固成珠的状态。可用竹筷沾少许油溶液滴入冷水中,油滴在水中不扩散、并立即凝固为圆饼状则为熬炼适度。亦可根据油烟颜色判断熬炼程度,若油烟颜色由浅(青色)转浓(白烟)时,即为熬炼适度。熬炼时间约为7~12min,油温约为300℃~360℃。3、下丹成膏:系油与丹的化合过程。将熬炼适度的油溶液离火,趁热将丹药加入油中,顺时针连续搅拌3~5min,使丹药与油溶液完全化合。4、去火毒:为减轻或消除膏药对人体皮肤的刺激所采取处理膏药的方法。如果膏药立即使用于人体皮肤,则会对组织造成不同程度的刺激性,故应放置于荫凉处6个月以上,或浸渍于冷水中数日并反复换水方可使用。制备的成品膏药待用时将之水浴加热融化,然后均匀摊涂于裱褙材料上即可。如果制剂配方中含有挥发芳香性药物时,应在摊膏前加入药物,以避免药物挥发而降低疗效。

第二节　经典方药

一、紫云拔毒膏

1.处方

(1)甲方:当归、川芎、白芷、白薇、木鳖子、蓖麻子、玄参、苍术、生穿山甲各 1.06kg, 银花、连翘、生地黄、大黄、桔梗、黄柏、黄芩、栀子、赤芍各 2.2kg。

(2)乙方:乳香、没药、儿茶、轻粉、红粉、血竭、生硇砂各 1.06kg,樟脑1.75kg。

2.制备

将处方乙的 8 味药料分别研细,按套色法混合均匀,通过 100 目筛,备用。称取铅丹粉 3.125kg,备用。称取甲方混合药料 1.5kg、蜈蚣 2 条,投入盛有芝麻油的锅中将药炸枯,滤除药渣。继续加热油溶液并连续搅拌,待油温升至320℃~360℃时离火,随之将铅丹粉徐徐加入油溶液中,用鲜树枝垂直顺时针连续搅拌 10~15min,待丹、油完全化合后立即倾入冷水中浸泡 7d,期间不断换水以去除火毒。将去净火毒的膏药盛于容器中水浴加热融化,加入处方乙的药料粉 95g,搅拌均匀,然后将膏药均匀摊涂于红油纸壳表面,即可。

3.功能主治

消肿止痛,拔毒疗疮。用于疮疖初起,红肿热痛,痈疡脓肿诸症。

4.用法用量

取膏药一贴,微火加热熔融后贴敷患处,2d 换一次药。

二、狗皮膏

1.处方

(1)甲方:青皮、枳壳、蛇床子、猪苓、何首乌、生半夏、藁本、前胡、麻黄、连翘、细辛、甘草、川楝子、泽泻、楮实子、乌药、大枫子、川续断、菟丝子、川牛膝、防风、赤石脂、羌活、沙苑子、蒺藜、独活、荆芥、金银花、苦参、僵蚕、白薇、黄柏、黄连、杏仁、桃仁、苍耳子、地榆、赤芍、广木香、黄芩、浙贝母、肉苁蓉、苍术、生附子、知母、官桂、威灵仙、白芷、桔梗、薄荷、川芎、生川乌、生草乌、天麻、生地、熟地、栀子、大黄、大茴香、小茴香、木通、破故纸、五加皮、当归、杜仲、五味子、山药、香附子、远志、生穿山甲、陈皮、青风藤、白术、玄参、茵陈蒿各等量。

(2)乙方:乳香、没药、血竭、儿茶、轻粉、章丹、丁香各等量。

2.制备

先将乙方的 7 味药料分别研细,按等量递增法混合均匀,通过 100 目筛,备用。在锅中盛入芝麻油 7.5kg,加热。将甲方药料混合均匀,称取其中 1.5kg,放入蜈蚣 2 条,投入油锅内熬枯去渣,加入铅丹 3.125kg,搅匀,离火。待油溶液温度下降至 60℃左右时,再加入乙方药料细粉 95g,混合均匀,去火毒后均匀摊涂于布壳表面,即可。长壳膏药每帖摊膏 21g,圆壳膏药每帖摊膏 12g。

3.功能主治

搜风蠲痹,续筋疗伤。用于风湿痹痛,四肢麻木,闪腰岔气,跌打损伤诸症。

4.用法用量

取药 1 帖,微火烤化,贴敷患处,2d 换 1 次药。

三、阿魏化痞膏

1.处方

(1)甲方:独头大蒜、青竹节、香附子、大黄、官桂、生川乌、生草乌、京三棱、当归、莪术、白芷、生穿山甲、生地黄、木鳖子、赤芍、栀子、蓖麻子、黄柏各 187.5g,黄连 75g,胡黄连 37.5g,蜣螂 84 只。

(2)乙方:乳香、血竭、芦荟各 37.5g,樟脑、阿魏、雄黄各 187.5g。

2.制备

将乙方的 6 味药料分别研细,按等量递增法混合均匀,通过 100 目筛,备用。在锅中盛入芝麻油 7.5kg,加热。将甲方药料混合均匀,称取其中 1.5kg、蜈蚣 2 条,投入油锅内熬枯去渣,加入铅丹 3.125kg,搅匀,离火。待油溶液温度下降至 60℃左右时,再加入乙方药料细粉 95g,混合均匀,去火毒后均匀摊涂于布壳表面,即可。大壳每帖摊膏 12g,小壳每帖摊膏 6g。

3.功能主治

消积化痞,通络散瘕。用于癥瘕痞块,妇女经凝血块,五积六聚诸症。

4.用法用量

取膏药 1 帖,微火烤化,贴敷于脐部,2d 换 1 次药。

四、十香暖脐膏

1.处方

(1)甲方:玄参、白术、当归、赤芍、生地黄、小茴香、大茴香、肉苁蓉、牛膝、川续断、杜仲、香附子、台乌各等量。

（2）乙方：乳香、没药、广木香、沉香、母丁香、肉桂各 62.5g，麝香 9.5g。

2.制备

将乙方麝香单独研细，通过 100 目筛；其余 6 味混合粉碎，通过 100 目筛，备用。将甲方 13 味药料均匀混合后称取 1.5kg，投入盛有 7.5kg 芝麻油的铁锅中加热煎炸，熬枯去渣，在油溶液中加入铅丹 3.125kg，搅拌均匀，离火，成膏后置于冷水中去火毒，临用时摊膏。摊膏前先将膏药加热融化，每 40kg 膏药中加入乙方混合药粉 375g，搅匀，均匀摊涂于布壳表面。圆形大壳膏药每帖摊膏量 15g，加入麝香 0.03g；圆形小壳膏药每帖摊膏量 6g，加入麝香 0.015g。

3.功能主治

益阳暖脐，温脾止泻。用于脐腹冷痛，泄泻久痢等。

4.用法用量

取膏药 1 帖，微火烤化，贴敷于脐部，2d 换 1 次药。

肖正国　撰

第七章 丹 剂

第一节 概 述

使用多种矿物药经加热升华、或熔合方法制备而成的制剂谓之丹剂。丹,是一种传统而古老的中药剂型,古今诸多方药都名之曰"丹",以示灵验,诸如天王补心丹、至宝丹和山海丹等,此类方药主要由动、植物药材配制而成,其与本来意义上的丹剂毫不相干,只是借用"丹"名而已。由此观之,炼丹术对后世的深刻影响可见一斑。炼丹术又称外丹术,或称金丹术,简称"外丹",以此区别于长寿真人丘处机全真龙门派的"内丹"导引术。炼丹术约起源于战国中期,秦汉以后开始盛行,两宋以后道教提倡修炼内丹(即气功),"丹鼎派"风行一时,而外丹术则受到了排斥。直至明朝末年,外丹火炼法逐步衰落而让位于"本草学"。炼丹是古人为追求"长生"而炼制丹药的方术,丹即指丹砂,化学谓之硫化汞,是硫与汞(水银)的无机化合物,因呈红色,炼丹者故谓之"丹砂"也。丹砂与草木不同,不但烧而不烬,而且"烧之愈久,变化愈妙。"丹砂具有金属的光泽而又不同于"五金"(即金、银、铜、铁、锡)的"形质顽狠,至性沉滞"。据相关文献初步统计表明,用于炼丹的材料,包括无机物和有机物在内约有60余种。当然,该统计尚不够完整,因为不仅植物类、动物类中药未被列入,即使仅从金石药来看亦不止60余种。

由于丹砂特有的药理效用及其理化性质,因此古代炼丹家将其作为炼丹的主要材料。其形体圆转流动,易于挥发,古人感到十分神奇,进而选择其他金石药物与汞(水银)按照一定配方彼此混合烧炼,并反复进行还原和氧化反应的实验,以期炼就"九转还丹"或"九还金丹",此是人类最早制备的化学反应产物。在古代,它被认为是具有神奇效用的长生不老之药。成书于秦汉之际最古本的"本草学"著作《神农本草经》,将五金、三黄及卤石等40多味药物,分别列为上、中、下三品,其中丹砂则被列为炼丹的第一上品,其意为"上药令人身安、命延、升天、神仙……"炼丹家将丹砂加热后分解出汞,进而又发现汞与硫化合生成黑色硫化汞,再经加热使其升华,则又恢复到红色硫化汞的原状,此操作实际上属于化学的还原和氧化反应。晋人葛洪在其所著《抱朴子·金丹篇》中曰:"凡草木烧之即烬,而丹砂炼之成水银,积变又还成丹砂,其去草木亦远矣,故能令人长生。"

炼丹术在修炼活动过程中显得极其神秘诡异,丹家认为,炼丹处所的选择应在人迹罕至、有神仙来往的名山胜地,否则"邪气得进,药不成也"。入山炼丹须选"开山月(三月或九月)"的吉日良辰,筑坛要烧符箓,炉鼎插置宝剑古镜。如此等等无不充斥着极其浓厚的迷信色彩。然而,古代炼丹家亲自从事采集配制药物,并通过反复的大量化学实验,从而有意或无意的创造和发展了原始化学技术,则可以被视为现代文明的化学始祖。英国李约瑟博士亦在其《中国科学技术史》一书中称,中国炼丹家是世界"整个化学最重要的根源之一。"

关于炼丹的工具和设备,见于文献的大约有 10 余种,例如丹炉、丹鼎、水海、石榴罐、坩埚子、抽汞器、华池、研磨器、绢筛以及马尾罗等。丹炉亦称丹灶,南宋吴悮所著《丹房须知》一书中曾载有"既济炉"和"未济炉"。安置在丹炉内部的反应室就是丹鼎,又名"神室"、"匮"或"丹合",其形状有的像葫芦、有的像坩埚,有的用金、银、铜制作而成,有的则用瓷制成。《金丹大要》载有"悬胎鼎",内分三层,"悬于灶中,不着地"。《金华冲碧丹经要旨》载,神室上面安置有一种银制的"水海",用以降温。《修炼大丹要旨》中另有一种"水火鼎",可能是鼎本身具有盛水的部分。总之,这些器皿均为炼丹的主要工具,可以放在炉中加热,使药物在里面熔化并发生化学反应、或者使之升华。除丹鼎外,拣丹家还有专用于从丹砂中抽汞的蒸馏器,可称之为"抽汞器"。《金华冲碧丹经要旨》所述系较简单的一种,器具为两部分,上部形似圆底烧瓶,谓之"石榴罐",下部作桶形,称之为"坩埚子"。使用的时候加热,使罐中生成的水银蒸气在坩埚子的冷水中凝为液体水银。南宋吴悮《丹房须知》有另一种比较复杂的蒸馏器,虽未说明何种材料制成,以及大小和用法等,但是从图上可以清楚看出其下部为加热的炉,上部系盛丹砂等药物的密闭容器,旁边通了一根导管,使容器内所产生的水银蒸气可以流入放置于旁边的冷凝罐中,这种设备即使在今天来看其设计也是很科学的。

丹剂按用药途径可分为外用和内服两种类型。外用丹剂亦称丹药,是用水银、硝石、白矾、硫黄、雄黄等矿物药,经加热升华或熔合方法制备而成的具有不同结晶形状的制剂。一般研成粉末涂撒疮面,用于治疗疮疡痈疽,亦可制成药条、药线和外用膏剂等,诸如红升丹、白降丹及三仙丹等,均属外用丹剂。内服丹剂系指某些较贵重的药品、或者具有特殊功效的成药制剂品种,其无固定的剂型,诸如属散剂的有紫雪丹,属蜜丸剂的有大活络丹,属水丸剂的有梅化点舌丹,属糊丸剂的有人丹、小金丹,属蜡丸剂的有黍米寸金丹等。

第二节　经典方药

一、红升丹

1. 处方

朱砂 15g,雄黄 15g,水银 3g,火硝 120g,白矾 30g,皂矾 18g。

2. 制备

先将白矾、火硝、雄黄、朱砂 4 味分别研细,至不见星点为度,按等量递增法混合均匀,备用。取直径约 40cm 铁锅一口,将水银置于锅底,然后再将药粉撒布于水银表面,在锅上覆盖以直径约 26cm 的大瓷碗,碗口与锅壁结合处铺盖 1 张表心纸,在碗口周围填入细沙且与锅口平齐,碗底部压以重物,将铁锅置于无火焰的煤球炉上文火加热升华 4h,离火放凉,去除沙土后取出瓷碗,碗内的紫红色凝结物即为成品红升丹,热丹放凉后则由紫红色变为橘红色。

3. 功能主治

杀毒疗疮,去腐生肌。用于痈疽疮毒,无名肿毒等。

4. 用法用量

外用适量,撒敷患处,纱布包裹,2d 换一次药。

5. 贮存条件

密闭、遮光,保存于棕色玻璃瓶中。

二、白降丹

1. 处方

水银 125g,大青盐、白矾各 78g,火硝、皂矾各 47g,朱砂、雄黄各 1.5g,硼砂 15g。

2. 制备

除水银外,将其余 7 味分别研细,至不见星为度,按等量递增法混合均匀,备用。取直径约 23cm 陶土罐一只,将药料粉放于罐内,置于火上徐徐加热,待药粉被熔融后立即加入水银沿顺时针迅速搅拌,至水银不见星为度,此操作谓打胎子。然后在陶土罐口上放置一口径约 25cm 的大瓷碗,碗口向上,在其中盛满冷水,碗身与罐口结合部缝隙用盐泥封固,连续加热 1~2h,放凉,瓷碗底部升华凝结的长柱形晶体即为白降丹。

3.功能主治

拔毒疗疮,祛腐生肌。用于疮疽发背,溃疡脓肿,瘘管,以及疣、痣、瘰疬等。适于颈淋巴结核、淋巴腺结核、骨结核、感染性肉芽肿、子宫颈糜烂、丹毒、蜂窝组织炎和皮肤癌等。

4.用法用量

视患处大小,将粉末少许均匀撒于患处(不可延及健康皮肤),用消毒纱布固定贴好,3~5 天换药一次;或将粉末少许均匀撒于黑膏药之上贴患处。

白降丹锭子:将锭子插入瘘管(视病灶需要而决定锭子的长短),3~5d 换药一次,直至坏死组织脱落。

5.注意事项

白降丹主含氯化汞和氯化亚汞,有剧毒及强烈的腐蚀性,故仅供外用,切忌内服! 在使用过程中一旦产生过敏反应切忌涂搽凡士林等油脂类药膏,以免毒水浸淫。

6.贮存条件

密闭,遮光保存于棕色玻璃瓶中。

三、轻粉

1.处方

水银 219g,白矾 156g,大青盐 94g。

2.制备

先将白矾、大青盐研为细粉,然后置于盆中加水少量调匀,加入水银拌成糊状,再加入红土拌成软泥状,以不见水银点为度。在平底锅内铺上一薄层干砂土,面积与泥团大小相等,将泥块置砂土上,覆以瓷盆,用熟石膏粉调成糊状,密封盆口处至不漏气为度。然后置炭火上加热 4~6h,俟冷,启开瓷盆,内盆底上满沾雪片状的白色结晶即为轻粉。

3.功用主治

杀虫,攻毒,敛疮;祛痰消积,逐水通便。外治用于疥疮,顽癣,臁疮,梅毒,疮疡,湿疹;内服用于痰涎积滞,水肿膨胀,二便不利。

4.用法用量

外用适量,研末撒敷患处;内服每次 0.1~0.2g,每日 1~2 次,多入丸剂或装胶囊服,服后漱口。

5.禁忌

本品有毒,不可过量。内服慎用,孕妇禁服!

6.贮藏

遮光,密闭,置阴凉干燥处。

四、小灵丹

1.处方

雄黄 125g,硫磺 31g。

2.制备

将方中 2 味分别研细,至不见星为度,按等量递增法混合均匀。然后置于直径约 15cm 的陶土罐内,罐口放置一直径约 20cm 的瓷碗,碗口向上,盛满清水,碗身与罐口结合部缝隙用盐泥封固,连续加热 5h,俟凉,收取瓷碗底部升华凝结的红色透明块状物,研细,通过 100 筛,即为橘红色成品小灵丹。

3.功能主治

散寒止痛,温脾止泻。用于脾肾虚寒引起的偏坠疝气,脾虚久泻,胃寒疼痛,妇女血凝经痛,寒湿带下等。

4.用法用量

内服每次 3g,温黄酒或温开水冲服,1d,1 次。

5.禁忌

不宜过量及久服,阴虚血亏及孕妇禁服!

张宏武　撰

第八章 药 酒

第一节 概 述

酒,素有"百药之长"的称谓,若药、酒相参,则药借酒力,酒助药势,药效迅速,疗效肯定。从远古流传至今的药酒有诸如"妙沁药酒"等,现代新兴的药酒有"龟寿酒"以及"劲酒"等。从酿酒、饮酒到赏酒、论酒,酒已渗透到人类生活的各个方面,并逐渐形成了自身独特的文化,即中国酒文化。酒与医素有不解之缘,繁体"医"字从"酉",酉者酒也。这大概是因为先祖们无意中食用了发酵后的瓜果露汁,发现其可以治疗某些虚寒腹痛之类的疾病,从而让酒与岐黄传统医学结下了不解之缘。《黄帝内经·汤液醪醴论》专门讨论用药之道。所谓"汤液"即今之所谓汤剂或煎剂,而"醪醴"者,即今之药酒也。显然,在战国时代对药酒的医疗作用已经有了较为深刻的认识。酒性温,味辛而苦甘,有温通血脉,宣散药力,熏熙肠胃,祛散风寒,振奋阳气,消除疲劳等作用。适量饮酒可以怡情助兴,但过饮则乱性,酗酒则耗损元气,甚至于殒命。医家之所以喜好用酒,是取其善行药势而达于脏腑、四肢百骸之性,故有"酒为百药之长"的说法。此外,白酒是一种良好的半极性有机溶剂,对诸多亲脂性、和亲水性中药生物活性成分均有良好的浸出效果,故某些中药的有效成分可借助于酒的这一理化特性而提取出来,以利于充分发挥其防治疾病、延年益寿的药用效果这就是药酒历经数千载而不减其魅力的缘由所在。

滋补酒用药讲究配伍,根据其功能可分为补气、补血、滋阴、补阳和气血双补等类型。往昔,野史曾记载:"昔有三人冒雾晨行,一人饮酒,一人饱食,一人空腹。空腹者死,饱食者病,饮酒者健。此酒势辟恶,胜于它物之故也。"从这则记载可以看出,酒对于健康所具有的重要作用。而酒与药物密切关系的内在因素还体现于以下几方面:①食、药合一:药往往味苦而难于被人们所接受,但是酒却系普遍受欢迎的液体食物,酒与药的结合,弥补了药物苦味的缺陷,也缓和了酒的辛燥,从而使得酒与药物相得益彰。②酒为百药之长:"酒,百药之长。"可以理解为在众多的药物中,酒是效果最佳的药物之一。另一方面,酒还可以协同其他药物的疗效。酒与药物有着密不可分的关系,在远古时代,酒就作为一种药,古人云"酒以治疾"。"医"的古体字是"醫",从字形含义分析,酿酒是供医疗为之,酒在古代医药中的重要作用由此可见一斑。

殷商时期的酒品,除了"酒"、"醴"之外,还有"鬯"。鬯是以黑黍为酿酒原料,加入郁金香草酿造而成的,这是自有文字记载以来所知最早的药酒,古人将"鬯"亦用于祭祀和占卜。从湖南长沙马王堆三号汉墓中出土的一部医方专书,被认为是公元前3世纪末秦汉之际的抄本,其中用到酒的药方不少于35个,至少有5方被认为是酒剂配方,用以治疗蛇伤、痈疽以及疥瘙等疾病。其既有内服药酒、亦有外用药酒。此外,马王堆西汉墓帛书中载有6种药酒的酿造方法,但可惜这些药方文字大都残断,仅有"醪利中"较为完整,此方共包括10道制备工序。值得强调的是远古时代的药酒,多数是将药物加入到酿造原料中一块发酵的,而不像后世所采用的浸渍法。其主要原因可能是远古时代的酒不易保藏,浸渍法容易导致酒的酸败。采用药物与酿酒原料同时发酵由于发酵时间较长,使得药物成分可充分溶出。

采用酒煎煮法和酒浸渍法大概始于汉代,汉书文献载"药性有宜丸者,宜散者,宜水煮者,宜酒渍者。"用酒浸渍,一方面可使药材中的某些生物活性成分的溶解度提高;另一方面,酒行药势,亦可提高疗效。东汉医家张仲景的《伤寒杂病论》一书中,就有多例浸渍法和煎煮法的实例。例如,"鳖甲煎丸"方以鳖甲等20余味药物为末,取炉灶下灰一斗,清酒一斛五斗,浸灰,候酒尽一半,着鳖甲于中,煮令泛烂如胶漆,绞取汁,内诸药,煎为丸;又例"红蓝花酒"方,也是用酒煎煮药物后供饮用的制剂。

南朝齐梁时期的本草学家陶弘景,总结了前人采用浸渍法制备药酒的经验,提出了一套冷浸法制备药酒的操作方法:"凡渍药酒,皆须细切,生绢袋盛之,乃入酒密封,随寒暑日数,视其浓烈,便可盛出,不必待至酒尽也。滓可暴燥微捣,更渍饮之,亦可散服。"这段话叙述了药材的粉碎度、浸渍时间,以及浸渍的气温对于浸出速度及浸出效果的影响。并提出了多次浸渍以充分浸出药材中的有效成分,从而弥补了前人冷浸法的缺陷。采用热浸法制备药酒的方法,大概源于北魏时期相关文献记载的"胡椒酒",该法将干姜、胡椒末及安石榴汁置入酒中后"火暖取温",热浸法则成为后来药酒配制的主要方法之一。酒不仅用于内服药,还用来作为外科麻醉剂,传说中华佗用的"麻沸散"就是用酒冲服的,华佗发现醉汉治伤时没有痛苦感,由此得到启发,从而研制出了"麻沸散"。

唐宋时期,药物补酒的酿造较为盛行,某些医药专著均收录了大量的药酒和补酒的配方与制法,由于当时饮酒风气浓厚,社会上酗酒者渐增,故在这些医学著作中解酒和戒酒方随之应运而生。唐宋时期的药酒配方中复方药酒所占比重较高,这是当时制备药酒的显著特点,复方的增多说明药酒制备整体水平的提高。

元、明、清时期,随着经济与文化的进步,中医药学有了新的发展。在整理前人经验、拟定新配方、革新配制技术等方面均取得了新的成就。这一时期已积累了大量的医学文献,前人的宝贵经验受到了医家的普遍重视。因此,出版了不少著作,为继承前人的经验做出了重要的贡献。例如,元代营养学家忽思慧长期担任宫廷饮膳太医,负责宫廷中的饮食调理和养生疗病诸事,其尤为重视食疗与食补的学术与实践,因之将元文宗以前历朝宫廷的食疗经验加以及时整理总结,在继承前代本草著作与名医食疗经验的基础上,同时注意汲取民间日常生活中的食疗经验,编撰完成了营养学专著《饮膳正要》一书,该书共分3卷,卷一讲各种食品;卷二讲原料、饮料和"食疗";卷三讲粮食、蔬菜和肉类、水果等。书中关于饮酒避忌的内容具有重要的学术价值,其中的一些补酒虽无详细记载,但都颇具学术研究价值。明代伟大的医学家李时珍写成了举世闻名的《本草纲目》一书,该书集明及历代药物学与植物学之大成,广泛涉及食品学、营养学和化学等学科。李氏在所收集的附方中记载了大量前人和当时的药酒配方,卷25酒条下设有"附诸药酒方"的专目,辑录药酒69种。除此之外,在各药条目的附方中亦附有药酒配方。据统计,书中共载药酒方200多种,这些配方大多数为简便方,具有用药少,简要易行的特点。明、清时期,亦是药酒新配方不断涌现的时代,补益性药酒显著增多,其中有诸如延龄聚宝酒、史国公药酒、扶衰仙凤酒、长生固本酒、延寿酒、延寿瓮头春酒、长春酒、红颜酒、延寿获嗣酒、参茸酒、养神酒及健步酒等。此外,唐宋时期的药酒,常用一些温热燥烈的药物,如乌头、附子、肉桂及干姜等,这样的药物如果滥用,则往往会伤及阴血。金元时期医界学术争鸣十分活跃,滥用温燥药的风气受到许多医家的批评,这对明、清时期的医学理论有着深刻的影响。故明、清的很多药酒配方多采用平和的药物,这样就可以适用于不同病情和证候,使药酒可以更广泛的在临床中发挥作用。

药酒制作方法古人早有论述,例如《素问》中有"上古圣人作汤液醪醴","邪气时至,服之万全。"的论述,这是药酒治病的较早记载。东汉·张仲景的《金匮要略》中收载的红蓝花酒和麻黄醇酒汤,所采取的煮服方法则类似于现代的热浸法。唐·孙思邈的《备急千金要方》则较全面地论述了药酒的制法与服法，"凡合酒，皆薄切药，以绢袋盛药内酒中，密封头，春夏四五日，秋冬七八日，皆以味足为度，去渣服酒……大诸冬宜服酒、至立春宜停。"又如，李时珍《本草纲目》中记载烧酒的制作则用蒸馏法，"用浓酒和糟入甑，蒸汽令上，用器承取露滴，凡酸之酒，皆可烧酒，和曲酿瓮中七日，以甑蒸取，其清如水，味极浓烈，盖酒露也。"此种酿造方法似与现代基本相同。此外，其尚对冷浸法加药酿制、及传统热浸法制作药酒的操作要领等，均作了较为详细的说明。

根据历代医药文献记载，古人的药酒与现代药酒具有不同的特点：一是古代药酒多以酿制的药酒为主，亦有冷浸法和热浸法；二是基质酒多以黄酒为主，而黄酒性味较白酒缓和。现代药酒则多以白酒作为溶媒，含酒精量一般在50%~60%，少数品种则仍用黄酒制作，其酒精含量在30%左右，制作方法多为浸提法，很少用酿造法制备。现代药酒的制作多选用较高浓度的白酒，因为酒精浓度太低不利于中药饮片内生物活性成分的溶出。但是，酒精浓度过高则会使药材组织中的少量水分析出，使得药材质地坚硬，其中生物活性成分难以溶出。

制作药酒的工具多为非金属容器，诸如砂锅、瓦坛、瓷瓮及玻璃器皿等。然而，某些药酒的制作有其特殊的要求，其制备则另当别论。药酒有冷浸法、热浸法、煎膏兑酒法、淬酒法和酿酒法等多种制备方法。通常配制则以冷浸法最为简便，可按处方将精选的饮片或药材粗末置于陶瓷罐或带塞盖的玻璃器皿中，加入适量的酒(一般用低度白酒或黄酒)，根据药材吸水量的大小，按药物与白酒 1:5~1:10 的比例配制，密封浸泡，每天或隔天振荡 1 次，14~20d 后用纱布过滤。为矫正口味，可加入适量的冰糖或白糖，药渣可再加酒浸泡 1~2次。药酒一般宜在饭前温服，每次按量饮用，如不善饮酒者，可从少量开始，逐渐增量，亦可兑水后服用。药理研究证明，酒精对人体的神经、循环及消化系统具有明显的生理作用，少量或适量的饮酒，对人体有益，配以中药(药酒)饮之能防治某些疾病，促进人体的健康。

华夏最古老的药酒配方是没有名称的，在长沙马王堆出土的帛书中所记载的药酒方，就没有具体的方名，这种情况在唐代医药方书中亦如此。例如，《千金要方·脾脏下》一书中云"治下痢绞痛肠滑不可差方"，《外台秘要·卷十五》载"疗风痹瘾疹方"等。最早的药酒命名始见于先秦及汉代，例如《内经》中的"鸡矢醴"及《金匮要略》中的"红蓝花酒"等，多以单味药或一方中主药的药名作为药酒名称，这亦成为后世对于药酒命名的重要参考依据。汉代以后，药酒命名的方法逐渐增多，传统命名方法有以下几种：(1)以单味中药配制的药酒,将药名作为酒名。例如,羌活酒等。(2)以两味中药制成的药酒,大都双药联名。例如,五倍子白矾酒。(3)以多味中药制成的药酒,用一个、或两个主药作为命名。例如,羌独活酒;或者用简要易记的方法命名。例如,五蛇酒、五精酒、五枝酒、二藤酒等。(4)以人名作为药酒名称。例如,仓公酒、史国公酒、北地太守酒等,以示纪念其人。此外,亦有用人名与药名、或功效联名命名者。例如,崔氏地黄酒、周公百岁酒等。(5)以功能主治命名。例如,安胎当归酒、愈风酒、红颜酒、腰痛酒等。(6)以中药方剂名称直接作为药酒名称。例如,八珍酒、十全大补酒等。此外,尚有从其他各种角度来命名的药酒。例如,白药酒、玉液酒、紫酒、戊戌酒、仙酒、青囊酒等。

第二节　经典方药

一、国公酒

1.处方

(1)甲方:当归、羌活、独活、乌药、五加皮、苍术、白术、防风、青皮、枳壳、白芷、佛手、牡丹皮、川芎、藿香、木瓜、白芍、槟榔、厚朴、牛膝、紫草、麦冬、栀子、枸杞子、广陈皮、红花、破故纸、天南星各 0.5kg。

(2)乙方:白酒(乙醇含量:74%)55kg,黑糖 3kg,红曲 0.625kg,白蜂蜜 4kg,玉竹 0.3kg,广陈皮 0.25kg。

2.制备

将当归、羌活、独活、乌药、五加皮、苍术、白术、防风、青皮、枳壳、白芷、佛手、牡丹皮、川芎、藿香、木瓜、白芍、槟榔、厚朴等 19 味切片,牛膝、紫草、天南星 3 味切制为咀或块。除白酒和红曲外,将甲方与乙方的药料分别混合均匀。然后,称取甲方药料 6kg,连同乙方药料共置入容积为 80L 的铜罐中,加入白酒 55kg,密闭罐口,隔水加热蒸制,待酒液沸腾后进行搅拌,使黑糖和白蜜全部溶解于酒中。继续煎煮至沸腾后离火,将药酒倾入大缸内,待凉后放入红曲,加盖密封,移阴凉处放置 6 个月,过滤,即得。

3.功能主治

驱寒逐风,蠲痹止痛。用于风寒湿痹,筋骨疼痛,四肢麻木,关节僵硬,屈伸不利。

4.用法用量

根据患者乙醇耐受量酌情服用。口服,每次 10~15ml,1d,2~3 次。另供制备虎骨酒用。

二、虎骨酒

1.处方

国公酒 55kg,再造丸、大活络丹、透骨镇风丹各 10 丸,虎骨胶 0.25kg,虎潜膏 0.5kg,老鹳草膏 0.2kg,国公膏 0.625kg,乳香、没药各 62.5g,油松节125g,官桂、广木香、丁香、檀香、白豆蔻、佛手、砂仁各 13.5g。

2.制备

将油松节打为碎块,官桂、广木香、丁香、檀香、白豆蔻、佛手、砂仁等 7 味粉碎为粗末,连同方中余药置于容积为 80L 的铜罐中,加入 55kg 国公酒,密闭罐口,隔水加热。待酒液沸腾后充分搅拌,然后将药酒倾入大缸内加盖密封,移至阴凉处存放 6 个月,过滤,即得。

3.功能主治

强筋健骨,祛寒除湿。用于手足麻木,风寒湿痹,筋骨疼痛,腰膝无力。

4.用法用量

根据患者乙醇耐受量酌情服用。口服,每次 10~15ml,1d,2~3 次。

张　民　撰

第九章 膏 滋

第一节 概 述

膏滋又称煎膏剂,系将药材用水煎煮后过滤去渣,浓缩至半流体状态,再加入适量炼蜜或蔗糖制备而成的剂型。膏者"泽"也,在古代《正韵》和《博雅》两书中解释为"润泽"之意。膏方具有很悠久的历史,早在在两千年前,医家已经使用动物油脂及白酒等涂于皮肤之上,用以祛除疾病。湖南长沙马王堆西汉古墓出土的《五十二病方》中,即有膏方应用的记载。《黄帝内经》等历代中医典籍亦载有关于膏剂的制作和应用的论述。例如,《黄帝内经·素问》有文武膏(桑葚膏)养血,李时珍《本草纲目》有参术膏益元气,《景岳全书》中有两仪膏(党参、熟地)补气血,以及《沈氏尊生》中有龟鹿二仙膏(龟板、鹿角、枸杞子、人参)益气养血,填精补髓等记载。近代医家秦伯未在其《膏方大全》一书中指出:"膏方者,盖煎熬药汁成脂液,而所以营养五脏六腑之枯燥虚弱者也,故俗称膏滋药。"

后汉时期的《方术传》一书,载有古代著名外科医学家华佗用神膏外敷祛病的事迹。东汉著名医学家张仲景的《伤寒杂病论》中载有不少膏方的制法与用途,其于《金匮·腹满寒疝宿食病》中的大乌头煎,是膏方内服的最早记录。及至晋代,《肘后百一方》有"莽草膏"及"五毒神膏"的记述。此时,膏方的运用已由皮肤外敷逐步发展到五官科外塞、内服并用治疗疾病的阶段。

唐、宋时期,对膏方的制作与使用方法等亦有所发展,当时医家将外敷药膏称之为"膏",而将内服膏剂称之为"煎"。例如,《千金要方》和《千金翼方》中所载的"苏子煎"、"杏仁煎"以及"枸杞煎"等,不仅用于治病疗疾,并且用于养生和抗衰老。

元、明时期,进一步扩大了膏方治病的范围。例如,《世医得效方》中载有治疗消渴证(糖尿病)的"地黄膏"、和治疗咳嗽喘满的"蛤蚧膏"等。明代《御制饮膳调养指南》一书中载:制备"琼玉膏"、"天门冬膏"等,需以"慢火熬成膏",并认为其有"延年益寿,填精补髓,发白变黑,返老还童"之功用。

到了清代，膏方已成为临床治疗疾病的常用制剂，并被广泛应用于内、外、妇、儿各科。其中，许多膏方仍沿用至今，例如《本草纲目》所载的益母草膏、《寿世保元》中记载的茯苓膏等。清·慈禧太后就长年服食"扶正益元和中膏"及"菊花延龄膏"等多种膏滋，以达调补机体，延龄驻颜之效。

膏滋的药用效果以滋补、保健、强身、抗衰和延年益寿等为特点，其所用药物或食物，以及赋型剂糖和蜂蜜，大多具有补益作用，能够促进和提高机体的免疫机制。从剂型角度而论，膏滋取汁浓缩，集中了药物之精华，量少而质纯，易于消化吸收。再者，使用简单、方便，无须煎煮，且甘甜悦口，便于长期服用。因此，对于慢性、虚弱性及消耗性疾病的治疗和促进病后、产后机体的恢复尤为适宜。年高体弱者服之，则可抵抗早衰，健体强身，延年益寿。所以，膏滋剂型从古传承至今，临床使用仍然经久不衰。

传统膏滋的具体制备方法分为以下五个操作步骤：

（1）药料的处理：将处方规定的药料洗净，切片、切段、捣碎为末或榨取果汁。

（2）浸泡：将药物盛入容器内加入清水，一般以水液浸没全部药物，并高出8~10cm左右为宜。同时，将浮在液面上的药物压下，浸泡30min后药物即吸水膨胀，若水被药物吸尽，可再酌加清水适量。继续浸渍约12h。

（3）煎煮：先以小火加热，待药料充分膨胀，即加大火力煮沸，然后降低火力，保持药液微沸。根据不同的药料性质，煎煮时间亦相应不同。例如，解表药、理气药等含有挥发性成分，煎熬时间可短些；补益药中含水溶性成分较多，煎煮时间宜长。一般煎煮约1~3h，过滤取汁，残渣继续加清水再煎，第2次加水量一般淹没药料即可。如法反复煎煮3~4次，煮至药料透软、无硬心，煎液气味淡薄为度。而后滤取煎液，压榨药渣液汁并用纱布过滤。合并数次煎液与压榨液，静置24h，反复过滤3~5次，以尽量减少滤液中的杂质。

（4）浓缩：将滤取的煎液置锅内，先以武火加热煮沸，随时捞除表面浮沫，待汁液转浓时改用文火徐徐蒸发浓缩，同时不断搅动，以防焦化。待炼成浸膏时，用竹筷蘸取少许浓缩液滴于能吸水的纸上进行检验，以水迹不向四周扩散为度。

（5）收膏：将砂糖或蜂蜜置于热锅内熔化炼制，再将浸膏倒入混合均匀，用小火煎熬浓缩成膏滋即可。

（6）服法：取药膏适量置于杯中，将开水冲入，搅匀，使之溶化后服下。亦可根据病情需要，将温热的黄酒兑入服用；还可将药膏加黄酒或汤药隔水炖化,调匀后服用;或者将药膏含在口中噙化,其药效发挥则更快。

第二节　经典方药

一、益母草膏

1.处方
益母草 15kg,川芎、白芍、当归、生地黄各 1.5kg,木香 0.5kg。

2.制备
将方中根茎类中药饮片打成碎块后置于铜锅中,添加清水适量没过药面 8~10cm,以文火加热煎煮,保持药液微沸,注意随时补充蒸发损失的水分。待煎煮 4~6h 后过滤煎液,继之添加清水适量煎煮 3 次,滤过,合并 4 次滤液,用双层马尾筛过滤,滤液静置 2h,然后用双底绢筛过滤 2 次。将滤液倾入铜锅中以文火加热浓缩,待浓缩液滴于桑皮纸上无水迹向周围扩散为度。按比例称取浓缩物与蜂蜜适量,混合后置入铜锅内加热至沸腾,趁热用细绢(100 目)过滤,待滤液放凉后除去表面泡沫,分装,即可。

3.功能主治
补气益血,化瘀通经。用于妇女冲任虚损,气血亏乏,经行不畅或行经腹痛。

4.用法用量
口服,每次 15g,1d,2 次,白开水送服。

5.备注
益母草膏组方药料量为 64.5kg,收膏量约为 29kg(收膏率 45%),加蜜量约为(老蜜)87kg。

二、虎潜膏

1.处方
当归、知母、黄柏、秦艽、熟地、独活、制龟板、白术、白芍、黄芪、枸杞子、破故纸、菟丝子、杜仲、锁阳、茯苓、川羌活、防风、怀牛膝各 0.5kg,木瓜、川续断、川牛膝各 1kg,人参(去芦)、白附子各 125g,党参 1.5kg。

2.制备
将方中饮片打碎后置于铜锅中,添加清水适量没过药面 8~10cm,以文火加热煎煮,保持药液微沸,注意随时补充蒸发损失的水分。煎煮 4~6h 后过滤煎液,继之添加清水适量,煎煮 3 次,过滤,合并 4 次滤液,用双层马尾筛过滤,滤液静置 2h,然后用双底绢筛过滤 2 次。将滤液倾入铜锅中以文火加热浓缩,待浓缩液滴于桑皮纸上无水迹向周围扩散为度,按适当比例称取浓缩物与蜂蜜均匀混合,置入铜锅中加热至沸腾,趁热用细绢(100 目)过滤,待滤液放凉后除去表面泡沫,分装,即可。

3.用途

专供制备虎骨酒用。

4.备注

虎潜膏组方药料量为 73.75kg,收膏量约为 31.25kg(收膏率 42.0%),加蜜量约为(老蜜)62.5kg。

三、国公膏

1.处方

当归、羌活、独活、乌药、五加皮、苍术、白术、防风、青皮、枳壳、白芷、佛手、牡丹皮、川芎、藿香、木瓜、白芍、槟榔、厚朴、牛膝、紫草、麦冬、栀子、枸杞子、广陈皮、红花、破故纸、天南星各 0.5kg。

2.制备

将组方中药饮片打碎后置于铜锅中,添加清水适量没过药面 8~10cm,以文火加热煎煮,保持药液微沸,其间注意随时补充蒸发损失的水分。待煎煮 4~6h 后过滤煎液,继之添加清水适量,煎煮 3 次,滤过,合并 4 次滤液,用双层马尾筛过滤,滤液静置 2h,然后用双底绢筛过滤 2 次。将滤液倾入铜锅内以文火加热浓缩,待浓缩液滴于桑皮纸上无水迹向周围扩散为度。按适当比例称取浓缩物与蜂蜜,混合后置入铜锅内加热至沸腾,趁热用细绢(100 目)过滤,待滤液放凉后除去表面泡沫,分装,即可。

3.用途

用于配制虎骨酒。

4.备注

国公膏组方药料量为 42kg,收膏量约为 15.75kg(收膏率 38%),加蜜量约为(老蜜)31.5kg。

顾万红　撰

第十章 茶 剂

第一节 概 述

用含茶叶或不含茶叶的药材及药材提取物,制备而成的用沸水冲服、泡服或煎服的制剂谓之茶剂。其剂型分为茶块、袋装茶和煎煮茶等。茶剂制作历史悠久,源远流长,是中华医药文化独具特色的传统中药剂型之一。据史书载,唐、宋年间,福建等沿海地区茶剂制备非常盛行,具体品种有蜡面茶、龙凤团茶、蜜云龙及莲花峰茶丸等。《唐书·地理志》载有"福州贡蜡面茶",《演繁露》云:"建茶名蜡茶,为其乳泛汤面,与熔蜡相似故名。"《画墁录》曰:唐"贞元中(公元 785~805 年),常衮为建州刺史,始蒸焙而研之,谓研膏茶。其后稍为饼样。"宋初,丁谓任福建转运使时即开始制作凤团茶,继之又制备龙团茶,皆茶饼,八饼重一斤,称大团茶。庆历年间(公元 1041~1048 年),蔡襄为福建路转运使,制造小片龙茶,二十饼重一斤,称小团茶。蔡襄所著《茶录》中载:"茶色贵白,而饼茶多以珍膏油其面,故有青、黄、紫、黑之异。" 又云:"茶有清香,而入贡者微以龙脑和膏,欲助其香。建安民间试茶,皆不入香,恐夺其香。"熙宁年间(公元 1068~1077 年),宋神宗有旨建州制蜜云龙茶,其品佳于小团茶。

明末清初,福建泉州菊水轩根据开元寺秋水祖师秘方,生产菊水轩茶饼,用于防治感冒和中暑。清·嘉庆年间(公元 1796~1802 年),永定县卢曾雄研制成功"万应茶饼",用于防治四时感冒及胃肠道疾病等。自 1984 年起,万应茶饼归由福建永定县采善堂制药厂生产。此外,清代尚有泉州陈杏圃茶饼、武彝清源茶饼等诸多品种。

1949 年中华人民共和国成立后,福建泉州、漳州、福州及厦门等地中药厂先后成立,生产的茶剂有四时感冒茶、双虎万应茶、五防茶饼、万应茶饼、莲花峰茶丸、午时茶、武夷清源茶饼、万应甘和茶、感冒茶、泉州茶饼、甘和茶、四时甘和茶等。80 年代初,茶剂制备技术有了新的发展,诸如厦门思明制药厂开发出了"维甜美降糖茶"、"双玫菊茶"。 这两种茶剂采用袋泡剂型,冲服方便卫生。此后,袋泡茶成为一种新剂型被正式投入生产;继之投产的品种有绞股蓝甘茶、健美茶、五防茶、菊梦思晚茶、维尔美减肥茶及清香解醇茶等。此外,福建厦门中药厂先后投产的茶剂品种有健美减肥茶、小儿四神茶、艳友茶等;福州中药制药厂生产的降压茶,永定县采善堂制药厂生产的万应袋泡茶,闽东第二制药厂生产的乌龙减肥茶、宝宝茶、快通茶、保健美茶;福州梅峰制药厂生产的速溶乌龙茶精,福州春闽保健饮料厂生产的减肥茶、健胃茶、杜仲茶、灵芝茶和舒通茶等,各厂商生产的品种达数十种之多。

第二节 经典方药

午时茶

1.处方

(1)甲方:安化茶 2.5kg,雨前茶 1.25kg,普洱茶 0.75kg。

(2)乙方(藿香正气丸组方):广陈皮、白扁豆、苏叶、茯苓、桔梗、半夏、枳壳各 5kg, 白芷、香薷、神曲各 3.75kg,藿香叶 7.5kg,甘草 2.5kg、木香1.25kg。

(3)丙方(祛暑丸组方):藿香叶、紫苏叶各 5kg,檀香、丁香各 0.75kg,茯苓 7.6kg,甘草 3.6kg,宣木瓜 1.75kg,香薷 2kg。

(4)丁方:六神曲 3kg。

2.制备

将甲方 3 味捣为粗末,乙方和丙方药料分别粉碎成粗粉(30 目),备用。将丁方药料研碎后置于铜锅内,加入清水适量混合均匀,文火加热使之糊化。然后分别称取处方甲药料 4.5kg、处方乙和处方丙药料各 2.5kg,混匀后加入丁方糊化物中,混合均匀,制软材,将软材填充于铜模中压制成 5cm×3cm×1.5cm 的长方形块,阴干,置于 60℃恒温箱内烘干,即可。

3.功能主治

疏风解表,健脾止泄。用于感冒鼻塞,发热头痛,食积腹胀,泄泻便溏。

4.用法用量

每次 1 块(10~15g),1d,2~3 次,沸水泡服或煎服。

5.备注

软材以手捏成团、松手即散为标准,如过于干燥可用沸水调节干湿度。

李秀娟　撰

第十一章　灸剂与熨敷剂

第一节　概　述

雷火针法古代又称之为雷火神针法,首见于明·李时珍《本草纲目》一书中载"雷火神针法:用熟蕲艾末一两,乳香、没药、穿山甲、硫黄、雄黄、草乌头、川乌头、桃树皮末各一钱,麝香五分为末,拌艾。以厚纸裁成条,铺药艾于内,紧卷如指大,长三、四寸,收贮瓶内,埋地中七七日,取出。用时于灯上点着,吹灭,隔纸十层,乘热针于患处,热气直入病处。"李氏所述该法是一种艾灸法,之所以称之为"针",是因为操作时实按于穴位之上,类似针法之故也。雷火针法在其他明、清医籍诸如《针灸大成》、《外科正宗》和《种福堂公选良方》等书中均有记载,但其配方和用药各有差异。

雷火针其适应病证及操作方法以《针灸大成》记载较为详细:"治闪挫诸骨间痛,及寒湿气而畏刺者。……按定痛穴,笔点记,外用纸六七层隔穴,将卷艾药,名雷火针也。取太阳真火,用圆珠火镜皆可,燃红按穴上,良久取起,剪取灰,再烧再按,九次即愈。"由于雷火针的制作和治疗操作均不方便,因此临床实际应用不广,相关研究资料亦乏。

坎离砂是一种传统熨敷中药剂型。该药系将铁烙煅红,倾入汤药煎汁中,及尽冷却制备而成。"坎"、"离"二卦在"八卦"中分别代表水与火,表示水火既济之意,又因该制剂外形似砂,故命曰"坎离砂"。坎离砂采用热传导物理给药方法,集有远红外理疗、热疗及药疗的三重治疗功效。制剂特点为自行发热,热到药到,立即渗透,快速止痛。坎离砂由当归、川芎、防风、透骨草等组成,该方堪称治疗风寒湿痹的经典方药,是历代医学的经验总结。方中当归、川芎、防风、透骨草等,均含挥发性中药生物活性成分,熨敷于患处药贴自行发热,制剂所含挥发性成分不断从药贴中透出,在病灶处形成具有一定温湿度的"药雾",通过热力的导入直达患部,迅速渗入病灶深部组织,从而达到药物透皮吸收的效果。

坎离砂遇空气则自行发热,制剂平均温度恒定在 53℃左右,具有和人体相应吸收波长的远红外辐射频率。熨帖与人体接触后,辐射的远红外线作用于人体,产生共振吸收而穿透皮层组织,起到改善人体微循环、激活人体细胞和改善蛋白质等分子活性的作用。从而有助于生物酶的生长,加强人体组织的再生功能,促进新陈代谢,增强免疫功能和调节植物神经紊乱等作用。此外,通过热疗尚可改善人体微循环,促进血液循环,防止组织缺血、缺氧,缓解局部器官及组织的疼痛症状等。

第二节　经典方药

一、雷火针

1.处方

(1)甲方:没药、乳香、松香、桂枝、皂角、细辛、雄黄、穿山甲(醋制)、独活、丁香、杜仲(炒)、枳壳、川芎各 1.5g,麝香、硫磺各 3g。

(2)乙方:陈艾绒 47g,表心纸 2 张,桑皮纸 3 张,红桑皮纸 1 张。

2.制备

将甲方麝香单独研细,通过 65 目筛;其余 14 味混合粉碎,通过 65 目筛后加入麝香,再通过 40 目筛,混合均匀,备用。取处方乙放置 1 年以上的陈艾叶,用石碾反复碾压,通过 65 目筛除去碎末,未通过筛的即为艾绒。另取长约 65cm、宽 45cm 的表心纸,均匀将艾绒铺于纸上,用细竹棍将聚结的艾绒轻轻弹散,然后取甲方药粉置于 65 目筛内均匀筛于艾绒表面,上覆 1 张表心纸,卷成 45cm 的长条,再从里至外依次包裹 3 张桑皮纸,然后用木板反复滚压艾卷,待艾卷紧密后除去外层破损的桑皮纸,取红桑皮纸 1 张包裹于艾卷表面,切除两端纸头,再用红桑皮纸封糊两端,艾条纸接缝处帖敷"雷火针"标签,晾干。取鸡蛋 1 枚,两头各钻一小孔,将蛋清液涂敷于雷火针艾条表面,晾干,即得。

3.功能主治

温通经络,散寒蠲痹。用于风寒湿痹所致关节及肌肉疼痛诸症。

4.用法用量

外用,点燃后置于患部穴位处灸烤,每次 1 支,1d,1~2 次。

二、坎离砂

1.处方

防风、透骨草、川芎各 0.25kg,铁末 50kg,当归 0.2kg,米醋 3kg。

2.制备

将铁末通过 20 目筛,除去粗粒,再用吹风机吹除细末和杂质,备用。其余

4 味切制后置于铁锅内,加入米醋、清水各 3kg,加热煎煮 30min,过滤,得滤液约 2.5kg,备用。称取净选铁末 10kg,倾入铁锅内以武火加热煅制 2~3h,离火。然后趁热喷入药物煎液 0.5kg,迅速用铁板覆盖锅口,10min 后除去铁盖搅拌,放置 12h,按每份 0.25kg 分装于纸袋中,即可。

3.功能主治

温经通络,蠲痹止痛。用于风寒湿痹所致腰腿疼痛,屈伸不利,膝软足弱,关元冷痛诸症。

4.用法用量

外用,取坎离砂 1 袋置于瓷碗内,加入山西老陈醋 2 汤匙(约 15g),搅拌均匀后装入布袋内,再将布袋包裹于棉被内 10~20min,至袋内坎离砂发热时将之敷于患处,熨敷至热量散尽为止。按上述方法重复操作 4~5 次,以供长期治疗用。待反复使用约 5 次左右、不再产生热量时,需重新制备或者弃去。如温度过高肌肤无法承受,可在熨敷剂下垫以毛巾等物。

5.按语

坎为水,离为火,坎离砂名即取水火既济之意也。从现代理化观点分析,经煅淬后的部分铁末由铁变化为氧化铁,米醋主要成分为乙酸,氧化铁与乙酸结合发生化合反应而释放出热量,从而利用热能对患处皮下毛细血管加以刺激使之扩张,从而促进局部血液循环加快,血管得以畅通,以达中医所谓"通则不痛"的疗效。

坎离砂的温度值经实验测得为:初次铁砂拌入醋液装入布袋,10min 所产生的热量约为 80℃~90℃,温度持续约 1h。此后经醋处理重复使用的熨帖温度范围均在 80℃~90℃,其热度维持时间一般约为 2h。

肖正国　撰

第十二章　中药丸剂挂衣撷粹

第一节　概　述

将中药丸剂表面包裹一层物质,使之与外界隔绝的制备操作称为包衣或上衣,包衣后的丸剂谓之"包衣丸剂"。中药丸剂挂衣技艺历史悠久,源远流长,在操作技巧方面积淀了丰富的宝贵经验,亟需加以整理、传承和弘扬光大,以之承先启后。挂衣是中药丸剂的一大特色,中华医药典籍中早有记载,该操作技法在中成药业界目前仍被广泛应用。中成药部分丸剂制作成型后,需在其表面涂敷或包裹一层衣膜,从而对药物本身可起到一定的防潮、防蛀、矫味和矫臭的作用。衣膜尚可率先被患者机体吸收,起到一定的辅助治疗作用。概括起来,中药丸剂包衣的目的主要有以下五方面:

(1)掩盖恶异、臭味,或减轻药物的刺激性。

(2)增强药物的稳定性,防止药物氧化、变质或挥发。

(3)防止药物吸湿及虫蛀。

(4)根据医疗需要,将处方中部分药物作为包衣材料裹敷于丸剂表面,以便于在服药后率先发挥治疗作用。

(5)控制丸剂的溶散度,以达药物速释(药物衣)、或缓释(肠溶衣)之目的。

(6)改善药物外观,以利于识别和便于服用。

中药丸剂衣膜有以下三种类型:

1.药物衣

包衣的材料是丸剂处方中的组成部分,具有药效作用,在服药后首先发挥治疗作用。此类衣膜有朱砂衣、黄柏衣、甘草衣、雄黄衣、青黛衣、滑石衣和百草霜衣等。

2.保护衣

系选取处方以外无明显的药效作用、且性质稳定的物质作为包衣材料,以使主药与外界隔绝而起保护、或协同治疗的作用。例如,糖衣、薄膜衣、滑石衣及明胶衣等均属此类。

3.肠溶衣

选取适宜的材料将丸剂包衣，服用后使之在胃液中不崩解而在肠液中崩解，以利发挥药效。例如，虫胶以及邻苯二甲酸醋酸纤维素（CAP）等皆系此类。

第二节　操作工艺

1.金箔衣

称取黄金 31.25g、白银 6.25g，混合加热熔化后放置冷凝，然后等分为 16 份，再将每等份置于乌金纸上用锤敲击成箔，金箔之间垫衬以棉纸即可。金箔衣种类及其挂衣方法有以下 3 种：

（1）满金衣：取金箔适量，剪成小碎块，将需要挂衣的蜜丸如再造丸、大活络丹、牛黄清心丸、安宫牛黄丸及牛黄镇惊丸等逐个置于箔块中，用手指搓动蜜丸，利用蜜的黏性使药丸全部被金箔包裹，即可。

（2）花金衣：取剪碎的金箔片适量，将需要挂衣的蜜丸逐个置于箔片中，用手指搓动蜜丸，使箔片零星散布于丸药表面，以不覆盖整个丸面为度。例如，北京同仁堂所制"万应锭"即包裹花金衣。具体操作方法为：取冰糖适量研为细末，加入 3 倍量的水，加热溶解，放置备用。另称取成型并经充分干燥后的万应锭 750g，置于瓷盆中逐步分次加入少量冰糖水，双手持盆前后摇摆，使冰糖水均匀涂敷于锭表面，以锭不相互粘附、用手触锭不粘连于手指上为度。另取一竹皮编织的圆形盛具，底部铺以牛皮纸，在纸上放置 250g 被冰糖水涂敷的锭，加入金箔 15 张，然后将牛皮纸角用双手提起抖动，使锭与金箔在纸上来回滚转，金箔即被挤成零星碎片，散在粘附于锭表面。如此反复操作，至金箔全部贴敷于锭面，干燥，包装即可。

此外，梅花点舌丹和壬水金丹等小型丸剂需挂满金衣，但因其丸粒太小，故不能按照挂满金衣的方法操作，宜按挂花金衣的方法适当增加金箔用量，将丸完全包裹即可。

（3）贴金衣：将金箔剪成 0.5～1.0cm 见方的小块，贴在诸如金衣祛暑丸、至宝锭或混圆丹等成药上，每丸药面贴附 1 块即可。

2. 朱砂衣

挂朱砂衣的蜜丸有诸如胎产金丹、舒肝丸、六合定中丸、万灵丹、补心丹及朱砂安神丸等；挂朱砂衣的水丸有痧药、如意丹、蟾酥丸、七珍丹和周氏回生丹

等;挂朱砂衣的糊丸有太极丸与黑神丸等。朱砂挂衣分为两种类型:

(1)蜜丸挂朱砂衣:称取蜜丸1250g置于瓷盆中,一人分次均匀加入通过七号筛的朱砂细粉,另一操作者双手持盆往复摇摆,从而使朱砂粉均匀敷布于蜜丸表面即可。每1250g大蜜丸朱砂用量为19.53 g;小蜜丸比表面积较大,所以朱砂用量较之大蜜丸为多,约31.25g。

(2)水丸、糊丸挂朱砂衣:水丸除痧药因挂衣朱砂用量较大,需以糯米汁增大其黏性辅助挂衣外,其余丸剂均用水挂。具体操作方法为:先在竹制圆笸内均匀涂布水或糯米汁适量,然后加入需要挂衣的丸剂(干品)进行撞摆,使丸面湿润,如此反复数次操作,待丸剂湿润度适中时,再加入少量朱砂粉往复摇摆,分次逐渐加入剩余朱砂,至均匀敷布于丸面即可。

3.金朱衣(金箔朱砂衣)

即在丸剂表面先挂朱砂衣、后挂金箔衣。例如,牛黄抱龙丸挂朱砂衣后需裹满金衣,金衣祛暑丸挂朱砂衣后应贴金衣。由于金箔极薄,极易粘附于朱砂衣表面,所以不用黏着剂。

4.朱砂雄黄衣

代天宣化丹组方中有朱砂和雄黄两味,可以兼做挂衣药料。操作时先挂色浅的雄黄、其次再挂色泽较深的朱砂,两色相加则丸剂呈朱红色。服药后朱砂和雄黄首先发挥药效,且可提前排泄,从而可避免朱砂与雄黄可能造成的蓄积中毒现象。

5.朱砂滑石衣

朱砂滑石衣常见于回生救急丹等,先将该方中滑石粉置乳钵内,分次小量加入朱砂粉,用力混合研磨,即呈粉红色粉末。然后以糯米汁为黏合剂,在圆竹笸中按水丸挂衣方法操作即可。

6.五色衣

正色五花丸外挂五色衣, 其具体操作方法为: 将制作成型的丸剂分为5等份,取其中4份分别用滑石、青黛、黄柏及朱砂4种药料细粉挂衣,待干燥后将此4种颜色的丸剂与未挂衣的1份本色丸剂混合,即为五色衣丸剂。其五色之意按中医阴阳五行学说理论解释为:左青龙(青黛),入肝经;右白虎(滑石),入肺经;前朱雀(朱砂),入心经;后玄武(黄柏),入肾经;中勾成(正色五花丸本品),入脾经。

除上述6种挂衣类型外,尚有六神丸挂的百草霜衣,礞石滚痰丸挂的煅礞石衣(以上两药皆用糯米汁做黏着剂),纯阳正气丸挂的红灵丹衣,烂积丸挂的红曲衣,当归龙荟丸挂的青黛衣,以及化虫丸利用方中雄黄挂的雄黄衣等。上述挂衣工艺均与水丸和糊丸挂朱砂衣的操作方法相同。

丸剂挂衣后的工序为磨光,除蜜丸剂以及挂金箔衣的各种类型丸剂为避免蜜丸变形、或金箔外衣表面损裂而不予磨光外,其他挂衣丸剂皆需磨光。磨光方法有两种:其一系人工磨光法,即取长约 2.3m、口径约 0.2m 的细长布袋一条,装入需磨光的药丸 1500~2500g,再放入直径约 0.5cm 的玻璃珠 30~40枚、虫白蜡数小块,然后两人各持布袋一端用力往复推拉撞摆约 20~30min,使袋中内容物相互摩擦,直至丸面细致光滑为度;第二种方法为机械磨光法,即将药丸、虫白蜡和玻璃珠同时置入磨光机中进行机械磨光。该操作与人工磨光法相比生产效率高、且丸剂破损率低。

张宏武　撰

第十三章 京帮成药配本

第一节 丸 剂

一、大活络丹

1.处方

（1）甲方：蕲蛇皮、骨（酒炙）、乌梢蛇（酒炙）、竹节香附（醋制）、草乌、威灵仙（酒炒）、天麻、全蝎、何首乌、龟板、麻黄、贯众、藿香、乌药、黄连、熟地、熟大黄、木香、沉香、羌活、官桂、甘草各 62.5g，细辛、赤芍、没药、乳香、丁香、僵蚕、天南星、青皮、骨碎补、白豆蔻、附片、黄芩、茯苓、香附、玄参、白术各 31.3g，葛根、虎胫骨（油炙）、血竭各 22g，地龙、制松香各 15.6g，人参（去芦）93.8g，防风 78g，当归 47g。

（2）乙方：牛黄、冰片各 4.7g，麝香、犀角各 15.6g，安息香 6.3g。

2.制备

将处方甲的虎胫骨、血竭、松香分别研细，混合，通过 80 目筛。其余药料进行前处理，混合粉碎，通过 80 目筛，按等量递增法加入前三味药料，混匀，备用。另将处方乙的 5 味药料分别研细，通过 80 目筛，混匀，备用。

称取甲方药粉 2.13g，再按等量递增法将乙方药粉加入，混合均匀。按 1:1 比例加入等量炼蜜，制为每枚重约 3.75g 的大蜜丸，外裹满金衣，蜡皮封固，即可。

3.功能主治

祛风除湿，理气豁痰，通经活络。用于中风痰厥引起的肢体瘫痪，足痿痹痛，筋脉拘急等症。

4.用法用量

内服，每次 1 丸，1d,2 次，黄酒送服。

二、补心丹

1.处方

当归、麦门冬、天门冬、柏子仁、酸枣仁各 5kg,茯苓、五味子、远志、玄参、丹参各 2.5kg,生地黄 10kg,人参(去芦)1.25kg。

2.制备

将以上 12 味前处理后混合粉碎,通过 80 目筛,制为小蜜丸,朱砂包衣。

3.功能主治

补血养心,安神定志。用于心悸失眠,神志不宁,健忘怔忡等症。

4.用法用量

内服,每次 6g,1d,2 次,红枣汤送服。

三、女金丹

1.处方

延胡索、白术、白芍、官桂、川芎、牡丹皮、茯苓、熟地黄、鹿角霜、香附子、黄芩、白芷、藁本、赤石脂、白薇、没药、甘草、阿胶各 3.5kg,当归、陈皮各 7kg,益母草 10kg,党参 1.75kg,人参(去芦)1kg,砂仁 2.5kg,国公酒料渣 7.5kg。

2.制备

称取以上 25 味药料,进行药材前处理,混合粉碎,通过 80 目筛,按照小蜜丸操作方法制备小蜜丸,规格为每 20 丸重约 31.25g。

3.功能主治

填补冲任,调经止带。用于妇女月经不调,崩漏带下,腰酸腹痛,气血不足,面色萎黄,不孕不育等症。

4.用法用量

内服,每次 9g,1d,2 次,姜汤水送服。

四、透骨镇风丹

1.处方

(1)甲方:菟丝子、川续断、杜仲、甘松香、杏仁、木通、五加皮、牡丹皮、虎胫骨、当归、没药、川芎、白芷、枳壳、厚朴、广陈皮、荆芥、羌活、半夏、天南星、桔梗、藿香、天麻、连翘、巴戟天、葫芦巴、青皮、益智仁、滑石、青风藤、罂粟壳、远志、白芍、柏子仁、乌药、莪术、麻黄、石楠藤、独活、黄芪、僵蚕、龟板、赤芍、防风、香附子、地骨皮、吴茱萸、海桐皮、牛膝、苍术、全蝎、大熟地、肉苁蓉、枳实、砂仁、木瓜、红豆蔻、肉桂、茯苓各 468.75g,大茴香、草乌头、川乌头、白豆蔻、川楝子、榧子、丁香、五味子、破故纸、木贼、山柰、细辛、小茴香、大青盐、白附子、木香、肉豆蔻、鹿茸、乳香、高良姜、草果仁、甘草、三棱、龙骨、自然铜、血竭、白术、人参(去芦)各 235g。

(2)乙方:麝香 7.8g,朱砂 15g。

2.制备

将处方甲与处方乙的药料分别混合粉碎,通过 80 目筛,备用。称取处方甲的药料粉 2280.25g,与处方乙的细料粉按等量递增法混合均匀,然后加入炼蜜 3250g 制为大蜜丸,每丸重约 10.5g,蜡皮封固。

3.功能主治

通经活络,补肝益肾,搜风散寒,祛瘀定痛。用于中风所致之半身不遂,肢体麻木,口舌歪斜,言语蹇涩,筋骨疼痛等症。

4.用法用量

每服 1 丸,1d,2 次,黄酒或温开水送服。

五、再造丸

1.处方

(1)甲方:蕲蛇肉(酒制)、人参(去芦)、玄参(去芦)、熟地黄、防风、何首乌、川芎、黄芪、甘草、竹节香附(醋炒)、黄连、桑寄生、大黄、藿香、麻黄、萆薢、天麻、肉桂(去粗皮)、草豆蔻、白芷、羌活各 625g,母丁香、细辛、天竺黄、香附子、山羊血、乳香、没药、青皮(醋炒)、紫蔻、茯苓、骨碎补、赤芍、虎胫骨(油炙)、僵蚕、穿山甲、龟板、沉香、白术、乌药、当归、松节各 312.5g,红曲、檀香、地龙、三七各 156.25g,全蝎、葛根、威灵仙(酒炒)各 468.75g,建神曲、毛橘红各 1250g,川附子 3125g,於潜术 250g,血竭 235g,片姜黄 78g。

(2)乙方:京牛黄、冰片各 31.25g,犀角 93.75g,麝香 62.5g,朱砂 125g。

2.制备

将甲方与乙方的药料分别混合研磨粉碎,通过 80 目筛,混匀,备用。称取甲方药料粉 10kg,再与乙方细料粉按等量递增法混合均匀,继之加入炼蜜 3250g,混合制软材。然后将软材装入瓷坛内加盖密封,置阴凉干燥处存贮 12 个月后取出制丸,每丸重 7.5g。此操作方法称之为"圈",其目的在于使药粉与蜂蜜二者之间相互充分浸润融和,所制丸剂不仅柔软、润泽、光亮,并且易于机体吸收利用以及长期贮存。

3.功能主治

舒经通络,补肝益肾,搜风散寒,祛瘀定痛。用于中风所致之半身不遂,肢体麻木,口舌歪斜、语言蹇涩,筋骨疼痛等症。

4.用法用量

每服 1 丸,1d,2 次,黄酒或温开水送服。

六、牛黄清心丸

1.处方

（1）甲方：人参（去芦）、白芍、白术、神曲各 1172g，川芎、桔梗、柴胡各610g，黄芩、防风、麦门冬各 687.5g，山药 3280g，甘草 2345g，大豆黄卷 852g，肉桂（去粗皮）845g，阿胶 780g，茯苓 750g，当归 700g，生杏仁 576g，焦枣（去核）406g，雄黄 375g，干姜 352g，白蔹 325g，炒蒲黄 107g。

（2）乙方：羚羊角 82g，牛黄 75g，犀角 41.25g，冰片 46.9g，麝香 18.75g，朱砂 203g。

2.制备

将甲方药料混合粉碎，通过 80 目筛；乙方药料分别研细后按等量递增法混合均匀，通过 80 目筛。然后称取甲方药粉 4kg，与乙方细料粉混合套色，再加入等量炼蜜混合制软材，搓丸，贴满金衣，蜡皮封固，即可。

3.功能主治

豁痰清心，祛风止痉。用于诸风所致之四肢不利，痰涎壅盛，语言謇塞，怔忡健忘，神志恍惚等症。

4.用法用量

成人每次服 1 丸，1~2 岁儿童每次服用三分之一丸。1d 一次，温开水送服。

七、搜风顺气丸

1.处方

车前子、槟榔、火麻仁各 80g，郁李仁、菟丝子、怀牛膝、生山药各 95g，西防风、独活、酒军、山茱萸、枳壳各 65g。

2.制备

以上 12 味混合粉碎，通过五号筛，混合均匀。每 100g 药粉加入炼蜜 100~120g，制成小蜜丸，每 60 丸重约 9g。

3.功能主治

行气活血，润肠通便。适用于四肢无力，大便秘结，小便不利，腰膝酸软疼痛等症。

4.用法用量

每次服 9g，1d，2 次，淡盐水送下。孕妇忌服！

八、普济回春丹

1.处方

葛根、羌活、连翘、白芍、防风、藿香、生地黄各 155g，桂枝、茯苓、麻黄、紫苏、陈皮、川芎、白芷、半夏、甘草各95g,升麻65g。

2.制备

将以上17味混合粉碎,通过五号筛,混合均匀。每100g药粉加入炼蜜100~120g,制成大蜜丸,每丸重9g。

3.功能主治

疏风解肌,发汗解表。用于伤风感冒,发热头痛等外感风寒诸症。

4.用法用量

每服9g,1d,2次,白开水送下,小儿酌减。

5.禁忌

高热、阳虚患者以及心阳不振者忌服!

九、清胃黄连丸

1.处方

黄芩、栀子、黄柏各625g,黄连、知母、桔梗、粉丹皮、生地黄、赤芍、天花粉、连翘、玄参、石膏各250g,甘草125g。

2.制备

将以上14味药料混合粉碎,通过五号筛,混合均匀。每100g药粉加入炼蜜110~130g,制成大蜜丸。每丸重9g。

3.功能主治

泻火清热,生津止渴。用于胃阴不足,口干、口臭,饮食无味,牙痛及牙龈出血,腮颊肿痛,咽喉疼痛等症。

4.用法用量

每次服9g,1d,2次,白开水送下。

十、犀羚丹

1.处方

黄芩、栀子、黄柏各60g,大黄、玄参、黄连、生地、甘草各30g,川芎、元明粉各25g,龙胆草、冰片各15g,犀角1g,羚羊角1.5g。

2.制备

将犀角、羚羊角、冰片、元明粉分别单独研细,通过六号筛,混合均匀,备用。将方中其余10味粉碎,通过五号筛,混合均匀,再按等量递增法与上述四味药料粉混合均匀,通过五号筛,加入温度在60℃左右的炼蜜适量,制丸。每100g药粉加入炼蜜100~120g。每丸重6g。

3.功能主治

清热泻火,解毒通便。用于火势上炎所致之头痛,牙痛,口舌生疮,咽喉肿痛,爆发性火眼,心烦口渴,大便不通等症。

4.用法用量

每服 1 丸,1d,2 次,白开水送下。孕妇忌服!

十一、加味麻仁丸

1.处方

火麻仁、当归各 250g,枳实、厚朴、郁李仁、杏仁各 125g,白芍 95g,酒大黄 500g。

2.制备

将以上 8 味混合粉碎, 通过六号筛, 混合均匀。每 100 g 药料粉加炼蜜 100~120g,制成小蜜丸。每 60 丸重约 9g。

3.功能主治

宽中理气,润肠通便。用于习惯性便秘,大便燥结,腹满胀痛,头晕、胸闷等症。

4.用法用量

每服 9g,1d,2 次,白开水送下。

5.禁忌

新产妇、孕妇以及年老体虚者忌服!

十二、人参鹿茸丸

1.处方

人参、鹿茸、鹿筋、甘草、五味子、海马、白术、熟地黄、补骨脂、当归、川芎、茯苓、山药、天门冬、楮实子、黄芪、枸杞子、生地黄、小茴香、杜仲、怀牛膝、麦门冬、菟丝子、巴戟天、肉苁蓉、芦巴子、秋石、续断、覆盆子、陈皮各 50g,沉香 25g,冬虫夏草 3g,大青盐 25g,虎骨 30g。

2.制备

将沉香、冬虫夏草、大青盐、虎骨四味分别粉碎,通过六号筛,混合均匀,备用。方中余药混合粉碎,通过六号筛,混合均匀,按等量递增法与上述备用药粉混合均匀,通过六号筛。每 100g 药粉加炼蜜 100~120g,制成大蜜丸。每丸重 9g,蜡皮封固。

3.功能主治

生精补血,健脾益胃。用于气血两亏,四肢无力,面色无华,贫血,遗精,心阳不振,消化不良,血虚头眩,自汗或汗出不止,腰膝酸软等症。

4.用法用量

每服 9g ,一 d,2 次,淡盐水送下。服药期间禁行房事!

十三、九转黄精丸

1.处方

当归 500g,黄精 500g。

2.制备

先在当归、黄精两味药料中加入 1kg 黄酒,搅拌均匀,然后置于密封容器中隔水加热蒸制 12h,至药物外部呈黑色为度。干燥,粉碎,通过五号筛,混合均匀。每 100g 药粉加炼蜜 90~100g,制为小蜜丸。每 60 丸重约 9g。

3.功能主治

补气益血,固本扶正。用于气血不足,倦怠乏力,身体羸弱,筋骨痿软等症。

4.用法用量

每服 9g,1d,2 次,白开水或淡盐水送下。

十四、脾肾双补丸

处方一

1.处方

熟地黄 95g,肉苁蓉 45g,山茱萸、山药、肉桂、附片、菟丝子、怀牛膝、枸杞子、杜仲、巴戟天、锁阳各 30g,当归身、补骨脂、莲须各 25g。

2.制备

将以上 15 味混合粉碎,通过五号筛,混合均匀。每 100g 药粉加炼蜜 100~120g,制成小蜜丸。每 60 丸重约 9g。

3.功能主治

补肾填髓,收涩固精。用于阳虚火衰,梦遗滑精,腰膝酸软,头晕耳鸣等症。

4.用法用量

每服 9g,1d,2 次,淡盐水送下。服药期间节欲,孕妇忌服!

处方二

1.处方

扁豆、党参、白术、炙黄芪、茯苓、苡米仁、陈皮、益智仁各 30g,香附子、砂仁、枳壳各 25g,紫蔻、木通各 15g,山楂 45g。

2.制备

将以上 14 味混合粉碎,通过六号筛,混合均匀,水泛为丸,干燥,即得。每 100 丸重约 6g。

3.功能主治

补中益气,化滞开胃。用于脾胃虚弱,纳呆腹胀,完谷不化,少气乏力,身体羸弱等症。

4.用法用量

每服 6g,1d,2 次,白开水送下。孕妇忌服!

5.按语

脾肾双补丸系由蜜丸和水丸两种方药剂型组成,其中蜜丸主在补肾,以固先天之本;水丸意在健脾,以治后天为重。两药同用则具益精补血以培脾土,健脾固金以益肾精之功。凡脾肾双虚之人服之无不奏效。

十五、鱼鳔种子丸

1.处方

当归、杜仲、莲须、巴戟天、肉苁蓉、潼蒺藜、淫羊藿、菟丝子、茯苓、怀牛膝、补骨脂、枸杞子、鱼鳔胶各 125g,肉桂、附片、炙甘草各 60g。

2.制备

将以上 16 味药如法炮制,混合粉碎,通过五号筛,混合均匀。每 100g 药粉加炼蜜 120g~130g,制成大蜜丸。每丸重 9g。

3.功能主治

壮腰健肾,补火敛精。用于滑精早泄,阳痿,命门火衰,性功能低下诸症。

4.用法用量

每服 9g,1d,2 次,淡盐水送下。服药期间禁行房事,孕妇忌服!

十六、鹿肾丸

1.处方

鱼鳔胶、胡桃仁、枸杞子、熟地黄、覆盆子各 125g,怀牛膝、巴戟天、芡实、黄芪、炙甘草、旱莲草各 95g,当归、莲须、补骨脂、麦门冬、续断、山药、山茱萸、生龙骨各 60g,金樱子、五味子、丹皮、鹿茸、车前子、韭菜子各 30g,党参、何首乌各 155g,茯苓、泽泻各 45g,虎骨 6g,鹿肾 185g,肉桂 15g。

2.制备

以上诸药如法炮制。将鱼鳔胶、虎骨、鹿肾、鹿茸分别单独粉碎,通过六号筛,混合均匀,备用。另将方中余药混合粉碎,通过五号筛,按等量递增法与细料药粉混合均匀。每 100g 药粉加炼蜜 150~170g,制成大蜜丸。每丸重 9g。

3.功能主治

强腰健肾,壮阳补火,滋阴固精。用于阳痿早泄,气血双亏,梦遗滑精,阳物不举,性功能衰退等症。

4.用法用量

每服 9g,1d,2 次,淡盐水送下。服药期间禁行房事,孕妇忌服!

十七、安神定志丸

1.处方

熟地黄 125g,於术 45g,黄芪、当归、龙眼肉各 60g,川芎、酸枣仁、白芍、党参、炙甘草各 30g,菖蒲、茯神、远志各 25g。

2.制备

将以上 13 味混合粉碎,通过五号筛,混合均匀。每 100g 药粉加炼蜜 90~110g,制成大蜜丸,蜡皮封固。每丸重 9g。

3.功能主治

安神定志,益气养血。用于心血不足,惊悸失眠,精神恍惚,怔忡健忘等症。

4.用法用量

每服 9g,1d,2 次,稀米粥送下。

十八、蛤蚧养肺丸

1.处方

莲子、沙参、天门冬、麦门冬、川贝母、茯苓、山药、苡米仁、扁豆各 25g,前胡、天花粉、瓜蒌仁、白前、桔梗、赖氏红(化橘红)、杏仁、桑白皮、白芥子、莱菔子、甘草各 18g,白及、百合、生黄芪、党参各 30g,戈制半夏 9g,蛤蚧 3 对。

2.制备

以上诸药如法修制。蛤蚧单独粉碎,通过六号筛,备用。余药混合粉碎,通过五号筛,然后加入蛤蚧粉混合配研,过筛,混合均匀。每 100g 药粉加炼蜜 100~120g,制成小蜜丸。每 60 丸重约 9g。

3.功能主治

补肺益肾,止咳化痰。用于虚痨久咳,肾不纳气,哮喘痰涎,精神倦怠,四肢乏力,肺、肾两虚诸症。

4.用法用量

每服 9g,1d,2 次,白开水或淡盐水送下。孕妇忌服!

十九、开胃健脾丸

1.处方

陈皮、白术、神曲、麦芽、半夏、香附子各 750g,苍术、茯苓、泽泻、砂仁、苡米仁、枳实各 360g,厚朴 560g,炙甘草 180g。

2.制备

将以上 14 味混合粉碎,通过五号筛,混合均匀。每 100g 药粉加炼蜜 100~120g,制成小蜜丸。

3.功能主治

开胃健脾,宽中理气。用于消化不良,食积腹胀,胸膈闷满,不思饮食等症。

4.用法用量

每服 9g,1d,2 次,白开水送下。孕妇忌服!

二十、灵宝如意丸

1.处方

明天麻、麻黄、雄黄、朱砂各 110g,茅苍术、西大黄各 95g,丁香 190g,粉甘草 75g,蟾酥 30g,麝香 9g。

2.制备

将方中雄黄、朱砂 2 味水飞为极细粉,麝香单独研为极细粉,备用。除蟾酥外,余药混合粉碎,通过五号筛,备用。留取适量朱砂,将上述 3 味药料粉与方中其余料粉混合配研,过筛,混合均匀。取白酒适量,加入蟾酥中搅拌使之溶化,用之泛丸,以留取之朱砂包衣,低温干燥,即得。每 200 粒重约 3g。

3.功能主治

镇惊安神,祛暑清心。用于中暑眩晕,神志不清,身热气粗,烦躁不安,痰涎阻塞,以及痧气诸症等。

4.用法用量

每服 3g,1d,2 次,白开水送下。孕妇忌服!

二十一、黑锡丹

1.处方

川楝子、广木香、肉豆蔻、补骨脂、小茴香各 30g,肉桂、芦巴子、沉香各 15g。

2.制备

上药如法炮制,混合粉碎,通过六号筛,混合均匀,备用。另取硫磺、黑锡各 30g,置于锅内混合加热拌炒呈砂状,待冷后粉碎,通过六号筛,与处方药粉混合均匀,过筛,以黄酒打糊泛丸,低温干燥,即得。每 30 丸重约 6g。

3.功能主治

温中止痛,理脾健胃。用于脾阳不振,脐腹冷痛,大便溏泻,畏寒肢冷,四肢疼痛,气促作喘,冷汗淋漓等症。

4.用法用量

每服 6g,1d,2 次,白开水送下。

二十二、茵陈五疸丸

1.处方

茵陈 2000g,苍术、香附子、神曲各 500g,黄柏、猪苓、木通 、防己、防风、羌活、柴胡、藁本、栀子、皂矾各 250g。

2.制备

诸药如法炮制,除茵陈外余药混合粉碎,通过五号筛,混合均匀。取茵陈入锅内加水煎煮,滤过,用滤液泛制药丸,干燥,即得。

3.功能主治

清利湿热,退黄消肿。用于湿热黄疸,溲赤不畅,颜面黄肿,湿阻中浊,头重头痛,口苦咽干等症。

4.用法用量

每服 6g,1d,3 次,米醋水或白开水送下。

5.禁忌

服药期间忌食膏粱厚味,脾胃虚寒者禁用!

二十三、梅苏丸

1.处方

乌梅 500g,薄荷 375g,紫苏叶 125g,粉甘草 30g,白砂糖 1.5kg。

2.制备

将白砂糖单独粉碎,通过六号筛,备用。取薄荷、苏叶、粉甘草三味混合粉碎,通过六号筛,再与白砂糖粉按等比例递增法混合,过筛,备用。另将乌梅粉碎为粗末,加水煎煮,滤过,用滤液泛制药丸,干燥,即得。每 30 丸重约 9g。

3.功能主治

清热解暑,退黄消肿。用于风热中暑,头昏目眩,口干口渴,全身灼热等症。

4.用法用量

每服 6~9g,1d,3~4 次,口中噙化。

二十四、地榆槐角丸

1.处方

地榆炭、生地黄、黄芩、炒槐花各1500g,枳壳、大黄、当归尾、赤芍、防风、荆芥穗各750g,槐角2250g,红花185g。

2.制备

方中诸药如法炮制,混合粉碎,通过五号筛,混合均匀。用清水泛制为丸,干燥,即得。

3.功能主治

止血消肿,通便解毒。用于痔瘘下血,肛门刺痒肿痛,肠燥便秘等症。

4.用法用量

每服9g,1d,2次,白开水送下。服药期间忌食辛辣刺激性食品。

二十五、更衣丸

1.处方

芦荟22g,朱砂15g。

2.制备

将朱砂水飞为极细粉,备用。芦荟粉碎并通过六号筛与朱砂混合配研,过筛,混合均匀,用白酒泛制为丸。每150丸重约3g。

3.功能主治

润肠通便。用于习惯性便秘,大便燥结,数日不行,腹部胀痛,头晕,胸闷等症。

4.用法用量

每服3g,1d,2次,米汤送下。服药期间宜多饮水,忌食辛辣刺激性食品,排便要有规律。孕妇禁用!

二十六、五味槟榔丸

1.处方

枣槟榔500g,丁香30g,白蔻仁185g,砂仁250g,大青盐15g。

2.制备

将方中五味混合粉碎,通过六号筛,混合均匀。然后以小黄米为糊,制成糊丸。每丸重1.5g。

3.功能主治

行气止疼,暖胃消积。用于脾胃虚寒,胃脘冷痛,肉食停积,腹胀喜按等症。

4.用法用量

每服 6g,1d,2 次,白开水送下。服药期间忌食生冷及不易消化食物。

二十七、香连化滞丸

1.处方

当归、白芍、黄芩、黄柏、枳壳、滑石、槟榔各 30g,甘草、广木香各 9g,黄连 95g,大黄 60g。

2.制备

以上诸药如法炮制,混合粉碎,通过六号筛,混合均匀。水泛为丸,干燥,即得。每丸重 0.5g。

3.功能主治

清肠泻热,化食导滞。用于肠热泻痢,里急后重,大便脓血,腹中作痛,食滞不消等症。

4.用法用量

每服 6g,1d,2~3 次,白开水或米汤送下。服药期间忌食油腻,孕妇忌服!

二十八、黑虎丸

1.处方

大黄、干姜、郁李仁各 15g,巴豆霜 9g。

2.制备

除巴豆霜外,其余三味混合粉碎,通过五号筛,再与巴豆霜混合均匀。以面打糊为丸,用鸡蛋清裹衣,干燥,即得。每丸重 0.5g。

3.功能主治

消积除痞,利水通便。用于胃肠实热积滞,二便不通,腹中胀满,痞块积聚等症。

4.用法用量

每服 3~6g,1d,1~2 次,米汤送下。气血虚弱者及孕产妇忌用!

二十九、济坤丸

1.处方

丹参、丹皮、桔梗、木通、谷芽、益智仁、枳壳、青皮各 30g,生地黄、白芍、元胡、天门冬、麦门冬、红花、龙胆草、蝉蜕、厚朴各 60g,当归、泽兰各 95g,熟地黄、莲子、香附子各 125g,阿胶、远志、酸枣仁、草蔻各 15g,陈皮、乌药、木香、於术各 25g,川楝子 12g。

2.制备

方中诸药如法炮制,混合粉碎,通过五号筛,混合均匀。每100g药粉加炼蜜110~130g,制成大蜜丸,朱砂为衣。每丸重12g。

3.功能主治

活血祛瘀,调经养血。用于经血不调,超前错后,经水紫黑,血漏带下,癥块结聚,腹胀腹痛,以及孕妇临产艰难等症。

4.用法用量

每服1丸,1d,2次,黄酒或白开水送下。

三十、二益丹

1.处方

肉豆蔻、砂仁、广木香、附片、炙甘草、煅龙骨、炒吴茱萸、云皮、北细辛、花椒、檀香、枯矾、山柰、海螵蛸各100g,紫蔻仁、丁香、母丁香、蛇床子各50g,白芷500g,当归300g,肉桂150g。

2.制备

方中诸药如法炮制,混合粉碎,通过六号筛,混合均匀,炼蜜为丸。制丸时取酥油少许作为润滑剂,成丸后贴金衣。每100g药粉加炼蜜140~160g。每丸重3.6g。

3.功能主治

调经止带,暖宫助孕。用于经血不调,赤白带下,经行腹痛,宫寒不孕,气滞胃痛等症。

4.用法用量

每服1丸,1d,2次,早、晚用黄酒或白开水送下。服药期间忌生冷及油腻食品。

三十一、玉液金丹

1.处方

益母草、醋艾叶各195g,黄芩、炙甘草、枳壳、肉苁蓉各36g,川贝母、川芎、香附子、杜仲、阿胶各80g,荷叶、麦门冬各75g,琥珀、於术、广木香、血竭、大腹皮各28g,白芍、当归身、沉香、橘红各50g,潼蒺藜、砂仁各65g,茯苓、续断各20g,山楂260g,党参60g,厚朴45g,粉丹皮140g,山药135g,菟丝子96g。

2.制备

方中诸药如法炮制,将沉香、血竭、阿胶三味分别单独研细,通过六号筛,备用。余药混合粉碎,通过六号筛,再与上述三味药粉混合配研,过筛,混匀。

每 100g 药粉加炼蜜 130~150g,制成大蜜丸。每丸重 9g。

3.功能主治

调经活血,益气养荣。用于妇女经血不调,血瘀气滞,气血双亏,腰腿疼痛,寒凝痛经等症。

4.用法用量

每服 9g,1d,2 次,黄酒或白开水送下。孕妇忌服!

三十二、培坤丹

1.处方

炙黄芪、白术各 150g,陈皮、茯苓、麦门冬、酸枣仁、杜仲、龙眼肉、山茱萸各 100g,炙甘草、五味子各 25g,远志、酥油各 12.5g,川芎、白芍、北沙参、醋艾叶各 50g,当归 250g,砂仁 28g,胡桃仁 62.5g,芦巴子 125g,熟地黄 200g。

2.制备

除酥油外方中诸药如法炮制,混合粉碎,通过五号筛,混合均匀。将酥油置锅内加热融化后倾入药粉拌炒 3min 出锅, 备用。每 100g 药粉加炼蜜 90~110g,制成小蜜丸,即得。每 60 丸重约 9g。

3.功能主治

调经养血,健脾益胃。用于气虚血亏,月经不调,赤白带下,小腹冷痛,神疲倦怠,畏寒肢冷,食欲不振等症。

4.用法用量

每次服 9g,1d,2 次,黄酒或白开水送下。

三十三、宁坤至宝丹

1.处方

益母草、香附子、党参各 250g,当归、川芎、乌药、黄芩、生地黄、白术、茯苓、丹参、砂仁、青皮、木香、杜仲、甘草、元胡、枸杞子、沉香各 125g,肉桂、柴胡各 60g。

2.制备

方中诸药如法炮制,沉香单独研粉,通过六号筛。余药混合粉碎,通过五号筛,再与沉香粉混合配研,过筛,混合均匀。每 100g 药粉加炼蜜 90~110g,制成大蜜丸,即得。每丸重 9g。

3.功能主治

调经养血,行气化瘀。用于经血不调,腰腹疼痛,赤白带下,四肢浮肿,呕逆胀满,胃脘疼痛等症。

4.用法用量

每服 9g,1d,2 次,白开水送下。

三十四、胎产金丹

1.处方

当归、香附子各 155g,川芎、於术、赤石脂、乳香、丹皮、白芍各 95g,元胡、藁本、白芷各 60g,炙甘草、没药、桂心各 45g,白薇 75g,茯苓 110g,党参 120g。

2.制备

以上诸药如法炮制,混合粉碎,通过五号筛,混合均匀,炼蜜为丸,朱砂为衣。每 100g 药粉加炼蜜 110~130g,制成大蜜丸。每丸重 9g。

3.功能主治

调经养血,益气安胎。用于胎动、胎漏,产后下血,月经崩漏,胞衣难下,以及胸腹胀满,腰腿疼痛,乍冷乍热,肢体浮肿,不思饮食等症。

4.用法用量

每服 9g,1d,2 次,白开水送下。

三十五、四红丹

1.处方

大黄炭、当归炭、阿胶珠、槐花炭、蒲黄炭、荷叶炭各 250g。

2.制备

以上 6 味混合粉碎,通过六号筛,混合均匀,炼蜜为丸,朱砂为衣。每100g 药粉加炼蜜 110~130g,制成大蜜丸。每丸重 3g,蜡皮封固。

3.功能主治

敛血,止血。用于吐血,咯血,尿血,便血,肠风下血,胃溃疡出血,以及妇女子宫和膀胱出血。

4.用法用量

每服 9g,1d,2 次,白开水送下。服药期间忌食辛辣刺激食品!

三十六、调经丸

1.处方

熟地黄、阿胶、益母草各 185g,茯苓、半夏、粉丹皮、艾叶炭、川芎、陈皮、麦门冬、续断、黄芩各 95g,白术、白芍各 75g,没药、吴茱萸、元胡、小茴香各 45g,香附子 375g,当归 140g,甘草 30g。

2.制备

将阿胶单独研粉,通过六号筛,备用。余药混合粉碎,通过六号筛,然后加入阿胶粉混合配研,过筛混匀。每 100g 药粉加炼蜜 110~130g,制成小蜜丸。每 60 丸重 9g。

3.功能主治

化瘀通络,调经养血。用于经期超前错后,行经腹痛,气血虚寒,经色暗淡,经闭、经少、四肢酸痛等症。

4.用法用量

每服 9g,1d,2 次,白开水送下。孕妇忌服!

三十七、月事丸

1.处方

白芍、川芎、生地黄、熟地黄、黄芩、茯苓、台乌、橘红、香附子、桂心各 15g,当归身、白术、藁本各 30g,白薇、白芷、没药、丹皮、元明粉、赤石脂各 60g,紫苏、阿胶、砂仁各 7.5g,广木香、甘草各 4.5g,沉香、牛膝各 6g,益母草 95g,党参12g。

2.制备

将方中阿胶、沉香、元明粉三味分别单独研细,通过六号筛,备用。余药混合粉碎,通过五号筛,再与上述三味药粉混合配研,过筛混匀。然后以饱和冰糖水溶液泛制为丸,干燥,以朱砂、滑石粉包衣,即得。

3.功能主治

调经活血,益气养荣。用于妇女月经不调,经色不正,赤白带下,崩漏淋漓,血瘀痞块,腹中隐痛,子宫寒冷等症。

4.用法用量

每服 9g,1d,2 次,黄酒或白开水送下。孕妇忌服!

三十八、催生兔脑丸

1.处方

母丁香、乳香各 30g,麝香 9g,兔脑一对。

2.制备

将麝香、兔脑(焙干)分别研细,通过六号筛,备用。余药混合粉碎,通过六号筛,再与备用药粉混合配研,过筛,混合均匀,水泛为丸,低温干燥,蜡皮封固。每丸重 1g。

3.功能主治

催产促生。用于妇女临产胎儿不下及难产。

4.用法用量

每服 3~6g,白开水送下。孕妇忌服!

三十九、孕妇金花丸

1.处方

栀子、银花、黄柏、黄芩、当归、白芍、生地黄各500g,黄连250g,川芎125g。

2.制备

方中诸药如法炮制,混合粉碎,通过六号筛,混合均匀,水泛为丸,干燥,即得。每20丸重约6g。

3.功能主治

清热解毒,养血安胎。用于孕妇心火上炎,口舌生疮,咽喉红肿,爆发火眼,头痛眩晕,身倦体热,牙龈肿痛等症。

4.用法用量

每服6g,1d,2次,白开水送下。服药期间忌辛辣刺激性食品!

四十、通经甘露丸

1.处方

川芎、当归、红花各75g,酒大黄310g,广木香45g,百草霜15g。

2.制备

方中六味混合研粉,通过六号筛,混合均匀。另称取当归、红花各125g加水煎汤,取汁泛丸,干燥,即得。每20丸重约9g。

3.功能主治

调经活血,散瘀化滞。用于妇女经闭血瘀,胸胁胀痛,脘腹痞硬,腹满疼痛等症。

4.用法用量

每服9g,1d,2次,黄酒或白开水送下。孕妇忌服!

四十一、鹿胎冷香丸

1.处方

党参、条参、黄芪各125g,白芍、龙眼肉、鳖甲、香附子、当归各95g,赤石脂、白薇、牡蛎、甘草、菊花炭、乌梅炭、白全参各60g,柴胡、益智仁、元胡各45g,鹿茸、桃仁、沉香、油桂、鸡血藤、东参各30g,川芎、薄荷各25g,琥珀、藏红花、川楝子、蚕茧炭各15g,鹿胎一具,益母草250g,鹿角霜12g。

2.制备

方中诸药如法炮制,先将鹿胎、鹿茸、藏红花、琥珀、沉香、东参六味分别单独研细,通过六号筛,备用。余药混合粉碎,通过六号筛,再与备用药粉混合配研,过筛,混合均匀,按1:1之比用黄酒和牛乳汁混合液泛制为丸,干燥,裹朱砂衣,即得。每丸重 1g。

3.功能主治

调经种子,养血安胎,温中止带。用于妇女月经不调,冲任虚损,腰膝酸软,头晕目眩,宫寒不孕,子宫幼稚,以及孕妇胎前、产后所致诸病。

4.用法用量

每服 9g,1d,2 次,淡盐水送下。服药期间忌食生冷,勿动气忧伤!

四十二、二母宁嗽丸

1.处方

紫菀、百合、知母、杏仁、玄参、麦门冬各 300g,款冬花 900g,罂粟壳 600g,贝母 150g。

2.制备

方中 9 味如法炮制,混合粉碎,通过五号筛,混合均匀。每 100g 药粉加炼蜜 50~70g,制成大蜜丸。每丸重 9g。

3.功能主治

止嗽化痰,润肺定喘。用于肺虚气弱,咳嗽痰喘,口干津少,痰中带血,肺燥及肺阴不足等症。

4.用法用量

每服 9g,1d,2 次,白开水送下。

四十三、宁嗽化痰丸

1.处方

生地黄、紫菀各 370g,橘红、麦门冬、前胡、百合各 250g,川贝母、桔梗、五味子、栀子、半夏曲、当归、知母、天花粉各 155g,百部、阿胶各 125g,款冬花、玄参、苏子、甘草、天门冬、旋覆花、黄芩、杏仁各 60g,桑白皮 310g。

2.制备

将阿胶单独粉碎,通过五号筛,备用。余药如法炮制,混合粉碎,通过五号筛,然后加入阿胶粉混合配研,过筛,混合均匀。每 100g 药粉加炼蜜 90~120g,制成蜜丸,即得。每丸重 7.5g。

3.功能主治

止嗽化痰,清肺定喘。用于经年痨嗽,咳嗽痰喘,咽干口渴,痰中带血等症。

4.用法用量

每服 1 丸,1d,2 次,白开水送下。外感风寒引起的咳嗽忌用!

四十四、定喘丸

1.处方

杏仁、天门冬各60g,炙桑皮、炙麻黄、麦门冬、陈皮、茯苓、半夏、前胡、栝蒌仁、防风、酒芩、莱菔子、白芥子各30g,苏子、知母、贝母各45g,高丽参、橘红各15g,甘草22g。

2.制备

将高丽参单独粉碎,通过六号筛,备用。余药混合粉碎,通过五号筛,然后加入高丽参粉混合配研,过筛,混合均匀。每100g药粉加炼蜜90g,制成大蜜丸。每丸重9g。

3.功能主治

止嗽化痰,宣肺平喘。用于肺气不宣,咳嗽痰喘,气不接续,心悸难眠,或热郁于肺,咳咯黄痰等症。

4.用法用量

每服9g,1d,2次,生姜汤送下。

四十五、橘红化痰丸

1.处方

橘红、甘草、川贝母、白矾、五味子各110g,马兜铃125g,杏仁155g,清半夏75g,紫菀45g。

2.制备

方中9味混合粉碎,通过五号筛,混合均匀。每100g药粉加炼蜜70~90g,制成大蜜丸。每丸重9g。

3.功能主治

宣肺平喘,化痰止咳。用于咳嗽气喘,呕吐痰涎,胸部作痛,实热胸满等症。

4.用法用量

每服9g,1d,2次,白开水送下。服药期间忌生冷及刺激性食品!

四十六、太平养肺丸

1.处方

熟地黄、生地黄、天门冬、麦门冬、当归、杏仁、川贝母、款冬花、阿胶、百部各30g,桔梗、蒲黄、京墨各15g,诃子25g,冰片6g,麝香0.6g。

2.制备

方中诸药如法炮制,先将麝香、京墨、阿胶分别单独研细,通过六号筛,备用。余药混合粉碎,通过五号筛,然后与备用药粉混合配研,过筛,混合均匀。

每100g药粉加炼蜜80~100g,制成中蜜丸,蜡皮封固。每丸重6g。

3.功能主治

润肺化痰,宣肺平喘。用于肺虚哮喘,肺痿咯血,胸膈胀满,以及支气管炎等症。

4.用法用量

每服1丸,1d,2次,白开水送下。孕妇忌服!

四十七、竹沥化痰丸

1.处方

半夏、山楂、香附子、枳实各200g,天南星、酒大黄各150g,白术、栝蒌仁、茯苓、百部、莱菔子各100g,海浮石、黄连、玄参、黄芩、杏仁、贝母各50g,陈皮300g,苏子350g。

2.制备

方中诸药如法炮制,混合粉碎,通过六号筛,混合均匀,用竹沥水泛制为丸,干燥,即得。每50丸重约3g。

3.功能主治

止咳豁痰,降逆通便。用于痰实胸满,喘嗽痰涎,腹满胃胀,呕吐呃逆,大便不通,烦闷癫狂。

4.用法用量

每服6~9g,1d,2次,白开水送下。孕妇及体虚者忌服!

四十八、小儿回春丹

1.处方

钩藤、胆南星各250g,川贝母、天竺黄、甘草各125g,朱砂、防风、羌活、僵蚕、全蝎、天麻、白附子、雄黄各15g,冰片、麝香、牛黄各9g,蛇含石(即干馒)95g。

2.制备

先将雄黄、朱砂分别水飞为极细粉,麝香、牛黄、冰片分别单独研细,通过六号筛,备用。余药混合粉碎,通过六号筛,再加入上述两组药粉混合配研,过筛,混合均匀。每100g药粉加炼蜜100g,制成小蜜丸,蜡皮封固。每60丸重约9g。

3.功能主治

止咳化痰,解热止痉,祛风定惊。用于小儿外感高烧,咽喉肿痛,咳嗽气喘,痰涎壅盛;以及肝风内动所致之角弓反张,惊厥抽搐,烦躁不安等症。

4.用法用量

每次1~1.5g,1d,2~3次,白开水送下。用药期间忌食生冷及油腻食品!

四十九、妙灵丹

1.处方

川贝母、橘红、生地黄、玄参各 25g,半夏、桔梗各 20g,薄荷、木通、赤芍、天麻、钩藤、制天南星、羌活、前胡、葛根各 18g,羚羊角、犀角各 1.5g,朱砂 15g,冰片 3g。

2.制备

将朱砂水飞为极细粉,冰片、羚羊角、犀角分别研细,通过六号筛,备用。余药混合粉碎,通过六号筛,再加入上述备用药粉混合配研,过筛,混合均匀,炼蜜为丸,朱砂为衣。每 100g 药粉加炼蜜 110~140g,每丸重 1.5g。

3.功能主治

清热化痰,定惊安神。用于外感发热,头痛眩晕,肺热咳喘,呕吐痰涎,鼻干口燥,咽喉肿痛,烦躁不安,二便不利等症。

4.用法用量

每服 1.5g,1d,2~3 次,白开水送下。服药期间忌辛辣刺激性食品!

五十、小儿金丹

1.处方

川贝母、橘红各 12g,羌活、生地黄、木通、大青叶、荆芥穗、桔梗、前胡、西河柳、赤芍、制天南星、玄参、钩藤、半夏、枳壳各 9g,薄荷、牛蒡子、葛根、天麻、防风、甘草各 6g,羚羊角、犀角各 1.5g,朱砂 25g,冰片 3g。

2.制备

将朱砂水飞为极细粉,冰片、羚羊角、犀角分别单独研细,通过六号筛,备用。余药混合粉碎,通过六号筛,再加入上述四味药粉混合配研,过筛,混合均匀,炼蜜为丸,蜡皮封固。每 100g 药粉加炼蜜 120~140g,每丸重 1.5g。

3.功能主治

发汗解表,止嗽化痰,清热解毒,镇惊安神。用于伤风头痛,咳嗽气喘,咽喉红肿,外感发热,鼻流清涕,呃逆呕吐,惊厥抽搐,淋巴腺炎等症。

4.用法用量

每服 0.75~1.5g,1d,2~3 次,白开水送下。服药期间忌辛辣油腻食品!

五十一、小儿止嗽金丹

1.处方

玄参、麦门冬、杏仁、胆南星各 125g,焦槟榔、桔梗、竹茹、桑白皮、川贝母、天花粉、栝蒌仁、甘草各 95g,苏子、知母、苏叶各 60g。

2.制备

将方中诸药如法炮制,混合粉碎,通过五号筛,混合均匀,炼蜜为丸。每100g 药粉加炼蜜 120~150g,每丸重 3g。

3.功能主治

清热除烦,止嗽化痰。用于伤风咳嗽,呕吐痰涎,口干舌燥,咽喉肿痛,身热烦渴,胸中满闷等症。

4.用法用量

每服 1.5~3g,1d,2~3 次,白开水送下。服药期间忌食辛辣之品!

五十二、慢惊丸

1.处方

党参、陈皮、炮姜、白术、防风、茯苓、山药各 9g,肉豆蔻、制天南星、天麻、当归各 6g,炙甘草、肉桂、白芍各 3g。

2.制备

将方中 14 味混合粉碎,通过六号筛,混合均匀,炼蜜为丸。每100g 药粉加炼蜜 100~120g,每丸重 3g。

3.功能主治

散寒除湿,健脾止泻,温中止痉。用于小儿慢惊风,外感伤寒、内伤饮食,上吐下泻,惊厥抽搐,唇舌干燥,手足厥冷,汗出亡阳等症。

4.用法用量

每服 3g,1d,2~3 次,白开水送下。服药期间忌生冷!

五十三、小儿健脾丸

1.处方

党参、白术各 30g,茯苓、砂仁、莲子、薏米仁、神曲、山楂、麦芽、陈皮、山药、扁豆、炙甘草各 15g,肉豆蔻 6g,诃子 9g,鸡内金 12g。

2.制备

将方中诸药混合粉碎,通过六号筛,混合均匀。每100g 药粉加炼蜜 110~130g,制成蜜丸。每丸重 3g。

3.功能主治

补中益气,健脾止泻。用于小儿消化不良,腹痛泄泻,食欲不振,体虚羸弱等症。

4.用法用量

每服 3g,1d,2~3 次,白开水送下。

五十四、小儿肥皂饼

1.处方

肥皂、天麻各 30g,白附子、薄荷、僵蚕、粉甘草各 15g,全蝎 6g,白芷 22g。

2.制备

除肥皂外,余七味药混合粉碎,通过六号筛,混合均匀,备用。取炼蜜适量,加入肥皂混合融化,然后加入备用药粉,搅拌均匀,制为饼状,贴金衣,即得。每 100g 药粉加炼蜜 50~70g,每枚药饼重 3g。

3.功能主治

息风镇惊,豁痰止痉。用于小儿肝风内动,痉挛抽搐,四肢厥逆等症。

4.用法用量

每服 3g,1d,2 次,温开水送下。服药期间忌食生冷!

五十五、育婴金丹

1.处方

胆南星、羌活、防风、麻黄、天麻、青礞石(制)各 30g,茯苓、陈皮、天竺黄各 25g,猪牙皂、僵蚕、冰片各 15g,全蝎、薄荷各 6g,钩藤 125g,琥珀 9g,牛黄 3g,麝香 1.5g,竹沥膏 50g。

2.制备

将青礞石煅制后水飞为极细粉,再将全蝎、冰片、琥珀、牛黄、麝香分别单独研细,通过六号筛,备用。除竹沥膏外,余药混合粉碎,通过六号筛,再与备用药粉混合配研,过筛,混合均匀,然后加入炼蜜、竹沥膏混合搅拌,制备为丸,水飞朱砂为衣。每丸重 3g。

3.功能主治

止咳化痰,镇惊安神,散风解表。用于小儿身热头痛,咳嗽气喘,咽喉疼痛,鼻流清涕,闭塞不通,惊风抽搐等症。

4.用法用量

每服 0.5~3g,1d,2 次,白开水送下。服药期间忌食刺激性食品!

五十六、金衣至宝丹

1.处方

陈皮、山楂、麦芽、附子、全蝎、蝉蜕、天麻、羌活、钩藤、槟榔、僵蚕、苏叶、薄荷、藿香各 15g,白芥子、滑石、琥珀、冰片各 9g,川贝母、朱砂、胆南星各16g,牛黄 0.6g,麝香 1.5g。

2.制备

将滑石、朱砂水飞为极细粉,琥珀、冰片、牛黄、麝香分别单独研为细粉,通过六号筛,备用。方中余药混合粉碎,通过六号筛,再加入备用药粉混合配研,过筛,混合均匀,炼蜜为丸,贴金衣,即得。每100g 药粉加炼蜜 110~130g,每丸重 1.5g。

3.功能主治

镇惊安神,疏风解表,开胃导滞。用于小儿外感风温,发热恶寒,咳嗽痰喘,高热不退,惊厥抽搐,食欲不振,消化不良等症。

4.用法用量

每服 1.5g,1d,2 次,白开水送下。服药期间忌辛辣刺激及生冷油腻食品!

五十七、至圣保元丹

1.处方

朱砂、枳实、茯神、胆南星、钩藤、全蝎、僵蚕、雄黄、甘草、硼砂各 30g,天竺黄、羚羊角、沉香、犀角、木通各 15g,山药 60g,琥珀 22g。

2.制备

将朱砂、雄黄水飞为极细粉,琥珀、沉香、犀角、羚羊角、硼砂分别研为细粉,通过六号筛,备用。余药混合粉碎,通过六号筛,然后与备用细料混合配研,过筛,混合均匀,炼蜜为丸,即得。每100g 药粉加炼蜜 100~120g,每丸重0.9g。

3.功能主治

清热止痉,镇惊安神,化痰解毒。用于小儿肝风内动,高热惊厥,四肢抽搐,神志昏迷,痰壅咳喘,呕吐以及外感风热等症。

4.用法用量

每服 0.9g,1d,1~2 次,白开水送下。服药期间忌辛辣油腻食品!

五十八、保肝化风丹

1.处方

胆南星、橘络、半夏、黄芩、甘草各 6g,羌活、独活、天麻、全蝎、党参各 3g,钩藤15g。

2.制备

方中 11 味混合粉碎,通过五号筛,混合均匀,炼蜜为丸,朱砂为衣。每100g 药粉加炼蜜 90~120g,每丸重 3g。

3.功能主治

解热镇惊,止嗽化痰。用于小儿伤风咳嗽,呕吐痰涎,小便赤黄,高热惊风等症。

4.用法用量

每服 1.5~3g,1d,2 次,白开水送下。服药期间忌食生冷!

五十九、黎峒丸

1.处方

血竭、乳香(去油)、藤黄(豆腐制)、没药(去油)、天竺黄、大黄、儿茶各60g,三七、雄黄、阿魏各 30g,麝香 12g,琥珀 6g,冰片 9g。

2.制备

将雄黄水飞为极细粉,麝香、琥珀、血竭、冰片分别单独研细,通过六号筛,备用。除阿魏外,余药混合粉碎,通过六号筛,然后与细料药粉混合配研,过筛,混合均匀,将阿魏加入炼蜜中融合后与药粉混合制丸,即得。每 100g 药粉加炼蜜 90~110g,每丸重 3g。

3.功能主治

散瘀活血,解毒止痛。用于痈疽疮疡,疔毒疥癣,跌打损伤,血瘀疼痛,皮肤红肿坚硬等症。

4.用法用量

每服 3g,1d,1 次,白开水送下;作为外用散剂时以醋调敷患处。孕妇忌服!

六十、蟾酥丸

1.处方

蟾酥(白酒融化)、雄黄各 6g,枯矾、寒水石、没药、乳香、麝香各 3g,轻粉1.5g,蜗牛 21 只,朱砂 9g。

2.制备

方中诸药如法炮制,将雄黄、朱砂水飞为极细粉,备用。除蟾酥、蜗牛外,余药分别研为细粉,通过七号筛,再与雄黄、朱砂混合套研,过筛,混合均匀。另将蜗牛、蟾酥捣为稠糊状后再与药粉混合制丸,朱砂为衣。每丸重 0.3g。

3.功能主治

化腐生肌,杀毒敛疮。用于一切疔毒恶疮,痈疖肿痛诸症。

4.用法用量

每服 0.3g,1d,2 次,黄酒送下;外用适量,用醋调敷患处。孕妇忌服!

六十一、内消瘰疬丸

1.处方

昆布、木香、甘草、海藻、三棱、香附子、蛤粉、莪术、桔梗、白芷、海带、海螵蛸、夏枯草各 125g,细辛、制天南星、海螺各 60g,川贝母、玄参各 95g。

2.制备

方中诸药如法炮制,混合粉碎,通过五号筛,混合均匀,水泛为丸,干燥,即得。

3.功能主治

清热化痰,消肿散结。用于瘿瘤、结核、瘰疬,淋巴结肿大,乳痈等症。

4.用法用量

每服 9g,1d,2 次,白开水送下。服药期间禁行房事,孕妇忌服!

六十二、银翘败毒丸

1.处方

银花、连翘、大黄各 500g,紫花地丁、蒲公英、栀子、白芷、黄芩、赤芍、玄参、浙贝母、桔梗、木通、防风、白鲜皮、甘草梢各 370g,蝉蜕、天花粉各 250g。

2.制备

方中诸药混合粉碎,通过五号筛,混合均匀,水泛为丸,干燥,即得。另外,如熬制膏滋,每 500g 中药浸膏加入炼蜜 1000g,收炼成膏,即得。

3.功能主治

清热解毒,消肿止痛。用于诸痛疮疡,红肿热痛,周身灼热,疮疥溃烂、溢液流脓,丹毒疱疹,疥癣痛痒及无名肿毒等。

4.用法用量

丸剂每服 9g,1d,2 次;膏滋每服 30g,1d,2 次,白开水送下。服药期间忌房事!

六十三、三黄宝蜡丸

1.处方

血竭、天竺黄、刘寄奴各 60g,大戟、雄黄各 42g,芒硝、朱砂各 20g,制水银、乳香、没药、蜂蜡、麝香各 6g,制藤黄 82g,当归尾 28g,儿茶 38g,血琥珀4.5g。

2.制备

方中诸药如法炮制,将朱砂、雄黄水飞为极细粉,藤黄、芒硝、水银、琥珀、血竭、麝香分别单独研细,通过六号筛,备用。余药混合粉碎,通过六号筛,然后加入备用药粉混合配研,过筛,混合均匀,取蜂蜡适量制备为丸,阴干,即得。每丸重 3g,密闭贮存。

3.功能主治

活血散瘀,止痛消肿。用于一切跌打损伤,瘀血肿痛,闪腰岔气,扭伤挫伤等症。

4.用法用量

每服 3g,1d,1~2 次,黄酒送下。孕妇忌服!

六十四、明目蒺藜丸

1.处方

川芎、刺蒺藜、木贼、蝉蜕、旋覆花各 250g,防风、草决明、桔梗、龙胆草各 155g,当归、白芍、生地黄、羌活各 125g,白芷、黄芩、甘草各 80g,菊花 375g,薄荷 95g。

2.制备

方中诸药如法炮制,混合粉碎,通过六号筛,混合均匀,水泛为丸,干燥,即得。

3.功能主治

清热明目,祛风退翳。用于爆发火眼、红肿热痛,障翳云蒙,视物昏花,泪流畏光,眼睑红肿等症。

4.用法用量

每服 9g,1d,2 次,白开水送下。服药期间忌食刺激性物品!

六十五、清心明目上清丸

1.处方

黄连、桔梗、玄参、酒军、枳壳、陈皮、菊花、黄芩各 250g,薄荷、甘草、当归尾、赤芍、荆芥、连翘、白蒺藜、栀子、蝉蜕、天花粉、生石膏、麦门冬、车前子各15g。

2.制备

将生石膏水飞为极细粉,余药混合粉碎,通过六号筛,然后加入生石膏粉混合配研,过筛,混合均匀,水泛为丸,干燥,即得。

3.功能主治

疏散风热,解毒明目。用于爆发火眼,巩膜红赤,畏光流泪,眼睑红肿等症。

4.用法用量

每服 9g,1d,2 次,白开水送下。服药期间忌刺激性食品!

六十六、疥癣一扫光

1.处方

大枫子 30g,砒石 15g,胡桃仁 25g,水银 3g。

2.制备

将砒石煅制为霜,水银铅制研粉,然后分别通过七号筛,混合配研,备用。

另将大枫子去壳取仁后再与胡桃仁及备用药料混合,共捣为泥状,制为丸剂,即得。每丸重 3g。

3.功能主治

杀毒疗疮,祛湿止痒。用于顽癣,疥疮,苔癣刺痒不已等症。

4.用法用量

外用! 每次 1 丸,往复涂擦患处, 6 天为一疗程用。切勿入口,患处破溃者禁用!

第二节 散 剂

一、卧龙丹

1.处方

灯芯炭 125g,蟾酥 6g,麝香 3g,冰片 18g。

2.制备

在蟾酥中加入白酒 6g,连续搅拌使呈稠膏状,干燥后研粉,通过七号筛。余药分别单独研为细粉,通过七号筛,然后加入蟾酥粉混合配研,过筛,分装,密封贮存。

3.功能主治

开窍醒脑,清暑避瘟。用于中暑中恶,呕吐腹痛,鼻塞不通,头疼眩晕。以及疮疡初起所致皮肤潮红,疼痛作痒,牙龈肿痛等。

4.用法用量

内服 0.2~0.6g,由鼻孔吸入;外用适量,撒敷患处。孕妇禁用!

二、白平安散

1.处方

滑石、白芷各 30g,川芎、麝香各 3g,绿豆粉 625g,生石膏 60g,冰片 125g。

2.制备

将生石膏、滑石用水飞为极细粉,备用。其余五味分别单独研为细粉,通过七号筛,再加入上述二味混合配研,过筛,分装,即得。

3.功能主治

清暑解热,通关开窍。用于夏季中暑,心烦不安,头痛眩晕,目昏眼花,烦热神昏,口燥干渴等症。

4.用法用量

每服 1.5g,或由鼻孔吸入适量。孕妇忌用!

三、林则徐十八味

1.处方

野党参、旋覆花、黄精、益智仁、炙黄芪、枸杞子、鹤虱各 95g,明党参、杜仲、半夏、炮姜炭、茯苓、甘草、酸枣仁、米壳(或於术)各 60g,肉苁蓉、砂仁各 30g,橘红 45g,大枣 625g。

2.制备

方中各味如法修制,混合粉碎,通过六号筛,分装,即得。

3.功能主治

补气养血,安神益智,健脾脱毒。用于沾染毒品,身体衰弱,五心烦乱,寝食难安,毒瘾难戒等。

4.用法用量

每服 6~9g,1d,2 次,白开水或稀米粥送下。

四、千金白术散

1.处方

党参、白术、山药、扁豆、莲子各 60g,茯苓、薏米仁、泽泻各 50g,桔梗、陈皮各 36g,砂仁、炙甘草、鸡内金各 30g。

2.制备

方中诸药如法修制,混合粉碎,通过六号筛,分装,即得。

3.功能主治

补中益气,健脾止泻。用于食欲不振,消化不良,胸腹胀满,大便溏泻,精神疲惫等。

4.用法用量

每服 9g,1d,2 次,白开水送下。服药期间忌食甘味滋腻之品!

五、活胃散

1.处方

明雄黄、白胡椒、公丁香、巴豆霜、广木香各 1.2g,五灵脂、枳壳各 6g,西红花 3g。

2.制备

将方中诸药如法炮制,明雄黄用水飞为极细粉,备用。余药混合粉碎,通过六号筛,然后加入雄黄粉混合配研,过筛,分装,即得。

3.功能主治

温中散寒,行气止痛,清肠通便。用于寒伤脾胃,中脘疼痛,胸膈胀满,不思饮食,大便闭结等。

4.用法用量

每服 0.6g,1d,3 次,以舌舔咽药粉,隔 1h 后再饮水为妥。孕妇忌服!

六、猪肝散

1.处方

潞党参、油桂、白术、肉豆蔻、砂仁、良姜、大香、炮姜、丁香各 6g,雄猪肝一具。

2.制备

除猪肝外,方中诸药如法修制,混合粉碎,通过六号筛,备用。将猪肝用非铁器制品如竹刀等切碎,置烘箱或新瓦上焙干,研为细粉,通过六号筛,再与备用药料混合配研,过筛,分装,即得。

3.功能主治

健脾益胃,温中止泻。用于脾胃虚寒,干呕呃逆,不思饮食,久泻不止等。

4.用法用量

每服 6g,1d,3 次,稀米粥送下。服药期间忌食油腻及生冷之物!

七、退云散

1.处方

煅炉甘石 310g,冰片 30g,麝香、熊胆各 6g。

2.制备

将炉甘石煅红后浸入黄连煎液中淬制,然后用水飞为极细粉,备用。其余 3 味分别研为细粉,通过九号筛,然后与炉甘石粉混合配研,过筛,备用。另取荸荠汁与冰糖汁各半,混合过滤,加入备用药粉中混合搅拌均匀,制成瓜子状剂型,即得。

3.功能主治

清热解毒,明目退翳。用于爆发火眼,畏光流泪,目赤痛痒,眼边红烂,睛障目翳。

4.用法用量

取药物 1 粒,用珍珠明目液溶解,滴点眼角处,1d,2~3 次。用药期间忌食刺激物!

八、八宝眼药

1.处方

炉甘石(煅)60g,冰片 18g,硼砂(煅)6g,朱砂 3g,熊胆 7.5g,麝香、珍珠各 1.2g,琥珀、珊瑚各 4.5g。

2.制备

将炉甘石煅红后用黄连煎液淬制,珍珠用豆腐煮制,珊瑚洗净、晾干。然后将朱砂及以上 3 味分别水飞为极细粉,备用。余药单独研为细粉,通过九号筛,混匀,再加入上述 4 味混合配研,过筛,分装,即得。

3.功能主治

清热止痛,退翳明目。用于爆发火眼,羞明畏光,迎风流泪,眼边赤烂,目翳遮睛等。

4.用法用量

先将点眼用小玻璃棒用消炎眼药水湿润,然后蘸取药粉少许点入眼角内,1d,3 次。用药期间忌食辛辣刺激物!

九、八宝退云散

1.处方

苏珍珠 5 粒,朱砂 0.6g,广猩红 2.5g,冰片 12g,炉甘石(煅)30g,西牛黄、麝香、藏硇砂、金熊胆各 0.3g。

2.制备

先将珍珠用豆腐煮制,炉甘石煅红后用黄连煎液淬制,然后将朱砂以及上述 2 味分别用水飞为极细粉,备用。硇砂用醋制后连同方中余药分别研为细粉,通过九号筛,再与备用药粉混合配研,过筛,分装,即得。

3.功能主治

清热解毒,退翳明目。用于爆发火眼,眼睛肿痛,目翳遮睛,羞明畏光,迎风流泪,眼边赤烂等。

4.用法用量

先用小玻璃棒沾生理盐水湿润,然后蘸取药粉少许点入眼角内,1d,3 次。用药期间忌食刺激物!

十、瓜子眼药

1.处方

冰片 9g,米珍珠 5 粒,牛黄 0.15g,熊胆 0.7g,藏硇砂 0.3g,炉甘石(煅)30g。

2.制备

方中珍珠用豆腐煮制,炉甘石煅红后用黄连煎液(或"三黄煎液"即:黄连、黄芩、黄柏)淬制,然后将珍珠、炉甘石水飞为极细粉,备用。硇砂用醋制后同方中余药分别研细,通过九号筛,再与备用药粉混合配研,过筛,分装,即得。临用时以芝麻油调和药粉,制备成瓜子形状。

3.功能主治

明目退翳,止痛消肿。用于爆发火眼,迎风流泪,眼边赤烂以及沙眼等。

4.用法用量

洗净患部,取药物 1 粒,用珍珠明目液溶解,滴点眼角处,1d,2~3 次。用药期间忌食刺激物

十一、清凉散

1.处方

炉甘石(煅)30g,冰片 15g。

2.制备

将炉甘石煅红后用黄连煎液淬制,水飞为极细粉;冰片研细后与炉甘石粉混合配研,通过九号筛,分装,即得。

3.功能主治

清热解毒,消肿止痛。用于眼睑红肿,视物不清,迎风流泪等症。

4.用法用量

洗净患部,用小玻璃棒蘸药粉少许点于患处,1d,2 次。用药期间忌辛辣刺激食品!

十二、锡类散

1.处方

珍珠(豆腐制)、象牙屑(炒黄)各 6g,京牛黄、冰片各 3g,人指甲(新瓦上焙黄)1.5g,青黛 18g。

2.制备

将珍珠水飞为极细粉,方中余药分别研细,然后与珍珠粉混合配研,通过七号筛,分装,密封贮存。

3.功能主治

清热利咽,解毒消肿。用于咽喉红肿,扁桃腺炎,口舌糜烂,吞咽困难等。

4.用法用量

取药粉少许,吹入咽喉患处,1d,2~3 次。用药期间忌烟、酒及辛辣刺激性

食品!

十三、西瓜散

1.处方

西瓜霜 6g,珍珠(豆腐煮制)1g,青黛、黄连、牛黄各 3g,枯矾、冰片各 1.5g。

2.制备

将珍珠水飞为极细粉,备用。余药分别研细,通过七号筛,然后与珍珠粉混合配研,过筛,分装,密封贮存。

3.功能主治

清热解毒,消肿止痛。用于咽喉红肿疼痛,以及各种原因所致之咽喉炎性疾患。

4.用法用量

取药粉少许,吹入喉中患处,1d,3 次。用药期间忌食刺激性物品!

十四、珠黄消疳散

1.处方.

天花粉、青黛、黄连、煅硼砂、大青叶、薄荷叶、粉甘草各 30g,儿茶 60g,牛黄 6g,珍珠(豆腐制)3g,冰片 12g。

2.制备

将珍珠水飞为极细粉,硼砂、牛黄、冰片分别单独研细,通过七号筛,备用。余药混合粉碎,通过七号筛,然后加入上述四味混合配研,过筛,分装,密封贮存。

3.功能主治

清热解毒,消肿止痛。用于咽喉肿痛,齿龈溃烂,牙龈出血,牙疳、口臭等。

4.用法用量

取药粉适量撒敷患处,1d,3 次。用药期间忌烟、酒及辛辣食品!

十五、绿袍散

1.处方

月石(硼砂)、黄柏、天花粉各 6g,人中白(煅至红透)、儿茶、冰片、粉甘草、黄连各 3g,青黛、薄荷各 9g。

2.制备

将冰片、青黛、月石、人中白四味分别研为极细粉,通过七号筛,备用。余药混合粉碎,通过七号筛,再加入上述四味混合配研,过筛,分装,即得。

3.功能主治

清热解毒,祛腐生肌。用于口疮、牙疳溃烂肿痛,齿龈流脓出血等。

4.用法用量

取药适量撒敷患处,然后令病家低头张口,使毒水外流。用药期间忌食辛辣!

十六、牙疳散

1.处方

人中白(煅)、黄柏各 3g,儿茶、青黛、胡黄连、硼砂(煅)各 6g,冰片 15g。

2.制备

将上述七味分别单独研细,通过七号筛,然后混合配研,过筛,分装,即得。

3.功能主治

清热解毒,化腐生肌。用于牙疳,牙龈出血、红肿溃烂,口臭等症。

4.用法用量

取药粉适量撒敷患处,然后令患者低头张口,使毒水外流。

十七、赛金化毒散

1.处方

乳香、雄黄、没药、浙贝母、黄连各 60g,赤芍药、天花粉、大黄各 125g,甘草 45g,牛黄 12g,冰片 15g,珍珠(豆腐制)24g。

2.制备

方中诸药如法炮制,珍珠、雄黄水飞为极细粉,牛黄、冰片单独研为细粉,备用。余药混合粉碎,通过七号筛,再与上述四味混合配研,过筛,分装,密封贮藏。

3.功能主治

清热解毒,消疮敛溃。用于小儿疹毒未清,头面疮疖,全身溃烂,高热不退,神志昏蒙,大便秘结等。

4.用法用量

内服:一周岁患儿每服 0.3g,2~5 周岁每服 0.5~1g,白开水送下;外用:在紫草膏中加入适量赛金化毒散,混合均匀,涂敷敷患处。服药期间忌生冷及膏粱厚味食品!

十八、小儿疳积散

1.处方

雷丸、鹤虱、使君子仁、鸡内金、三棱、莪术各 15g,茯苓 60g,海螵蛸 30g,

红花 9g。

2.制备

方中诸药如法修制,将雷丸、鸡内金分别研细,通过七号筛,备用。余药混合粉碎,通过七号筛,然后加入上述二味混合配研,过筛,分装,即得。

3.功能主治

杀虫消积,理脾健胃。用于小儿疳积,蛔虫,体质羸弱,消化不良等症。

4.用法用量

每服 3g,1d,2 次,白开水送下。服药期间忌食生冷及膏粱厚味食品!

十九、健儿素

1.处方

党参、榧子仁、使君子仁、砂仁各 45g,山药、神曲、鸡内金、薏米仁、芡实、茯苓、槟榔、莲子各 60g,白术、山楂、扁豆各 95g,炙甘草、酒大黄各 30g,芦荟15g。

2.制备

方中诸药如法炮制,将芦荟研为细粉,通过七号筛。余药混合粉碎,通过七号筛,然后加入芦荟粉混合配研,过筛,分装,即得。

3.功能主治

健胃开脾,杀虫消积。用于小儿消化不良,腹部胀满,身体羸弱,虫积、泄泻等症。

4.用法用量

一周岁前每服 1.5g,1~5 周岁每服 3~6g。1d,3 次,白开水送下。

二十、小儿牛黄散

1.处方

浙贝母、黄连、天花粉、赤芍、金银花、连翘各 15g,没药、乳香各 4.5g,麝香、珍珠各 0.5g,大黄 30g,牛黄 1.5g,冰片 7.5g。

2.制备

方中诸药如法炮制,将珍珠用豆腐煮制后水飞为极细粉,牛黄、麝香、冰片分别研细,通过九号筛,备用。余药混合粉碎,通过七号筛,再与上述四味混合配研,过筛,分装,即得。

3.功能主治

清热解毒,化痰止痉。用于小儿痰喘,咽喉肿痛,口疮,牙疳,高热抽搐,头面疮疖,皮肤溃烂等。

4.用法用量

每服 1g,1d,2 次,白糖水或乳汁调服。服药期间忌刺激性食品!

二十一、保赤万应散

1.处方

胆南星 15g,巴豆霜 12g,生神曲 45g,朱砂 150g,牛黄 3g,生大黄、全蝎各 25g。

2.制备

将朱砂水飞为极细粉,牛黄、全蝎分别研细,然后与巴豆霜混合配研,通过七号筛,备用。余药混合粉碎,通过七号筛,再与上述四味混合配研,过筛,分装,即得。

3.功能主治

豁痰镇惊,化食消积。用于小儿完谷不化,吐乳,疳积,高热抽搐,痰饮壅盛等。

4.用法用量

每服 3g,1d,1 次,白开水送下。服药期间忌生冷及油腻之品!

二十二、小儿千金散

1.处方

砂仁、枳壳、山楂、麦芽、陈皮、建神曲、厚朴、柿蒂、小茴香、炙甘草各 9g,槟榔、使君子仁、鸡内金、薏米仁、潞党参各 15g,榧子、官桂各 12g,白术 30g,茯苓 22g,山药 25g。

2.制备

方中诸药如法炮制,混合粉碎,通过七号筛,分装,即得。

3.功能主治

温中实脾,杀虫健胃。用于小儿脾胃虚弱,消化不良,呃逆泄泻,胸腹胀满,虫积腹痛等。

4.用法用量

每服 3g,1d,3 次,白开水送下。服药期间忌食生冷及油腻之品!

二十三、提毒散

1.处方

煅石膏 30g,红粉 3g,冰片 1.5g。

2.制备

将煅石膏水飞为极细粉,红粉、冰片分别研细,通过九号筛,然后加入石膏粉混合配研,过筛,分装,即得。

3.功能主治

祛腐生肌。用于顽疮溃疡,久不收口等。

4.用法用量

取药粉适量,敷布于患处,每日 1 次。用药期间忌食辛辣刺激物,节制房事!

5.注意事项

该药仅供外用,禁止内服!

二十四、四圣散

1.处方

黄丹、铅粉、枯矾、松香各 60g,雄黄 30g。

2.制备

将雄黄水飞为极细粉,余药分别单独研细,通过九号筛,然后加入雄黄粉配研,过筛,分装,即得。

3.功能主治

祛湿拔毒,杀菌止痒。用于黄水疮,皮肤渗流黄水,湿疹瘙痒等症。

4.用法用量

取药粉适量,撒敷患处,1d,2~3 次。

5.注意事项

仅供外用,不可内服!

二十五、珍珠散

1.处方

乳香、轻粉、海螵蛸、铅粉、海巴各 15g,赤石脂、炉甘石(煅)、龙骨(煅)各 30g,珍珠(豆腐制)10 粒,冰片 6g,朱砂 9g,麝香 1.5g。

2.制备

方中诸药如法炮制,将珍珠、炉甘石、朱砂水飞为极细粉,麝香、轻粉、冰片分别研细,通过九号筛,然后加入上述三味混合配研,备用。余药混合粉碎,通过九号筛,再加入备用药粉混合套研,过筛,分装,即得。

3.功能主治

消肿止痛,生肌敛疮。用于疮疖溃烂,流脓流水,久不收口,疼痛不止等。

4.用法用量

取药粉适量,撒敷疮面上,1d,1~2 次。用药期间忌行房事!

二十六、生肌散

1.处方

煅龙骨、象皮、乳香、没药、赤石脂各 60g,血竭 30g,海螵蛸 15g,冰片 6g,朱砂 12g。

2.制备

方中各味如法炮制,朱砂水飞为极细粉,血竭、象皮、冰片分别研细,通过九号筛,然后与朱砂混合配研,备用。余药混合粉碎,通过九号筛,加入上述四味混合配研,过筛,分装,即得。

3.功能主治

消肿止痛,祛腐渗湿,生肌敛疮。用于痈、疽、疮、疖溃烂,久不收口,流脓流水,疼痛不已等。

4.用法用量

取药粉适量,撒敷于患处,1d,2 次。用药期间忌行房事!

二十七、黄水散

1.处方

黄柏、红枣(烧炭)、铜绿、松香各 30g,冰片 1.5g,枯矾 15g。

2.制备

将方中六味分别研细,通过七号筛,混合配研,过筛,分装,即得。

3.功能主治

除湿拔毒,敛疮生肌。用于黄水疮,流水流脓,久不愈合等。

4.用法用量

取药粉适量,以芝麻油调为糊状,涂敷患处。用药期间忌食辛辣刺激物!

二十八、八宝珍珠散

1.处方

煅龙骨、没药(去油)、象皮(土炮)、银珠各 3g,米珍珠(豆腐制)5 粒,冰片 1.5g,乳香(去油)6g,孩儿茶 2.5g,轻粉 4.5g。

2.制备

将珍珠水飞为极细粉,方中余药分别研为细粉,通过九号筛,然后加入珍珠粉混合配研,过筛,分装,即得。

3.功能主治

生肌敛疮,祛瘀止痛。用于各种疮疡溃烂,久不收口等。

4.用法用量

取药粉适量,撒敷于疮口,1d,2 次。用药期间忌行房事!

二十九、红棉散

1.处方

枯矾、炉甘石(煅)各 24g,麝香 0.6g,冰片 3g,胭脂 30g。

2.制备

将炉甘石水飞为极细粉,枯矾、麝香、冰片分别单独研细,通过九号筛,备用。在胭脂中加水适量使之溶解,然后将炉甘石、枯矾粉加入其中浸泡数小时,晒干,再与方中余药料混合配研,过筛,分装,即得。

3.功能主治

消肿止痛,除湿止痒。用于中耳炎,疮疡肿痛,渗液流脓等。

4.用法用量

取花椒少许,用适量麻油煎炸至棕褐色,滤油去渣,然后取适量药粉加入油中,搅拌均匀,供滴耳用。每次滴 0.5ml,1d,2 次。

三十、脚气粉

1.处方

龙骨(煅)、轻粉、枯矾、石决明(煅)各 15g,炉甘石(煅)30g,冰片 6g。

2.制备

将轻粉、冰片分别研为极细粉,余药混合粉碎,通过七号筛,然后加入上述二味混合配研,过筛,分装,即得。

3.功能主治

祛湿止痒。用于脚气、香港脚,足缝瘙痒,足肿渗液、化脓溃烂,或足部脓疱脱皮等。

4.用法用量

洗净足部,取药粉适量撒敷患处,1d,2 次。

三十一、下疳散

1.处方

石决明、轻粉、儿茶、冰片各 1.5g,生龙骨、铅粉、枯矾各 3g,石膏 9 g。

2.制备

将石决明、石膏煅制后混合研为细粉,通过七号筛。余药分别研细,通过七号筛,然后加入上述二味混合配研,过筛,分装,即得。

3.功能主治

杀毒拔疳。用于软、硬下疳,梅毒恶疮等。

4.用法用量

取花椒、生艾叶各半,加水煎煮,滤过,备用。先用煎液洗净患处,然后撒敷药粉适量,1d,2 次。用药期间忌辛辣刺激性食品!

三十二、吃疔虎

1.处方

火硝 18g,雄黄 30g,大青盐 9g,麝香、冰片各 1.5g。

2.制备

将以上五味分别单独研为细粉,通过九号筛,混合均匀,分装,密封贮存。

3.功能主治

消肿解毒。用于各种无名肿毒,疮疖红肿热痛等症。

4.用法用量

取药粉少许,用芝麻油适量调为糊状,涂敷患处,1d,2~3 次。用药期间忌行房事,勿食辛辣刺激性食品!

三十三、养阴生肌散

1.处方

雄黄、青黛、冰片、甘草各 60g,牛黄、黄柏、龙胆草各 30g。

2.制备

将雄黄水飞为极细粉,青黛、牛黄、冰片分别研为细粉,通过九号筛,备用。余药混合粉碎,通过七号筛,然后加入上述四味混合配研,过筛,分装,即得。

3.功能主治

清热解毒,消肿止痛。用于口疮,口腔黏膜溃疡等。

4.用法用量

取药粉适量,撒敷于患处,1d,2 次。用药期间忌食辛辣刺激物!

三十四、接骨散

1.处方

生龙骨、土鳖虫、自然铜(煅)、乳香(去油)、没药(去油)各 45g,三七 90g。

2.制备

将三七单独粉碎,通过七号筛,备用。余药如法修制,混合粉碎,通过七号筛,然后加入三七粉混合配研,过筛,分装,即得。

3.功能主治

舒筋活血,接骨生肌。用于骨折脱臼,跌打损伤等症。

4.用法用量

每服 3g,1d,2 次,黄酒或白开水送下。

第三节　锭　剂

一、万应锭

1.处方

(1)甲方:乳香、没药、胡黄连、儿茶、古墨各等份。

(2)乙方:鲜牛胆汁 9600g,麝香、冰片各 112.5g。

2.制备

将甲方药料如法修制,混合粉碎,通过 100~120 目筛,备用。另将乙方中麝香、冰片两味分别研细,备用。取乙方鲜牛胆汁通过 100 目筛,滤除杂质,然后盛入铜锅内用文火加热,期间不断搅拌。待牛胆汁加热至沸腾起泡沫时停止加热,待泡沫消散后则继续加热,如此反复操作 3 次,滤过,备用。

称取甲方药料粉 18kg,与乙方麝香及冰片粉按等量递增法混合均匀,然后加入凉牛胆汁,混合搅拌,再移至操作台上反复揉搓,直至软材均匀一致后在其表面覆盖一湿毛巾,置阴凉处放置 24h,待软材呈半干状态时切制为 1cm 厚的片块,将之平铺于瓷盘中,再将瓷盘置于热蒸汽上蒸制数分钟,待药片质变软后搓制为直径约 0.5cm 的条状,继将药条用食指与拇指搓制为两端尖、中间粗的纺锤形药锭,即可。每枚湿锭重约 0.3g、干锭重约 0.2g。

3.功能主治

清暑益气,避温解毒。用于中暑眩晕,咽喉肿痛,鼻衄、口疮,无名肿毒等。

4.用法用量

成人每服 10 粒,小儿每服 1~4 粒,1d,2 次,温开水送服。

5.按语

万应锭俗称"金老鼠屎",言其形状如鼠粪,又因之外挂金箔衣,故名曰"金老鼠屎"。注意:在制备过程中应待牛胆汁温度降至 60℃左右时,再加入方中药料粉混合,以免麝香和冰片等芳香性成分挥散、乳香及没药等树脂类成分受热软化粘连,从而难于制备软材。

二、紫金锭

1.处方

红芽大戟(去心)、千金子仁各 2062.5g,光慈姑、毛慈姑各 687.5g,文蛤 1375g,朱砂 750g,雄黄 75g,麝香 70.3g,麝香衣 21.9g。辅料:糯米粉 7500g。

2.制备

将抽除木心的红芽大戟、光慈姑、毛慈姑、文蛤等四味分别粉碎,通过 100~120 目筛,备用。千金子去皮、取仁,置于碾槽内粉碎为粗末,然后加入少量大戟粉混合碾压呈饼状,取出,置于马尾筛内加入光慈姑粉以手搓擦,使之通过筛网,未通过筛孔者再置于推槽内碾压,直至药粉全部通过筛网即可。麝香衣不易粉碎,可将之剪碎后再加入少量光慈姑粉,置于推槽中碾细,备用。另将朱砂、雄黄、麝香置于乳钵内分别研细,按套色法混合均匀,通过 120 目筛,备用。将方中诸药料按等量递增法混合均匀,备用。

糯米粉通过 80 目筛,置瓷盆中加入约 1200ml 清水,搅拌均匀,然后移至底部铺有湿布的蒸笼内加热蒸制约 40min,待糊化后取出,候糊温降至 60℃以下时加入药料粉,混合制备软材,将软材放入压面机中压制成薄片,再将药片切制成重约 4.25g 的方块,放于木制模型中压制为矩形块,取出,修剪边缘,置阴凉通风处自然阴干,即可。干品每锭重约 3g。

3.功能主治

芳香开窍,祛暑辟秽,消肿解毒。用于中暑泄泻,腹满胀痛,恶心呕吐,痰厥卒中,痈疽肿毒,疔痔疮疡等。

4.用法用量

每服 1.5g,1d,2 次;外用适量,以陈醋研末调为糊状涂敷患处,1d,2 次。

三、蟾酥锭

1.处方

雄黄 20kg,铅丹 1.25kg,朱砂 1kg,蟾酥 0.5kg,白及 155g,麝香 39g。

2.制备

将处方中朱砂与麝香两味置乳钵内分别研细,通过 120 目筛,备用。除蟾酥外,余药分别粉碎,通过 120 目筛,混合均匀,再与朱砂和麝香粉按套色法混匀,备用。另将蟾酥置容器内,加入鲜牛乳 450g,置于室温下浸渍 2d,经常搅拌,待牛乳被药料完全吸收、质呈松软之块状时,研碎,阴干,置乳钵内研细,通过 120 目筛,备用。

将蟾酥粉置入铜罐中,加入 3~4 倍量清水,用桑皮纸密封罐口,将罐置于温度 40℃~50℃火炉边浸渍,期间不时搅拌。待药料被缓慢烊化、呈灰白色乳糊状时,加入方中其余药料充分搅拌,然后将药料移于操作台上,加入适量清水反复揉搓制备软材,搓条,置于蜜丸模板内分割成为重量相等的药块,再将药块搓成一端粗、一端细的圆锥状,置阴凉处自然干燥,挂朱砂衣,磨光,即可。湿品每锭重约 4.6g、干锭重约 3.1g。

3.功能主治

祛腐生肌,拔毒疗疮。用于脑疽、骨疽,痈肿疔疮,无名肿毒、焮热疼痛等。

4.用法用量

于小碗内加入米醋适量,将药锭置入醋液中研末溶解,用清洁毛笔蘸汁涂敷患处。仅供外用,1d,2 次,用药期间忌食膏粱厚味及辛辣刺激物!

5.注意事项

仅供外用,不可内服,以免中毒!

四、拔毒锭

1.处方

雄黄 370g,朱砂 125g,蜗牛 60g,蟾酥(酒溶解)30g,麝香 9g。

2.制备

将方中雄黄、朱砂水飞为极细粉,蜗牛研为泥状,麝香研粉并通过九号筛,备用。另将蟾酥用白酒化开,加入上述药粉,混合均匀,制备锭剂,即可。每锭重 3g,于低温干燥处密封贮存。

3.功能主治

解毒疗疮,消肿止痛。用于疔毒恶疮,疖痈红肿坚硬,虫蛇咬伤所致痛痒不止等。

4.用法用量

取锭一枚,在老陈醋中研磨溶化,以汁液涂敷患处,1d,3 次。用药期间忌行房事!

陈　成　李秀娟　肖正国　撰

中篇 炮制法宜论

第一章　中药炮制起源

中药"炮制"亦称"炮炙",系在中医药学理论基础上,根据医疗、调制、制剂、贮藏等不同的需求和中药材本身的属性,将原生药材制备成为可供处方调剂的饮片而采用的传统制药技术;对中药炮制工艺、条件和机理等进行系统性阐释的学说则称之为"中药炮制学"。

一百万年以前,中华民族的祖先就在华夏这片大地上生活和劳作者。人们在寻找食物充饥的过程中,尝试着各种草、叶、根及果实等,经过无数次的反复实践,从而逐渐认识到了某些动、植物对人体有益,某些动、植物对人体有害,某些动、植物还能治疗某些病痛,于是进而形成了最初级的原始药物学。西汉淮南王刘安主持编撰的《淮南子·修务训》记载:"神农…尝百草…当此之时,一日而遇七十毒。"生动地描述了古代劳动人民发现药物和对药物毒性的认识过程。在使用药物治疗疾病时,为了去除其毒性和便于服食,就必然相应的产生了洗涤、打碎、劈为小块等最简单的加工方法,从而逐步积累了原始的药物炮制知识。当人类发现了火以后,不仅能使生食变为熟食,同时亦为药物的加工炮制创造了条件。"炮炙",仅从字面含义上解析两字形符皆为"火",即炮制离不开火。但是,现代的炮制方法中有很多是不用火的,而真正需要直接用火进行"炮"或"炙"的操作则所占比例并不多。所以,明代著名的医药学家李时珍在《本草纲目》中将这些操作方法称之为"修治"。这是因为"炮炙"二字仅表示了用火加热,它只能反映科学不发达的远古时代制药技术,然不能概括现代迅速发展和改进了的中药制备技术。此外,汉代的《金匮玉函经》中就有"方药炮制"的记载,宋代诗人苏东坡的"桃花源"诗中,亦有"耘樵得甘芳,龁啮谢炮制"之句,苏氏的这段佳话对后世炮制学是有影响的,如明朝药物学家在雷敩《炮炙论》基础上所编撰的制药专著,则将"雷公炮炙"称之为"雷公炮制……"

据传,发明中药炮制技术的人乃是商代曾经做过厨师的大臣伊尹,他将厨房中经常应用的一些烹饪手法如炙、炒、蒸、煮、烤,以及常见调味料如盐、醋、酒、蜜、姜等均试用于草药的加工中,而且发明了中药汤剂,并且总结出了煎药的操作方法,因此据传伊尹尚著有《汤液经法》一书。中药炮制技术最早见于湖南长沙马王堆汉墓出土的竹简《五十二病方》中,书简内每一个方剂下都以注释的形式列出了炮、炙、燔、熬等操作方法;中医典籍《黄帝内经》中亦有相关的中药炮制记载;中国最早的药学专著《神农本草经》中,则记述了中药炮制的基本原则:即"药,有毒无毒,阴干暴干,采造时月,生熟土地所出,真伪新陈并各有法,若有毒宜制,可用相畏相杀,不尔勿合用也。"东汉著名医学家张仲景在其《伤寒杂病论》中,则记载了近百种中药的炮制方法。例如,蒸、炒、炙、煅、炮、炼、煮、沸、火熬、烧、咀、斩折、研、锉、捣膏、酒洗、酒煎、苦酒煮、水浸以及汤洗等,可见当时中药炮制技术发展已初具规模。

据史书载,雷敩所著《炮炙论》一书出自于南北朝刘宋时代(公元420~479年),这是一部最早论述中药制药技术的专著。然而,在南北朝以前医家用药时就已经非常重视炮制方药了,因此中药传统炮制方法并非创始于雷敩时代。此外,在公元前约22世纪的黄帝时代,尚有一个传说中的医药学家雷公。由于时间推移,年代更迭,人们逐渐将雷敩与雷公混同为一人。例如,宋代的《大观本草》在所引用书目中称雷敩著作为《雷公炮炙论》,这个书名并且一直流传至今。李时珍在《本草纲目》中曾辨正过此一讹传,他认为"雷公炮炙论,刘宋时代雷敩所著,非皇帝时雷公也。"与李时珍同时代的徐春甫则根据社会上的讹传,在其《古今医统》一书中认为:"雷公为黄帝臣,姓雷名敩,善医,有至教论、药性炮制二卷问世。"基于人类历史上的每一项创举均系多人经验的积累和智慧的结晶,于是古人则往往抽出其中杰出的代表冠之以名,以示敬仰和继承学习,故徐春甫将炮制技术的历史推溯到奴隶社会初期的雷公,可能是出于上述含义的吧?

从历史上流传至今的黄帝和其手下的雷公、桐君二人,都是被认为对中国传统医药学做出过杰出贡献的名家,汉代人们为纪念这两位历史名人,曾借雷公、桐君之名著有《雷公药对》和《桐君采药录》,可惜此二书早已失佚。从历史学的观点分析,黄帝时代尚无文字,所以不可能有文字作品流传下来,是否有雷公其人亦无法考证。因此,雷公创始中药炮制论只能将之作为一个历史传说,而不一定非信其有。然而,基于历史的沿革与文化的传承,直至现代中药行业内仍尊雷公为中药炮制学之开山始祖。

商代晚期都城殷墟所发掘出来的甲骨文,是中国早期经济文化最可靠的历史资料,这些文物属于公元前1300~1028年。相关学者在研究先秦医学史料的过程中,于众多甲骨文中"似乎未曾找出殷朝人已是能够知道使用药物治病的痕迹"，这或许是殷朝人治疗疾病注重于求巫问卜，而将药物治疗放在次要地位的缘故吧？但是，这又不能判定殷人不懂医药，那么又该如何加以解释呢？原来，甲骨文中刻有"鬯其酒□于大甲□□于丁"语句，其他的甲骨文中亦常现"鬯"字，这个字的含义古《释文》中云："鬯，酒香。"《说文》云："鬯，以柜酿郁草芬芳条畅。"东汉史学家班固在《白虎通义》中亦指出："鬯者，以百草之香，郁金合而酿之成为鬯。"由此可以证实，殷朝确已具备将中药材加工制成芳香药酒的操作方法了。按照历史逻辑推断，应当是先使用未经加工炮制的自然品，而后才会逐步发展为应用加工品。据此推断，殷朝有可能已在使用中药治疗疾病了。那么，使用的又会是哪些药物呢？秦朝丞相吕不韦在《吕氏春秋·本味篇》一书中，记载有商汤和伊尹的对话片段：即"阳朴之姜，招摇之桂。"其所述"姜"、"桂"均为药、食兼用之品，其中所含芳香挥发性成分皆适于酿制芳香药酒。然而，从商汤到吕不韦之间却悬隔着 1300 余年，因此我们也可以对此时使用姜、桂的记述提出质疑。然而，在西周的历史神话传记《穆天子传》一书中，有周朝初年穆王西征时携带着大量姜、桂前往西北的记载。

中国现存最早的医药方书《伤寒论》所载 113 方中，用姜者为 57 方、用桂者亦不少，方中标注桂须"去皮"、姜应"切片"，此举从现代药学的理论可解释为桂表面的木栓层不含挥发油、或含量甚微，气味淡薄，无药用价值，所以古方中均用"去皮"桂；姜则"切片"以增大其比表面积，而有利于所含成分的煎出。又如，周朝《诗经》中记载的"姜"，东晋学者郭璞注为"远志也"，远志中心的木质纤维坚韧且不易"咬咀"、"捣研"，气味与远志根的皮部（即远志筒）大不相同，其效用迥异。前人在长期用药实践中逐渐认识到，远志根中心的木质纤维系非药用部分，因此古方中的远志皆为"去心"。其他还有诸如麻黄入药"去节"（实则为剔除麻黄根），石膏配方要"碎"等。凡此种种对药材的加工方法，在汉代末年就已基本成熟并固定下来了，而对于中药炮制起源的求证，则应推溯到汉代以前的悠远岁月中去加以探寻。

从现存资料分析，前人最早重视的是作用峻猛的生药。例如，乌头和附子，由于植物美丽的紫堇色花朵、并衬以多歧的绿叶，因此很早就被发现了。中国首部诗歌总集《诗经》曾记述"堇"，古代学者贾逵解释堇"即乌头也"。公元前 10 世纪的《穆天子传》一书中，亦有"管堇"及"模堇"的记载。公元前 2 世纪的《淮南子》一书中，有"天雄乌喙（即乌头之类），药之凶毒也，良医以活人。"之说。东汉末年的医药学家张机所著《伤寒论》中，应用附子的方剂就有 19 条，约占总方数的六分之一，而且方中所用附子均是经过炮制的，其毒性已经大减、药性趋于平和。《黄帝内经》中"秫米半夏汤"方用"治半夏",即经过加工的半夏,这是现存医学书籍中对生药进行加工炮制的最早文字记载。

　　总而言之,中药加工炮制这门中华民族所独有的优秀文化遗产,是伴随着华夏古国的文明历史,经过历代医药学家的亲身实践、不断探索、充实完善,整理总结出来的一套系统而规范的传统中药学术理论体系。古人对于中药的炮制最早源于减低药物的毒性,但是药物本身往往还具有不同程度的偏性,即所谓"药性有偏"。因此,通过对中药不同的处理方法,从而使其符合中医用药的权衡,中药加工炮制学就是在此基础上发展起来的。"炮制"二字的涵义即为:"炮"表示加热,"制"既包含制造药物之因、亦含有制伏药物的毒性和偏性之意。

陈　成　撰

第二章　中药炮制的历史沿革

　　自上古《神农本草经》问世后,从奴隶社会进入封建社会阶段,随着社会经济、生产技术和科学文化的发展,为中药炮制的不断兴盛奠定了良好的基础。

　　春秋战国时期(公元前 722~221 年),中国古代第一部编年体的历史著作《左传》中曾记载用麦曲治疗腹疾,该药显然是禾本科植物麦的加工品。中华最早的医药书籍《黄帝内经》"灵枢邪客篇"中,所载"秫米半夏汤"方用"治半夏",所指即为炮制后的半夏。

　　至秦汉三国时代(公元前 221 年~公元 280 年),已发明的炼丹术是以矿物药为原料进行烧炼升华而成的化合物制剂。当时人们追求的目的不是为了疗疾,而是为了服食后长生不老。

　　中国第一部药学专著《神农本草经》的行世,即总结了汉以前的药学知识,其中记载了很多有关中药炮制的内容。在本经序例中指出:"药有毒无毒、阴干暴干……并各有法。"此外,对于一般矿物类药物多有"炼饵服之"等注释,这相当于现代的"火煅"。露蜂房用"火熬"、桑螵蛸用"蒸法"等等不胜枚举。本经全书大约收载了 12 种炮制方法,其中多数仍被现代所沿用。

　　到了东汉末年,临证医学开始创立,中药炮制技术又有较大的发展,炮制的品种及其方法大大增加,从此时期的代表作《伤寒论》和《金匮要略》中可以得到充分的说明。著作者张机(字仲景)对中药的炮制尤为重视,两书共载药物 183 种,其中有 73 种须经过炮制方可入药。例如,药物净选的方法有去污、去芦(人参)、去节(麻黄)、去毛(石苇)、去皮(附子)、去皮尖(杏仁)、去心(丹皮)、去核(乌梅)、去翅足(虻虫)、去足(䗪虫)等,意于除去非药用部分和降低毒副作用。制作饮片则有咬咀、斩折、锉、切、削、碾等,另外还有洗、泡和浸的方法。例如,海藻洗去咸,泽漆洗去腥,半夏热汤洗去滑沫,百合渍泡去白沫,赤小豆发芽,酒浸大黄,醋渍泡乌梅等。加热炮制的方法有烧煅云母石,桑白皮烧存性,煨熟附子,炮裂附子,熬焦蜘蛛,熬黄瓜蒂等。加液体辅料炮制的方法有炙酥鳖甲,蜜煎乌头,烊化阿胶,蒸大黄等。《伤寒论》和《金匮要略》的这些记载,大致涵盖了中药炮制的基本内容,后世虽在炮制内容上日益繁复,但是仍然脱离不了张氏所书的基本范围。

南北朝刘宋时代(公元 420~479 年),出现了第一部中华制药专著——《雷公炮炙论》,它将当时流传的炮制方法进行了系统总结。作者雷敩在自序中云:"直录炮、熬、煮、炙,列药制方,分为上、中、下三卷。"该书内容丰富,对中药炮制颇有发明,书中记载了前所未有的炮制方法。例如,浸法有盐水浸、蜜水浸、米泔水浸、浆水浸、醋浸、药汁浸等;炙法有蜜炙、酥蜜炙、猪脂炙、黄精汁涂炙等;煮法有盐水煮、甘草水煮、乌豆汁煮等;蒸法有清蒸、酒蒸、黄精汁蒸、生地汁蒸、药汁蒸等。后世根据其中的内容将之总结成为"炮炙十七法",即"炮、爁、煿、炙、煨、炒、煅、炼、制、度、飞、伏、镑、㮋、曬、曝、露。"等。此对后世生药炮制的发展具有很大影响,但是该书久已亡佚,主要散见于《证类本草》和《本草纲目》中。直至近代,始由张骥辑著成《雷公炮炙论》一书,然则已非原本面目。

梁代(公元 502~557 年),医药学家陶宏景著述的《本草经集注》一书,是继《神农本草经》后的药学名著,在序例中增加了"合药分剂"法则。其所论述虽以合药制剂为主,但是由于制剂前处理的需要,其中增载了爆、修、燃、烊、熥、制作屑、沥等各种中药炮制方法。例如,在合丸散中曰:"凡合丸散药,宜先切细,曝燥乃捣之。""若逢阴雨,微火烘之。"巴豆、杏仁、胡麻等膏腻药"首先熬黄,捣令如膏……"等。总体上讲,这时期中国制药技术已渐趋完善阶段。

唐代(公元 618~907 年),科学文化显著发展,尤其在医学方面具有很大的成就,生药炮制技术亦随之不断进步,中药加工炮制逐渐在学术上形成体系,这个时期在整个炮制发展过程中是一个重要的历史阶段。中华第一部药典《新修本草》发展了《神农本草经》的炮制内容,它对炼丹技术以及玉石、玉屑、云母、石钟乳、矾石、硝石等矿物药均有记载,使得炮制内容比往昔更为广泛而丰富。医药学家孙思邈的《备急千金要方》一书,在中药炮制方法上作了专章论述,指出:"诸经方药,所有熬炼节度皆脚注之,今方则不然,于此篇具条之,更不烦方下别注也。"其在合和篇中列举炮制相同之品,并分条述之,如"凡用麦蘖曲米、大豆黄卷、泽兰、芜荑皆微炒。""凡用斑蝥等诸虫皆去足翅微熬……"这种归纳方式为后世总结炮制方法打下了基础。此外,在王焘《外台秘要》和孙思邈的《千金翼方》中,皆以《本草经集注》的合药分剂为基础,在炮制学方面均有不同程度的发挥。

时至宋代(公元 960~1368 年),在中药炮制学方面发展较快,由唐慎微编撰的《经史证类备用本草》一书,首先辑录了《雷公炮炙论》的大部分内容,并收载了《本草经集注》的合药分剂,基本上为后世保存了较为完整的药学文献,使之不致散佚而失传。《太平惠民和剂局方》是中药炮制理论极为重要的一部文献,它列有专章讨论药材加工技术,载有186种中药的炮制方法。对炮制加工技术作了更为详细的论述,并将炮制技法列入了法定的制药范围,对于保证药物质量和制定炮制规格具有重要的作用。此书在炮制技法上的突出特点是广泛应用酒、醋作为辅料炮制生药,在"煨"法上又有新的发展,创立了纸煨和面裹煨等方法。

金元时期(公元1115~1368年),中药炮制最突出的特点是理论方面的发展。例如,李东垣在《用药法象》一书中载:"黄芩、黄连、黄柏、知母,病在头面及手梢皮肤者,须用酒炒之,借酒力以上腾也。咽之下,脐之上,须用酒洗之,在下生用……"又云:"大凡生升熟降,大黄须煨,恐寒则损胃气,至于川乌、附子,须炮以制毒也。"此皆初步概述了中药炮制的意义。

明代(公元1368~1664年),中国伟大的药物学家李时珍编撰的《本草纲目》巨作,耗时30余年,其间他阅读了800多种相关古典书籍,并亲自奔走各地,边采访、边医疾、边采药,以学而不厌,诲人不倦的精神和科学求实的态度,认真总结了16世纪以前华夏劳动人民丰富的用药经验和药物学知识。《本草纲目》不仅对中药学理论有着巨大的贡献,且在中药炮制书中亦专列"修治"一项,总结了历代的炮制方法和理论,大大丰富了生药炮制的内容,并多有所发挥。例如,对于苍术炮制目的描述曰:"苍术性燥,故以糯米泔浸去其油,切片焙干用,以制其燥性。"李时珍始终从实践出发论证前人的经验,纠正前人的错误和繁琐的做法。例如,炮制白芷,雷敩以黄精片等分同蒸,李时珍则主张"以石灰拌匀晒收,为其易蛀,并欲色白也,入药微焙"。《本草纲目》虽非中药炮制专著,但所载炮制方法大部分仍为后世所遵循沿用。

在《本草纲目》刊行之前,尚有明·陈嘉谟《本草蒙荃》一书对中药炮制理论作了概括性的总结。其中,对中药炮制有一段经典性的诠释,即"制药贵在适中,不及则功效难求,太过则气味反失。火制四:煅、炮、炙、炒也;水制三:渍、泡、洗也;水、火共制二:蒸、煮二者焉,制法虽多,不离乎此。酒制升提;姜制发散;入盐走肾而软坚;用醋注肝而住痛;童便制除劣性而降下;米泔制去燥性而和中;乳制润枯生血;蜜炙甘缓益元;陈壁土制培真气骤补中焦;麦麸皮制抑酷性勿伤上膈;乌豆汤、甘草汤渍曝,并解毒致令平和;羊酥油、猪脂油涂烧,咸渗骨容易脆断;去瓤者免胀;抽心者除烦。大概具陈,初学熟玩"。此理论至今对于中药炮制机理研究仍然有着重要的参考作用。

此外,明·缪希雍与庄敛之合编的《炮制大法》是一部专论中药炮制的著作,书中阐述了 439 种药物的炮制方法,其中部分内容摘自于《经史证类备用本草》所载的《雷公炮炙论》,并将之归纳成为"炮制十七法",在前人的基础上又有进一步的发挥。

清代(公元 1644~1911 年),对于药学的研究也很重视,但大多致力于药物的临床应用,而有关中药炮制的文献则不多,当时虽有张睿等人专论炮制的《修事指南》,其中收载了 232 种药物的炮制方法,但大部分内容出自于《经史证类本草》及《本草纲目》两部书中,然未有更多新的阐释。

从鸦片战争至新中国成立前(公元 1840~1949 年)的一百多年中,由于帝国主义列强的入侵,使中国陷于半封建和半殖民地的状态。西洋医学随之传入中国,而祖国传统医药学则受到了歧视和排挤,特别是 1929 年国民党政府竟然通过了废止中医的决议,虽然后来政策未被实施,但已致中医药事业蒙受了严重的摧残,处于奄奄一息的境地。

基于不良的社会环境,老药工们通过长期实践积累的中药加工炮制经验得不到应有的重视和系统总结,他们只能以口传心授、师徒相承的方式延续着中药炮制的技艺。由于中药生产方面的技术设备几近空白,从而致使中药炮制长期停留在落后的小作坊和手工操作状态,在理论方面更无从谈起运用现代科学加以论证、总结和提高。由于中药炮制行业向来是分散经营,因之炮制方法不仅各地互不相同、甚至同一地区的各家药店均不一样,根本谈不上统一的炮制规格与标准,这显然会影响到药品质量和药用效果。

自 1949 年后的半个多世纪中,由于自始至终贯彻了"中国医药学是一个伟大的宝库,应当努力发掘,加以提高"。这一振兴传统中医药学的方针,从而使中医药事业全面飞速向前发展,同时取得了重大的成就。

在中药加工炮制生产技术方面,首先废除了某些不合理的炮制方法。各地将长期以来药工师徒之间口传心授的中药加工炮制经验进行了认真总结,逐步确立了国家和地方统一的炮制标准规范,使得中药质量有了明显的提高,中药加工炮制形成了一套较为科学而完善的质量标准体系。对诸如"陈皮一条线,枳壳赛纽绊,半夏不见边,木通飞上天。"这种传统的说教进行了具体量化。在生产加工设备方面研制出了万能切片机、电动搅拌炒药锅、电动滚筒炒药锅,以及使用反射炉煅制药材等,从而降低了劳动强度,提高了生产效率。另外,中药炮制工艺方面也有较大的改进。例如,胆南星的炮制周期从原来的 3~9 年时间缩短为 2 个月左右,且符合质量标准要求;采用微生物发酵法炮制龟板;应用冷压技术浸泡药材;将反射炉煅药进一步改为平炉煅药,从而大大提高了炭药"存性"程度;饮片烘干采用了较先进的排管式和隧道式烘干室干燥技术,同时还研制出了诸如烘干机、电动筛等多种中药加工机械。为适应炮制生产技术的不断发展趋势,全国各省(市)有关部门对原有的地方炮制规范进行了多次修订,《岐黄医药纵横》的主编陈成先生,曾有幸参与了1998年9月出版发行的《甘肃省中药炮制规范》的修订与编撰工作。

为大力发展中医药学教育事业,1956年先后在北京、南京、上海、成都和广州等省(市)率先成立了中医学院,70年代后期全国每个省会均有一所中医药高等院校,并设立了中药系。中药加工炮制被列为中药学子的必修课,从而将"口传心授"的原始教学方式上升到了系统化理论教学的新高度。

1949年以来,在党的中医药政策指引下,对于中药炮制经验的发掘、整理、传承和研究工作均取得了明显成效。对于那些历史悠久、流传分散的传统中药炮制经验,有关单位进行了全面的整理,系统地介绍了当地所沿用的炮制技艺,叙述了各种药材的炮制工艺过程和质量要求,这方面工作尤为突出的当数京帮流派。许多学者对中药炮制的历史沿革、《雷公炮炙论》的内容和年代考证等方面作了深入的探讨。卫生部中医研究院于1963年曾编撰了《中药炮炙经验集成》一书,将长期分散的中药炮制技术初步作了一次全面的整理总结,以后又对该书进行了修订。

科技人员对于中药材的炮制实验研究先后采用了化学、药理、临床等多学科技术手段,对数百种天然药物进行了探索性研究,并且取得了初步成果。例如,对中药浸泡切制质量的研究,传统炮制药材先经净选、浸泡软化,再切制成一定规格的饮片,具体软化的方法有水浸泡、水漂和热水浸煮等。研究人员通过对槟榔、大黄及黄柏等药材的炮制研究发现,某些具有生物活性的化学成分在水浸泡过程中造成大量流失,因此研究改进采用"喷淋滋润法"、"少泡多闷法"和"汤尽泡透法"等,结果饮片炮制质量得以明显提高。又如,对黄芩炮制质量的研究,提出黄芩软化应采用蒸或煮的方法,并且阐明了蒸煮黄芩的机理与目的。

此外,药学工作者还对同一种药材的不同入药部位,进行了功用和化学成分的研究。例如,钩藤的钩与老茎枝;当归头、身、尾;人参的身与芦头等。初步研究结果认为,不同部位之间其化学成分并无显著性差异。对于毒性药材、煅或炒炭药材、加辅料炮制的药材以及炒制类药材等,科技人员均开展了炮制前后化学成分、药理作用以及临床疗效等多方面的比较研究,且取得了可喜成绩。

20世纪90年代初，国家为抢救、整理和继承中医药界先辈们独到的技艺，中华人民共和国人事部、卫生部及国家中医药管理局（简称"两部一局"）共同制定出台了关于"全国500名老中医药专家学术经验继承人"师带徒培养计划，目前已完成了四批带教工作，第五批业已启动，有些省份亦实施了中医药人员师承带教工作，此举无疑为振兴祖国中医药事业开创了一个历史性的先河。

李秀娟　撰

第三章 甘肃省中药资源概况

陇原厚土,人杰地灵。羲黄故里,河岳之根。植被丰茂,山川锦绣。岷归红芪,纹党铨黄,誉满九州,中外驰名。甘肃地处祖国西北腹地,位于青藏、黄土和内蒙古三大高原的交汇地带,居北纬 32°31′~42°57′,东经 92°13′~108°46′,总面积约 45.4 万 km²。主体海拔约 1200~2000m,最低约 550m、最高约5564m。有山地、高原、河谷、丘陵、盆地、平原以及沙漠等多种地形地貌。土壤分布水平地带性和垂直地带性明显,具有森林土壤、草原土壤和荒漠土壤三大系列。植被水平方向自南向北呈带状分布,垂直方向从下自上呈梯形分布。全省气温年、日差较大,太阳辐射强,阳光充足,气候干燥,降雨多集中在秋季。总体为大陆性气候,兼有亚热带、温暖带湿润气候区;暖温带半湿润气候区;暖温带半干旱气候区、温带干旱气候区和高寒气候区等。气候与地理复杂所形成的生物多样性,蕴藏了极其丰富的中药加工炮制资源。

根据初步评估测算,甘肃省有药用植物、动物及矿物资源约 1600 种,经普查中药资源,全省共采集药用植物、动物和矿物类计 1527 种。其中,植物类 1270 余种,动物类 214 种,矿物类 43 种。另外,尚有藏药材 500 多种。有 276 种药材被列入全国重点品种。

根据自然系统分类,1270 余种药用植物有菌类 14 科、28 属、35 种;苔藓类 4 科、4 属、4 种;地衣类 3 科、3 属、5 种;蕨类 17 科、26 属、47 种;种子植物类 116 科、596 属、1176 种。其主要分布在毛茛科、菊科、伞形科、唇形科、豆科、蔷薇科以及茄科等科属。动物类药材有资源分布的为 94 科、125 属、214 种;矿物类药材有资源分布的为 43 种。

按药品标准等级分类,列入 2000 年版《中国药典》(一部)的药材有 321 种;以经营习惯分类,道地药材有当归、党参、(红)黄芪等 20 余种,珍稀药材有贝母、冬虫夏草、鹿茸等 7 种。中药材产藏量在万吨以上的有当归、党参、甘草、狼毒、五加类和苦参等 6 种;千吨以上的有大黄、麻黄、秦艽及丹参等 62 种;百吨以上的有牡丹皮、枸杞、知母及百合等 67 种。甘肃省主要大宗道地药材品种有当归、党参、黄(红)芪、大黄,以及家、野间有品种甘草等五种,其量大、质优,享誉海内外,是甘肃中药产业的支柱品种。

一、当归

以素有"当归之乡"美称的岷县所产"岷归"产量大、质量佳,有"中华当归甲天下,岷县当归佳中华"之说。其约占国内销售量的 60%,出口量的 70%,行销港、澳、台以及日本和东南亚各国。

二、党参

以文县与舟曲所产"纹党"、徽县和两当所产"西潞党"、岷县及临潭所产"南山党"与"河党",以及定西所产"白条党"质量最为上乘。其中,纹党具有"蚕头蛇尾美人搓,肉实纹细冰糖心。"的独特品质。其年产、销量约占全国 40%以上,为甘肃省骨干出口药材,行销日本、东南亚以及北美各国。

三、红芪

俗称"独根",主产武都和宕昌等地。其药用历史久远,早在一千多年前梁·陶弘景撰《本草经集注》中载:"黄芪第一出陇西洮阳,色黄白,甜美,今亦难得。次用黑水宕昌者,色白肌理粗,甘而温补。色赤者可做膏帖,用消痈肿。"陶氏所云前者系指甘肃野生黄芪,后者即指产于武都和宕昌等地的野生红芪,为甘肃特有药材。其产量大、质量佳,远销全国各地及港、澳、台和东南亚各国。

四、大黄

主产于甘肃陇南礼县、宕昌及陇东华亭、庄浪等县。前者商品名称之为"铨水黄",后者称之为"庄浪黄"。特别是礼县与宕昌交界处的铨水乡,其种植大黄历史悠久,加工方法独树一帜。商品以个大清香、纹理清晰、碴口鲜亮、质坚体重而著称。除行销国内外,还远销加拿大等北美等国。

五、甘草

清·黄钰辑《名医别录》一书中,最早记载其产地"生河西川谷沙山及上郡",从而可知甘肃省河西地区系全国甘草主产区之一。全省野生甘草分布面积约 77 万亩,蕴藏量 2.5 万 t 左右,主要分布于酒泉、张掖、武威和庆阳等地区,民勤、金塔、安西、敦煌及环县为甘肃省五大主产县。据统计,全省家种面积约 5000 亩以上,野生与家种甘草平均年产量在 2000t 左右,最高年产量达6200t 以上,为甘肃省主导商品药材之一。

除上述五宗道地药材外,尚有秦艽(分布面积约 1000 万亩,蕴藏量 7800t 左右。)、羌活(生长面积约 800 万亩,蕴藏量约 5600t。)、猪苓(野生蕴藏量约 96

万 kg,家种五万窖以上,总量约 100 万 kg。)、款冬花(分布面积约100 万亩,蕴藏量 680t 左右。)、远志(分布面积约 100 万亩,蕴藏量 600t 左右。)以及龙骨(因其储量与一般矿产相比无明显规律性,无法作储量估算,只能以采挖产量而定,15 年间共采挖龙骨 6000t。)等 6 种主要道地药材品种。除此而外,还发现了一批具有开发与利用价值的新资源和新品种,诸如张掖地区的白头翁和黄精,武威地区的贝母与冬虫夏草,定西地区的手掌参,武都地区的金果榄、乌梅及桃儿七,天水地区和临夏州的齿瓣元胡,陇东的猪苓等,其品种不胜枚举。另外,全省尚分布有药用效果好和经济价值高的原料药材,诸如沙棘、鬼臼、乌头、五加、陇马陆、祖师麻、苦豆子、羌活鱼、独一味、铁棒槌和祖师麻等,其资源品种丰富,具有广阔的开发利用前景。

陈　成　撰

第四章　中药加工炮制概论

第一节　中药加工炮制的目的

中药炮制的目的，最初主要是为了减低药物的毒性或刺激性等副作用，就是纠其"偏性"，以利于治疗疾病。从北宋时代起，由于制药技术的进步，中成药遂被广泛应用，炮制中药的方法亦随之多样化。例如，使用酒和醋处理药料，就有酒蒸、酒炒、醋炒及醋煮等，其目的在于使药物能够更快发挥治疗作用或引药归经。丸剂、散剂以及大部分中成药料，在配制前均须先粉碎成为适当的细粉，然后方进行下一步操作。但是，由于中药材质地有软、硬、韧、坚的不同，且品种有动、植、矿物的差异，因之其中有许多药材难以制为细粉，如矿物类的磁石、自然铜等难以粉碎，但经煅、淬等方法炮制后，就较易于粉碎和煎出成分了。

中药材防霉、防虫蛀以及保持其所含成分不被分解破坏，是保证药材质量的一个重要问题，而保持药材干燥则是防止药物变质的有效而简便方法。经过炮制后的药料，由于大部分水分已经从细胞组织中蒸发，因此通常较易贮存。某些含苷类成分的药物，在炮制加热过程中能使其中与苷共存的酶失去活性，从而可防止生物活性成分被酶解而失效。有些种子类药材经过炒制后可使其细胞组织失去活性，于是防止了植物胚芽萌发而利于贮藏。此外，某些虫卵类药材经过蒸制后可将虫卵灭活，此既防止了翌年孵化，亦有利于贮藏保管。

绝大部分中药都具有不同程度的苦味、臭味和腥味等，过去千余年间前人曾研究过许多矫味、矫臭以及赋色的方法。宋代寇宗奭在《本草衍义》中曰："甘草用药须微炙，不尔亦为凉，生则味不佳。"黄芪、甘草在中药方剂中使用频繁且剂量较大，往往多以"炙"入药，因为这两种豆科根类植物药材都具有豆腥味，味微苦，蜜炙后就可消除上述弊端。寇氏又指出："厚朴有油味苦，不以姜制，则棘人喉舌。"故临床多用炮制品姜制厚朴以趋利避害。使用麦麸皮炒制法，则可赋予药料的焦香和焦黄。上述炮制措施不仅在中药饮片的色、气、嗅、味等方面可对人们感官产生良好作用,更重要的是尚可起到辅助治疗的作用。

中药加工炮制的目的是多方面的,往往一种炮制方法,或者炮制一种药物时兼具有多个目的。这些目的虽有主、次之分,但是彼此间又相互关联。中药加工炮制的目的,归纳起来为以下八个方面:

(1)降低或消除药物的毒副作用,防止产生不良反应。例如,大戟和甘遂用醋煮制后可使毒性显著降低；草乌用甘草与金银花水煮制后可消减其毒性;何首乌采用酒蒸制可消除其致泻副作用,从而增强其温补作用。

(2)缓和或改变药物的性能。中药有寒、热、温、凉之分,为了适应患者病情和体质不同的需求,则需通过加工炮制以改变药物之性能。例如,生地黄性寒而凉血,炮制为熟地黄后则性温而补血;干姜辛热散寒,制为炮姜后则涩温而敛血。

(3)增强药物的疗效。例如,延胡索所含生物碱为其生物活性成分,经醋制后可使生物碱与醋酸结合生成生物碱盐,其水溶性增强,则汤剂中煎出浓度增加,从而提高了延胡索的止痛效果。又如,款冬花蜜炙后可增强其润肺止咳的作用;淫羊藿使用羊脂油炙制可增强其助阳之功。

(4)引药归经。中医通常是以经络学说对于疾病的传变部位进行定位的,引药归经就是使药物在疾病所处的经络发挥作用。例如,柴胡和香附等经醋制后有助于引药入肝经;小茴香与橘核等以盐水制后有助于引药入肾经。中药经酸、甘、苦、辛、咸五味的炮制,可使药物在各自所归经络中能够更好地发挥治疗作用。中医所谓"引药归经"有些类似于西医所指的"靶向"作用。

(5)便于粉碎,且使生物活性成分易于煎出。矿物、动物介壳以及骨骼类药材质地坚硬而难以粉碎,不便于制剂和调剂,其生物活性成分煎出率亦不高。因此,必须经过炮制后方可克服上述不利因素。例如,牡蛎与石决明等经火煅烧、代赭石和自然铜等经煅淬后,则易于粉碎、便于调剂,还可提高其生物活性成分的煎出率。

(6)便于贮藏,保持药效。药材经过加热处理可使之进一步干燥,含水率降低则有利于较长时间贮藏。此外,某些含苷类成分的中药如黄芩、槐花等,经蒸或炒之后,可使其所含黄酮苷类成分不致被与之共存的酶分解,从而保证了药物的品质。

(7)矫味、娇臭。动物或某些具有特殊不良臭味的中药,患者服用时往往难以接受。因此,矫味、矫臭在中药炮制方面是非常必要的,在中药炮制过程中采用土炒、麸炒、蜜制、酒制以及醋制等方法,不仅具有增益药效的作用,同时亦具有矫味和矫臭的作用。

(8)去除杂质及非药用部分。即将药材所含泥砂或其他非药用部分及杂质去除,以使药物纯净。例如,将枳壳去瓤、远志与巴戟天去心、枇杷叶去毛等,均属中药加工净制操作。

第二节 中药加工炮制十七法及术语

一、中药加工炮制十七法

由明·缪希雍撰著的《炮炙大法》一书,首先提出了雷公炮制有十七法,然《雷敩炮制论》中则非十七法。考察十七法的来源,可信是缪希雍等人从《伤寒论》、《金匮要略》、《本草经集注》、《千金方》、《炮炙论》、《太平惠民和剂局方》、《医学入门》以及《本草纲目》等书中摘引归纳而成,并刊于《炮炙大法》开篇以供读者参考之,后人将之则称为“炮炙十七法”。

1932年四川成都“义生堂”印行的张骥《雷公炮炙论》,则根据缪希雍所提出的十七法并参考了少量相关资料,编辑而成《雷公炮炙论十七法集释》,将之附于书首,张氏认为此十七法“始于雷敩是不可靠的。”然其“集释”论述的并不具体,有数法未予注解,故实际参考价值不大。此后,中药从业人员在实践中又摸索出了许多加工炮制新方法及通用术语,具有一定的现实指导意义。由于“炮炙十七法”流传已久,目前仍作为重要的中药加工炮制参考资料,故根据张氏原意将其摘录如下,未予注解的方法则引证《医学入门》的资料加以补充。

(1)炮:置药物于火上,以烟起为度谓之“炮”。

(2)爁:火焚也。《医学入门》曰:“爁音监,火焰也。”

(3)煿:火裂也。《医学入门》曰:“煿音博,火干也。”

(4)炙:俱火烧也,系将药物置于近火处烤黄。现指药物加液体辅料后用文火炒干,或边炒边加液体辅料以文火炒干。

(5)煨:将药物置于火灰中,煨之使熟。

(6)炒:置药物于火使之黄而不焦也,法有炒黄、炒黑、炒焦之不同。

(7)煅:置药物于火上烧令通红也。

(8)炼:药石用火久熬也。有炼乳、炼蜜、炼丹石。

(9)制:药性之偏者、猛者,使就范围也。有水制、姜汁制、童便制、火酒制、酥制、醋制、蜜制、麸制、面制、米泔制等,各如其法。

(10)度:量物之大小长短也。

(11)飞:研药物为细末,置水中以漂其浮于水面之粗屑也。

(12)伏:土类,如伏龙肝。

(13)镑:削也。

(14)椴:侧手击也。

(15)曬:即"晒"的古体字。

(16)曝:晒也,晒曝物也。

(17)露:药物不加遮盖日夜暴露之,即所谓"日晒夜露"。

二、中药加工炮制术语

中药加工炮制术语是后人根据古代加工炮制理论,经过不断实践与总结,逐步充实完善而形成的理论。然而,国内各地术语均不一致,甚至一厂、一地范围内术语亦各异,因此给应用和阐释带来了诸多不便。京帮对之进行了综合规范,将之分为以下几类。

1.特殊用药术语

(1)鲜:系将采集的生药直接用于处方调剂,或供制备中成药,生药在使用时仍保持采集时的生物形态。例如,阳和解凝膏所用的鲜牛蒡根秧和鲜白凤仙根秧,制作六神曲和建神曲所需的鲜辣蓼、鲜苍耳及鲜青蒿等,《温病条辨》所载汤剂中常用的鲜石斛、鲜生地、鲜枇杷叶、鲜芦根和鲜茅根等,均系药用鲜品。鲜石斛、鲜牛蒡等药材,可将之连根挖出后带土盛在花盆或蒲包内,经常洒水使之湿润,以备药用。鲜生地、鲜芦根及鲜茅根等,将之采挖后置阴凉处湿润沙土中,以保持药材水分。

(2)生:未经炮制的药材谓之"生"。 中药处方内的部分药物品种不经炮制即可直接入药,中药处方有时将药物注明"生"字是为了区别于"熟"。例如,养阴清肺膏用生地黄,而六味地黄丸则用熟地黄;外用膏药多用生乌头和生半夏,内服剂型则须用制乌头与制半夏。

(3)熟:熟有两种含义,一是与"生"相对而言,凡经过加热处理的中药饮片都称之为"熟"。再者,系指用于配制中成药所需的"熟料"而言。例如,参茸卫生丸、胎产金丹和乌鸡白丸,方中大部分药料需经黄酒蒸制,蒸制后的药料就称之为"熟料"。

2.中药修治术语

(1)拣:亦称之为"挑",系将药材中的杂质及非药用部分拣除或将药材拣选出来。例如,人参去芦,麻黄去根,连翘去梗,杏仁和桃仁去皮等。

(2)筛:利用竹皮或铁丝编织的筛子,筛除药材中的细小部分和杂物。例如,黄芩筛去枯,香附筛去须,蝉蜕筛除沙等。

(3)簸:用竹箢或簸箕簸除杂物、或分离轻重不同之物。例如,蔓京子、白前、车前子以及橘核等净治多用簸法。

(4)揉:为使质脆而薄的药材成为细小碎片,可将药物置于粗孔筛网上用手揉之,使其破碎后通过筛孔。例如,加工桑叶、马兜铃以及淫羊藿等均适用该法。

(5)拌:为增强某些中药的功效,将中药饮片与另一种辅料共同伴和,以使辅料均匀粘附在药物表面。例如,用固体辅料朱砂拌灯心草,以液体辅料鳖血拌柴胡、猪心脏血液拌丹参等。

(6)去毛:又称"刷",某些药材表面生有绒毛状物,不去除则粘附或刺激咽喉的黏膜,造成咽喉发痒、或引起咳嗽等。去毛操作方法可分为以下5种:①刷去毛:即用较硬的毛刷除去药材表面绒毛,多用于除去叶片的绒毛。例如,枇杷叶以及石韦等皆用该法。②刮去毛:即用刀或锋利的玻璃片以及瓷片等,刮除质地较为坚硬的药材表面毛状物。③火燎去毛:系将药材置于酒精灯火焰上将绒毛熏烤至焦脆,然后用刷刷除即可。例如,除去鹿茸毛等适用该法。④烫去毛:将细砂炒至200~300℃时投入药材,拌炒,待绒毛烫焦后再刷除即可。例如,去除骨碎补和马钱子等药材表面的绒毛适用该法。⑤炒去毛:将药材置于锅中加热拌炒,至毛须被炒焦后筛除即可。

(7)磨:系利用摩擦力对药材进行粉碎的方法。磨的工具有石磨、机械磨、石碾和鲨鱼皮等。

(8)捣或击:某些体小、质硬的药材不便于切片,可将之置于药钵中用锤捣碎。捣碎过程中最好加盖,以免药粉飞溅。

(9)制绒:将体轻且松泡的药材经碾压使之松解成绒状,以便于配方和调剂。例如,加工大腹皮和艾叶等均适用该法。

3.中药水制术语

(1)洗:采集的药材表面或多或少都附有泥砂,须洗净方可入药。其中,某些质地疏松或黏性较大的药材在水中洗涤时间不宜过长,否则无法切制。例如,莱菔根、当归及栝蒌皮等皆不宜长时间泡洗。此外,有些种子类药材含有大量黏液质,入水即黏结成团不易散开,故不宜水洗。例如,葶苈子和车前子等宜用簸或筛的方法去除附着的泥沙及杂质。

(2)淘:细小的种子或果实类药材,如果夹有泥土等杂物时,宜用清水淘洗干净。

(3)漂:系将药材用水浸洗的方法。一是水能溶除部分药材的有毒成分,二是有些药材含有大量的盐分,在入药前需要漂洗干净。例如,肉苁蓉、海螵蛸、海藻以及昆布等。漂的操作方法为:将药材置于盛有清水的大缸中进行浸泡,天冷时每日换1~2次水、天气热时每日换2~3次水。漂的天数根据具体情况酌定,短则3~4d,长则1~2周左右。漂的季节最好选择春、秋两季,因为此时温度适中。夏季由于气温较高,漂时可酌加明矾适量以防腐。

(4)泡:系将药材用清水浸泡而无需要换水的操作。其目的为:利用水浸泡发酵法,去除附着于药材表面的一些有机物质。例如,去除龟板和鳖甲等表面的残存组织适用该法。

(5)飞:系将药材制备为细粉的操作,多适用于矿物类药材。具体分为以下两种操作方法:①水飞:将药料与水混合研磨,水的用量以能研成糊为度,然后加水适量搅拌,倾取混悬液;沉淀于底层的粗粉再加水继续研磨,直至全部研为混悬态即可。将混悬液静置,分取沉淀物,干燥,研散,即得。②火飞:也可称为"煅"或"炒",例如,飞硼砂,系将之炒为细粉的操作方法。

(6)去心:某些药材的"心"(指木质部)为非药用部分,故需除去。例如,远志、巴戟天等均须抽去心。常用的去心方法是将药材稍行泡润,然后剖开去心。

4.中药火制术语

(1)烘:将药材置于近火处、或放入烘房及烘箱内,使其中所含水分被徐徐蒸发,以便于粉碎和贮藏。例如,芙蓉花的干燥宜用烘法。

(2)焙:又称烘焙,系以文火焙干,无需经常翻动。例如,当归、防风、水蛭及䗪虫等,皆宜用焙法。

(3)炒:系将药材置于铁锅中加热拌炒的方法。具体操作分为以下五种:

①清炒(净炒):将药材直接投入锅内拌炒的方法。分为炒黄、炒焦和炒炭三种炮制规格。a. 炒黄:采用较小火候、或中等火候,炒至饮片呈微黄色、或稍带焦斑为度。例如,炒苍术、炒黄芪等。b. 炒焦:采用较强火力,将药物炒至外部呈焦黄色或焦褐色、内部淡黄色,以饮片散发出药材固有的焦香气时为度。例如,焦槟榔、焦神曲等。c. 炒炭:亦称"炮",即用猛火炒至药材外部焦黑色、内部焦黄色为度。炒炭的目的是根据"血见黑则止"之说,因此,炭药适用于治疗各种出血性疾病。例如,地榆炭、槐花炭、生地炭、炮姜炭等,均有敛血之功。此外,某些含挥发油的药物如荆芥、干姜等,炒炭后则可缓和其燥性及辛温发散之力。

②麸炒：即以麦麸皮拌炒药料的方法。将麦麸皮置铁锅内，加热拌炒至散发焦香气并冒青烟时，再把所制药料投入其中拌炒，待药料被熏黄后出锅，即可。麸炒可起到矫臭、健胃和减低药物燥性等作用。例如，麸炒枳壳、白术等。

③盐粒炒：系用大青盐粒拌炒药料，可谓"烫"的一种方法。该炮制法适用于质地坚实，补益肾经的药物。例如，怀牛膝、益智仁等。

④米炒：将大米平铺于铁锅中，在其上覆以中药饮片，加盖，加热，至米起烟时去盖，待药料被熏黄后即可出锅。米炒的目的主要是为了降低药物的燥性。例如，米炒沙参、米炒党参等。

⑤土炒：系用灶心土拌炒药料。灶心土亦称伏龙肝，呈碱性，具有中和胃酸之功。用之拌炒中药饮片可使药物中部分有机质发生变化，并且起到缓和药性的作用。例如，土炒白芍、土炒白术等。

⑥米泔水炒：系用淘米后的第二次泔水拌炒药料的操作方法。多用于炮制苍术等类药物，可起到降低药物燥性的作用。

⑦炒砂（硫磺炒）：系以硫磺炒制铅粒的操作方法。金属铅经炒制后其质地酥脆，易于加工粉碎和调剂配方。

(4)烫：以沙土、蛤粉、滑石粉等作为中间传热体，将药料投入其中烫制的操作方法。烫制温度约为 200℃~300℃。适于沙土烫制的饮片有马钱子、金毛狗脊、鹅枳实等；适于蛤粉烫制的饮片有阿胶、刺猬皮、人指甲等。经过烫制的药料不仅易于粉碎，尚可提高饮片所含成分的煎出率。

（5）煅：将药材经过 700℃以上高温处理，使之组织结构和理化性质发生变化的操作方法。其具体操作可归纳为六种：

①铁锅焖煅：适用于质轻而疏松的药料，例如煅灯芯炭、煅陈棕炭等。将药料置于锅中，在上覆盖一口径较小的铁锅，再用盐泥将两锅口对接处封严，以武火加热约 2~5h，待锅底发红或于上扣锅底处滴数滴清水随之汽化蒸发为度，停火，放置自然冷却，出锅，即可。

②铁锅煅：将含有结晶水的药料置于大铁锅中，加热使之失去结晶水，其炮制成品主含无机物。例如，煅明矾、煅硼砂等。该法与炒的性质相类似，但操作所用火力更大。

③坩埚煅（嘟噜煅）：采用耐火材料烧制成的罐形坩埚称之为"嘟噜"，其煅制操作分为加盖与不加盖两种方法，例如，煅自然铜、煅磁石等不加盖；煅石英等则需加盖，目的是防止药料爆裂而溅出。具体操作为：将盛装药料的容器置炉火中，煅烧至坩埚内、外通红为度，放凉，取出煅品，即可。

④直接火煅：适用于煅烧过程中不易破碎的大块矿石类药材。例如，石膏、礞石等，将之直接置于无烟旺火炉内煅红，取出放凉，即可。

⑤灰火焖煅：系将药料裹埋于正在燃烧、但无火焰的灰土中焖煅，一般用木屑火或砻糠火，煅烧约 4~8h。例如，煅牡蛎等。

⑥炉火焖煅：将炉灶中火烧旺，待烟尽、火盛时在炉口上覆盖一块密布孔隙的铁板，将药材置于铁板之上，并在其上覆盖一口铁锅，待药物被煅烧至发红时取出，即可。例如，煅石决明、煅牡蛎、煅石膏等。

(6)淬：将高温煅红的药料立即投入低温液体中，使其温度骤然降低的操作方法。例如，磁石、自然铜等矿物类药材，将之煅红后立即投入米醋溶液中，则可使其质地呈疏松状而易于粉碎。

(7)炙：类似于炒的一种操作方法，其与炒制的区别为在拌炒药物过程中加入了不同的液体辅料。具体操作分为以下十一种：

①蜜炙：系将药物用蜂蜜溶液拌炒的操作方法。将蜂蜜置于锅内加热融化，至颜色呈黄色时加注适量清水调和均匀，再将药物投入其中拌炒至微干，即得。蜜炙的主要目是增加药物的滋润作用，通常润肺、镇咳、化痰的中药多用蜜炙。另外，蜜炙还可起到矫味、缓急和补中益气的作用。诸如，款冬花、紫菀、远志、百合、甘草等多采用蜜炙。

②醋炙：系用米醋炒制药料的操作。在药料中加入米醋适量，拌匀，闷透后炒干为度。醋炙可以起到降低或消除药物毒副作用之目的。例如，醋炙甘遂、芫花等。此外，醋炙还可增大药物中生物碱类成分的溶解度，尚可起到引药归肝经以住痛的效果，例如醋炙延胡索等。

③酒炙：方法同醋炙类似，一般多用绍兴黄酒、或者白酒作为辅料。酒炙具有发散通络、抑制药物寒凉之性的作用，并可增强药物中某些化学成分的溶出率。例如，酒炙常山、酒炙黄芩等。

④姜炙：具体分为姜煮、姜腌和姜汁拌炒三种操作方法。①姜煮：适于姜煮的药料有厚朴等。系将适量生姜切片与厚朴同置于锅中，加水煎煮 2~3h，捞出厚朴，过滤煎液，备用。待厚朴被风至半干状态时，再将过滤的煎液加入厚朴中拌和，待煎液被药材完全吸收，干燥，即得。②姜腌：将药料置于缸内，注入清水适量浸泡 5 天，每天换水 1~2 次。取生姜片和明矾末适量，备用。另取缸一口，在其中铺一层浸泡过的药料、然后在上面覆盖一层薄薄的姜片和矾末，反复交叉操作，直至铺完即可。继而注入清水适量，浸泡约 30 天，除去浸液与姜渣，用清水洗除矾质，备用。将药料置锅内注入清水，以没过药面为度，

加热煎煮,保持微沸,至药物内部无白心为度,取出,干燥,即得。适于姜腌的药料有半夏、天南星以及白附子等。③姜汁拌炒:取鲜姜适量捣碎,置于锅内,加水适量用文火煎煮约 30min,滤汁、弃渣,再将滤液加热浓缩至适量,然后倾入药料中拌匀,炒干,即可。适于姜汁拌炒的药料有黄连、竹茹等。

⑤盐水炙:系在药料中均匀喷洒适量盐水,搅拌均匀,加热炒至微带焦斑或炒焦的操作。该法适于补益肾经的药物,诸如泽泻、补骨脂、杜仲等。另外,用盐水炒炙尚可起到矫味和防腐的作用。

⑥油炙:亦称之为"炸"。取麻油或豆油适量,入锅内加热至无泡沫时,随即投入药料炙至酥黄,捞出后沥尽油,再用麻纸将油吸干,即得。药料经油炙可使之酥脆而易于粉碎。例如,油炙虎骨、马钱子等。

⑦羊油炙:将羊脂油置锅内加热融化,然后投入药料用微火连续拌炒,直至油脂被药物完全吸收为度。例如,羊油炙淫羊藿、木蝴蝶等。

⑧乳炙:常用于炙蟾酥。将蟾酥适当粉碎,再注入牛乳汁适量,搅拌混匀,密闭,于 30℃以上环境中放置 5~7d,每天搅拌 2 次。待牛乳被药物吸尽,取出,阴至六成干,继以低温烘干或置较弱阳光下晒干,粉碎,即得。乳炙蟾酥较易于粉碎,且可避免加工过程中粉尘飞扬造成对环境的污染。

⑨胆炙:取牛、熊或猪等动物胆汁适量,与药料均匀混合,待胆汁被药料充分吸收后,干燥,即得。胆炙的目的一是降低某些药料的毒副作用,二是可增强药物清心定惊、豁痰解痉之功。例如,胆南星、胆石灰等。

⑩豆腐炙:传统经验认为,乌豆汤可以解毒,使用乌豆制作的豆腐炙制药物可以降低其毒性,现在多采用黄豆制作的豆腐炙药。先将豆腐切成块,置于锅内与药料同煮,待豆腐呈蜂窝状时除去豆腐,捞出药物,即得。例如,炙黑附子、炙藤黄、炙珍珠等。

⑪药炙:在毒性中药饮片内加入其他中药煎液,加热煎煮,以改变其原有的性能、并达到降低毒副作用之目的。具体操作方法为:先煎取中药辅料汤液,过滤,再将滤液倾入被炙药料中加热煎煮,以药透液尽为度,取出,干燥,即得。例如,用甘草和金银花煎液炙制川乌、草乌以及白附子等。

(8)煨:系将药物埋入余烬未消的草木灰中加热的方法。具体操作可分为以下五法:

①面煨或纸浆包煨:将药物用面粉糊或纸浆糊包裹后埋入余烬未消的热草木灰中,待面团被烧干、外表焦黑色并呈现裂纹为度。取出,剥除面层,即得。例如,煨肉豆蔻、煨木香等。

②烘煨:将中药饮片置于铁丝编织的筐中,然后将筐放置于支架上用炉火烘煨,以去除药料中部分挥发性成分。例如,烘煨广木香等。

③重麸炒煨:取麦麸皮适量置锅中,加热炒至冒烟时投入药料迅速翻炒,待麸皮颜色呈焦黄近枯、药物表面呈黄色时离火,筛除麸皮,即得。麸炒目的为:利用麦麸皮吸收药料中的部分挥发性成分,以降低药物燥性或滑肠之弊。例如,煨肉豆蔻等。

④米汤煨:该法专为煨葛根而设。将葛根饮片放入陶器罐中,加入米汤淹没药面,然后置于火上煎煮至汤尽,取出,干燥,即得。用米汤煨可以降低药物的燥性(即刺激性),增强药物保护胃气之功。

⑤隔纸煨:将木香或肉豆蔻等切为薄片,平铺于草纸上,其上再覆盖一张草纸,纸上再放置一层药料,如此反复叠铺数层,然后置于炉火近处,借助炉火的辐射热进行烘煨,以达到利用草纸吸取药物中部分油脂及挥发性成分的目的。

5.中药水火共制术语

(1)煮:系在药料中加入水或其他液体辅料,进行加热煎煮的方法。具体操作可分为以下四法:

①清水煮:适用于含淀粉较多的药物。取铜锅一口,加入清水适量,煮沸后投入药物进行煎煮,至药料无白心,内、外淀粉粒糊化均匀一致为度。例如,清水煮白芍。

②酒煮:将黄酒与药料混合拌匀,待酒液被药料吸尽后置锅内,添水适量加热煎煮,以水液被煮干为度。例如,制何首乌等。

③醋煮:操作方法同酒煮。例如,醋煮延胡索等。

④酒、醋共煮:操作方法与酒煮相同。例如,酒、醋煮制香附子等。

(2)蒸:系隔水间接加热制备药料的方法,该法多用于滋补类中药。例如,地黄、女贞子、五味子等。药物经蒸制后其色泽加深或变黑,增强了甘味,改变了药性,并且起到了矫臭、矫味的作用。具体操作可分为以下三法:

①清蒸:即指不加辅料直接蒸制药物的操作方法。例如,清蒸女贞子等。

②酒蒸:系用绍兴黄酒将药物拌匀,待酒被吸尽后再行蒸制。例如,酒蒸地黄、豨莶草等。此外,酒蒸尚可增加药物的温补作用,缓和药性。例如,生大黄经酒蒸后泻下作用减弱,而其清热、润脏之效则有所增强。

③醋蒸:系将米醋与药料拌匀,待醋液被吸尽后再行蒸制的操作。例如,醋蒸五味子等。

(3)燀:将种子类药物用沸水浸泡或稍许加热浸煮,以达到去除种皮的操作方法。例如,燀杏仁、桃仁等。

6.其他中药炮制术语

(1)制:中药的所谓"制"有两层含义,其一,系将数种药料混合粉碎,配制成为各种中药剂型;其二,是将单味中药用其他药料处理,适当改变药物原有的性味与功用。例如,法制半夏、法制黑豆等。另外,药炙、乳炙以及胆炙也可列入"制"的范畴。因为,对于此类药物的炮制方法虽称"炙",但皆未用火烤或炒,故可列于"制"法之列。

(2)发酵:在适当温度和湿度环境中,利用酶的作用进行发酵制曲的方法。例如,六神曲、建神曲等。

(3)制霜:将药料经过加工处理,制备成为白色的粉状物(百草霜则呈黑色),称之为"霜"。制霜分为两种方法:其一为去油成霜,多适用于种子类药物。系将药物除去种皮,研碎,压榨除去所含部分油脂,制备成为枯散的粉末状物。例如,巴豆霜、千金子霜、杏仁霜等;其二系加工成霜。例如,西瓜霜、柿饼霜等;其三为加工炮制后某些药材的副产品也称之为霜。例如,鹿角熬制鹿角胶后所剩余的灰白色骨质粉末,称之为鹿角霜。

第三节　中药炮制与药物性能的相关性

一、中药炮制与四气、五味的关系

四气、五味是中药的基本性能,四气又称"四性",即寒、热、温、凉四种药性;五味是指辛、甘、酸、苦、咸五种味觉。性、味共同构成了药物固有的特性,它既是药物自然属性的具体体现,又是中医实践理论的总结。例如,石膏、知母属寒性,具有清热泻火之功;连翘、金银花属凉性,具有清热解毒之效;附子、肉桂属热性,能回阳救逆;丁香、小茴香属温性,可温中散寒。在炮制过程中由于水的浸煮、火的蒸炼以及辅料气味的渗透,药物本身的气味与功能则发生了这样或那样的变化。例如,黄连性味大苦、大寒,经过辛温的姜汁制后可降低其苦寒之性,即以"热"制"寒",这类炮制方法称之为"反制"。如若使用动物胆汁炮制苦寒之药,则是苦上加苦、寒者益寒,此类炮制方法称之为"从制"。中药药性是临床用药的依据,由于性味改变,治疗作用亦随之不同。例如,生地黄主泻,具有清热凉血之功;而熟地黄主补,具有益血养阴之效。生甘草性平、味甘,具有泻火解毒之功;而经蜂蜜制后则性温、味甘,具有补中益气之效。根据中药的四气、五味和中医处方用药的需求,对药物进行科学合理的炮制,不仅起到了增效切病的作用,而且进一步扩大了药物的适用范围。

二、中药炮制与升、降、浮、沉的关系

升、降、浮、沉是指药物作用于机体的趋向,一般而言辛、甘味药物属阳,多为温热药,其作用为升浮;酸、苦、咸味药物属阴,多为寒凉药,其作用为沉降。但是,药性的温热与寒凉,升降和沉浮,又可以经过中药炮制相互转化。前人经过不断的反复实践,逐渐发现了生寒、熟热,生升、熟降的道理。并且认识到"升者引以咸寒,则沉而直达下焦;沉者引以姜酒,则浮而上至巅顶"。例如,黄柏系清下焦湿热药物,用酒炮制后作用则趋上,亦可清上焦之热。砂仁行气、开胃、消食,作用于中焦,用盐水炮制后则药性可达下焦,具有温肾而治小便之频数。又从病机和证候方面分析,呕吐、气逆、喘息等趋上的症状,多使用沉降的药物治疗;中气下陷、胃下垂、脱肛等疾患,则宜用升提药物进行治疗;表邪内陷、疹毒内攻等多需发散之剂;自汗、遗精诸证适宜收敛之药。由此可见,中药炮制对于中医辨证论治和处方用药的效果影响极大。

三、中药炮制与归经的关系

归经是中药对于人体脏腑经络取向性的归纳。中药性能各有所长,同是补益药然有补肺、补肾、补心和补脾的区别。同属苦寒清热药,性味亦同,但由于归经不同其作用亦不相同。例如,黄芩主清肺、胃之热,黄柏长于泻肾经之相火,黄连则多用于清心热,栀子可清三焦之热,龙胆草清肝、胆之热,大黄泻肠间之实热。又如,朱砂、犀角入心经,羚羊角入肝经,生姜用于止呕则入胃经等等不胜枚举。

中药经过炮制后其气味的改变亦可引起归经的改变,前人对炮制辅料引经报使作用的理论总结,是中药炮制的基本指导原则。即:酒制升提活血;姜制温里散寒;盐制走肾而软坚;醋制注肝而收敛;童便制除劣性而降下;米泔水制去燥性而和中;乳制润枯生血;蜜制甘缓益元;陈壁土制窃真气骤补中焦;麦麸皮制抑酷性勿伤上膈;乌豆汤、甘草汤渍曝并解毒致令平和;羊酥油、猪脂油涂烧,渗骨容易脆断;去瓤者免胀;抽心者除烦。这些概括性的理论与实践总结,至今仍系后人炮制中药参考的重要依据。

四、中药炮制与配伍和制剂的关系

炮制与中药配伍及制剂关系极为密切,原生药经过炮制后不仅其性味符合了中医处方用药需求,而且药物的质地和性状诸方面的改变,亦方便了中药调剂和中成药的制备。因此,无论是医院或药店调配处方,还是制备丸、散、膏、丹等,都必须重视对中药饮片的炮制操作,药物必须经过加工炮制合格后

方可供处方及制剂使用。例如"清宁丸"组方中的大黄，必须用绍兴黄酒多次蒸制方能入药，生用则药力过猛，有可能导致腹痛等胃肠道刺激症状。"小儿健脾丸"、"参苓白术散"中的山药和六神曲等，需经麸炒方可起到理想的健脾益胃作用。而"六味地黄丸"和"金匮肾气丸"中所含山药重在滋阴补肾，故生用为宜。"人参再造丸"中的虎骨要用油炙才易于粉碎，炉甘石煅制后需经水飞方为齑粉，珍珠、朱砂皆应研磨、水飞，方便于调剂与制剂。

第四节 炮制对中药理化性质的影响

中药经过加热、水浸、酒或醋及药汁等辅料的炮制处理，会使药物的理化性质产生不同程度的变化。一味中药往往含有多种化学成分，炮制后其中某些成分有可能产生分解、缩合而转化为新的成分，有些药物则其中化学成分含量比例会发生改变，还有些则是所含化学成分溶解度发生了变化，因炮制所引起的中药物理化学性质的改变，往往会改变中药的性味和其固有的功效。

中药材所含生物活性成分是极其复杂的，有的性同而味异，有的性味相同然归经不同。目前，还有许多中药品种的炮制机理、理化性质的变异尚不明了，有关此方面的研究虽已进行了多年，在实验研究中取得了一定的进展。但是，根据目前现有的研究资料来看，尚不能够全面而深刻地阐述中药炮制的机理，现就对之初步的学术研究概述如下。

一、炮制对含生物碱类中药的影响

生物碱是一类复杂的含氮有机化合物，味苦，通常有类似碱的性质。与酸结合形成盐则亲水性增强，水溶解度增大，在乙醇溶液中亦具有较高的溶解度。对于含生物碱类成分的中药，炮制中使用米醋、绍兴黄酒或白酒等辅料，可显著提高生物碱成分的水溶出率。例如，醋制延胡索能够增强延胡索生物总碱的水溶性，于是可以相对提高其解痉镇痛的作用。

生物碱具有不同程度的耐热性，有些在高温条件下不稳定，可能产生分解反应，炮制过程中可利用这一理化性质，消除或降低有毒成分的含量，以保证临床用药的安全性和有效性。例如，乌头中含有剧毒的乌头碱，经过高温蒸煮后则分解为毒性较弱的乌头原碱，其毒性可降低到原来的千分之一。但是，如果高温条件会影响到生物碱的生物活性和药用效果时，则宜低温炮制或不加热为妥。例如，山豆根、龙胆草及石榴皮等所含成分在温度较高时不稳定，故以生用为佳。

水溶性生物碱在浸泡过程中易溶于水而随水流失,故应尽量缩短与水接触的时间,采取少泡多润、或不用水处理的操作方法,以免成分流失而影响到药用效果。例如,槟榔和苦参等药材,切制前最好采取闷润法。

生物碱在植物体内分布不一,故有些药材在入药前应去心、去皮,区分部位用药。例如,黄柏所含生物活性成分小檗碱,仅分布于黄柏树皮中,故仅用其皮而不用其他部位。莲子心与莲子肉二者生物碱含量差别显著,因之需要区分入药。

二、炮制对含苷类中药的影响

植物中苷类成分一般能溶于水和乙醇溶液,所以炮制含苷类药材的辅料多使用酒,同时应采取少泡多润法,以免生物活性成分溶于水中、或者发生水解反应而降低其疗效。例如,甘草、秦皮、大黄等药均含有苷类成分,不适于长时间水浸泡。

含苷类药材通常都有专一的分解酶,在一定的湿度和温度下苷类容易发生水解,所以常用烘、晒、炒等方法破坏或抑制酶的活性。许多花和子实类药材多采用炒法,这是其中的原因之一。例如,白芥子经过炒制增强了温肺祛痰功效,减轻了辛辣之性,并使白芥子苷的分解酶基本上失去了活性。而白芥子苷未被酶解则可提高药物促进唾液和胃液的分泌作用,且能增强反射性气管分泌物的排出,从而发挥理想的祛痰效果。

苷类在酸性条件下易发生水解,这样不仅可使苷类含量减少,亦增加了成分的复杂性。因此,在炮制过程中除特殊要求外,中药一般不用、或者少用醋处理。实践经验和相关炮制研究均证明,对于含苷类的药材不宜与水接触较长时间,亦不宜用醋酸处理。

三、炮制对含挥发油类中药的影响

挥发油大多具有芳香气味,在常温下可以自然挥发,大多数比重较之水轻,易溶于有机溶剂和脂肪油中。因此,该类药材不宜加热处理,亦不宜久浸、久泡,以避免香气走失。此外,尚不宜带水堆积,以免发酵变质。但是,对于诸如苍术、白术等类,需要除去部分挥发性成分以降低燥性的药材,则须依法炮制。

四、炮制对含鞣质类中药的影响

鞣质又称鞣酸或单宁,其广泛存在于植物中,医药上常作为收敛剂,亦可作为生物碱和重金属类中毒后的解毒剂。鞣质易溶于热水而形成胶状液体,因此含鞣质类药材水制时应尽量采取少泡多润的方法,不宜用热水泡洗。鞣质能够溶于乙醇,某些药材经酒制后可提高鞣质成分的水煎出率。鞣质能与铁发生化学反应结合成为鞣酸铁盐,故在炮制过程中应注意忌用铁器。鞣质经高温处理一般变化不大,例如大黄在炮制前含有致泻作用的蒽苷和具有收敛作用的鞣质,经过酒炒或酒蒸之后其蒽苷含量明显减少,但是鞣质含量却变化不大,于是大黄的致泻作用减弱,而其收敛及止泻作用则相对增强。所以,大黄经酒制后其泻下作用趋缓。实验研究证明,含鞣质类成分的药材在炮制时温度不宜过高,更不宜与铁器接触。

五、炮制对含有机酸类中药的影响

有机酸广泛存在于植物界中,特别在有酸味的果实类药材中含量较高,对于人体营养与生理机能均具有重要作用。药材中如果含有低分子量的有机酸,则大多数能够溶解于水,如果长期在水中浸泡就会降低其酸度。因此,在水制过程中应尽量采用少泡多润的方法,以防止有机酸的大量流失。

药材中的有机酸可因加热而被破坏,例如乌梅炒炭后有机酸被破坏约70%,东山楂炒焦后有机酸则被破坏 30%~40%。由于药物酸性降低,其刺激性亦随之减小。有机酸对金属具有一定的腐蚀性,所以在炮制有机酸含量较高的药材时不宜用金属器皿,以防止药物变味、变色、变质以及腐蚀器具。

六、炮制对含油脂类中药的影响

油脂主要由脂肪酸和甘油酯所组成,大多存在于植物种子内,通常具有润肠通便作用。为防止此类药物产生副作用或引起胃肠刺激症状,往往对其采取不同的加工炮制方法。例如,柏子仁经去油制霜可降低其滑肠作用;千金子去油制霜可降低其毒性,使药物作用趋于缓和;栝蒌仁去油制霜以消除令人恶心、呕吐之弊,脾胃虚弱患者宜用;蓖麻子中所含脂肪油具有消肿拔毒、泻下通便之作用,但是种子内含有毒蛋白,经炒熟则可使其中毒蛋白变性,从而避免中毒。另外,巴豆中所含巴豆油,其既是有效成分、亦为有毒成分,故须按中国药典之规定控制炮制成品的含油量。

七、炮制对含树脂类中药的影响

树脂是一类化学组成较为复杂的混合物,通常存在于植物组织的树脂道中,当植物受伤后则分泌而出,形成一种半固体或固体物质。在医药上常作为消炎镇痛,止血、活血,镇静和防腐剂,诸如乳香、没药以及松香等活血祛瘀中药皆属此类。

八、炮制对含蛋白质类中药的影响

蛋白质是生物体内最复杂的物质,大多数具有明显的生理活性,加热后会产生变性,水解可生成氨基酸的混合物。对于含毒性蛋白类的药材如白扁豆、蓖麻子等应加热处理,使毒蛋白变性而消除其毒性;但对诸如茯苓、猪苓、天花粉等含有药用价值的蛋白质类药材,则多以生用为宜。

蛋白质经过加热后往往会产生新的物质,这些物质有些具有一定的药用价值。例如,鸡蛋黄、黑豆以及大豆等,经过干熘能生成含氮的吡啶类和嘌呤类衍生物,此类成分具有抗真菌、抗过敏和镇静的药理作用。

氨基酸还能与单糖类成分在少量水存在的条件下产生化合反应,生成环状的杂环化合物,具有强烈的面包香气。因此,麦芽、稻芽和谷芽等经炒制后会发散出谷物香气,而具健胃益胃的作用。蛋白质能与许多蛋白质类沉淀剂如鞣酸、重金属盐等结合而产生沉淀,因此含有蛋白质类成分的药材,一般不应与含鞣质类成分的药材一起加工炮制。酸碱度对于蛋白质和氨基酸的稳定性及活性影响很大,加工炮制过程中应根据药材性质加以妥善处理。

九、炮制对含无机成分中药的影响

无机成分大量存在于矿物类和介壳类药材中,植物药材也含有一些无机盐类,诸如钾、钙、镁等元素,其大多与组织细胞中的有机酸结合,以盐的形式存在于植物体中。因此,在加工炮制过程中应予注意,以免成分流失。例如,夏枯草不宜长时间浸洗,否则其中所含大量钾盐就会随水流失,从而会降低其利尿作用。矿物类药材常采用煅烧或煅红后醋淬的方法,如此除可使药物质地变的酥脆外,在化学性质方面也会产生变化。某些含结晶水的药材如石膏、白矾、硼砂等,经过煅烧失去了结晶水,使之更适合于特定用药的需求。此外,有些药材经过高温煅烧而发生氧化还原反应,从而衍生成了新的化合物。

总之,中药材通过不同的加工炮制方法,其所含化学成分的物理化学性质发生了诸多变化,这些变化非常复杂,有的变化与传统炮制理论相吻合,也符合现代药学观点,这有助于我们了解和认识炮制的机理。但是,大部分中药炮制原理尚有待于进一步深入研究和探讨,只要我们以唯物辩证法的理论为指导,以中医药理论为基础,并采用现代科学的方法进行细致深入的分析和研究,再通过临床药用效果的探索、实践和总结,去粗取精、去伪存真,中药炮制学这一古老而传统的理论体系定会绽放出新的异彩。

第五节　中药炮制机理的研究思路与方法

中药加工炮制学是一门独特的传统制药技术,其理论内涵及其深厚。它是根据大量临床实践经验总结得出的,并且随着时代的发展不断吸收先进的、科学的和有效的中药炮制技法,进而逐步趋于完善。但是,由于中药化学成分的复杂性,以及受中药炮制研究方法学的制约,目前对大部分中药炮制机理仍不明了,没有足够的科学依据来揭示其内涵变化的实质,从而缺乏支撑炮制中药饮片标准的理论依据。近年来,虽然对这方面的研究有所深入,但真正研究透彻的中药品种炮制机理尚乏。因此,运用现代先进的科学技术手段,深入探讨中药炮制的科学内涵,明晰中药炮制的机理,制定科学的加工炮制质量控制标准,使中药饮片充分发挥其药效价值,是当前中药界面临的重要研究课题。

一、中药炮制机理研究概述

中药炮制机理研究系运用现代科学技术手段,探讨和阐明中药饮片经炮制后其内涵实质变化的一门学问。例如,含有大毒的马钱子及乌头经炮制后毒性显著降低,然而其疗效却并未减弱。那么,这是什么道理呢? 药学工作者通过实验研究证明,马钱子和乌头毒性降低的机理是由于炮制改变了其所含毒性成分的化学结构。又如,斑蝥主要毒性成分斑蝥素,与炮制时所加入的碱性物质生成斑蝥酸钠,从而使之毒性大减。此外,诸如肉豆蔻的炮制机理则是通过降低其有毒成分肉豆蔻醚和黄樟醚的含量,于是达到了减毒目的。揭示中药炮制的科学内涵及其变化机理,可以为中药炮制最佳工艺的设计、和最佳饮片质量标准的制订奠定科学的依据,同时提供技术理论的支撑。另外,对于推动中药炮制技术理论水平向纵深发展,亦有着深远的现实意义。

对于中药炮制机理的研究,应重点从两个类型的中药入手。第一类是对有毒中药需进行解毒与增效机理的研究,这方面的工作目前已有许多成功的研究范例;第二类是探究通过炮制手段,对原生药的功能、主治及性味造成变化之机理。例如,经典中药炮制理论认为,生大黄攻下,酒大黄清上焦实热,熟大黄缓泻,炭品则收敛止血。医家用药实践亦证明,生大黄峻泻,熟大黄侧重于抗菌消炎和缓泻,大黄炭长于止血等功效。又如,生石膏清热泻火,除烦止渴;煅石膏则收湿、生肌和敛疮。那么,这些经炮制改变了其药性及功效的中药,其物质基础与原生药品种应当有所不同,而这些变化是通过什么机制、在什么条件下操作,才能取得最佳的炮制效果? 这就是今后需要用大量的试验研究进一步揭示和阐明的课题。

二、中药炮制机理的研究思路与方法

(1)首先要通过对古今文献的深入研究,搞清楚对中药饮片炮制方法的历史沿革、炮制原始意图、目的及历代炮制品应用情况。并且结合现代中药炮制研究成果,综合分析中药饮片的化学成分、药理和毒理作用、临床应用等情况,从而确定具体研究方案及研究切入点。

(2)采用气-质联用或高效液相等现代检测手段,测定中药饮片炮制前、后所有可测知的化学成分;或采用指纹图谱研究等方法,搞清楚炮制对其生物活性成分或其他成分指纹图谱的影响与变化。同时,要根据实验结果搞清楚中药炮制前、后是否有新的成分产生,所有可知成分发生的量变与质变,以及各成分之间与原比例发生的量变情况。

(3)以中医药理论为基础,根据中药的功能和主治,结合现代药理研究方法,设计药理学模型,用药理实验证明炮制对药效作用的影响。并结合成分检测结果,筛选出代表炮制品主要功能和主治的药效成分或成分群。即找出炮制品中与中医临床功能与主治基本相吻合的有效成分、有毒成分或组分,以便揭示其增效或解毒的作用机理。

(4)将药理研究结果与化学成分研究结果进行综合对比分析,确定炮制品中的主要生物活性成分,确定使生物活性成分等变化的主要炮制因素。可通过采取模拟炮制方法,严格控制炮制过程中主要影响因素的条件,设计一系列可行的实验方案。同时,采用 TLC、HPLC 等研究手段,跟踪实验路线的每一步。例如,在一定时间内连续观察主要因素对有效、或有毒成分的影响;观察不同温度、不同时间等条件下,药物成分含量及组分比例等变化的真实情况,搞清炮制因素及其有效或有毒成分变化的线性范围。

(5)提取和分离炮制品中与功能主治相吻合的新的生物活性成分、或有效组分群,对其进行定性和定量分析。同时,开展药效学及毒理学研究,搞清体内代谢过程和量效关系等,确定其有效剂量及安全范围。通过上述研究,以便能够换算出炮制品的最佳用药剂量及安全用药范围,进而为指导和扩大临床应用提供科学依据。

三、中药炮制机理研究的关键点

(1)中药饮片炮制工艺规范化的前提,应当是使该品种质量统一的最佳炮制工艺。而最佳工艺的设计原则上讲,应是在该饮片炮制机理搞清的前提下来完成的。例如,黄芩的最佳润切工艺就是一个很好的例证,黄芩按常规用水浸润、软化、切片,不仅会降低药效,而且还会使饮片由黄变绿,不符合传统炮制要求的外观色泽。原因何在?经过对其炮制机理研究发现,黄芩中的主要生物活性成分是黄芩苷和汉黄芩苷等,由于采用冷水浸润软化的切制法,可使黄芩苷和汉黄芩苷被黄芩中所含活性酶分解,生成葡萄糖醛酸、黄芩苷元与汉黄芩素,结果导致了黄芩药用效价的降低。此外,黄芩苷元又是邻位三羟基黄酮,在空气中容易被氧化而变绿。因此,根据这一研究结果,最终确定黄芩的最佳润切工艺为:将黄芩饮片用沸水煮 10min、或蒸气蒸制 30min,切片。这样既可灭活黄芩中的水解酶,保证饮片质量和外观色泽,又避免了黄芩所含生物活性成分的流失。

(2)对于中药炮制品成分含量的测定应有别于生药材,即饮片的成分含量测定应偏重于专属性强、且与疗效有直接关系的成分,同时确定科学合理的含量限度。例如,焦山楂以消食健胃功能为主时,则应以测定其有机酸含量为主;而生山楂系以活血止痛为主,多用于心血管系统疾病,则应以测定黄酮类成分含量为主。又如,生大黄以攻里通下为主,则主要测定其蒽醌苷类含量;而大黄炭以收敛止血为主,则应以测定大黄酚为重。相关实验研究已证明,大黄酚具有较强的止血作用,并且已明确大黄炭中所含大黄酚是生大黄的 2.7 倍,而其大黄酸含量则比生大黄显著减少,甚至不易检出。这就是说,再不可以大黄酸的含量多寡来评价大黄炭的质量;更不能以生品所含总蒽醌量比大黄炭高,于是折量代替大黄炭而应用于临床。

中药现代化是中药国际化的基础,中药国际化是中药现代化的目标。中药炮制机理研究的最终目的,就是确定中药饮片的最佳炮制方法,制定最切合实际的饮片质量标准,从而达到提高中药临床疗效,规范中药饮片生产,稳定中药饮片和中成药质量,规范中药饮片监督管理之目的。为此,必须努力创新,加强对中药饮片内在品质的稳定性和可控性研究,建立科学、有效、系统、规范,以及操作性强的中药炮制工艺与质量标准,从而为这门古老且内涵深厚的学科体系提供理论依据和技术支撑。

第六节　中药毒副作用机理探析

中药的毒副作用包括毒性反应和副作用两层含义。毒性反应是指药物所致的机体生理、生化机能异常及其结构的病理变化。毒性反应可分为急性和慢性,用药后立即发生的称为急性毒性,经长期蓄积逐渐发生的称之为慢性毒性。毒性反应一般较副作用危害大,副作用则是指在正常剂量下,机体伴随药物作用而发生的与治疗无关的反应,它属于药物固有的效应,一般较轻微,在治疗中较常出现。然而,药物的不良反应与药物的毒副作用两个概念容易被混淆,往往被相互替代使用。其实,药物不良反应的内涵要比药物毒副作用的内涵广泛,药物毒副作用仅是不良反应中的两种表现形式,故不可将之混为一谈。中药毒性成分种类繁多,化学成分复杂,兹将之分为以下五类加以论述。

一、含生物碱类中药之毒性机理

生物碱是一类含氮的有机化合物,有类似碱的性质。生物碱大多具有比较强烈的生物效应,对机体的毒性效应可因所含生物碱的构型不同而异。例如,含乌头碱的中药川乌、草乌、附子、天雄及雪上一支蒿等,其毒理作用主要是对神经系统、特别是对迷走神经和感觉神经先兴奋而后抑制,并能直接作用于心脏,产生异常兴奋。含雷公藤碱的中药诸如雷公藤、昆明山海棠等,其主要作用于中枢神经系统,可引起视丘、中脑、延脑和脊髓的病理改变,并可导致实质脏器的变性坏死。含番木鳖碱的马钱子,则可选择性的兴奋脊髓。含莨菪碱与东莨菪碱的中药如曼陀罗和洋金花等,其毒性作用是阻断节后胆碱能神经所支配的效应器上的毒蕈碱样胆碱能受体。含苦楝碱的苦楝子中毒时可抑制呼吸中枢,引起呼吸麻痹而窒息。含麻黄碱的麻黄可兴奋中枢神经系统,对心脏亦有毒副作用。含甾体生物碱的龙葵、藜芦等,可造成对胃肠道的刺激反应。含类似烟碱及毒芹碱的半夏及天南星等,除刺激喉头黏膜引起水肿外,对呼吸中枢亦可造成抑制作用。

二、含苷类中药之毒性机理

苷类是由糖和非糖部分组成的一类化合物,苷类分子中的非糖部分称为苷元。根据苷元的结构及其药物效用不同,可将之分为不同的类型,在此仅简述毒性作用较强的几种化学结构类型。

(1)强心苷类:强心苷是植物中所含的对于心脏具有显著生理作用的甾体苷类,能够使心肌收缩增强、心率减慢。其共同特点是小剂量具有强心作用,较大剂量或长期应用则可导致心脏中毒以致停搏。例如,夹竹桃的毒性作用类似于洋地黄,能损害心肌及神经系统。万年青除直接刺激迷走神经与延髓中枢外,尚能对心肌产生直接抑制作用。此外,其他诸如杠柳及八角枫等药材中均含有强心苷类毒性成分。

(2)氰苷类:许多植物的种仁内均含有氰苷,进入人体后经酶水解生成氢氰酸等,氢氰酸系极其强烈的细胞毒性成分,该类成分多分布于蔷薇科和豆科植物中。例如,白果中所含有的银杏酸和银杏酚,其主要损害中枢神经系统,并能抑制呼吸中枢。其他还有苦杏仁、桃仁、枇杷仁、郁李仁、木薯、瓜蒂以及猫豆等,均含有氰苷成分,经水解后析出氢氰酸而产生毒副作用。

(3)皂苷类:皂苷的苷元分为甾体化合物和三萜类化合物等,因其水解振摇时能产生持久性蜂窝状泡沫,与肥皂水相似,故名皂苷。皂苷的毒性主要是对局部器官组织具有强烈的刺激作用,并能抑制呼吸,损害心脏,尚有溶血作用。例如,木通、黄药子、商陆等可引起腹痛及吐泻等肠胃刺激症状。另外,木通还可损害肾脏,黄药子会毒害肝脏,商陆损害心脏、并可引起呼吸麻痹等。

(4)黄酮苷类:黄酮苷的苷元为黄酮类化合物,含黄酮苷的中药如芫花、广豆根等,其毒副作用为对于胃肠道的刺激症状;且可对肝脏造成损害,从而引起恶心、呕吐以及黄疸等症状。

三、含毒蛋白类中药之毒性机理

毒蛋白主要存在于植物的种子内,经榨油后则存留于油渣中,系由各种α-氨基酸组成的一类高分子化合物。其对胃肠黏膜会造成强烈的刺激和腐蚀作用,从而导致广泛性内脏出血。例如,望江南子、苍耳子以及蓖麻子等均含有毒蛋白成分。中毒反应多表现为剧烈吐泻、呕血、血尿、惊厥,严重者可导致死亡。

四、含萜及内酯类中药之毒性机理

中药所含萜及内酯类衍生物其结构较为复杂,具有酸和酚的化学性质,可溶于碱性溶液。其对局部具有较强烈的刺激性,并对中枢神经系统具有抑制作用。例如,艾叶主要含挥发油及苦艾素等,油中主含 I ,8-桉叶精、α-侧柏酮(α-thujone)、α-水芹烯(α-phellandrene)、β-丁香烯(β-caryophyllene)、莰烯、樟脑、藏茴香酮、反式苇醇(transcarveol)、 I -α-松油醇(I -α-terpineol)等,对皮肤有刺激作用,内服可刺激胃肠道,并可经门静脉进入肝脏,从而造成对肝细胞的损害。又如,马桑所含马桑内酯,其毒性与印防己毒素相近,可兴奋大脑及延脑,使体温下降并且引起惊厥或窒息。

五、含金属及非金属元素类中药之毒性机理

含有金属元素的中药主要系矿物类药材,其中对人体毒性作用较强的有以下几类:

(1)含汞类中药:汞为一种原浆毒,汞化合物对机体具有强烈的刺激性和腐蚀作用,并能抑制多种生物酶的活性,引起中枢神经系统和植物神经系统功能紊乱。例如,使用水银、轻粉、朱砂、红升丹及白降丹等,中毒后可出现精神失常,胃肠道刺激症状及消化道出血等,严重时可造成急性肾功能衰竭而导致死亡。

(2)含铅类中药:铅是多亲和性毒物,可作用于人体全身各系统,主要损害神经、造血、消化及心血管系统。含铅类中药有蜜陀僧、广丹、铅粉等。铅中

毒可分为急性中毒和慢性中毒两类,急性铅中毒多见于一次服用过量的可溶性铅盐,以消化道症状为主,同时可引起中毒性肝炎和中毒性肾病,严重者可出现中毒性脑病;慢性铅中毒者多为持续服用含铅药物所致,一般出现腹部持续性绞痛、便秘、肌肉及关节疼痛、齿龈变色、贫血、肝肿大和多发性神经炎等。并可出现铅麻痹,时间迁延可致肾炎及尿毒症等。

(3)含砷类中药:砷化合物具有原浆毒性作用,能抑制含巯基酶组织的活性,并能使全身的毛细血管极度扩张,造成血管中大量的血浆漏出,从而导致血压下降以至休克。此外,砷化合物尚可造成肝脏萎缩、中枢神经损害和对心、肾的严重损伤。含砷类中药除砒霜与雄黄外,某些矿物类药材如石膏、代赭石及磁石中亦含有砷,如果其中砷含量超标也可引起中毒。

中药所含毒性化学成分导致的生理、生化机能异常以及结构的病理变化,可在人体各机能系统内发生。中药的毒副作用多表现为用药剂量过大所致的急性中毒,或用药时间过长造成的蓄积性中毒。毒性中药品种较多、且治疗范围不断延伸,由于选择作用的相对性以及用药意图的差异,药物与机体之间存在着双重关系,即治疗作用与毒副作用。而中医的特点在于辨证论治、配伍组方,其处方的用药剂量与合用药味数目各异,加之患者的体质因人而异。所以,用之不慎就会引起药物中毒,故中医用药必须遵循安全性、合理性、准确性和科学性的组方原则。

第七节　毒性中药炮制机理探析

毒性中药均须先予加工炮制、尔后方可入药,加工炮制的目的在于降低或者消除药物的毒性,以保证临床用药的安全、合理与有效。但是,对毒性中药炮制的方法不同,其毒性成分所产生的变化亦异。因此,选择合理而科学的炮制方法是确保临床安全用药的前提条件,兹对毒性中药的炮制机理加以探析。

一、净制制毒法

即除去药材中某些非药用的有毒部位,从而达到安全用药的操作方法。例如,陈嘉谟之《本草蒙荃》中载蕲蛇去头足,《本草纲目》、《本草纲目拾遗》中载斑蝥去头、足、翅方可入药,其他尚有诸如人参"去芦免吐"、山茱萸"去核免滑"等论述。现代药理研究证明:蕲蛇的头部毒腺中,确实含有大量出血性及溶血性的毒质成分。而斑蝥所含的毒性成分斑蝥素,其中相当一部分以镁盐的形式存在于动物软组织内,从斑蝥足关节处分泌,故传统炮制去其头、足和翅是合理的。

二、水处理制毒法

系采用清水对药材进行漂和浸,其间不断翻动和换水,以使药材中的毒性成分水解或者溶解于水中,而达到减低或消除毒性的操作方法。例如,水飞雄黄之操作,即因雄黄中含有 As_2O_3 成分,难溶于水。而夹杂于其中的 As_2O_2 为剧毒成分, 且能够溶解于水中, 在水飞研磨为极细粉的反复操作过程中,As_2O_2 则逐渐溶解于水而被除去。在水飞操作过程中用水量越多,雄黄所含有的 As_2O_2 含量就越低。又如,半夏、天南星在炮制之前也要求用水漂洗至口尝微有麻辣感,以使大部分毒质被水漂洗溶出。再如,附子和乌头等经过长时间的漂洗处理,可使乌头碱随水而大量流失。现代研究认为,将草乌总生物碱除尽后的水溶液中仍然具有较强的毒性,由此证明乌头中除含有剧毒的乌头碱外,尚含其他水溶性的毒质。因此,浸泡和漂洗过程对于去除乌头毒性成分是必不可少的操作工序。传统炮制马钱子有童便浸泡和甘草水浸泡等方法,长时间水浸泡可降低其主要毒性成分番木鳖碱的含量。近年来有人试验,采用醋酸溶液浸泡取代传统水浸泡法,以期通过酸与碱的结合增大番木鳖碱在水中的溶解度,从而降低其毒质含量而达到药用的标准。

三、热处理制毒法

传统加热炮制的操作方法较多,应用亦很广泛,其操作方法大体上可分为干热与湿热制毒两种类型。

(1)干热制毒:将毒性药材置于容器中加热拌炒、或者加入一定量的固体辅料加热拌炒,采用高温破坏或者分解其毒性成分,从而降低或消除药物之毒性。例如,马钱子经过砂炒或油炸后,均可使其所含的番木鳖碱和士的宁受到不同程度的破坏。番木鳖碱成人口服 5~10mg 即可导致中毒。生品马钱子中所含番木鳖碱平均约 1.56%,以砂炒至 270℃、药物表面呈棕黄色时,其含量则降至 1.15%;炒制温度升至 290℃、马钱子呈黑褐色时,其含量降至 0.49%。而番木鳖碱的熔点为 268℃~270℃之间,如果超过此温度范围,其毒性成分即会被破坏。又如,用米炒制斑蝥,是因为毒质斑蝥素加热超过其熔点 218℃时能够升华逸出。亦有文献报道,米炒制斑蝥在 110℃左右时斑蝥素可部分升华逸出。此外,还有诸如麸炒肉豆蔻吸附油脂而降低毒性;用醋炒制乳香、没药以除去挥发油,从而达到缓和刺激性和降低毒性的目的等等不胜枚举。由此可知,干热制毒主要在于破坏药物所含的毒性成分、或者使毒性成分挥散而达到解毒之目的。

(2)湿热制毒:即在毒性中药内加入清水或者液体辅料共炒或共煮,以达到降低或消除毒性的操作方法。例如,乌头中所含的乌头碱属于二元酯类结构,其化学性质不稳定,与水共热可被水解。在炮制过程中,乌头经过长时间的水处理、加热及蒸煮,所含乌头碱则会发生水解反应,其分子结构中失去一分子醋酸则生成毒性较小的乌头次碱,乌头次碱再进一步水解失去一分子苯甲酸则生成毒性极弱的乌头原碱。然而,乌头中的强心苷类成分即—消旋去甲乌药碱仍然大量存在。又如,大黄中主要含有蒽苷类衍生物,大部分与葡萄糖结合成为蒽苷,为致泻的主要成分。大黄经过水煮制则使蒽苷发生水解反应,生成为大量的游离苷元,而结合蒽苷量减少,因之泻下作用减缓。另外,何首乌经过蒸制之后其中具有泻下作用的结合型蒽醌、则会水解成为无泻下作用的游离蒽醌衍生物。于是,降低或消除了何首乌的致泻作用。由此可知,蒸制法可使某些中药毒性成分发生化学变化,从而使得药物毒副作用明显降低或消除。

四、炮制辅料制毒法

系在炮制过程中加入各种不同的辅料,利用辅料与毒性成分相互结合,达到降低或消除中药毒副作用之目的。

(1)甘草解毒:利用甘草解除药物毒性应用广泛,陶弘景在《名医别录》中记载甘草"解百药毒",孙思邈在《备急千金要方》中载甘草"解牛马内毒及乌头巴豆毒"。用现代药学理论分析,甘草解毒的机制主要有以下两方面:其一,吸附作用:甘草中主要成分为甘草甜素,具有类似活性炭样的吸附作用,可通过吸附毒质而达到降低药毒的目的。例如,传统用甘草煎液煮制或浸泡远志、半夏、吴茱萸等,其目的为缓和药性和降低毒性。据文献报道,有人使用30mg甘草甜素对士的宁的吸附率为35.89%,随着甘草甜素用量的不断增加,其吸附作用亦逐渐增强。其二,与毒质的结合作用:甘草甜素水解生成葡萄糖醛酸,可与很多类型的毒质结合。凡是分子中含有羟基或者羧基,以及在动物体内能够生成羟基或羧基的毒性成分,皆可与葡萄糖醛酸结合生成一种不易被动物所吸收的结合型葡萄糖醛酸物质,从而起到解毒之作用。现代药理研究证明,甘草甜素对破伤风毒素、蛇毒、细菌毒素,以及药物和食物中毒等,均具有一定的解毒效果。

(2)豆腐解毒:豆腐中所含蛋白质为两性化合物,可与生物碱、鞣酸及重金属等结合成为沉淀,从而达到降低或者消除药物毒副作用之目的。另外,豆腐经过煮制形成的多孔性凝固蛋白具有良好的吸附作用,故可吸附药物毒质以解药毒。例如,用豆腐煮制藤黄与硫磺等。

（3）明矾解毒：明矾为 $KAl(SO_4)_2·12H_2O$ 的复盐，在水中可离解出 Al^+，Al^+ 又进一步水解成为凝胶状的 $Al(OH)_3$，其本身带有电荷并具有一定的吸附作用，可吸附毒性生物碱及苷类等成分，从而达到解毒之作用。例如，用明矾制乌头可使乌头碱在水溶液中发生沉淀，于是达到了对毒质的消除作用。又如，有人采用不同方法炮制半夏并进行了比较，结果生半夏毒性最强，对于黏膜具有强烈的刺激作用，其次毒性强弱为漂半夏>姜半夏和蒸半夏>明矾制半夏。

（4）米醋解毒：利用米醋中有机酸与毒性物质结合的特性以解毒。例如，甘遂、大戟、芫花和商陆等，皆为具有峻下逐水作用的毒性中药，自宋代始就已应用米醋制其毒了。现代药物研究证明，大戟所含的毒性成分为三萜类化合物及大戟苷等，三萜类化合物有类似于巴豆油及斑蝥素样的刺激作用，与醋酸作用后生成的衍生物则失去刺激性。因此，用米醋炮制后的甘遂其泻下作用和毒副作用均显著减弱。

五、去油成霜制毒法

系将富含油脂性的中药去油制成松散的粉末，以达到降低或者消除毒副作用的操作方法。例如，巴豆中除含有溶解红血球、使局部细胞发生坏死的毒蛋白外，尚含具有峻下作用的成分巴豆油，其毒性较强，正常人内服 20 滴就会导致死亡。在对巴豆蒸制后压榨去油成霜的炮制过程中，由于高温可使毒蛋白发生变性，此既可降低毒性、又使大部分油脂析出，从而减少了刺激性，并起到了缓泻的药用效果。又如，柏子仁具有养心安神之功，但其中所含侧柏油及龙脑油等具有滑肠导泻作用，采取制霜法即可除去油脂，消除药物的副作用。

总之，中药采用与之相应的炮制方法，使药物成分发生了不同程度的物理化学变化，从而导致了药物质与量的变化，最终则是为了达到处方用药的安全和有效。但是，由于中药的成分非常复杂，因此炮制对于各种中药成分的物理化学影响也是有所不同的。所以，对于毒性中药的传统炮制加工方法，尚有待于深入研究和探讨。

第八节　影响炭药质量及其止血作用的相关因素

制炭"存性"是加工炮制炭药所依据的传统质量标准，早在汉代末年张仲景《金匮要略》一书中就有炭药须存性的记载。于是"烧存性"、"煅存性"及"炒存性"等炭药炮制的学说也就随之应运而生了。炭药是否"存性"反映了炮制成品质量的优劣，而炭药质量的优劣又与其止血和收敛作用息息相关。因此，炮制炭药贵在适中,不及则功效难求,太过则气味反失,这就牵涉到如何准确掌握炭药"存性"炮制的问题。目前,现行的国家药典以及炮制规范均未具体明确制定炭药的炮制质量与控制标准,所以中药制炭缺乏可操作性。加之在炮制操作过程中对时间、温度、火力、气味、颜色、烟色以及搅拌等因素掌握和判断程度各有差异,故所炮制炭药成品质量亦不尽相同。兹将影响炭药质量及其止血作用相关的因素加以探讨,以期寻求一个相对具体、较为完善和统一可行的炭药炮制质量控制标准。

一、炭品中化学成分与"存性"质量和止血作用的相关性

祖国传统医学根据阴阳五行学说,取类比象、推衍立论认为:"血为赤色,见黑则止,以黑胜红也。"例如,元·葛可久撰《十药神书》中所载"十灰散",即系代表性的炭药止血方剂。据有关文献报道:"十灰散"制炭后方中鞣质及钙元素等化学成分含量显著增加。现代药理学对炭药止血成分的研究发现,鞣质类、黄酮类、可溶性钙粒子、微量元素以及炭素等,是炭药发挥止血作用的主要生理活性成分。其中,鞣质类成分具有收敛止血作用;黄酮类成分能够降低毛细血管通透性及血管脆性,且可缩短出血时间;可溶性钙粒子能够激活因子,参与凝血过程及参与纤维蛋白交联聚合等,是凝血机制的主要辅助因子。鞣质类、黄酮类以及钙离子等,均具有促进血小板聚集的作用。另外,微量元素的含量多少能够影响有机物的作用、或者与有机粒子结合成金属络合物发挥药理活性,故可参与凝血机制过程。炭素的吸附收敛作用可增强凝血作用,缩短出血时间。有关研究表明:炭药生物活性成分含量与炮制操作时所掌握的"存性"程度有关,即存性程度掌握的越恰当,其水浸出物含量及鞣质等成分含量亦越高,止血作用也就越强。

二、制炭温度对生物活性成分及止血作用的影响

炭药炮制质量既然是由炭品"存性"程度决定的,那么与存性程度相关的制炭温度(即火候)则是决定炭药存性程度的关键所在。由于中药的品种和类型有所不同,质地、组织结构以及饮片形状各异,因此在制炭操作过程中应区别对待,掌握恰当的炮制温度并且适时出锅,这样才能够保证炭药存性的质量。例如,采用烘制法制备地榆炭实验研究提示:当炮制温度在150℃时炭药中的鞣质含量达到高峰,可溶性钙含量也随之提高,其促进ADP诱导的血小板聚集,以及药物本身的促聚作用最为明显。但是,制炭温度在150℃以上时,其炭品鞣质含量和促聚作用则随着炮制温度的升高而下降。又如,血余炭在不同温度条件下采用扣锅煅制,各炮制品浸出物、钙元素含量以及止血效果

不一。其中，以 300℃、煅制 20min 的炭品质量最佳。据对济南、贵阳、辽宁、杭州和潍坊等五地藕节炭内在质量的考察表明，由于各地采取的制炭温度不同，藕节炭的存性程度亦有区别，其色泽、质地、水浸出物及其鞣质含量等诸项指标均不相同，尤其鞣质含量具有明显的差异，高、低二者之间相差约 2 倍左右。由此可见，炭药炮制质量与成分含量是由"存性"程度所决定的，而"存性"程度的高低则与炮制过程中所掌握的温度和时间密切相关。

三、炮制工艺对炭药质量及其止血作用的影响

实践经验证明，根据传统工艺炮制的炭药品种，其中大部分品质可靠，药用效果肯定。但是，随着对炭药质量及其炮制工艺进一步的研究发现，某些按照传统工艺炮制的中药炭品，其内在质量与药用效果均不及经改进操作后所制炭品质量。例如，炮制棕榈炭有烧、炒及煅等三种传统操作方法，其中烧法应用较早，其次才出现炒法和煅法，今煅、炒二法并存，烧法已甚少沿用。2010年版中国药典（一部）中仅载有煅制法。有人在借鉴前人经验的基础上，将煅制法改为砂烫法。经对焖煅、炒炭和砂烫七种炭品质量比较结果发现，以250℃、砂烫 8min，外表深褐色、内部棕褐色之炭品质量最佳。其中，烫品所含羟基苯甲酸量比炒品高出 1 倍多，比煅品高约 40 倍。α-儿茶素、鞣质和总水浸出物含量均明显高于炒和煅品。血小板聚集凝血、复钙试验以及临床用药观察表明，烫品作用亦优于炒与煅品。再如，炮制艾叶炭传统一直沿用清炒法，由于炒制操作过程中容易产生燃烧和结块现象，造成炭品与生品混存，成品色泽不均，质量难以控制。因此，有人改用烘法制备艾炭，于 200℃、烘制10min，其成品质量和止血效果均优于炒制品。以上事例说明，炭药炮制工艺是保证其"存性"质量的重要环节，而对炭药的炮制工艺则应持遵古而不泥古的科学态度。

四、药材来源与炭品质量及药效的相关性

不同来源的同一药材品种，受地域、气候、土质、水肥条件，以及植物生长适应性等多方面因素的影响。因此，其质量各有差异之处，所炮制的炭药成品质量、及药用效果也必然各不相同。有人曾对来自五省市、五种不同产地的地榆生品与炭品饮片，分别进行了定性和定量分析研究。结果证明，地榆生品外观及形状均不一致，质地亦有差别。各地生品中水浸出物含量不同，最高溶出率达 31.97%，最低为 23.62%。鞣质含量高、低相差超过 2 倍，对于缩短小鼠的凝血时间和凝血作用其强弱不等。所制炭品存性程度也不一致，各地炭品水浸出物量高、低之间相差约 3 倍。究其原因，是由于地榆的品质、产地以及炮

制炭药的操作方法有异,加之各地制炭经验不一,从而造成炭药内在质量相悬、存性程度各异的情况。有鉴于此,故提出以下四点设想:

(1)根据炭药生物活性成分含量衡量其"存性"质量。相关炭药药理和化学实验研究表明:大多数炭药所含化学成分与其"存性"质量成正比关系,而"存性"质量又其止血作用成正比关系。因此,可以根据炭药中某一主要化学成分或者其他生物活性成分的含量,作为判断炮制品"存性"质量的依据之一。

(2)按照中药的不同属性,确定相应的炮制温度和炮制时间。在炮制炭药过程中,掌握恰当的制炭温度和操作时间,是决定炭药"存性"质量优劣的关键所在。因此,应根据所制炭药的不同属性、通过反复实验,摸索出一套直观的制炭温度与炮制时间参数,以确定不同品种炭药的最佳操作温度和炮制时限。

(3)在继承传统炮制炭药经验的基础上,进一步改进和完善制炭操作工艺。由于前人受当时科学技术水平以及历史条件的限制,其中某些炮制操作已不及现代改良的制备工艺。因此,应在继承传统制炭工艺的基础上,进一步摸索出科学、合理与完善的制炭工艺和操作方法。并且结合传统的制炭工艺,以新充旧,取长补短,从而全面提高炭药炮制品的质量。

(4)炭药前体药材的来源、产地和品质应基本统一。各地炭药质量不统一,除因炮制操作技术有别所致外,且与药材品种虽同、药材产地不同相关。炭药仅占全部中药品种的很少部分,故有必要规范选用相同地域、同一品种和货真价实的道地生药作为炭品前体原料药材,以期达到统一炭药标准,保证炭药质量的目的。

张　民　肖正国　撰

第五章 中药净选与切制

中药加工炮制是根据药材品种的特性,以及中医临床用药要求进行操作的,加工炮制具体可分为三部分:即净选、切制及炮制。

第一节 净 选

净选是对药材初步的加工过程,其目的系为下一步生产做准备。具体操作方法为选取药用部分,除去非药用部分及杂质,使药材达到规定的纯度标准。同时,也便于炮制、切片、调剂及服用。中药材净选方法通常分为:挑选、筛选、风选、水选、剔挖、去皮(壳)、去毛、剪切、抽心,去头、尾、足、翅、揉搓、碾轧、拌衣、制绒以及镑片等。

一、清除杂质

(1)挑选:系除去非药用部分及杂质,或将药物大小分档,以便于进一步加工处理的方法。例如,连翘拣去枝梗,乳香、没药等拣除杂质,茵陈、石斛、卷柏等去除根茎,大黄及半夏等大小分档以便于分别浸漂。

(2)筛选:系根据药物和杂质的体积大小不同,使用不同规格孔隙的筛或罗目,筛除药物中夹杂的泥沙、石屑及杂质等,以使药物达到纯净;或将大小、粗细不等的药料进行分离,以便于加工炮制操作。例如,鸡内金、穿山甲片等在炮制前须大、小分开以利于后续操作,用麦麸炒制药料后须将麸皮屑筛除等,均属筛选法。通常,筛选与挑选两种操作方法往往同时交替运用。

(3)风选:风选是利用药物与杂质比重的差异,借助风力作用将药用部分同杂质相互分离的操作方法。一般可利用簸箕或者风车,通过扬簸或风扇使杂质和药物分离,从而达到净选药物之目的。例如,风选青箱子、葶苈子、桑叶以及番泻叶等。

(4)水选:水选是将药材上附着的泥沙和杂质等漂洗干净的操作方法。例如,漂洗酸枣仁、菟丝子及蝉蜕等。漂洗过程中应注意掌握时间,勿使药物在水中浸渍过久,以避免药材中生物活性成分的流失。

二、除去非药用部分

(1)剔挖:剔挖是利用刀、剪及锥等器具,根据药材的形态与特点选择适当工具,将果实类药材种子部分挖除的操作方法。例如,挖除枳壳、金樱子、山茱萸、诃子等的种子,剔除根茎及矿物类药材如猪苓、石膏等表面的泥沙。

(2)去皮壳:有些中药材需要去除其表皮或壳等非药用部分,以便于切片和提高药物成分的煎出率,或保证药用剂量的准确性,或者分开药用部位以供处方用药的不同需求。去皮药材大体上可分为三类:其一、为树皮类药材,如肉桂、黄柏、杜仲、厚朴等,需用刀刮除其表面栓皮及苔藓等杂质。其二、是根或根茎类药材,如知母、桔梗、明党参、北沙参等,宜趁鲜刮去表皮,因干燥后将难以刮除。其三,是果实及种子类药材,如使君子、银杏等需在临配方时去掉皮壳;杏仁、桃仁等需采用𤋲法,以沸水烫至适度再脱去种皮;鸭蛋子、木鳖子、榧子等需砸破皮壳,去壳、取仁入药。

(3)去毛:有些药材表面或内部常着生者很多绒毛,往往会导致咽喉刺激症状,因此需要去除其绒毛,具体操作方法有三种:一是刷去毛。小量药材的绒毛可用刷子刷除,大量药材的绒毛可用机械刷除;二是烫或燎去毛。例如,骨碎补、狗脊及贯众等,可将之倾倒入炒热的细砂土中,烫焦其绒毛,取出,放凉,再用铜丝刷除绒毛,或者用酒精火焰燎去附着的绒毛;三是刮去毛。例如,鹿茸去毛多采用刮除方法,这样既可保持药材的本色,所含成分亦不会受到影响。但是,在操作过程中应注意劳动保护,避免绒毛吸入操作者呼吸道而造成伤害。此外,诸如金樱子等药材表面绒毛未在产地加工干净时,也需要进行刮去毛处理。

(4)剪切:剪切是利用剪刀或厨刀切除药材残留的非药用部分,一般是指根茎类药材的根头、根茎、残茎以及叶基等部位。历代医家认为"芦头"为非药用部分,"能令人吐"故去之。传统用药习惯去芦的药材有:人参、党参、桔梗、续断、防风、牛膝、草乌、白薇、玄参及茜草等。

(5)抽心:抽心是指抽去根茎类药材的木质心。医典《伤寒论》中曾记载,麦门冬去心以除烦。之所以去心,是因为有些药材的"心"和"肉"二者之间作用不同,或者"心"为非药用部分应除之。需要去心的药材种类较多,多数系在产地趁鲜抽除心材。例如,地骨皮、丹皮、五加皮及白鲜皮等均在产地加工。而巴戟天、远志等则须洗净、润软,然后捶破或者压破皮部,去除木心。

(6)去头、尾、足、翅:某些动物类药材的头、尾、足、翅等部位有毒或不作药用,故必须除去。例如,斑蝥、青娘子、红娘子须去足、翅,蕲蛇、乌梢蛇、白花蛇应去头、尾,蛤蚧要除去头、足和鳞片等。

三、其他修治方法

(1)揉搓:某些质地松泡、呈丝条状的药材需揉成团状,以便于调剂和煎煮。例如,竹茹、大腹皮、骨精草等含长纤维性的药材,经过捶打、柔搓后加工成适当小卷供调剂用,将桑叶及荷叶等揉搓成小碎片供配方。

(2)碾轧:碾轧是利用石碾轧(串)除药材表面非药用的须根或刺尖,或用石碾及铁钵等工具将质地坚硬和体小致密的子仁类药材研碎的加工方法。例如,碾除香附须根、碾去白蒺藜表面的毛刺等。此外,诸如石膏、代赭石、龙骨、磁石、龟板、鳖甲、牡蛎、苏子、白芥子、莱菔子以及酸枣仁等,皆须碾(捣)碎入药。

(3)拌衣:拌衣是将药物湿润,使辅料附着其表面,从而起到一定的辅助治疗作用。例如,朱砂拌茯苓、茯神、远志、麦门冬等,以增强宁心安神功效;青黛拌灯心草,则长于清肝凉血。

(4)制绒:将富有韧性的叶片类药材用石碾轧制成絮状,以便于再加工或调剂配方。例如,艾叶及茵陈蒿等均须制为绒尔后供药用。

(5)镑:指利用一种特殊的镑削工具,将诸如鹿角、羚羊角、犀角、檀香、降香等药材加工为薄片的操作方法。

第二节　切　制

除细小的植物类药材如花及种子外,通常根、根茎、果实以及皮类药材皆须切制为片、咀、块和丝等形状,此类切制为不同规格及形状的药材统称之为"饮片"。中药"饮片"一词最早出现于宋代,至清代医药学家吴仪络在《本草从新》一书中提出"药肆中俱切为饮片"之说后,各家皆引用之并沿用至今。概括的讲,将中药材切制为饮片主要有以下几方面之目的:

(1)提高药物生物活性成分的煎出率。将中药个子切制为饮片后,增大了其比表面积,有利于生物活性成分的煎出率,且可缩短汤剂的煎煮时间。

(2)有利于中药的加工炮制。将中药切制为饮片,酒、醋、蜜、乳及盐水等液体辅料更易于渗入药料组织内部,且便于均匀拌炒,从而保证了中药炮制品的质量。

(3)保证药物的洁净度。多数药材在炮制前须经漂、洗、泡等方行切片,如此既去除了泥砂等杂质,达到了净制的效果,且又利于中药的贮藏和保管。

(4)便于对中药的鉴别。中药饮片保持了药材原有的内部组织形态,使药材特征更为直观。因此,便于经验鉴别。

(5)提高中药制剂的质量。中药饮片较薄,在制备液体剂型时可增大药物成分的浸出率,在制备固体剂型时则能提高药料出粉率。从而使得制剂组方中各药味比例相对均衡稳定。

中药饮片质量的优劣与切制工艺密切相关,并直接关系到下一步炒、蒸、煮、炙等炮制工序的质量。饮片切制大小及厚薄不均、碎末过多,往往会造成炮制品的生熟不一、或辅料接触不均,甚至会造成药物的性质变异,以及饮片外观色泽不正等,亦给中药调剂带来诸多不便。因此,必须高度重视中药饮片的切制质量。

一、切制饮片前的水处理操作方法

将药材切制成饮片必须经过水浸润的过程,其目的是使药材吸收适量水分,使质地变软以便于切制。在切制操作前应根据药材特性及形状大小采取不同的软化方法。常用水处理操作方法有淋法、淘洗法、泡法、漂法和浸润法等。

(1)淋法:淋法系用清水浇淋药材的操作方法。对于干燥而脆硬或芳香性的全草类药材,用水泡洗容易使之成分流失,故宜用适量清水将药材清洁后使之浸润软化。具体操作方法为:先洗净泥土,再将药材竖直整齐堆码,从上而下喷淋2~4遍清水,放置滋润到适合切制为度。例如,薄荷、荆芥、益母草及香薷等,切制前均采用淋法。

(2)淘洗法(呛水法):将药材投入清水中淘洗,然后立即捞出,称之为呛水法。此法通常适用于质地疏松,经淘洗后便可软化切片的药材。例如,陈皮、桑白皮及五加皮等。诸如贝母、天门冬等鳞茎和块根类的药材,虽无需经切制操作,但亦须用清水淘洗,以去除表面附着的泥土和杂质等。

(3)泡法:将质地较坚硬的药材置于清水中浸泡,以达到软化的加工方法。药材浸泡时间长短应视个子大小与质地软硬,以及季节、温度等环境因素酌定。一般质地坚实而粗大者,宜长泡;质地疏松而细小者,宜少泡;夏季气温高时,宜短泡;冬季气温低时,宜多泡。通常全草类药材浸泡约1~2h;皮类药材浸泡约1~3h;根及根茎类药材浸泡约1~4h。药材切忌久泡,以免造成"伤水"而使药物成分流失。待药材浸泡至适中后(手捏药材质感柔软,条状药材折之略能弯曲。),捞出,闷润,切片。另外,诸如枳壳、青皮等类质轻药材,可在其上压以适当重物进行浸泡,以防漂浮而造成浸泡不均匀。

(4)漂法:系为降低药物毒性、或除去药物本身含有的盐分,反复用清水浸漂的操作方法。具体操作方法为:将药材置于缸内,冬、春二季每天换一次水,夏、秋二季每天换2~3次水。漂洗时间视气温及药物质地酌定,一般约为3~10天,漂泡期间要避免日晒。例如,天南星、半夏、乌头等采用漂法以降毒,海藻、昆布等使用漂法以除盐。漂药操作适宜于春、秋两季,夏季药材容易腐烂,宜用浓度约2%~6%的明矾溶液浸漂,可起到固定药材与防腐的作用。冬季气温低、水液容易冻结,渗透性亦缓慢。因此,宜于在较高的室温环境中漂泡。

需要久漂的药材品种如龟板、鳖甲、豹骨等,可采取不换水的方式,利用微生物使附着于药材上的筋肉和膜皮等在水中分解而去除。此外,久漂尚需注意以下几点:其一,漂泡药材的水量应一次性加足,一般不宜重复加水。否则,药材色泽容易变黑。其二,由于利用微生物法去除动物类药材上的残肉及筋膜等,为避免异味扩散而污染环境,浸泡容器必须加盖。待去除药材筋膜等残留物后,还需反复用清水漂洗数日,直至无异臭为度。

(5)浸润法:将药材经过适当浸泡处理后,闷润,使水分徐徐渗入药材组织内部,以达到既软化药材而便于切制、亦不影响药物质量之目的。在饮片切制工艺中有"三成浸泡七成闷"和"少泡多闷"之说。部分药材经过浸泡与闷润可即行切制,有些药材则需要反复水浸和闷润方能使内、外软化一致。因此,闷润程度要求恰当掌握。浸润的具体操作方法为:大生产时通常将药材浸泡至一定程度,然后捞出堆积在一起,或将浸泡池内水液放净就地于池中闷润。两种闷润方法均需在药材上覆盖湿麻袋或湿草席等物。小量生产时可将药材浸泡后捞出,再装入适当容积的器皿中,其上覆盖以湿麻袋,润透即可切片。

中药材闷润程度经验检查方法有以下四种:

(1)手折法:将长条形药材浸润后握于手中、以大拇指向外推而其余四指内曲,可以使药材略微弯曲为度。若一弯曲随即折断,则说明浸润程度不够。有些药材需要经过反复闷润——晾晒——再闷润的操作过程,使得药材内外水分滋润一致,所切制的饮片才会平整而光洁。例如,泽泻、白芍等类药材均需反复闷润而后切片。

(2)指掐法:诸如白术、天花粉等团块状药材,闷润至手指甲能够掐入表层以下时切制为宜。

(3)穿刺法:体质粗大的块状药材,可用锥子刺入其内部以检查是否润透,若刺穿且无硬心者即为适度。例如,大黄等可采用穿刺法。

(4)手捏法:两端粗细相差较大的根或根茎类药材,浸润至用手捏粗端感觉较为柔软时即可进行切制。例如,羌活、独活等可用手捏法。诸如延胡索、枳实、莲子、雷丸等块根、果实及菌类药材,浸润至用手捏挤无响声或无坚硬感时切制为宜。

浸润操作应注意以下四点:

(1)浸润时间长短应根据药材性质而定,质地坚硬的药材浸润 3~4d 即可,个别药材需浸润 10d 以上;质地较软的药材浸润 1~2d 为宜。夏、秋季节气温较高,浸润时间宜短;春、冬季节气温较低,浸润时间应稍长。

(2)对于质地特别坚硬的药材,在保证其软化的同时、还应防止长期浸润所造成的药物成分流失。因此,可将药材浸润一段时间后取出适当晾晒,使所含水分部分被蒸发、部分则渗入药材组织中。如此反复操作数次,直至软化适度为宜。例如,槟榔、三棱、莪术等的软化均适于此法。

(3)在气温较高的季节进行浸润操作时,对含淀粉较多的药材应勤加检查,以避免出现发粘、发臭及变色等现象。如果产生上述现象,则须立即用清水洗净后摊开晾晒,假如发臭就只能报废而不可再供药用。例如,山药、天花粉等淀粉含量较高的药材,天热时就不宜采用包围浸润的方法。

(4)为保证含油脂及糖分较高药材的饮片质量,通常多采用吸湿回润法进行处理,即在潮湿的地面上铺放蒲包或竹席,再将净选的药材摊置于上,待 12~24h 质变柔软,然后稍加晾晒即可切制。例如,当归、牛膝、玄参等类药材,均宜采取吸湿回润法。

浸润法具有以下四方面的优点:

(1)浸润法可使水分徐徐渗入药材组织内部,药材湿润程度均匀,且内外软化一致,切制的饮片形状完整。

(2)浸润法药物成分流失量少,本着"药适水净"的原则,药材中成分不会随多余水液而流失。例如,大黄采用水浸泡软化法切制的饮片,经蒽醌苷含量测定表明,其损失率平均达 9%左右。然而,采用浸润法切制的饮片中,大黄蒽苷损失率仅为 2.5%。又如,将清水浸泡甘草改为清水浸润,其生物活性成分甘草酸损失率由 10%降到了 4%。

(3)采用浸润方法制成的饮片色泽鲜艳;而采用浸泡方法由于药材组织急剧膨胀,色素流失、或分布不均匀,其饮片色泽晦暗不正。例如,采用浸泡法软化大黄所制的饮片,其片心褐黄色、边缘为棕褐色;而采用浸润法软化切制的大黄饮片则呈金黄色、中心为粉红色。

(4)浸润切制的中药饮片平坦而整齐,很少有炸心、掉边、翘片及碎片等。此因水分在药物组织内部分布均匀,故切制过程中受力亦均匀。另外,饮片水分含量适中,未造成药材组织过度膨胀,故干燥后的饮片平坦而整齐。

浸润法虽有诸多优点,但在浸泡和闷润过程中操作程序较为繁琐,而且药物的成分或多、或少有所流失。因此,有待于进一步改进和完善其操作工艺。例如,有人曾提出"冷压浸泡"的设想,该技术既可缩短浸泡时间,又能保证饮片的质量,且设备较为简单。但是,该方法尚在不断完善之中,这里暂不多赘。

二、中药饮片切制方法及饮片类型

1.饮片的切制方法

切制是指药材经过浸泡和闷润后,待其所含水分内外一致,然后切制成为不同形态饮片的操作过程。目前,中药切制主要分为机械联动切制与手工切制两种方法。

(1)机械切制法:目前,全国各地生产的切药机械种类较多、型号不一,有万能切片机、刨刀切片机以及剁刀机等。其共同特点为生产效率较高,省时省力。操作时将被切制的药材整齐码入刀床或盛药斗中,然后把饮片厚度调节适宜即可进行切制。且边切制、边续药,可不间断的进行生产。

(2)手工切制法:手工切制系传统操作方法,各地使用的切制工具有所区别。但是,切制饮片前均需根据药材个子不同大小分档,切制时以右手持切药刀柄,左手压紧药材均匀送入刀口,以送入刀口的药材速度来控制饮片的厚薄,送速慢则饮片薄,送速快则饮片厚。质地特别坚实的药材如槟榔等,可采用特制的铁夹子送入刀口切片。

(3)其他切制法:对于木质、动物骨骼及角类药材,采用常规操作方法切片较为困难。因此,可根据下述操作方法进行切片。

①镑片:镑片所用的工具为镑刀,是在一个木质的柄上平行镶嵌许多锋利的刀片,操作时两手紧握镑刀两端向前推动,即可将药材镑为极薄饮片。该操作方法适用于羚羊角、犀牛角等动物角类药材。药材镑片前应先用清水浸泡 3~5 天,以便于操作。

②锉:某些处方用量较小、或配方前需临时加工的药物,诸如象牙屑、马宝、狗宝等,可用钢锉将药物锉为细末,以便于调剂。

③刨片:利用刨刀将某些质地较坚硬的木质类药材如檀香、松节、苏木、降香等刨为薄片,以便于煎煮。

④劈:利用斧子等厚刃刀具,将诸如鹿角、牛角等角类药材劈为片块,以便于调剂配方。

切制中药饮片操作要点：

（1）切制工具的选择：根据药材质地的软硬选择相适用的刀具，无论机械切片或手工切片，刀刃必须锋利，否则切制出的饮片不平整，并且容易产生破碎。

（2）切制片形的选择：切制饮片首先应考虑中药所含成分是否易于煎出、调剂是否方便。例如，某些质地坚硬的药材，应该切为薄片则成分容易煎出。另外，饮片切制的大小、厚薄是否适当，将直接影响到炮制品的质量。例如，将阿胶切丁后炒珠，丁太大烫品则内生而外焦、丁太小则受热后会融熔粘连。又如，用干姜炒制炮姜，块大则不易发泡，块小则容易炭化。

（3）切制前的处理：为了调整某些中药材的性能，在切制之前水处理过程中常以辅料拌润。例如，泽泻用盐水润、黄连及大黄用酒润等。这样不仅能够增强药用效果，而且还可避免中药饮片变色。

2.饮片的类型

中药饮片的形态是根据药材质地、特点和炮制对片形要求而定的。由于全国各地炮制习惯的不同，因此饮片形状差异较大。通常是将质地疏松的药材切为厚片，质地坚实的药材切为薄片，树皮和果皮类药材切为丝状，嫩枝和全草类药材切为咀、段等。常见的中药饮片片形有薄片、厚片、咀段以及丝等。此外，机械切制的片形多为横片、段及丝等，其他片形较少。而手工切制的片形种类较多，主要有七种传统片形。

（1）薄片：长条形药材、部分块根以及果实类药材，适于切制为薄片。饮片切制厚度约1~2mm，多采用横切法。切为薄片的药材品种有白芍、玄参、当归、防风、桔梗、牡丹皮、紫菀、台乌以及槟榔等。

（2）厚片：粉性大、质地疏松的药材，切制为薄片容易碎裂，故以厚片居多。切制过程中可不受方向限制，饮片切制厚度约2~4mm。适于切为厚片的药材品种有山药、三棱、白芷、沙参、赤芍、草乌、羌活、知母、前胡、菖蒲、续断、天花粉、天南星、白术、白及、泽泻、苍术、狗脊、贯众、射干和商陆等。

（3）直片（顺片）：个子大、组织致密的药材，可切制成2~4mm的直片，个别品种厚度可切制成10mm。适于切为直片的药材品种有：附子、大黄、何首乌、川乌、当归身、升麻以及木香等。

（4）斜片：某些长条形且纤维性较强的药材，适宜切制成斜片。饮片倾斜度小者称之为"瓜子片"，倾斜度大者称之为"马蹄片"，倾斜度更大者则称之为"柳叶片"。饮片厚度一般约2~4mm。适于切制为斜片的药材品种有甘草、山豆根、千年健、川牛膝、川木香、银柴胡、漏芦、苏梗、藿香梗、桑枝、黄芪以及皂角刺等。

（5）丝条：叶类和皮类药材多切制成狭窄的丝条。其中，皮类药材一般切制为宽约 2~3mm 的丝条，叶类药材多切制为宽约 5~10mm 的丝条。适于切制成丝条的药材品种有黄柏、白鲜皮、陈皮、合欢皮、川楝皮、五加皮、桑白皮、枇杷叶、淡竹叶和荷叶等。

（6）丁块：有些中药饮片在煎熬过程中容易产生糊化，需要切为形状不等的丁块（立方块）以兴利除弊，个别药材为了炮制的方便亦切制为丁。一般切制成为扁平块的药材品种有杜仲、海桐皮等，切为立方丁的药材品种有葛根、六神曲、阿胶及黄明胶等。

（7）段（咀）：某些含黏液质较多的药材质软而粘，故难以切片。因此，可将之切制成段。全草类药材为了便于煎煮，一般也可切为长、短适度的段。段的切制长度约为 10~15mm。切制为段的药材品种有天门冬、巴戟天、白薇、茜草、木贼、瞿麦、青蒿、石楠藤、忍冬藤、泽兰、荆芥、北沙参、怀牛膝、党参、车前草、白头翁、白花蛇舌草、伸筋草、金钱草、荷梗、龙胆草、马鞭草、白毛根、仙鹤草、地丁草、旱莲草、败酱草、益母草、香薷、麻黄、紫苏、藿香、夜交藤、地龙、桑寄生、甘草梢和大、小蓟等。

三、中药饮片的干燥

中药材经切制加工成为饮片后需要立即进行干燥，否则会造成发霉变质，从而影响药用效果以及饮片的色泽等。目前，中药饮片干燥的方法有两种：

1.自然干燥法

利用竹帘或洁净的晒场将饮片摊开，使所含水分在阳光照晒下自然蒸发，同时在干燥过程中不断翻动以加速水分的蒸发。自然干燥的饮片干燥充分、色泽均匀。该法适合于春、秋季节，无风晴朗的天气。自然干燥法的优点是可以较好的保证含挥发油、糖类以及淀粉等成分的饮片质量，不足之处为干燥效率低、且受自然条件的约束，同时不可避免地会使饮片挟有其他杂质。

另外，亦有采用密封晒药平台进行自然干燥的方法。即利用楼房顶层建造水泥平台，然后将平台四周及顶部均用透光率较高的玻璃加以封闭，并留置适当的空气对流网孔，将中药饮片摊晒于平台上，利用透过玻璃的直射阳光进行干燥，药材中蒸发的水分则通过对流网孔排出室外。

2.加热干燥法

（1）直火加热干燥法：将火炉置于固定的木架或铁架之下，用竹笸盛装中药饮片,然后搁于支架上烘干。

(2)火炕加热干燥法:将中药饮片放入竹箅内或铁丝网容器中,再置于火炕上烘干。

(3)排管式干燥室烘干法:利用硬气通过排管散热,烘干中药饮片的操作方法。将盛装有饮片的器具置于排管上,并在干燥过程中不断翻动饮片,使之干燥均匀。该法优点为干燥温度可加以调控,干燥室内顶棚安装有排气扇,可随时将水蒸气排出。该法缺点是工作室温较高,操作人员容易中暑。

(4)隧道式烘干室烘干法:利用硬气传输到散热器上,再以排风扇将热能吹入烘干室,然后将饮片放置于铁丝网容器中并堆叠数层,置于手推车上沿轨道推入烘干室进行烘干。此法无需人工辅助翻动,烘干室内水蒸汽可从室后所设引风扇排出,室内干燥温度可随时进行调节。在此基础上如果安装热气回风管,还可循环往复利用热能。此外,尚有履带式半自动烘干机,其优点为生产效率高且便于操作,烘干室温度较低,故工作环境较好。目前,也有红外线和电磁波等饮片干燥技术,此法有待于进一步研究和探讨。

张宏武　撰

第六章　中药炮制常用辅料

　　辅料是在炮制过程中为特定目的而加入，辅料有液体和固体之分。加入辅料之目的是使药物在辅料的影响和作用下、通过炮制改进或转化药物的性味，使之更加符合临床用药的需求，协同和增强药物的治疗作用，降低和消除药物的毒副作用。所以，选择适宜的辅料炮制中药饮片，具有重要的药物治疗学意义。

　　明代陈嘉谟在《本草蒙荃》中对为什么要加入辅料炮制药物、加入辅料有何作用有着精辟的论述。清代张仲岩在《修事指南》一书中指出："如吴萸汁制，抑苦寒而扶胃气；猪胆汁制，泻胆火而达木郁；牛胆汁制，去燥烈而清润；秋石制，抑阳而养阴；枸杞汤制，抑阴而养阳；糯米饭制，润燥而泽；牡蛎粉制，成珠而易研；黄精自然汁制，补土而益母；黑芝麻制，利窍而疏通……煅者去坚性，浸者去燥烈之性，蒸者取味足，煮者取易烂，煎汤取熟，阴者取存性，晒者取易干，烘者取易脆……"上述经典论述一直被后世沿用至今。目前，常用的辅料种类较多，可将之分为液体辅料与固体辅料两大类。

第一节　液体辅料

　　(1)酒：中药炮制所使用的酒有两种，其用途各不相同。一种称之为"白酒"(烧酒)，系经过蒸馏所得，乙醇含量约为 40%~70%，其中杂质较少，除供配制药酒外一般不做它用。而乙醇含量达到 90%以上的酒精，则多用于中药成分的提取。另一种称之为"黄酒"，指华东地区所产的绍兴酒，经酿造而成，其乙醇含量约为 15%~20%。黄酒主要成分除乙醇外，尚含有酯类及有机酸等，其气味醇香特异，故对中药有矫味和矫臭的作用。

　　酒性大热，味甘、辛。具有通行血脉、引药势及散寒止痛之功。黄酒不仅是炮制中药常用的辅料，同时也是良好的有机溶剂，对于天然药物中多种类型的有机成分均具有溶解作用。例如，生物碱及其盐、苷类、苦味质、有机酸、挥发油、树脂、糖类以及部分色素等，都易溶于适当浓度的乙醇溶剂中。山东等地出产的黄酒亦可代替绍兴黄酒,但是其气味相对较差。中药经酒制后增强了生物活性成分的溶出率,因此可最大限度地发挥其药用效果。常用于酒制的药料有黄芩、大黄、白芍、白花蛇等。

(2)米醋:炮制中药所用的米醋主要成分为乙酸,此外尚含维生素及还原糖等。米醋具有特异的醋酸气味,性温,味酸、苦。有散瘀敛血,理气止痛,行水解毒,矫味和矫臭之功。另外,醋酸可与中药所含的亲脂性游离生物碱结合生成盐,使生物碱亲脂性减弱而极性增强,水溶性增大,所含成分则易于溶出,从而提高了药用效果。需要醋制的药料有元胡、香附子、柴胡、三棱、莪术、大戟、芫花及甘遂等。

(3)蜂蜜:炮制中药所使用的蜂蜜系经过加热炼制的炼蜜。蜂蜜品种较多,其主要成分为果糖和葡萄糖,另尚含有少量蔗糖、麦芽糖、蜡质、矿物质、含氮化合物以及酶类等。其比重约为 1.349,水分含量约 12%~18%,黏度大,气芳香,味极甜,是良好的营养品。蜂蜜性平,味甘。补中润燥,止痛解毒,矫味矫臭,能协同药物发挥治疗作用,增强药物的疗效。蜜制的中药有甘草、黄芪、麻黄、紫菀、百部、款冬花、马兜铃、百合、前胡、枇杷叶以及罂粟壳等。

(4)姜汁:姜汁系将生姜块茎捣碎、取汁,或以干姜片与水按 1:3 的比例经煎煮滤取的黄白色液体。姜汁气芳香,主要成分为姜辣素、挥发油、少量淀粉及树脂类等。姜性温、味辛。具有发表散寒,止呕,祛痰和解毒之功。中药经过姜汁制后,能够抑制其寒性并增强疗效。常以姜汁制的中药有竹茹、厚朴、半夏及黄连等。

(5)甘草水:甘草水为甘草经煎煮滤取的深黄色液体。甘草所含成分主要为甘草甜素、甘草苷、还原糖、淀粉及胶质等。其性平、味甘。具有和中缓急,润肺解毒,补中益气,调和药性的作用。中药经过甘草水制后能够缓和药性,降低毒性。常用甘草水制的中药有远志、法半夏、巴戟天和吴茱萸等。

(6)黑豆汁:即在黑豆中添加适量清水,经煎煮去渣后所得的混悬液体。黑豆中主要成分为蛋白质、脂肪、维生素、色素及淀粉等。黑豆性平、味甘。具有滋补肝肾,养血祛风,活血利水及解毒之功。中药经黑豆汁制可增强药效,降低毒副作用。常用黑豆汁制的中药有何首乌、川乌和草乌等。

(7)米泔水:米泔水是指淘洗大米过程中第二次滤出的液体,系淀粉与水的混悬液,其中尚含少量的维生素等成分。米泔水性寒、味甘。有清热凉血、通利小便之功。对油脂类成分具有吸附作用,因此常用于浸泡含油脂类较多的中药品种,以去除药物中部分油质,缓和或降低药物的辛燥之性,增强补脾和中的作用。例如,米泔水制苍术就是为了降低其燥性。由于米泔水在收集过程中有诸多不便,因此可取适量大米粉与清水混合搅匀以代之,米粉与清水的比例约为 1:100。

(8)盐溶液:系在食盐中加入适量清水,搅拌溶化后过滤所得的澄明液体。食盐主要成分为氯化钠,性寒、味咸。能强筋骨,软坚散结,清热凉血,解毒防腐。并具有矫味、矫臭之功。中药经盐水制后可改变药物性能,起到引药归经(肾经)的作用。常用盐水制的中药有杜仲、小茴香、橘核及车前子等。

(9)胆汁:系取自于牛、羊等动物的新鲜胆汁,外观呈绿黄褐色,微透明,为略显粘性的液体状物,具有特异的腥臭气味。其主要成分为胆酸钠、胆色素、粘蛋白、脂类和无机物等。胆汁性大寒、味苦。具清肝明目,利胆通肠,解毒消肿,润燥泻火之功。中药经胆汁制后可降低毒性与燥性,增强疗效。例如,"九转胆南星"就是最具代表性的胆汁制中药品种。

第二节　固体辅料

(1)稻米:稻米的主要成分为淀粉、蛋白质、脂肪、矿物质,以及少量维生素和多种有机酸与糖类等。稻米性平、味甘。具有补中益气,健脾和胃,润燥止渴及止泻之功。中药经稻米制后可增强药物疗效,降低刺激性和毒副作用。传统炮制习用品种为大米和糯米,有时则用黄小米。通常用米制的中药有红娘子、斑蝥及党参等。

(2)麦麸:麦麸为小麦的种皮,呈黄褐色,主要含淀粉、蛋白质以及维生素等成分,并具谷香之气。麦麸皮性平,味甘、淡,具有和中益脾之功。中药经麦麸皮制后能够缓和药物的燥性,消除药物中的不愉快气味,增强药效。通常用麦麸皮制的中药有白术、枳壳、山药、僵蚕以及白芍等。

(3)白矾:白矾又称为明矾,系明矾矿石提炼而成的结晶体,主要成分为含结晶水的硫酸铝钾。性寒、味酸,具有解毒、杀虫及祛痰之功。中药用白矾制后可防止药物腐烂,并且降低毒性。通常用白矾制的药物有半夏、天南星等。

(4)豆腐:豆腐主要含蛋白质、维生素以及淀粉等。性凉、味甘,具有益气和中,生津润燥,清热解毒之功。中药经豆腐制后可解除药物毒性,并可去除污垢。常用豆腐制的药物有藤黄及珍珠等。

(5)灶心土(伏龙肝):中药炮制除使用灶心土作为辅料外,有时尚使用纯净的黄土(即陈壁土)等。灶心土外观呈黄褐色、焦土状,主要含硅酸盐、钙盐及多种碱性氧化物等,并附有柴草烟香味,故可引药归脾经。灶心土性温、味辛。具有温中和胃,敛血止呕,涩肠止泻的作用。中药经灶心土制后可降低药物的刺激性,增强药物的疗效。常用灶心土制的中药有白术、白芍以及当归等。

(6)蛤粉:蛤粉为蛤蜊科四角蛤蜊的贝壳经煅制、粉碎所得的灰白色粉末,主要成分为氧化钙等。蛤蜊粉性寒、味咸。具有清热利湿,化痰软坚之功。中药经蛤粉制后可消除药物的腥味,增强治疗效果。用蛤粉炮制的中药有阿胶以及其他胶类药材。

(7)滑石粉:滑石粉系含水的硅酸盐矿石经粉碎、过筛、水飞等操作,精制而成的白色粉状物。滑石粉性寒、味甘,具有利尿和清热解暑之功。在炮制中药的过程中滑石粉一般作为中间传热体,以使药物在炒制期间受热均匀,从而避免焦化而丧失药效。常用滑石粉炮制的中药有刺猬皮、鱼鳔胶以及水蛭等。

(8)河砂:选取颗粒均匀的细河砂,用清水淘洗除去泥土及杂质,晒干,备用。河砂主要作为炮制药物的中间传热体,因为河砂经加热后温度高且热度均匀。质地较为坚硬的中药经河砂烫制后酥而松脆,不仅使成分易于煎出,还可破坏和消除药物的毒性。常用河砂烫制的药材有马钱子、骨碎补、龟板以及鳖甲等。

张宏武　撰

第七章　中药炮制分类及方法

公元 1565 年,明代陈嘉谟所著的《本草蒙荃》一书,对于炮制的目的、意义、方法、辅料及其作用等进行了全面而系统的概括性总结。其将炮制方法总结归纳为三种类型,即火制法、水制法和水火共制法。这种分类方法虽然简单明了,但是尚不能涵盖中药炮制方法的全部内容,且对某些炮制方法在分类归纳过程中似有牵强附会之感。因此,本章将根据目前中药炮制的具体操作方法,按炒、炙、蒸、煅、煮、煨、烫、飞、霜、制曲以及其他制法等,从十一个方面加以详述。

第一节　炒制法

系将经过净选或者切制的中药饮片,分档置入锅中加热拌炒,使药物达到中药炒制炮制标准的操作方法。炒制分为清炒和加辅料炒两种方法,其中清炒包括炒黄、炒焦和炒炭;加辅料炒包括麦麸皮炒、米泔水炒、米炒、土炒以及炒砂(硫磺炒)等。前人有"逢子必炒"之说,从现代炮制学的观点来看,子实类药材多含有不饱和油脂及各种活性酶。种子类药物经炒制后,一方面有助于脂肪油等成分在煎煮过程中溶出;另一方面炒制可使酶类失去活性,从而丧失分解药物所含化学成分的作用。根茎类中药炒制后一般可增强健脾作用,炒炭后可增强收敛止血作用。

炒药使用的工具可视生产规模不同, 分别选择炒药机或炒药锅进行操作。传统使用的炒药锅,一般选取口径较大且壁较厚的铁锅。砌炉灶时应注意将铁锅口向着操作者方向倾斜,传统谓之"斜锅",因为斜锅利于炒制者操作。但在蒸制或煅制等操作中,则应将锅口砌正,传统谓之"平锅"。

炒制质地坚实的药物时,在搅拌过程中使用铁铲;如果炒制的药物质轻且脆,则使用通常的扫帚进行拌炒,以免将药物撞碎。药物炒制至符合标准后,用扫帚将之清扫出锅。但是,对于质坚实且体重的药物,则使用剪去 6~10cm 扫帚末梢的竹刷,更便于将饮片清扫出锅。

由于各种炒制方法有所不同,药物质地、形态和体积等方面各有差异,故炒制过程中的火力(即火候)必须适宜于所炒制的药物,做到"炒药贵在适中"。传统炮制将火力大致分为"文火"(即微火)、中火(介于文、武火之间)与"武火"(即强火),炒制过程中采用的火力强弱,要与炒制所耗费的时间长短互为参照。通常,微炒和炒黄多采用文火;炒焦、土炒、蛤蜊粉炒以及滑石粉炒等,则多采用中火;砂炒及炒炭等则多采用武火。操作者只有在炒制实践中细心观察和体会,逐步积累经验,才能使操作达到得心应手、炒品质量恰到好处的炮制效果。

一、清炒法

(1)炒黄:将中药饮片置于锅中,等速搅拌使药物受热均匀,待饮片外表呈现微黄色、比原来的颜色有所加深或鼓起,或者产生裂隙、并嗅到药物固有的气味时迅速出锅,摊开晾凉,即得。炒黄操作过程宜用微火,炒制时应注意防止窝火。药物炒黄后可起到矫味及增强醒脾健胃的作用,入汤剂则可使所含成分易于煎出。传统需要炒黄的药物有牛蒡子、草决明、苍耳子及莱菔子等。

(2)炒焦:根据中药饮片大小、厚薄的不同进行分档,再将药物置于锅中拌炒,先用文火、逐渐改用较强火力,炒至药物表面呈焦黄色或焦褐色,且可嗅到焦香气时,即可。炒焦成品标准为:外表焦褐或焦黄色、内部淡黄色。传统炒焦的药物有白术、山楂等。炒焦后可增强药物消食导滞的作用。

3.炒炭:将中药饮片分档投入锅中,初始用微火,后逐渐改用强火加热,迅速翻动拌炒至药物外部呈枯黑、内部焦黄色为度。即炮制成品既要炭化、尚需"存性",并能嗅到药物所固有的气味。炭药出锅后应置于铁桶内密封,放置12h后取出,摊晾,即得。此外,诸如炮姜炭、地榆炭、莲房炭、熟地炭、大小蓟炭以及蒲黄炭等,出锅后要在其上喷洒适量清水,灭除火星以防止复燃。药物经炒炭后可增强其收敛止血的作用。

"存性"一词是中药传统炮制学中经常使用的术语,东汉末年张机著《金匮要略》一书中已有记载,其后又有"炒存性"、"烧存性"和"煅存性"等炮制理论。中药炒制为炭品、且要存其性,即既要破坏药物中的部分有机成分,以适当改变药物原有的性味,使之更切合临床用药的需求;且还须保持药物的组织部分炭化、部分未炭化,以保证炭品的药理活性。如果将药物完全炒炭化、或者灰化,那么药性则全失,"炒炭存性"一说也就无从谈起。

因此,在炒炭的过程中应根据中药的性质与用途,掌握适当的火候,防止炮制成品太过或者不及。在炮制过程中应随时注意观察时间、温度、火力、气味、颜色和烟色等情况的变化,在实践中不断细心揣摩、体会,完善和总结炒制操作经验。

二、加辅料炒

（1）麦麸皮炒：将铁锅烧热后投入麦麸皮，待麸皮受热发散焦香气味，同时冒出烟雾时，迅即投入药料连续进行拌炒，直至药物被熏黄为度。为使麸炒过程迅速、成品外观均匀一致，在操作过程中宜用竹扫帚搅拌，不宜使用铁铲等金属工具。炒制完成后将成品与麸皮倾倒入铁丝编制的筛内，筛除麸皮及灰屑，即得。该法适用于小量中药饮片的炒制。

如果以人工炒制每次超过 4kg 以上时，可先将铁锅烧热，投入麦麸皮并平整铺于锅底，待麸皮被烧黄至散发出焦香气时，再将饮片均匀撒布于麸皮上面，借助麸皮传递的热力与气味将药物烘至气香而色黄。为使炮制品炒制均匀，可使用扫帚将药物在麸皮表面加以搅拌（在操作过程中由于麸皮铺于锅底，用扫帚搅拌时一般不易将麸皮从锅底翻动上来），直至炒制到最底层麦麸皮炭化时（注意勿将药物烤炭化），立即出锅，筛去麦麸皮，晾凉，即得。每100kg 中药饮片约使用麦麸皮 10~15kg。

（2）米泔水炒：米泔水又称为洗米水或淘米水，炮制中药所用米泔水通常使用"二泔"，即第二遍淘洗过大米的混悬溶液。用米泔水炒制的药物目前仅见于苍术一种，由于苍术中含有约 5%~9%的挥发油，油中主要成分为苍术素、茅术醇、β-桉醇、桉香油醇以及苍术酮等。此类成分气味辛香而燥烈，对人体消化系统具有较强的刺激作用。同时，这些成分亦为生物活性成分。所以，既要降低药物的刺激性、尚需保持药物的效价，这就需要选择较为恰当适宜的炮制方法。由于挥发油难溶于水而易溶于乙醇溶液，故前人选择了介于水和乙醇二者溶解度之间的米泔水炮制苍术，米泔水是含有淀粉粒的混悬水溶液，对于油脂类成分具有一定的吸附作用，用之浸制苍术不仅可除去其所含的部分挥发油，又可保持其所具有的药物效用，从而既可达到缓解药物辛燥之性的目的，又可增强其燥湿健脾的药用效果。金代医家李东垣曾指出："泔浸火炒，故能出汗。"这里所说的"出汗"也叫"去汗"，包含着除去药物部分油脂性成分的意思。明代医药学家李时珍，对于米泔水炮制药物论述的更为确切具体，他指出："苍术性燥，故以糯米泔浸，去其油，切片焙干用……以制其燥也。"这里所谓之"燥"，系指药物的刺激性及其他副作用。

米泔水炒制的具体操作方法为：取苍术饮片或咀块，加入适量米泔水浸泡约 12h，待药物泡软捞出，淋去米泔水，置于铁锅内用微火炒制并不断搅拌，直至大部分水分挥散、饮片质地接近干燥且外表稍带焦黄色时，即可出锅。操作过程中应注意勿使炮制品炭化。

(3)米炒:米炒一般使用大米或糯米,有时亦使用小黄米。米炒的具体操作方法为:将大米薄薄的平铺于锅底,其上平铺一层药物的饮片或咀块,然后扣上锅盖加热焖制片刻,待米起烟时去掉锅盖,借助焦米的热量及烟雾对饮片进行熏制,待烟色由青转浓、饮片表面被熏制成焦黄色时迅速出锅,筛去焦米,晾凉,即得。注意:炒制过程中无须搅拌,因为锅内的温度较高,最下层米被加热灰化、中层被炭化,而上层仅为焦化,因之炒制的药物一般不会发生焦化或炭化。

药物是否需要米炒,通常根据医生处方要求酌定。另外,亦有于米中加入少量水先行湿润,然后铺置于锅内,其上再覆盖以药物进行炒制的方法。米炒药物二者用量为:每100kg药物用大米约15~20kg。有关用米炒制中药的目的,清代医药学家张睿在《修事指南》一书中曾指出"米制润燥而泽",就是说药物经过米炒制后能降低其"燥"性。然而,该炮制方法古代不常用,现代亦很少用。适于米炒的中药品种有丹参、红娘子及斑蝥等。

(4)土炒:土炒传统炮制法一般多选用陈壁土或东壁土,即朝阳面墙壁上的泥土作为辅料。近代则常用灶心土(又名伏龙肝),即以植物类柴草为燃料,经过长期煅烧后的炉灶内壁泥土。灶心土中细菌和有机杂质含量甚少,因此比陈壁土或东壁土洁净。灶心土中含有少量的氧化钙等碱性无机成分,故土质一般呈碱性,因此具有中和胃酸,益胃实脾之作用。

土炒的具体操作方法为:将灶心土研磨成为60目以上的细粉,然后置于锅内拌炒,待土被炒热且驱除了所含的某些挥发性成分后,再将中药饮片投入热土中,用铁铲连续翻动拌炒,待饮片被炒至表面微带焦黄色、可嗅到药物所固有的焦香气味时,将锅内的中药饮片和土倾入铁筛中筛去土,晾凉,即得。该炮制成品表面常常附着一些不易筛除的黄细土,这并不影响炮制成品质量。另外,在炒制过程中应防止窝火。

用土炒制的中药品种有山药、薏米仁、乌药及当归等,然应根据中药配方要求来决定炒或不炒。炒制时灶心土用量以能够埋没药物为宜,通常每100kg饮片用灶心土25~30kg左右。这里需要强调的是,传统炮制很讲究成品的气、味、形、色等,因此炒药所使用的辅料如灶心土、大米和麦麸皮等,只能作为一次性的辅料,不可重复使用,以免影响饮片的炮制质量。如果有必要,可将留用的灶心土或上层的焦米中添加入适量的新土或新米,供重复炒制同一品种的中药饮片。

(5)炒砂(硫磺炒):用硫磺炒制的中药为金属铅,传统医药又称铅为"黑锡",实际上指的是将铅与硫磺混合加热,最终化合而成的产物——硫化铅。

炒砂的具体操作方法为:将纯铅置入小铁锅中,加热至330℃左右,待铅完全熔化再将铁锅从火上移开,徐徐分次加入与铅等量的细硫磺粉,连续用铁铲搅拌,使硫磺和铅充分化合,然后趁热倾倒在清洁而平滑的石板上,待冷却后则自动裂成碎块,将之研为细粉,即得。炮制成品外观为灰蓝色固体物。此外,在操作过程中加入硫磺时,由于其化学反应剧烈,硫磺燃烧后会释放出刺激性很强的氧化硫气体,故操作场地应在空旷通风之处,操作人员须站立于上风之处,以免中毒或者发生火灾事故。

除上述硫化铅炮制品外,还有一种与之相似的炒砂制品,即铅与水银熔合而成的铅汞合金,其理化性质由原来难于单一粉碎的金属、转变成了易于粉碎的合金产物。具体炮制操作方法为:将铅块置于坩埚内,加热至微熔化时离火,再加入等量水银,不断搅拌,使二者均匀混合,最终成品为灰褐色块状物,此即为铅汞合金。将之研为细粉供配制诸如"三黄宝蜡丸"等外科成药。此外,亦可将铅块同水银共置于乳钵中,用力研磨制备为铅汞合金,但该操作耗时而且费工。

中国古代炼丹家诸如抱朴子、葛洪等所从事的炼丹术,选用的丹料即为铅及水银等重金属。从传统炼丹的术语解析,将铅作为原料谓之"孕",把硫作为原料谓之"伏",这与现代的"化合"一词含义颇为相似。铅汞合金的制备技术起源很早,汉朝末年的魏伯阳在编著的《周易参同契》一书中载:"龙呼于虎,虎吸龙精,两相饮食,俱相贪并"。这里所说的"龙"是指水银而言,"虎"则是指金属铅,两者合二为一即成合金。由此证明,华夏是最早炼制铅汞合金的国家。

第二节　炙制法

"炙"字按"六书"分类属于会意字,《诗经》中曾载有"燔之炙之",《左传》则曰"炕火曰炙",意指将食物穿插在棍子上用火烤熟的方法谓之炙。在中药炮制中"炙"除了包含在火上加热食品外,尚含有另外添加辅助原料(蜂蜜或酥等)炙制食物的含义。因此,炙制法系在修治后的中药饮片中加入一定量的液体辅料后加热炒制,使辅料逐渐渗入饮片组织内部,以达到炙制目的之炮制方法。

炙法与加辅料炒法二者在炮制意义和操作方法上均有相似之处。但是,炙法的操作温度相对较低,时间也相应较长,这样才可使液体辅料充分渗入到饮片组织中;而加辅料炒要求温度较高,操作时间相对较短,多以固体辅料将饮片熏炒而成,辅料并非都能进入饮片组织中。因此,炙制与加辅料炒既有相似之处,亦有不同之点。

鉴于炙法所使用的辅料品种有所不同,故将之可分为蜜炙、姜炙、乳炙、胆汁炙、豆腐炙、药炙、油炙、酒炙、醋炙以及盐炙等十法。

一、蜜炙法

1.操作方法

将经过炼制的蜂蜜置于洁净的铁锅内,加热融化后添入适量的沸水将蜜稀释(冬季时加水量约为用蜜量的 60%,夏季约为用蜜量的 50%),充分搅拌混合,使稠蜜转为稀薄的蜜液,趁热倾入所炙制的饮片中,连续搅拌使蜜液均匀黏附于药物表面,放置 12h,使蜜液逐渐渗入到饮片组织内部,然后将药物置于锅中加热拌炒,至药物呈松散状、基本不沾手时,出锅,摊开晾凉,即得。

每 100kg 中药饮片用炼蜜约 25kg,具体可视饮片质地疏松或致密程度酌情增减炼蜜用量。质地疏松或纤维性大的药物用蜜量宜多,质地坚实、黏性强、油性大的药物用蜜量可少些。有些文献记载,稀释炼蜜时的加水量约为所用蜜量的三分之一为宜。

2.炼蜜的制作方法

将生蜂蜜置于锅内,加热至沸腾,改用文火,保持微沸。除去泡沫及上层漂浮的蜡质,再用罗筛或纱布滤除杂质,尔后再倾入锅内继续炼制,直至蜜液沸腾并起鱼眼泡,用手捻黏性较生蜜略强时为度,出锅,即得。

3.操作要点

(1)炼蜜时火力不宜过强,以免蜂蜜溢出锅外或产生焦化;过滤时可加适量沸水稀释之。

(2)炙制饮片所使用的炼蜜不宜过老,否则黏性太强则难以与药物拌匀。

(3)蜜炙药物过程中宜用文火炒制,以免药物焦化。炙制过程时间可稍长些,要尽量将水分除去,以免贮藏期间发生霉变而影响药物质量。

(4)炮制后的蜜炙品须待晾凉后密闭贮藏,以免吸湿造成发粘或霉变。

蜂蜜营养丰富,具有补中益气、润肺止咳的作用。常用于治疗肠燥便秘以及药物的矫味剂等,所以,陈嘉谟曾指出"蜜炙甘缓益元",在一般情况下,大多数止嗽平喘的中药及某些补益药物多使用蜜炙法。

二、姜炙法

在经净选或切制后的饮片中,加入一定量的生姜片或生姜汁,进行煮制、腌制和拌炒的方法。

1.操作方法

(1)姜煮制:将药物置于铜锅或者不锈钢锅内,放入一定量的生姜片,加入适量清水进行煮制,保持液面微沸,煎煮约2~3h,捞出药物,放置风干。煎液备用,待药物被自然风干,内部水分蒸发约二分之一时再将煎液倾倒入饮片中,搅拌均匀,使药液被吸尽为度,干燥,即可。

生姜用量为每100kg中药饮片用鲜生姜约6kg。适于姜煮制的药物品种有厚朴等,药物经过姜制可增强其温胃止呕之功。

(2)姜腌制:将药物放置于适当容积的缸内,注入清水淹没药面,浸泡,每天换水1次,如果气温高时换两次水。待药物被浸泡5d左右时,取适量生姜片和明矾细末置于另一缸中,在其上铺放一层水浸过的药物,表面再撒敷一层姜、矾,如此交叉操作,直至铺撒完为止。然后注入清水没过药面,浸泡约30d,气温偏低时浸泡40d,最后换清水浸泡5~6d,溶除矾质,即得。

含淀粉较多的中药如半夏等,经长期水浸泡容易发酵变质,甚至产热而腐烂酸败,故在气温较高的季节操作时应注意酸败腐烂现象的发生。药物在腌制过程中每隔7d需要倒一次缸。具体操作方法为:将原来铺放在缸上层的药物捞出,另取一缸将之置于缸底层,再将原缸底层的药物捞出铺置于上层,这样就可使药物所产生的热量能够及时散失,从而避免酸败腐烂现象的发生。冬季气温较低故一般不需要倒缸,但是药物浸泡时间需要适当延长,一般在正常浸泡时间的基础上延长10d左右。待药物被腌透以后,除去浸汁及姜渣,投入锅内再注入清水淹没药面,加热煎煮,保持微沸,煮至药物内部无白心时捞出,干燥,即得。

生姜与明矾用量为:每100kg饮片用生姜和明矾各18kg。姜腌制的中药品种有天南星及白附子等。

(3)姜汁拌炒:在药物中加入适量姜汁拌匀,再置于容器内稍闷润片刻,以使姜汁徐徐渗入饮片组织内部,然后入锅内用文火炒干,出锅,摊开晾凉,即得。这里需要指出的是,采用该法时有些饮片系与姜汁混合拌匀,待姜汁被吸尽后再加热炒干。另外,某些药物则采用与生姜汁共煮,待煮透后捞出,趁热切片,摊开晾干,即可。

姜汁拌炒法每100kg饮片用鲜生姜约7~10kg,如无鲜生姜则用干姜3~4kg代之。

2.姜汁的制备方法

(1)捣汁:将生姜洗净,切碎,置于容器内捣碎,然后加清水适量压榨取汁,余渣再加水适量煎煮取滤液。按上法操作 2~3 次,合并汁液,备用。

(2)煎汁:取鲜生姜或者干姜片适量,置于锅内加水煎煮 30min,保持微沸,过滤,姜渣加水适量再煎煮 20min,过滤。合并滤液,加热浓缩至适量,备用。

3.操作注意事项

(1)制备姜汁时加水量不宜过多,以生姜用量与所制取姜汁量二者约 2:1 为宜。

(2)饮片与姜汁拌匀后应充分闷润,待姜汁被药物吸尽再用文火炒干,否则达不到炮制目的。

三、乳炙法

乳炙法是一种古老而传统的中药炮制方法,通常多见于炙蟾酥。雷敩在《炮炙论》中指出:"每修事一个,用牛酥一分,炙尽为度。"从蟾酥的用途及牛乳的性质分析看,蟾酥多用于丸、散等剂型,供配制诸如六神丸、蟾酥丸等,而在配制上述剂型时须将蟾酥研为细粉,然而蟾酥不易粉碎,所以必须加入牛乳才能使其崩解。因为牛乳和蟾酥中所含某些成分,以及理化性质在一定程度上有些近似,根据现代化学"相似相溶"原理进行解析,使用牛乳浸润蟾酥可使其组织变得松软,干燥后则较易于研细。

加工蟾酥的过程中要避免粉尘飞扬,因为蟾酥可对人体的黏膜造成刺激,从而导致患部肿痛等炎性反应。因此,李时珍曾指出:"其汁不可入目,令人赤肿盲。"另外,李氏还指出:"以紫草汁洗点即消"。如果因操作不当而出现黏膜刺激症状时,不妨试用该法治疗。关于乳制蟾酥的具体操作方法,将在各论中实例详述。

四、胆汁炙法

在对某些中药的加工炮制中,经常应用牛胆汁、熊胆汁和猪胆汁等作为辅料对药物进行炙制,胆汁被饮片吸收后再进行干燥,即得成品。例如,使用牛胆汁炙制胆南星,熊胆汁炙制炉甘石,猪胆汁炙制消娥散等。以上炙法各有差异,将在各论中根据实例具体加以论述。

为何要选择牛、熊和猪这三种动物的胆汁作为炮制辅料炙制药物呢？因为,动物的胆汁是中医经常使用的一类苦寒药。牛胆汁具有清心热、定惊痫之功效。诸如天南星经牛胆汁炙制后可用于治疗风痰壅塞,惊痫抽搐等疾患,是儿科常用的镇惊、止痉和解热的要药。熊胆具有平肝、明目和退翳的作用。因此,经熊胆炙制的炉甘石为眼科要药,具有退翳祛障之效。猪胆汁具有清心宫,凉肝脾的作用。故采用猪胆汁炙制的消娥散,对于火势上炎所致的咽喉肿痛以及喉风闭塞等症具有良效。

对于动物胆汁的化学成分与药理作用，有人曾经做过深入的研究和探讨。胆汁主要含胆酸盐、胆红素、胆固醇与无机盐类等多种有机成分。其中，所含主要成分诸如胆酸盐等具有止痉解热的作用，而胆固醇则可以协同和加强胆酸盐的药效，这与传统医药学对胆汁的作用认识基本上是一致的。因之可认为，利用动物胆汁对于某些具有息风、镇惊和解痉之功的中药进行炮制是具有一定科学道理的。

五、豆腐灸法

传统炮制采用乌豆制作的豆腐对某些中药进行灸制，以缓解药物毒副作用、或者用于除去某些药物表面的污垢。豆腐灸是将药物和豆腐块同置锅中煮制或蒸制的操作方法。实践经验认为，乌豆汤具有解毒作用，但目前普遍用黄豆磨制的豆腐灸制药物，鲜有用黑豆制作的豆腐。

采用豆腐灸的中药品种主要有藤黄、硫磺、黑附子以及珍珠等，因为豆腐所含蛋白质系两性化合物，可以和生物碱、鞣酸及重金属等结合生成沉淀，从而减低或消除某些药物的毒副作用。另外，豆腐经过煎煮形成的多孔性凝固蛋白具有良好的吸附作用，可吸附毒性中药内的某些有毒成分，从而达到消除或降低药物毒副作用之目的。

六、药灸法

对于含有剧毒成分的某些中药，为降低其毒副作用，在炮制过程中可加入某些拮抗其毒性的中药作为辅料，或者在其中增加别的成分以改变药物原有的功能，此类炮制方法称之为药灸。

常用的药灸辅料有甘草水煎液、明矾水溶液和黄连水煎液等。通过应用这些中药辅料与被炮制药物的有毒成分相互结合，以达到减低或消除毒副作用的目的。例如，利用甘草解毒在临床上已经应用很广泛，陶弘景在《名医别录》一书中记载甘草"解百药毒"，其后孙思邈在《备急千金要方》中亦载有甘草"解牛马内毒及乌头巴豆毒"。这是由于甘草具有两方面的解毒机制：

1.吸附作用：甘草所含甘草甜素具有类似活性炭样的吸附作用，因此可起到吸附毒质以降低药物毒副作用的效果。据有关文献报道，有人用30mg甘草甜素对士的宁吸附率为35.89%，随着甘草甜素用量的增加，其吸附作用亦逐渐增强。

2.与有毒物质的结合作用：甘草甜素容易发生水解生成葡萄糖醛酸，而葡萄糖醛酸可与许多毒质结合，凡是分子中含有羟基或羧基，以及在人体内可生成带羟基或羧基的毒性成分,均可与之结合生成一种不易被人体所吸收的结合型葡萄糖醛酸,从而达到解毒的效果。药理研究也证明,甘草甜素对破伤风毒素、蛇毒、细菌毒素以及药物和食物中毒等,均具有一定的解毒作用。

又如,明矾系 $KAl(SO_4)_2 \cdot 12H_2O$ 的复盐,在水中可解离出 Al^+,Al^+ 又可水解为凝胶状的 $Al(OH)_3$,而 $Al(OH)_3$ 本身带有电荷并且具有一定的吸附作用,可与生物碱和苷类等成分结合而起到解毒作用。如果采用明矾炮制乌头,则可使乌头碱在水溶液中产生沉淀,从而加快对毒物的清除率。又如,有人曾对半夏的各种炮制规格进行了比较,其结果为生半夏毒性最强,对机体黏膜具有强烈的刺激作用。半夏不同规格饮片之毒性按以下次序递减:漂半夏毒性>姜半夏、蒸半夏毒性>明矾制半夏毒性。

适于药炙的中药品种有川乌、草乌、白附子、厚朴以及黄连等,其具体炮制方法将在各论中加以详述。

七、油炙法

油炙也称为"油煎",传统炮制学称之为"炸"。即用芝麻油或者羊脂油作为辅料,对药物进行煎炸的操作方法。诸如虎骨及豹骨等动物骨骼类药材均适于用芝麻油煎炸,通过油炸可使骨质变的酥脆而易于加工粉碎。但是,在炸制过程中油温较高则会使骨骼中所含的有机成分被分解破坏。因此,除"虎骨木瓜丸"和"追风虎骨膏"中的虎骨采用油炙外,其他大多数方剂中则将虎骨煎汁浓缩制备为虎骨胶。水煎煮法温度相对较油煎炸为低,故对药物中所含成分的破坏程度也远低于油炸制法。水煎煮制取骨胶的方法大约始于宋代,宋·许淑微撰《本事方》一书中曾经记载有虎骨胶。

采用羊脂油炙制的中药多为补肾助阳之品,传统炮制多采用羊尾巴根部的油脂炙制药物,认为所制成品质量最佳。这是因为该处系雌、雄两羊交合之部位,取其阴阳相交之意。根据现代医药学观点解释,羊尾巴根部是性腺激素最发达的部位,故具有增强补肾助阳药物功力的作用。羊脂油炙制的药物有诸如淫羊藿等。

八、酒炙法

系将净选切制后的中药饮片加入适量黄酒进行拌炒的方法。炮制中药使用的酒除"酒燎"用酒精或者白酒外,其他酒炙方法皆选用绍兴黄酒或米酒。

1.操作方法

(1)先加酒再炒制:取一定量的黄酒加入中药饮片中混合拌匀,然后放入瓷盆中加盖进行闷润,待酒被饮片完全吸收后,再置于锅中用文火炒干即可。

质地坚硬的根及根茎类中药饮片均适用于该法。

(2)先炒制后加酒:将需要酒炙的中药饮片置于锅内,用文火加热炒制到一定程度,然后均匀喷入适量黄酒,继续炒制到能嗅出药物所固有的气味、表面颜色微黄时即可出锅。该法适用于质地较疏松的中药饮片。酒炙法黄酒用量比例为:每100kg饮片用黄酒15~20kg。

2.酒炙操作注意事项

(1)在中药饮片中加入黄酒时应充分搅拌均匀。闷润过程中容器应加盖密闭,以避免乙醇挥散。

(2)黄酒用量小时,可酌加清水适量将酒稀释,然后再拌入药物中进行闷润。

(3)炒制过程中的关键点为:火力要微,时间应短,拌炒宜勤。炒至饮片微干、颜色稍变即可出锅。用酒炙的中药品种有威灵仙、乌梢蛇、黄柏以及黄连等。

传统炮制学认为,中药经过酒制后可增强其升散之力。汉唐时代的中医药学著作如《伤寒论》、《千金方》、《外台秘要》等书中均无"酒炙"的记载。在唐末及宋代的《炮炙论》和《太平惠民和剂局方》等书籍中,"酒炙"的炮制方法则应用较为广泛。因为酒炙不仅可增强药物的治疗作用,且可起到矫味、矫臭的作用。黄酒系低浓度乙醇溶液,不仅具有较强的极性,并具有一定的非极性化学特性,故对中药所含的亲水性成分、和某些亲脂性成分均具有较好的溶解作用。药物经用酒制后可提高其所含成分的煎出率,有助于充分发挥临床药用效果。

九、醋炙法

系在净选切制的中药饮片中加入适量米醋,然后加热拌炒的操作方法。

1.操作方法

(1)先拌炒后加醋:将中药饮片或者咀块置于锅中,用微火徐徐加热,连续拌炒使饮片均匀受热,待炒至药物表面溶融发亮并且逸出气味时,喷洒米醋适量,炒至微干,停止加热,继续搅拌片刻,出锅,摊开晾凉,即可。该方法适用于对树脂类和动物粪便类中药的炮制。

(2)先拌醋后炒制:取米醋适量加入到中药饮片或咀块中,搅拌均匀,置于容器内闷润,待醋液被饮片吸尽后取出稍晾片刻,然后入锅中用文火炒至能嗅到药物固有气味时出锅,摊开晾凉,即可。诸如,根茎类等质地较为坚实的中药饮片均宜用此法。其操作优点为:能够使醋液充分浸润到药物的组织内部,从而可达到较佳的炮制效果。醋炙法具体用醋量为:每100kg饮片用米醋5~20kg。

2.醋炙操作注意事项

(1)如果药物量大,但用醋量少时,可添加适量清水将醋稀释后再拌入药物中闷润。

(2)凡树脂类和动物粪便类药材,在炒制过程中应边拌炒、边喷入醋液,以免黏结成团。醋炙的中药品种有五灵脂、没药、乳香、芫花、商陆、狼毒、大戟、青皮和柴胡等。

传统炮制学所述的醯、酢及苦酒等,均是指醋而言。张仲景之《伤寒论》中载有"半夏苦酒汤"。唐代孟诜所著的《食疗本草》载有"醋磨青木香,止卒心痛,血气痛;(醋)浸黄柏含之,治口疮;(醋)调大黄涂肿毒,(醋)煎生大黄服治疬癣甚良。"由此可见,当时用醋作为辅料炮制中药已经非常普遍了。

然而,由于醋具有酸苦气味,不宜大量内服,但将之作为炮制中药的辅料确是较为科学的。在宋朝的《太平惠民和剂局方》一书中,有许多用醋炮制药物的记载,诸如醋炙、醋淬及醋蒸等法。这与宋代以前医药方书炮制论述相比较,选用醋炮制中药是《太平惠民和剂局方》的一个鲜明特点。另外,《太平惠民和剂局方》在制备中成药的论述中,亦经常采用醋溶液代替水液制作丸剂,如用醋制备糊丸等。

中药为什么要使用醋炮制呢? 雷敩在《炮炙论》序言中亦曾有"心痛欲死,速觅元胡。"之说。这是因为元胡一方面具有治疗心胃气痛的作用,另一方面,古人常用醋炮制元胡目的是为了增强其止痛效果。现代中药化学研究表明,元胡中主要含亲脂性生物碱类成分,难溶于水。而与醋酸化合后可生成生物碱的醋酸盐,生物碱醋酸盐类成分极性较强,较易溶于水,从而提高了元胡生物活性成分的煎出率,于是能够充分发挥其治疗"心痛欲死"的用药效果。

另外,米醋中所含的有机酸可与某些中药的有毒成分相结合,从而降低或者消除其毒副作用。例如,甘遂、大戟、芫花和商陆等皆为峻下逐水药,其中主要成分为三萜类化合物,具有较强的毒性,使用米醋炙制后其毒性则明显减弱。现代药理研究证明,三萜类化合物有类似于巴豆油及斑蝥素样的刺激作用,凡是含有三萜类成分的毒性中药,与醋酸化合后所生成的衍生物其刺激性会显著降低。这说明,传统醋炙法用于炮制诸如大戟和甘遂等类中药是具有一定科学性的。

十、盐炙法

系在净选后切制的饮片中加入适量食盐水溶液,然后进行加热拌炒的操作方法。

1.操作方法

(1)先拌入盐水后炒:取食盐适量,溶解于5倍量的清水中,过滤,然后均匀喷洒入饮片中,搅拌均匀,置于容器内闷润。待盐水被饮片吸尽后,取出稍晾片刻,继之置于锅内用文火炒至表面呈微黄色、并可嗅到药物所固有的气味时出锅,摊开晾凉,即可。

(2)先拌炒后喷淋盐水:将饮片投入锅内,用文火加热拌炒,同时均匀喷入适量盐水,继续拌炒,待能嗅到药物所固有的气味时出锅,摊开晾凉,即可。含黏液质较多的药物如车前子、葫芦巴、沙菀子、益智仁、小茴香、补骨脂以及杜仲等,多采用该法炮制。每100kg中药饮片用食盐量约2~3kg。

2.盐炙注意事项

(1)以清水溶解食盐时一定要掌握适宜的用水量,通常水量约为食盐用量的4~5倍,具体可根据所制药物的吸水性进行适当的调整。盐溶液过多、或者过少,都会影响到中药饮片的炮制质量。

(2)含黏液质较多的中药如车前子、菟丝子以及知母等,遇水容易结块,并且在炒制过程中容易产生粘锅现象。因此,须先将药物炒至挂火色或鼓起时再喷入盐水,随喷随拌炒,至饮片略干燥时出锅即可。

(3)盐炙炒制过程中火力宜小,如果先炒制药物后喷淋盐水则更须注意控制火候。火力过大水液则被迅速蒸发,食盐结晶则黏附于锅底,盐分不能够渗入到药物组织内部,就达不到盐炙之目的。

食盐的主要化学成分为$NaCl$,是人类日常生活中的必需品,为中药加工炮制的一种常用辅料。盐除作为炙制中药的辅料外,还多用于对某些中药产品的腌浸,诸如盐腌泽泻、肉苁蓉、附子及乌头等。为使此类药材在产地采收之后避免腐烂,并且保持其一定的硬度以便于保存和运输,所以通常采用盐腌浸的方法。此外,诸如泽泻等类药材,经过盐腌浸后尚可增强其利水通淋、归经入肾而补阴不足的作用。因此,明代陈嘉谟在《本草蒙荃》一书中有"入盐走肾而软坚"一说。用盐炒制的中药品种多为补肾固精,疗疝、利尿和泻相火的入肾经药物。食盐性寒、味咸,入肾经。具有清热凉血及软坚的作用。盐炙药物可引药趋向下焦,起到协同和增强药物的疗效,以及矫味与防腐的作用。

第三节　蒸制法

蒸制,系将净选或已加入酒、醋等辅料的药物置入蒸笼或罐内,加热蒸制为炮制成品的操作方法。在饮片中不添加任何辅料进行蒸制的方法称之为清蒸,而添加辅料蒸制则称之为加辅料蒸。清蒸操作工具大多使用蒸笼,加辅料蒸制多选用铜罐或者不锈钢罐等热稳定性良好的金属容器。

一、清蒸(蒸笼法)

将药物置于蒸笼内,加热蒸制约 2~4h,取出,切片,干燥,即可。

二、加辅料蒸(罐蒸法)

有色金属黄铜其导热快、且具有良好的金属稳定性,因此蒸制药物多选用铜质作为罐体材料。传统炮制所用铜罐高约 80㎝,直径约 46cm,口径约26cm,容积约为 80L。如果生产量小,可选取较小的蒸罐,其蒸制时间较之大罐为短。单味药物的蒸制其装罐方法较为简单,但对味数多且性质各异的中成药处方配料,为使液体辅料将药物浸润均匀,蒸熟、蒸透,则需要掌握装罐的操作技巧。

1.单味中药的罐蒸方法

取适量黄酒或米醋等液体辅料,加入药料中拌匀,放置约 12h 闷润,使辅料充分浸润入药物组织内部,然后移入铜罐内隔水加热蒸制。初始用微火、继以强火蒸制约 4~12h,出罐,即得。这里需要强调的是,蒸制期间一般应连续加热,一次蒸制为成品。如果用黄酒蒸制药料时应适当掌握火候,温度不宜过高,以免酒精蒸汽逸出而引发火灾。

此外,对于一些个子较大、质地坚实的药料,在蒸制过程中需要加以翻动,以使液体辅料能够被药物均匀吸收,从而保证炮制成品的质量均衡一致。

2.多味药料的罐蒸方法

由多味药物组成的复方中药制剂,其中的某些药物需要用黄酒作为辅料进行蒸制。例如,全鹿丸中带骨的鹿肉等数十种药物需要酒蒸;参茸卫生丸中的人参、鹿茸、鹿尾,以及猪肾等数种药物亦需酒蒸。为了使品质不同的药料被黄酒浸润均匀并蒸透,就应掌握蒸罐内的药物堆放方法。药料堆放的基本操作方法为:将质地坚实、硬度较大的药物诸如鳖甲、牡蛎、鹿角霜等铺放于罐底层,动物及其脏器类药物如鹿肾、鹿胎等置于罐中心,根及根茎类药物如熟地、天门冬、甘草等置于罐中心周围,质地松泡的药物如桑螵蛸及淫羊藿等置于其他药物上层,最后将胶质类药料诸如鹿角胶、阿胶、龟板胶等捣碎平铺于顶层。这种装罐方法可克服药物蒸制不均匀,以及蒸制不透彻的弊端。

药料被装入蒸罐中之后,注入一定量的绍兴黄酒,将罐口加盖并且用纸把盖周围缝隙糊严,盖上负以重物,然后将蒸罐放置于口径大于罐体、盛有清水的铁锅中进行加热,利用锅内所产生的水蒸汽蒸煮罐体。如果有条件亦可选用不锈钢夹层蒸汽锅蒸制药料,该设备温度易于控制,操作也很方便。

初始蒸制先用文火加热,这样可使罐内的黄酒逐渐渗入到药物组织内部,且可避免酒液爆沸外溢。蒸制数小时后再缓慢提升加热温度,将水加热至沸腾。此时罐内酒液基本已被药料吸尽,所以改用武火加热。前5h隔水加热蒸罐过程中由于温度较低,水的蒸发量小,故无需向锅内添加水液,保持锅内水液恒定的温度即可。蒸制到5h之后,则视具体情况每隔一定时间补充适量水液,以弥补因蒸发而损失的水液。如果使用夹层蒸汽锅蒸制,虽然其具体操作方法与罐蒸法有所区别,但其加热蒸制温度的控制与调节二者之间基本相同。

北京"同仁堂"使用黄酒蒸制的中药品种有全鹿丸、参茸卫生丸、乌鸡白凤丸、救苦金丹、胎产金丹和安坤赞育丸等。这些成方中的部分药料均需黄酒蒸制后方可用于制剂。例如,全鹿丸中带骨鹿肉等数十种药料须用酒蒸,尔后与白术、当归等含芳香性挥发油的药料混合粉碎;参茸卫生丸中的人参、鹿茸、鹿尾及猪肾等需用酒蒸制,尔后同熟地、半夏、肉豆蔻和砂仁等混合粉碎;乌鸡白凤丸中除生地黄、川芎、黄芪、银柴胡、芡实及山药外,其余药料均需酒蒸;救苦金丹中的阿胶、鹿茸、人参等需酒蒸制,川芎、益母草、肉桂及白术等则不蒸制;胎产金丹中的紫河车、鳖甲与鹿茸等用酒蒸制,川芎、沉香等无需蒸制。

上述诸方中需蒸制的药料,每500g用黄酒500ml(即1:1)。蒸制时间大约56h(即2.5天),蒸制从始至终必须连续加热,中间不可停火,应当一次性完成蒸制。蒸制温度要基本保持恒定,勿忽高或者忽低。在蒸制过程中由于罐内气压的不断增高,往往会造成罐口缝隙处逸出少量酒精蒸汽,应当及时予以封堵,以免外逸乙醇蒸汽浓度过高而引发火灾。如果漏气明显则必须及时采取密封措施、或者适当降低火力。

药料蒸制完成后,须待罐中药物充分冷却然后再开启罐口,倾出药物后摊晾于通风干燥处,或者烘干、晒干。如果罐内尚有残余液体,可将之倾倒入不需要蒸制的药料中拌匀,干燥,粉碎,再与其他药粉混合制丸。

三、蒸制药料需要掌握的原则

物理和化学性质较稳定的动物和植物类中药可以进行蒸制;含有芳香挥发性成分的药物,成分容易发生水解或缩合,以及理化性质不稳定的药料,均不宜于蒸制。

四、蒸制之目的

1.改变药物的功效

药料经过醋或酒蒸制后，能够使药物治疗作用趋向于疾病所在部位、或者改变药物性能,同时可增强其药用效果。例如,药物经酒蒸制后可以增强其"温补"作用。仅从文字含义分析"温补"作用似乎有些抽象,但是从炮制的结果来看,大部分药物经过酒蒸制后其外表色泽变为黑色或者黄褐色,苦味亦相应的有所降低,而甘味则有所提高。例如,参茸卫生丸处方中的何首乌其味酸、涩,经过黄酒蒸制后即转变为甘芳。因此,可知加辅料蒸制药物的炮制过程,是极为复杂的中药有机成分及其结构发生化学变化的过程。

2.迅速发挥药效

中药蜜丸剂在进入人体的消化系统后,以崩解到吸收的过程速率较缓慢,故有"丸者缓也"一说。而应用酒蒸的方法,则可将含于药物组织细胞内部的有机成分充分溶解出来, 并且可使这些成分能够均匀地分布于丸剂之中,药物能够较迅速地被人体所吸收和利用,从而发挥较佳的药用效果。另外,用酒蒸制的中药饮片入煎剂时, 则其所含成分溶出率亦会得到相应的提高,于是加强了临床疗效。

3.便于干燥、粉碎及保存

动物组织器官类中药材其化学性质很不稳定,并且不易干燥、粉碎和贮存。例如,参茸卫生丸内有大量猪肾脏及鹿尾等成分,如果不进行蒸制就无法加工粉碎制丸。而经过酒蒸制后,不仅灭活了其中致腐的微生物和酶素等,并且可使组织器官细胞崩解松散,使之易于干燥、粉碎和贮藏。

4.矫味、矫臭

新鲜的动物脏器类药材均具有腥臭味,许多植物类药材亦具有苦味及异臭。而黄酒中含有较多的酯类成分,气味芳香,用之蒸制中药可以起到一定的矫味和矫臭作用。

第四节 煅制法

将药料直接置于无烟炉火、或者耐火容器中,进行加热煅烧的方法称之为煅制。煅制温度一般约为300℃~700℃之间,该法多用于矿物类、贝壳类以及质地较轻的植物类药材的煅制。根据操作方法和炮制规格之不同,煅制法可分为明煅、煅淬及焖煅等三种操作方法。

一、明煅法

将药物直接放入火中、或者置于耐火容器内进行煅烧,使之质地变为疏松、或者失去其中所含之结晶水,从而便于加工或者增强药物的收敛固涩之作用。明煅法又分为直接火煅、敞锅煅和坩埚煅(嘟噜煅)等,大生产可采用平炉或者反射炉进行煅制。某些在煅烧过程中容易发生爆裂的矿物类药材,可置于煅烧容器内加盖煅制、或者采用反射炉煅制。以下主要介绍嘟噜煅、平炉煅和反射炉煅制的具体操作方法。

1.嘟噜煅

嘟噜系指用耐火土烧制而成的一种小型坩埚。煅药用者一般多呈罐形,故传统称之为"嘟噜罐"或者"阳城罐"。罐体容积约为 1.5~2.5L,罐壁厚约 0.5cm,分为大、小两种罐形。质重的药用用小型嘟噜罐煅制,质轻的药料则使用大型嘟噜罐煅制。具体操作方法为:将碎为小块的药料装入嘟噜罐,药料约占罐容积的 4/5 即可,然后将嘟噜罐放置于无蓝色火苗的旺盛炉火中煅烧约2h,待嘟噜罐中的药料被煅至红透时取出,即可。该法适用于煅制矿物、贝壳及化石类中药材。

2.平炉煅

将药料置于炉膛内,直火加热同时用鼓风机促使升温,煅制一段时间后再将药料翻动一次,使之均匀受热,待药料质地疏松时取出,放凉即可。

3.反射炉煅

将炉内燃料烧旺后把燃料口与煤灰口封堵,继用鼓风机鼓风助燃,待火势旺盛时从投料口投入药物,密封投料口。继续鼓风将药料煅烧至适当程度时再翻动一次,使之均匀受热。待药料被煅烧红透后停止鼓风,继续略煅烧片刻,取出,晾凉即可。

采用平炉或反射炉煅制的药料有代赭石、磁石、自然铜、紫石英、赤石脂、石膏、海浮石、花蕊石、寒水石、牡蛎、文蛤、龙骨、龙齿、炉甘石以及白石英等。

煅制法操作注意事项:

(1)采用明煅法时,煅制的药料应一次性煅透,中间不能停火。有些药料在煅烧过程中不可停火翻动,否则不易煅透。

(2)煅烧前应将药料大、小分开,然后进行煅烧,以确保煅成品质量均衡。

(3)有些药料煅烧温度不宜过高,时间不能太久,以避免炮制品灰化而失去药效。

二、煅淬法

将药料煅至红透,然后趁热投入到米醋、黄酒或冷水中使之骤然冷却,从而达到使药料质地酥脆易碎的效果。该法多用于质地坚硬,经高温煅制仍然不易粉碎的矿物及贝壳类药材,诸如磁石、代赭石、自然铜、龟板、穿山甲、白石英和紫石英等。

煅淬操作注意事项:煅淬过程一般需要反复操作数次,方能使液体辅料渗入到药材内部,质地达到酥脆程度。选择淬液与用量需要根据药料的性质及炮制要求而定。例如,炉甘石用于治疗眼目疾患,则用黄连水煎液淬之"甚妙"。

三、焖煅法

将药料在高温缺氧的环境中煅烧为炭的方法称之为焖煅,亦称为密闭煅、暗煅或扣锅煅。该法适于煅制质地疏松、炒炭容易发生灰化的植物类中药材。除焖煅法外,灰火焖煅和炉火焖煅等传统方法亦可归于焖煅法项下。

1.操作方法

将破碎成小块或者质轻而疏松的药物铺放于大铁锅中,在锅上反扣一只口径较小的铁锅,使锅口略陷于下面的煅药锅内,两锅口结合处用盐泥封固,上压以重物,以免加热过程中气体膨胀将上扣铁锅顶起。待封口盐泥呈半干状态时,使用木材或刨屑作为燃料徐徐加热,根据药料质地疏松与坚实之异,煅烧约2~5h,至药物完全炭化为度。在煅烧过程中药物受热后挥散出的水蒸汽会从盐泥缝隙中溢出,并且冒出黑烟。如果缝隙过大外界空气就会到流入锅内,造成药物因空气中所含氧气的助燃作用而灰化。所以,应该随时用盐泥将裂缝漏气处封堵严实,要求只能出烟,但是不可让空气到流入锅中。此外,煅制过程中应掌握恰当的炮制温度,使锅温逐渐升高,让其中的药料缓慢炭化。

传统检查药物炭化程度的方法为:在煅制药料的扣锅背上滴数滴清水,出现沸泡且很快蒸发;或者将白纸条贴于扣锅周围,白纸呈焦黄色;或者将大米粒置于扣锅顶部,米由白色变为焦黄色。此三法均可判断药料是否煅透。这里需要指出的是,由于煅药锅的大小、厚薄、药料质地与装量等方面的差异,采用上述传统判断方法尚欠全面。故可在两锅口结合的盐泥密封处留一小孔,用竹筷塞堵,在煅烧操作过程中不时观察从小孔处冒出的烟雾,当烟雾由白色→黄色→青色时,立即减小火力,继续煅至基本无烟冒出时离火,冷却后出锅,即可。

2.注意事项

(1)煅制药料时宜使用木材或者刨屑等作为燃料,因为此类燃料的燃烧面积大,火力容易调解,一般不主张用煤作为燃料。

(2)当药料被煅烧至适当程度时应停止加热,以使炉中的余烬与锅内的余热将药料徐徐炭化。

(3)在煅制操作过程中,应随时用食盐泥或者湿润的纸封堵锅缝漏气处,以免外界空气流入导致药物灰化。

(4)煅制操作完成后,须待冷却后方可启开煅锅,以避免药物接触空气燃烧而造成灰化。

(5)煅锅内放入的药料不宜过多或压的太紧密,以免煅烧不透而影响炮制成品质量。

(6)盐泥涂抹封堵后的锅缝接合部,要待泥呈半干后方可置于炉上加热。如果在泥湿润时加热,则药物中溢出的膏脂状物会凝结于湿盐泥上,往往会造成膏脂凝结处产生漏气现象。假如缝隙漏气,则会越漏越大,外界空气流入将造成药物灰化。

焖煅的中药品种有荷叶、灯芯、血余、干漆、青果以及棕榈等。此类药物在煅炭过程中因与空气甚少接触,因此煅制的成品仍然保持着药材原有的形态。例如,棕榈炭其质地较为坚实,煅烧棕榈炭的操作过程与煅烧木炭大致相同。煅炭与炒炭两者均要求"存性",从这方面讲其炮制要求是相同的。那么,为什么要采取"煅制"而不用"炒制"呢? 这是由于某些需要制炭的药料其质地不是过于坚实就是过于松软,故采用炒制法则难以掌握制炭的程度,所以采用煅制法为宜。但是,某些药料如大黄等,则炒、煅两法皆适用,炒炭使用饮片、煅炭则使用丁快。由于炒大黄炭的成品色泽较之煅品为佳,因此除处方注明外一般皆为炒品。

第五节 煮制法

"煮"是指将水液与药物共置于同一容器内加热的方法。中药汤剂就是采用煮制法制备而成的一种液体剂型,但不属于中药炮制的范畴。本节将要讨论的煮制法,主要是指"煮"取某些中药的液汁,作为炮制饮片的辅料。或者用清水、黄酒及米醋等液体溶剂作为辅料,用以煮制其他药物而言。例如,用醋液煮制元胡和莪术,甘草水煮制远志与巴戟天,以及清水煮制饭干等。通过实例可知,除单纯使用清水煮称之为"煮"以外,选用其他液体辅料对药物进行煮制也称之为"煮"。因此,"煮"与加液体辅料炙制药物二者之间有一定的相关性。煮制的操作方法因药物的性质、辅料来源以及炮制要求的不同而有所区别,将在以后相关章节加以论述。

第六节　煨制法

利用草本或者木本植物的枝干燃烧后的残余灰烬,将药物埋置于其中加热的方法称之为"煨",即所谓"灰中熟物也"。煨制的具体操作方法为:将药物先包裹于湿润的纸或者面粉糊内,然后埋入灰火中、或置于文火上进行烘烤,待纸或面糊的表面呈焦黑色时取出,冷却后剥除外裹材料即可。煨制法系利用湿纸或者面糊吸收某些药物中的部分油脂,从而达到缓和药性,降低毒副作用和增强疗效的目的。煨制的药物品种有肉豆蔻、葛根、生姜、诃子、草果及益智仁等。现代多采用滑石粉和麦麸皮代替面粉煨制,但是二者之间在辅料用量、加热程度以及炮制时间等方面均有所区别,可参考相关章节实例。

第七节　烫制法

系以砂土、蛤粉及滑石粉等作为中间传热体,将之投入锅中炒热,保持适当温度,尔后投入药料进行烫制的方法,烫制温度一般要求不超过300℃。烫制之目的为:使中药质地由坚硬变为疏松以便于加工,或为除去某些药物表面的绒毛以减少刺激性,发挥矫味、矫臭的作用。药料经烫制后组织变的疏松,可提高所含成分的煎出率。烫制操作方法具体分为以下三种:

一、砂土烫

选取颗粒均匀的洁净砂土,过筛除去石子及杂质,根据所烫药料的数量多少,酌情取砂土适量置入铁锅中加热拌炒,以除去其中所含有机物、挥发物和水液等。将砂土继续加热拌炒,待砂温升至约250℃~300℃时,随即倾入需要烫制的药料,连续迅速翻动搅拌,待药物表面被烫起泡、组织结构由坚硬变为疏松时出锅,晾凉后筛除砂土即可。烫制过程中注意勿将药物内部烫焦化或烫炭化。

二、蛤粉烫

蛤粉较砂土的粒度更细,因此吸热和传热速度较砂土缓慢,用之作为中间传热体烫制药物则不容易烫焦。因此,动物皮质熬制的胶类药物大多用蛤粉烫制,使得烫制品内外部受热均匀,体积膨胀、质地由坚实变酥脆。同砂土烫制比较,蛤粉烫类似于"焖烫",因为被烫药料的整体受热面积增大;而砂土烫药物受热比表面积则较小。药物经蛤粉烫制可降低其黏滞性,入丸、散等剂型易于粉碎和调配。每100kg药料用蛤粉约30kg。

三、滑石粉烫

用滑石粉烫制药物的意义和目的,与蛤粉烫基本相同。每100kg药料用滑石粉约30kg。

此外,某些适用砂土烫制的药料诸如穿山甲、鳖甲及龟板等,烫后应趁热将之浸入醋液中淬制,捞出晾干,即可。

第八节　水飞法

水飞法是制取微细粉末的一种操作方法。其原理是利用细粉较粗粉比重小、在水中的悬浮力大的特性,将粗、细粉末进行分离的操作过程。水飞法制粉适用于在水中溶解度很小的矿物类药料,诸如朱砂、雄黄等。宋代《太平惠民和剂局方》中载有多种水飞药物的方法。特别是中药丸剂常用的挂衣材料如雄黄、朱砂等,更需要达到一定的细度方可使丸剂表面所挂的"雄黄衣"、"朱砂衣"均匀、光滑且不易剥脱。如果采用水飞的方法,则可达到丸剂外衣所需求的细度。

水飞法不但能够将较难粉碎的矿石类药料加工为极细粉,并且在水飞过程中能够将其中部分水溶性杂质,以及某些比重较大的水不溶性杂质除去,故在制备细粉的同时,对药物亦起到了纯化和精制。

水飞法所制备药粉量较大时,可先将药料粉碎成粗粉,再行注水研磨,采取水悬浮法制备细粉。如果制备药料数量较小或者系贵重药料,则可采用乳钵研磨法。研制过程中可在乳钵内加入适量清水,研磨到一定程度后转移到较大的容器内,注入多量清水同时加以搅拌,微细粉末则由于水溶液的旋转而悬浮于上部,比重较大的粗颗粒则悬浮在下部或沉淀于底部。尔后随即将悬浮溶液倾倒入另一容器内,以接近透出容器底部的稠浊体时为止。在前容器内继续注入清水,搅拌后将悬浮液倾倒入备用的第三个空容器中,待后两个容器内的悬浮细粉完全沉淀后,将上清液再倾倒入原容器内。继续从第一步开始重复数次操作,直至水溶液中无悬浮细粉颗粒时为止。前容器内所剩余的粗颗粒可再行研磨,继续按上述操作方法制粉,抛弃最终难以研细的剩余残渣。将水飞制的细粉集中合并,滤除水液,干燥,即得。采用水飞法制粉的中药品种有朱砂、雄黄、炉甘石及滑石等。

第九节　制霜法

自然界大气层中的水蒸汽在气温降至冰点(0℃)以下时,凝结而成的白色粉状物称之为"霜"。根据这一自然现象的产物,传统中药炮制学以取类比象的方法,将色白、质纯而体轻的细粉状药物亦称之为"霜"。例如,由氧化物类矿物砷、或硫化物类矿物朱砂、雄黄及雌黄等,经升华而成的类白色物质三氧化二砷(As_2O_3),在唐、宋时期就称之为"砒霜"。宋代诗人苏东坡有"冰盘荐琥珀,何以糖霜美。"的佳句,诗中所指"糖霜"乃冰糖也。随着中医药学对于"霜"剂含义认识的进一步拓展,对于某些并非白色,但质纯且体轻的粉末状药物也称之为"霜"。例如,黑色的锅底草木烟灰升华物称之为"百草霜"。制霜操作方法主要有以下三种:

一、去油成霜

该法适用于植物种仁类霜剂的制备。由于植物的种仁多含有大量的油脂性成分,某些植物油脂中尚含毒性成分,为使其符合药用标准,故必须除去药物中部分、或者全部的油脂性成分。去油成霜的具体操作方法为:先剥除原料药物的外壳,适当进行粉碎,再用吸附性较强的麻纸等将之包裹,纸外面再包裹一层粗麻袋布,放置于温度较高的地方使油向外逐渐渗出,至适当程度时放入压榨机榨除油分,如此重复上述操作数次,以使药物符合药典标准。通常采用去油制霜的药物有巴豆仁、柏子仁以及栝蒌仁等。

二、重结晶成霜

系将多种或一种药料置入具毛细管样虹吸作用的陶质容器中,密闭存放或悬挂于阴凉通风之处,待罐中药物所含结晶液化,即从容器壁毛细管渗出,然后随时将渗出于罐外壁上的重结晶物收集起来,干燥,即得。诸如,西瓜霜等就是采用重结晶方法制备而成的。

三、药物副产品成霜

系将鹿角破碎后入锅加清水适量长时间煎煮,然后滤取水溶性成分供制备鹿角胶用,再将所剩余的不溶性成分研为细粉,即为鹿角霜。

第十节 制曲法

制曲法又称为发酵法,是指在一定温度和湿度条件下,利用微生物的繁殖进行加工制曲的方法。微生物菌群的发酵活力与温度和湿度密切相关,温度和湿度过低,酵母菌则会失去活性。发酵制曲的温度须控制在 30℃~37℃之间,相对湿度应在 70%~80% 为宜。发酵所需时间夏季约 3~4d,冬季约 6~7d,如果气温较低还应适当加温。所得曲块以芳香、无霉气味,曲块表面满布黄白色霉衣、内部生长有霉菌斑点为标准。如果曲块出现黄衣、并且颜色逐渐变黑,则质量较次。发酵制曲的目的是为了改变药物性能,增强疗效和消除毒副作用等。发酵法适用于乳制蟾酥、牛胆汁制胆南星以及淡豆豉的制备等。

一、发酵制曲通法

将药料切碎(其中的个别药料需要煎煮),加入清水适量浸泡约 24h,再加入面粉适量与之混合并揉搓成为颗粒状(以手捏成团,松手即散为度。)。然后置于容器内填压充实、或者用布包裹严实后再压实,也可直接填装于模具中压成块状。取出,移入竹席编织的篓或其他容器内,在上覆盖以湿润的麻袋等物,于 37℃室温中放置约 40h,以进行充分发酵(如果气温低时可适当延长发酵时间),待曲块表面生长出黄白或者黄绿色菌丝、内部呈现色斑时取出,趁湿切制成为小方块,低温干燥或晒干,即可。

二、发酵制曲文化

制曲方法历史已非常悠久,最早曲品主要用于酒的酿造。《尚书》中记载了公元前 13 世纪的商帝武丁对其宰相傅说的表述:"若作酒醴,尔为曲蘖。"这句话的含义为"我(武丁)和你(傅说)的关系,好比做酒要使用曲,做饴糖汁要使用麦芽一样。"中药传统炮制经常采用麦粉制曲,其起源亦很悠久。《左传》一书中有"叔展曰:有麦曲乎?曰无,河鱼腹疾奈何?"由此推断,在公元 597 年以前,就开始使用麦曲治疗胃肠道疾病了。当时曲制品已多达数种,而使用麦粉制曲者仅为其中之一。传统中药制曲一般多在夏季气温高时进行,因为此时有助于曲菌的发酵活力,所制之曲品方具消食导滞的最佳疗效。

相传,古人制曲的时间大都选择在每年阴历五月五、六月六或夏季三伏天,他们认为这些日子是诸神聚会之时,因此将制成的曲品称之为"神曲"。公元 6 世纪贾思勰在《齐民要术》中载有河东制曲法,即 "中麦一石者,六斗炒,三斗蒸,一斗生,细磨之,桑叶五分,苍耳一分,艾一分,茱萸一分,若无茱萸,野蓼亦得,用合煮取汁,令如酒色,滤去滓,待冷以和曲,勿令太泽捣千杵,饼如丸,曲方范作之。"由此证明,当时的制曲技术已经相当发达。以上所述的神曲制法,与明代李时珍《本草纲目》中所记载的叶氏《水云录》中的制法基本相似,乃系将贾氏的河东神曲法加以简化而成,曲料为白面、青蒿、赤小豆、杏仁、苍耳和野蓼等6味。前人按照取类比象的方法,将六种曲料分别影射为左青龙(青蒿),右白虎(麦粉),前朱雀(赤小豆),后玄武(杏仁),中勾陈(苍耳)以及蛰蛇(野蓼)等六物,故名"六神曲"。当时,福建的酿造业较为发达,所制的六神曲则称之为"建神曲",这在福建《泉州府志》中有着明确的记载。传统中药曲制品与西方医学的压榨酵母相类似,酵母于1792年由Mason所发明,由于是采取精制方法所得,故助消化作用较之神曲更强。然而,根据西方圣保罗的著作中所记载考证,西方人使用曲制品的历史远远晚于中华民族。

　　传统中药豆豉、百药煎与曲制品虽有所区别,但其相同之处均系采用微生物发酵方法制备而成。豆豉与豆酱相似,公元前七世纪孔子就有"不得其豆酱不食"之说。更早在公元前约二世纪,司马迁所著《史记·货殖列传》中有樊少翁卖豆豉成为巨贾的记载,这说明在汉朝以前豆豉就已成为人们普遍的调味食料了。豆豉作为药用最早见于晋代葛洪的《肘后备急方》卷三,其中记载用之治疗脚气病。按现代医药学观点解释,豆豉中含有丰富的维生素B_1以及烟酸等成分,故具有治疗脚气病的作用。豆豉广泛作为药用的记载,是在东汉时期张仲景所著的《伤寒杂病论》一书中。例如,栀子豉汤、栀子甘草豉汤以及栀子枳实豉汤等。其用意是配合方中诸药起发汗、解毒和清热之作用。前代医药家唐甄权在其《药性本草》中有"研涂豆豉治阴茎生疮"的记载。此外,尚有许多清热解毒剂型诸如银翘解毒丸、羚翘解毒丸等,其中均使用豆豉。可见从古至今,人们将豆豉皆作为抗菌消炎药物加以看待和运用的。

　　到宋、金、元时代,医方中常有百药煎出现,但未见有具体的制备方法和相关文字记载。直至16世纪后期,始有三部重要的中医药学著作中详细记载了百药煎的制作方法,即1565年陈嘉谟所著的《本草蒙筌》、1575年李梴的《医学入门》和1578年李时珍的《本草纲目》。以上三部书籍对百药煎的制备过程论述虽然各有出入,但其共同之处则均系发酵制备法。其中,记载比较具体的是《医学入门》,即"用五倍子十斤,乌梅、白矾各一斤,酒曲四两,百将水红蓼三斤,煎水去滓,入乌梅煎,不可多水,要得其所,却入五倍粗末,并矾、曲和匀,如做酒曲样,入瓷器内,遮不见风,侯生白取出,晒干听用,染须者,加绿矾一斤。"《本草纲目》中对于制作百药煎的发酵过程描述的很直观,"待发起如发面状即成矣……看药上长起长霜,则药成矣。"近代制作百药煎的辅料,则是传承沿用了《本草蒙荃》中所载的配方。

第十一节 其他制法

一、烘焙法

烘与焙是采用文火加热干燥药料的方法。"烘"系将药物置于近火、或者利用烘箱等干燥设备,使药料中水分徐徐蒸发的干燥方法。"焙"是将药料置于金属板上或者铁锅内,用文火加热并且适时翻动,使药料表面呈微黄色、质地变为酥脆的干燥方法。

二、发芽法

在适当的温度和湿度条件下,促使成熟的植物种子萌发幼芽的方法称之为发芽法,传统炮制亦称为"糵法"。其具体操作方法为:选取成熟且饱满的麦、稻、谷和豆类等,加入适量清水浸泡湿润,捞出后置于有网孔的竹筮内,在上覆以湿布盖严,每日喷淋清水 2~3 次,保持湿润。置于 18℃~25℃室温中 3d 左右即可生芽,待芽生长至 1cm 左右时取出,干燥,即得。

三、提净法

提净法亦称精提法,系将某些矿物类药材经过溶解、过滤和重结晶处理,以达到除去其中所含杂质的操作方法。提净主要有两种操作方法:

1.操作方法一

先向辅料中加入清水适量,煎煮滤取汤液,继之将需精提的原料药物徐徐加入汤液内,连续搅拌至全部溶化,过滤,滤液在阴凉处静置约 12~24h,待容器壁周围析出类白色结晶时,将之刮取收集在一起,放置于阴凉避风之处,自然挥散去所含水分,即得。析出结晶后所剩余的溶液尚可反复进行精提操作,直至溶液不能析出结晶时为止。精提法适用于诸如芒硝等的纯化与精制。

2.操作方法二

(1)甲法:将药料适当破碎,然后加入适量米醋和清水,加热使溶化,再将溶液倾倒入铺有双层滤纸的布氏漏斗中抽滤,除去杂质。将滤液加热蒸发浓缩,待水分将尽时停止加热,放置于常温下自然挥去所剩水液,即得干燥的类白色、或淡黄色结晶。

(2)乙法:将药料适当破碎,添加适量沸水使溶化,静置沉淀,过滤,尔后在滤液中加入适量的米醋,搅匀,置火上隔水加热蒸发浓缩,直至液面上析出类白色、或者淡黄色结晶物,随时析出、随时捞取,置于白色吸水纸上,干燥,即得。该法适用于诸如硇砂等药料的精制。

四、干馏法

使用明火直接烤灼盛装入容器内的药料,使之渗出油液的操作方法称之为干馏法,干馏温度一般控制在 120℃~450℃之间。例如,鸡蛋黄油干馏温度为280℃左右, 竹沥油干馏温度约为 350℃~400℃,豆类油液干馏温度为400℃~450℃之间。操作通常是在干馏器上部收集馏出物;也可采取在容器周围加热的方法,在容器下口收集馏出液。干馏法多用于特殊配方所需要的产品。

顾万红　撰

各　论

第一章　根及根茎类药材

大　黄

Radix et Rhizoma Rhei

[来源]

本品为泻下药。系蓼科植物掌叶大黄 Rheum palmatum L.、唐古特大黄 R. tanguticum Maxim. ex Balf.、或药用大黄 R.officinale Baill.的干燥根及根茎。

[炮制方法]

（1）大黄：将整块大黄除净杂质，加清水淹没药面 10~15cm，在其上压以重物防止药材浮于液面，进行浸泡。春、秋二季浸泡 3h 左右，夏季浸泡约 2h，冬季浸泡约 5h。捞出，置容器内密闭闷润，春、秋季闷润约 48h，夏季闷润约 24h，冬季闷润 64h。采用中心穿刺法检查药材，至内部无干心、润透为度。取出，放置于通风处，晾晒至半干后再装入容器内闷润约 8h，待药材内、外水分滋润均衡一致时，切制为厚片或者小块，干燥，即得。

（2）酒炒大黄：取净选的大黄片，按大黄与黄酒 10∶1 的比例，加入定量黄酒进行闷润。具体闷润方法为：先在容器中铺一层大黄饮片、继之于饮片表面均匀喷洒黄酒适量，如此反复操作，最后在药物之上压以重物，闷润约 4h，使大黄片滋润一致，备用。将铁锅用文火预热，投入闷润后的大黄饮片连续拌炒，待饮片被炒至微干，比原色有所加深，部分饮片边缘挂有黑梢，且药物散发出稀薄青烟时，即可出锅，摊开晾凉，即得。

（3）酒蒸大黄（熟大黄）：取净选的大黄块，加入相当于药物 1/3 量的黄酒，拌匀，装入铜罐或者不锈钢罐中，密封，用文火隔水加热炖煮约 12h，继以武火炖煮至酒液被药物吸尽、大黄块内外部皆呈黑色时取出,干燥,即得。

(4)大黄炭:①炒大黄炭:将大黄饮片大、小分档,预热炒药锅,投入大黄饮片,先用文火、后用强火加热拌炒,待炒至散发浓烟且嗅到药物固有的刺激性,饮片表面呈焦黑色、内部焦褐色时,喷淋清水少许灭除火星,出锅,晾干,即得。②煅大黄炭:将大黄破碎成适当小块投入锅中(饮片量约占铁锅容积的2/3),然后在上覆盖以较小的铁锅,锅缝间用黄泥涂封,待泥晾至半干后加热煅制,并随时封堵漏烟缝隙。连续加热煅制约4~5h,停止加热,放置自然冷却后出锅,即得。炮制成品呈黑褐色且附有天蓝色绒纹,质地较轻。

[操作要领]

(1)大黄中所含生物活性成分易溶于水,故在浸泡过程中用水量不宜过多,可采取"少泡多闷"的方法以避免成分大量流失。

(2)酒炒大黄操作过程中应注意掌握火候,宜用微火加热,连续搅拌,炒制时防止药物发生焦化现象。炮制成品规格以饮片挂火色,无焦黑点为标准。每100kg大黄饮片用黄酒10kg。

(3)蒸制大黄装罐时,装至罐体容积的4/5为宜,以免药物体积膨胀而不易将药物蒸匀、蒸透。每100kg大黄块用黄酒30~50kg。

(4)在炒制大黄炭前,先将饮片大、小分档再行炒制,以免饮片受热不均匀。炒制过程中饮片不能出现火星,炒至存性即可,防止灰化。炮制成品规格以饮片呈焦黑色、断面焦褐色,存性为标准。

(5)在煅制大黄炭的过程中,上、下两锅结合处缝隙如果大量漏烟应随时用盐泥进行封堵。以免导致煅制品呈体轻而灰白色或者饮片附有类白色片点的不存性药物。

[炮制研究]

大黄为泻下通导药,其生物活性成分为蒽醌类衍生物,《本草备要》有"生用峻"的记载。传统医学习用的炮制品种有生大黄片、酒大黄、熟大黄以及大黄炭等。有人按照"京帮"的传统炮制方法,对上述四种炮制品进行了蒽醌与鞣质类成分的含量测定,同时对大黄炮制前、后泻下作用加以研究比较,结果如下:

(1)生大黄片减少了1/10的蒽醌类成分,且主要为游离蒽醌。其中鞣质含量无明显变化,对大黄的泻下作用无影响。

(2)酒炒大黄总蒽醌含量减少了1/10,其中结合型蒽醌含量减少了1/5。酒炒大黄泻下作用弱于生大黄片。

(3)酒蒸大黄总蒽醌含量减少了1/4左右,结合型大黄酸减少了1/2,鞣质含量减少不明显。酒蒸大黄泻下作用更弱。

（4）大黄炭中结合型蒽醌减少了4/5，结合型大黄酸减少了2/3，鞣质减少了1/3。其泻下作用极弱，而收敛和吸附作用则有所增强。

此外，相关实验研究亦证明，大黄经炮制以后其致泻成分含量下降，采用的炮制方法不同，炮制品所含的蒽醌量亦不相同。同时，还证实大黄在水煎煮和浓缩过程中，加热温度越高、煎煮时间越长，其所含生物活性成分的损失量也就越高。大黄经过炮制以后其泻下作用有不同程度的减弱，这是根据处方用药的不同需求，使药物能够针对不同的征候而分类炮制的。

按：生大黄气味厚浊，走而不守，直达下焦。故生用速通肠胃，泻热凉血甚妙。然其泻下作用峻烈，易伤胃气；酒润炒干后其药力稍缓，且借助酒的升提之力可引药上行，有清除上焦与四肢末梢炽热之功；用酒拌蒸至黑熟，泻下之力缓和，其导致腹痛等副作用会减弱或消除，而活血祛瘀的功效则会有所增强，适用于老年或者体弱患者；炒炭、煅炭后其泻下作用极微弱，多用于止血、行血，下痢血多、里急后重等症。

[化学成分]

大黄中具有致泻作用的主要成分为蒽醌苷及双蒽酮苷，其泻下作用较其相应苷元作用为强。蒽醌苷有大黄酚-1-葡萄糖苷（Chrysophanol-1-monoglucoside）、大黄酚苷（Chrysophaein）、大黄素-6-葡萄糖苷（Emodin--6-monoglucoside）、芦荟大黄素-8-葡萄糖苷（Aloe-emodin-8-monoglucoside）、大黄素甲醚葡萄糖苷（Physcion monoglucoside）、大黄酸-8-葡萄糖苷（Rhein-8-monoglucoside）等。

掌叶大黄中尚含有大黄素双葡萄糖苷（Emodin diglucosi- de）、芦荟大黄素双葡萄糖苷（Aloe-emodin diglucosi- de）、大黄酚双葡萄糖苷（Chrysophanol diglucoside）、番泻苷A、B、C、D、E、F（Sennoside A、B、C、D、E、F）等。大黄的致泻作用与其中的结合性大黄酸含量成正比，游离的蒽醌类成分无致泻作用。番泻苷的泻下作用较蒽醌苷为强，但含量则较之后者为少。游离型蒽醌类主要有大黄酚（Chrysophanol）、大黄素（Emodin）、大黄素甲醚（Physcion）、芦荟大黄素（Aloe-emodin）、大黄酸（Rhein）等。

此外，大黄还含有大黄鞣酸（Rheum tannic acids）及其相关物质。例如，没食子酸（Gallic acid）、儿茶精（Cate- chin）、大黄四聚素（Tetrarin）等，此类物质具有止泻作用。尚含有挥发油、脂肪酸、植物甾醇和有机酸（苹果酸、琥珀酸、草酸、乳酸、桂皮酸、异丁烯二酸、柠檬酸、延胡索酸）等。

[药理作用]

1.对消化系统的影响

（1）泻下作用：大黄所含番泻苷在肠道细菌酶的作用下分解产生大黄酸蒽酮，大黄酸蒽酮可刺激大肠黏膜、使肠蠕动增强而产生泻下作用。另外，还可抑制肠细胞膜上 Na^+ 和 K^+—ATP 酶，阻碍 Na^+ 转运，使肠内渗透压升高，保留大量水分，促进肠蠕动而致泻下。

（2）利胆、保肝。

（3）促进胰液分泌，抑制胰酶活性。

（4）拮抗胃及十二指肠溃疡。

2.对血液系统的影响

（1）止血作用：大黄所含 α－儿茶素、没食子酸等，具有促进血小板的黏附和聚集功能。可增加血小板数和纤维蛋白原含量，降低抗凝血酶Ⅲ活性，使受伤局部的血管收缩。

（2）降血脂作用：大黄具有降低血液总胆固醇、甘油三酯、低密度脂蛋白、极低密度脂蛋白以及过氧化脂质的作用。

3.抗感染作用

（1）抗病原微生物作用：大黄所含大黄酸、大黄素及芦荟大黄素等成分，具有抗葡萄球菌、溶血性链球菌、淋病球菌、白喉杆菌、伤寒杆菌、痢疾杆菌、流感病毒、孤儿病毒、乙肝病毒、脊髓灰质炎病毒、阿米巴原虫、阴道滴虫、血吸虫及钩端螺旋体等作用。其抗菌作用机理为影响叶酸的酶系统，抑制细菌核酸和蛋白质合成，抑制细菌生物氧化酶系统和诱生干扰素。

（2）抗炎、解热作用。

（3）免疫调节作用：蒽醌衍生物可抑制非特异性免疫功能。

（4）抗衰老抗和抗氧化作用：研究证明，大黄所含鞣质有较好的抗氧化作用。

此外，大黄口服后在消化道内被细菌代谢为具有生物活性的产物而发挥泻下作用。亦有研究证明，大黄泻下作用的另一途径是番泻苷由小肠吸收后、经肝脏转化为苷元、再刺激胃壁神经丛而引起大肠蠕动致泻。同时，一部分以原型或苷元随血转运到大肠，刺激黏膜下神经丛和更深部肌肉神经丛等，使肠运动亢进而 引起泻下。大黄的泻下成分可排泄于乳汁中，乳妇服用后可影响乳婴，引起婴儿腹泻。大黄具有兴奋和抑制胃肠的双重作用，前者的物质基础是番泻苷、后者的物质基础是鞣质类。实验表明，大黄汤对小鼠的胃肠道初期呈运动性亢进、后期呈运动性抑制，低浓度促进、高浓度则抑制。大黄所含鞣质对胃肠运动具有抑制作用，故在产生泻下作用后可出引起便秘。大剂量使用大黄时(5g以上)则产生泻下作用，小剂量使用大黄时(0.5g左右)则呈现便秘。其机制与大黄中所含鞣质的收敛作用拮抗了含量较少的泻下成分相关。

[性味归经]

性寒，味苦。归脾、胃、大肠、肝以及心包络经。

[功能主治]

通积导滞，泻火解毒，逐瘀行经。用于肠胃积滞，腹满硬痛，热结便秘、或溏而不畅，神昏谵语，热盛吐血、衄血，湿热黄疸，腹中胀满，瘀血经闭等。外用治疗水、火烫伤。

[用法用量]

3~30g。用于通下不宜久煎；外用适量，研末调敷患处。孕妇慎用！

[处方用名]

大黄、川军、锦纹、生军，皆付未经炮制的大黄。注明"炒"、"煨"、"酒"，付酒炒大黄。注明"蒸"、"熟"、"制"，付酒蒸大黄。注明"焦"、"炭"，付大黄炭。

[备注]

清宁片制备方法：除去大黄个子的杂质，洗净，置于锅中注入清水适量，没过药面，加热煎煮2h，煮至药物软烂后按每100kg药料加30kg黄酒的比例，搅拌混匀，使呈泥状，干燥，研细，通过六号筛，备用。

按每100kg药粉分别加入黄酒45kg、蜂蜜40kg之比，先将蜂蜜加热炼制为老蜜，再兑入黄酒、继之加入药粉混合搅拌为稀泥状，入笼内蒸制2h，取出，趁热搓条，晾至半干，闷润数日，待药条内、外滋润一致，切片，干燥，即得。炮制规格以纯黑色为标准。制备清宁片时由于加入了黄酒和蜂蜜，且经较长时间的蒸制，药物效力更趋缓和，故适用于年老体衰兼肠燥便秘者服用。

天南星
Rhizoma Arisaematis

[来源]

本品为温化寒痰药。系天南星科植物天南星 Arisaema erubescens(Wall.)、异叶天南星 A.heterophyllum Bl. 或东北天南星 A.amurense Maxim. 的干燥根茎。

[炮制方法]

(1)天南星:取天南星原药材,除去杂质,洗净,切片,干燥,即得。

(2)制天南星:取净选的天南星药材,按个子大、小分档,加入清水适量浸泡,春、冬和秋季浸泡20d左右,每日换水2~3次;夏季浸泡15d左右,每日换水3~4次。待药料被浸泡至水液将起白沫、用手触之有滑腻感时,加入明矾适量溶于浸泡液中,以防止药物腐烂,并起到收敛和固定之作用。继续浸泡24h,换水漂洗至口尝微有麻辣感时捞出。取明矾和生姜片适量,与药物层层交替铺放于容器内,然后加入清水适量浸泡3~4周,捞出,置锅内加水煎煮至药物中间无白心,继之添加冷水适量,捞出,晾至半干,切片,干燥,即得。

此外,尚有姜腌制天南星,其操作方法与制天南星基本相同。但在使用生姜、明矾溶液腌制天南星30~40d后,需换清水浸泡5~6d,捞出,继之用清水溶除矾质,切片,干燥,即得。该操作在炮制过程中省略了煎煮工序。

(3)炙天南星:取生天南星加入清水适量浸泡7d,每天换水一次;继用饱和石灰水浸泡7d,捞出,再加入清水浸泡7d,每天换水一次。捞出,晾至半干,置容器中闷润2~4d,待药物内外滋润一致时切片,干燥,即得。

(4)胆南星:

①九转胆南星:取净治的生天南星,粉碎并通过五号筛,按每500g药粉加入精滤的新鲜牛胆汁750g之比,将药粉与牛胆汁混合均匀,然后移入缸内,放置数日进行发酵。发酵过程中会产生大量泡沫,以后泡沫则逐渐消失,原来呈稠糊状的混合物则变为疏松的颗粒状。在进行该项操作时,为使缸内保持适当的温度以利于发酵,可将缸体的2/3埋入地下,以防止散热。发酵完成之后将缸口密封,放置一年。这一步操作过程称之为"阴转胆南星"。

然后待到第二年春季启缸,取出呈半干疏松状的阴转胆南星,研为细粉,按照每500g药粉加入90g精滤新鲜牛胆汁之比例,将二者混合搅拌均匀,分别盛装于空的牛胆囊皮内,扎紧囊口,于阳光不能照射到的屋檐下悬挂一年,自然风干。这一步操作过程称之"阳转胆南星",亦称之为"一转胆南星"。

待到第三年春季,将盛有药物的胆囊取下,用清水洗净外部的灰尘,轻轻剥开胆囊皮取出盛装的药物,将之研为粗粉。按每500g药粉再加入新鲜精滤牛胆汁560g,依上法混合均匀,重新装入牛胆囊皮内悬挂于屋檐下。此步操作过程称之为"二转胆南星"。按照以上操作程序于每年春季连续重复制备。循环添加新的牛胆汁时每次递减60g,直到"七转胆南星"时仅需新鲜牛胆汁250g。完成"七转胆南星"的全部制备过程前后共需要8年时间。

将经过七转后的胆南星取下,轻轻剥去外层囊皮,粉碎,通过五号筛,按照每500g药粉加入250g绍兴黄酒之比,将二者混合均匀,然后制成块状或片状,置于蒸笼内加热蒸制1h,取出,切制成小方块或者小片。此步操作称之为"酒转胆南星"或者"九转胆南星"。

按照上述操作步骤,制作一次胆南星成品需要耗时8年,这种传统的炮制方法工效虽低,但前人以为制作胆南星以"陈久者良"。明代李时珍在《本草纲目》中亦曾记载:"以生南星研末,腊月取黄牯牛胆汁,和剂纳入胆中,系悬通风处干之,年久者称佳。"

为解决胆南星的供需矛盾,缩短制备过程,可在每年秋季增加一次用牛胆汁的处理过程,即多转一次,这样就可使整个制备过程缩短为四年半,北京同仁堂药店即采用该方法制备胆南星。然而,国内多数药店则仅用1~2年时间就生产出了成品。总而言之,炮制时间可根据不同的操作方法酌情缩短,但牛胆汁用量则不能随意减少,这里并不强调非要达到传统所规定之"九转胆南星"的操作年限。

九转胆南星配料表

药料名称	阴转	阳转	二转	三转	四转	五转	六转	七转	酒转
天南星粉	500g	500g	500g	500g	500g	500g	500g	500g	500g
牛胆汁	750g	90g	560g	500g	440g	375g	310g	250g	250g
绍兴黄酒									375g

②胆南星改良制法一:将净选的天南星置于冷水中浸漂7d,每日换水2次,至口尝微有麻辣感时捞出。置于容器内加入鲜生姜片、明矾粉适量,然后注入清水进行腌浸,至无麻辣味时捞出。拣除生姜片,用清水漂除明矾(脱矾),晒干,研粉,通过五号筛。按每1000g天南星粉加牛胆汁2500g的比例,先将牛胆汁适当加热浓缩,再倾入药粉中混合搅拌,尔后置于蒸笼中蒸制30min(从水沸腾时开始计算时间),取出,切制成小方块,干燥,即得。胆南星改良制法二:a.取净选的天南星药材,粉碎,通过五号筛。按每10kg药粉加200kg牛胆汁的比例,将二者混和搅拌均匀,然后在软材上覆盖纱罩,置于日光下或者温暖的处所进行自然发酵,并勤加搅拌。待15d左右即发酵并且冒泡宣起,取出。再加入100kg胆汁,混合均匀,置于瓷罐内隔水加热炖制72h,以炖透为度。b.取炖透的药料,继续进行自然发酵,待发酵之后再兑入100kg牛胆汁,然后入瓷罐内加热隔水炖透。c.炖透的药料中再兑入牛胆汁250kg,混合搅拌均

匀,继续进行发酵,发酵后取出,烘干。d.将烘干后的药料粉碎,通过五号筛,兑入牛胆汁 50kg,混合揉搓成团块状,然后置于瓷罐内隔水加热炖制,以软化为度。取出,揉成团块,干燥,即为黑色的原胆南星。e.将原胆南星粉碎,通过五号筛。按每 100kg 药粉加入黄酒 50kg 之比,浸润约 3d,待软化后搅拌均匀,再置于蒸笼内蒸透,取出,稍晾,搓条,切段,干燥,即得。

[操作要领]

(1)在制天南星和生姜腌制天南星的操作过程中,由于药料中含有大量淀粉,长时间在温度较高的环境中浸泡及腌制容易发酵变酸,甚至会产热腐败。因此,在加入姜、矾腌制的过程中,每隔 7d 应倒一次缸。即把缸内上层的药料捞出来放置于另一缸的底层,将原缸底层的药料翻上来置于另一缸的上层,该操作传统炮制称之为"倒缸"。经过倒缸操作,药料内部所产生的热量就会随之散失,药物也就不容易发生酸败。然在冬季气候寒冷时则无需倒缸,浸泡药料的时间也应适当延长 10d 左右。炮制成品规格以无麻辣刺舌感为标准,每 100kg 天南星用生姜、明矾各 12.5kg。

(2)炙天南星适合于春、秋两季操作,因为这样既有利于防止药物在炮制过程中产生酸败、又便于加工炮制。

(3)九转胆南星剥除胆囊皮的方法通常是将胆囊敲碎后剥除之,而囊皮无法再重复使用,且耗工费时、不容易剥除干净。简洁的剥除方法为:先用清水洗净囊皮表面的尘土,解开扎口,将囊置于水中浸软,然后就可以完整无损的将囊皮剥下,以备下次重复使用。另外,在阴转胆南星添加牛胆汁入缸后,缸盖必须封严,以避免生虫。炮制成品规格以黑色油润,腥气味小,口尝无麻辣感为标准。

(4)胆南星改良制法一每 100kg 天南星用鲜生姜、明矾各 12.5kg,鲜牛胆汁 250kg。炮制成品规格以色黑、口尝无麻辣感为标准。胆南星改良制法二每 100kg 天南星用鲜牛胆汁 700kg,每 100kg 原胆南星用黄酒 50kg。炮制成品规格以色黑润泽,口尝无麻辣感为标准。

[炮制研究]

天南星含有三萜皂苷、安息香酸、淀粉以及氨基酸等成分,有毒。制天南星所用辅料明矾为 $KAl(SO_4)_2 \cdot 12(H_2O)$ 的复盐,在水中可离解出 Al^+,Al^+ 又可水解成为凝胶状的 $Al(OH)_3$,其本身带有电荷并且具有一定的吸附作用,可对天南星所含毒性成分三萜类皂苷产生吸附作用,从而起到降低或消除药物毒副作用的目的。又因为采取了清水煮制(湿热制毒)的方法,三萜皂苷类成分与水共热后可发生水解作用,使大部分结合型皂苷水解成了皂苷元和糖类,从而使三萜类皂苷失去了原有的生物活性,其毒副作用亦随之降低或消除。另外,三萜皂苷类成分在水中的溶解度较大,经过长时间的水液浸泡亦溶除了部分毒质。

牛胆汁主要含有牛胆酸、胆红素和无机盐类等成分。传统医学认为,牛胆汁味苦而性寒,因此具有清心热、凉肝脾和通便解毒之功。故取其苦寒以制天南星之辛燥,药物所具毒性在加工炮制过程中便被逐步消除。由于在炮制过程中不断增加牛胆汁的用量,于是进一步抑制了天南星峻烈伤阴之弊,并且增强了祛痰、解痉,清心、凉肝之功。

目前,加工胆南星的操作工艺国内尚不尽一致。相关实验研究采用无水乙醇提取炮制品中所含牛胆汁,以测定成品内天南星和胆汁两种成分的含量。按照《中国药典》一部附录项下的有关方法测定牛胆酸的含量,结果为:炮制成品中含牛胆汁 42.38%,胆酸含量 25%,天南星含量 42.74%。因此,确定胆南星成品中的牛胆酸含量应在 25%以上。

[化学成分]

天南星属植物大多含皂苷,并含有刺激性辛辣物质(此物质和明矾作用可失去刺激辛辣性)。从天南星和异叶天南星中检出苏氨酸、丝氨酸、牛磺酸、谷氨酸等数十种氨基酸及肽类化合物。另含钙、磷、铝、锌等 21 种微量元素,3种天南星块茎含 β-谷甾醇-D-葡萄糖苷及其水解产物 3,4-二羟基苯甲醛(原儿茶醛)和葡萄糖等。

[药理作用]

1.对中枢神经系统的作用

天南星煎剂给大鼠和家兔腹腔注射,能使其活动减少、安静,翻正反射迟钝。给小鼠腹腔注射能显著延长环己巴比妥钠的睡眠时间,亦有明显的止痛作用(热板法)。

实验表明,天南星具有抗惊厥作用。鬼蒟蒻煎剂给家兔腹腔注射,能提高电惊厥阈值,但不能防止小鼠和大鼠最大电休克的发作。鬼蒟蒻水浸剂给小鼠腹腔注射,可明显降低士的宁的惊厥率和死亡率,亦可明显降低戊四氮和咖啡因对小鼠引起的惊厥率。根据实验结果推测,本品对癫痫小发作有效,而对癫痫大发作则无效。另有报告指出,对小鼠注射破伤风毒素引起的实验性破伤风,天南星流浸膏皮下注射有推迟动物死亡的作用。将中成药五虎追风散(由天南星、明天麻、蝉蜕、朱砂、僵蚕、全蝎等组成)煎剂给实验性破伤风的家兔每日灌服,亦可使动物存活时间延长,但不能免于死亡,腹腔注射有对抗破伤风惊厥的作用。给小鼠腹腔注射能对抗士的宁、可卡因、戊四氮及烟碱引起的惊厥死亡,亦能部分消除烟碱所引起的肌肉震颤。

2.对心血管系统的作用

天南星中的两种生物碱 S201 和 S202,对离体犬的心房和乳头肌收缩力、及窦房结频率均有抑制作用,并能拮抗异丙肾上腺素对心脏的作用,但对冠脉血流量和冠脉阻力则无明显作用。虎掌南星中的二酮哌嗪类生物碱能够对抗乌头碱所引起的试验性心率失常,其氯仿部分的作用则更为显著,且尚能延长心肌细胞动作电位的有效不应期。掌叶半夏碱乙(腺嘌呤合成品)对犬、猫及大鼠均有降压作用,但对心率无明显影响,冠脉流量无变化,心肌耗氧量有降低趋势,左心室做功明显减少。

3.抗肿瘤作用

新鲜天南星的水提取液经醇沉淀后的浓缩制剂,试管试验(浓度 1:8~1:32)对 Hela 细胞有抑制作用,使细胞浓缩成团块,破坏正常细胞结构,部分细胞脱落。对小鼠实验性肿瘤,如肉瘤 S180、HCA(肝癌)实体型、U14(为鳞状上皮型子宫颈癌移植于小鼠者)等,均具有明显的抑制作用。有报告指出,D-甘露醇有同样的抑瘤作用,可能为抗癌的生物活性成分之一。

4.祛痰作用

鬼蒟蒻煎剂给麻醉兔灌胃 1g/kg,能显著增加呼吸道黏液分泌,提示其有明显的祛痰作用,该作用可能与其所含皂苷有关。由于皂苷刺激胃黏膜,在口服时能反射性地引起支气管分泌增加,使痰液变稀而发挥祛痰作用。

[性味归经]

天南星:苦、辛,温。归肺、肝及脾经;胆南星:苦、微辛,凉。归肺、肝及脾经。

[功能主治]

天南星:燥湿化痰,祛风止痉。用于顽痰咳嗽,风疾眩晕,中风痰壅,口眼歪斜,半身不遂,癫痫,惊风及破伤风;胆南星:清热化痰,熄风定惊。用于痰热咳嗽,咯痰黄稠,中风痰迷,癫狂惊痫。

[用法用量]

须经炮制后方可入药。制天南星、炙天南星:3~9g。胆南星:3~6g。生天南星:外用适量,研为细粉,用米醋或酒调敷患处。孕妇慎用!

[处方用名]

天南星、制南星、炙南星,皆付制、或炙天南星,注明"生"付生天南星。胆南星、九转胆南星,皆付胆南星。

[备注]

天南星生用峻烈,经炮制则几近无毒,故有疗疾之功而无毒害之过。用牛胆汁制使之燥性减低,味苦、性凉。用明矾和生姜制可增强其化痰和解毒之功。

半 夏

Rhizoma Pinelliae

[来源]本品为温化寒痰药。系天南星科植物半夏 Pinellia ternate(Thunb.) Breit.的干燥块茎。半夏有水生和陆生两种,即所谓的水半夏和旱半夏,旱半夏的药用价值高于水半夏。湖北省潜江市是国内旱半夏的主要产区,《辞海》在"潜江"这一词条中记述"盛产半夏等中药材",所以潜江产半夏有"潜半夏"之誉。甘肃省陇南市西和县亦素称"千年药乡",曾被中国农业部命名为"中国半夏之乡"。

[炮制方法]

(1)清半夏:将净半夏大、小分档,用清水浸泡 10~15d,每天换水 2~3 次。待浸泡液起白沫时,按每 100kg 半夏加明矾 2kg 之比,先取其中 1kg 明矾用温水溶化倾入药料中,浸泡 24h,再换数次清水,至口尝药物微有麻辣感为度。捞出,用清水冲洗干净,置于铜锅或者不锈钢锅内,加入清水适量及剩余的明矾,先以武火、后改用文火加热煎煮,勤加搅动。连续煎煮 2~3h,至药物内部无白心时捞出,晾至半干,闷润 1~2d,待内、外滋润一致时切片,晾干,即得。

(2)炙制半夏(制白半夏):取净半夏大、小分档,加入清水浸泡 7d,每天换水一次;再用饱和石灰水浸泡 7d,滤去石灰水;继用清水浸泡 7d,每天换一次水。取明矾和芒硝适量用温水溶化,然后倾入药料中浸泡 7d,滤除硝、矾溶液,继以清水浸泡 7d(前后浸泡过程共需 35d 左右)。捞出,晾干,即得。

(3)法制半夏一法:取净半夏大、小分档,加入清水适量浸泡,春、秋季浸泡15~20d,夏季浸泡 7~10d,待浸泡至药物内无白心时捞出,稍晾晒,备用。取甘草饮片适量,加水煎煮 2 次,过滤,在甘草煎液内加入适量石灰块,搅拌使溶解,放置沉淀,过滤,再将半夏倾入浸泡,每天搅拌 1~3 次,并且保持浸泡液pH 值在 12 以上。待浸泡至口尝微有麻辣感、断面成均匀一致黄色时为度,捞出,洗净,阴干,即得。

法制半夏二法:(1)处方主料:炙制半夏 250kg。辅料:枳壳 11.25kg,广陈皮 16kg,五味子、川芎、薄荷各 0.95kg,甘草 12.5kg,青皮 1.56kg。以上七味加水煎煮 4 次,过滤,去渣,备用;官桂、广木香、檀香、丁香各 0.95kg,砂仁 1.56kg,紫蔻仁 0.45kg。以上六味混合粉碎,通过四号筛,备用;姜黄 5kg,单研为粉,通过四号筛,备用。(2)制备方法:添加清水适量煎煮方中前 7 味药,滤取煎液约 1000kg。将滤液混合均匀,再平均分为六份,分别盛装于 6 只缸中,趁热各加入姜黄粉 0.85kg、炙制半夏 41.5kg。待滤液微温时,再将方中其余 6 味药粉平均分为 6 份,装入纱布袋内将口扎紧,分别放入缸中与其他诸药共同浸泡 35d。每天倒一次缸(即将缸内下层的药物翻于上层,上层的药物翻置于下层。),以及时排散浸泡过程中所产生的热量。如果气候凉爽,可隔日倒一次缸。待半夏被浸泡至内、外均呈黄色,无白心为度。捞出,阴干,即得。

(4)姜制半夏:取净半夏大、小分档,加入清水适量浸泡,每天换一次水,如果气候炎热可换 2~3 次水,浸泡至药物内部无干心时捞出。再注入适量清水、同时加入明矾(用热水溶化)、鲜生姜片各 4kg,继续浸泡 7d 左右,每天搅拌一次,捞出,用清水冲洗干净。然后置于铜锅内加入清水适量,以及明矾、鲜生姜片各 2kg,先以武火、后用文火煮制约 2~3h,待半夏被煮透后捞出,晾至半干,切片,即得。

(5)明代医药学家李时珍在《本草纲目》中载:"半夏研末,以姜汁、白矾汤和作饼,楮叶包置篮中,待生黄衣,晒干用,谓之半夏曲。"

半夏曲制法一:取生半夏、法半夏各半,研成粉末。按每 500g 用生姜 400g 之比,取生姜洗净、捣碎并绞汁,再与 400g 面粉混合后加入温开水调成稀糊状,尔后倾入半夏粉末中揉搓成团,放置发酵,用木制模具压制为小块,晾干,即得。

半夏曲制法二:用清水漂洗半夏,晾干,研粉,备用。按每 500g 半夏粉用面粉 200g、生姜 100g 之比,将生姜洗净打汁后拌入面粉中,加温开水适量调成糊状,再加入半夏粉混合搅拌为软材,置于模具内压制成约 3cm 厚的块,继之切为小块,晾晒至半干,置入锅中烘至黄色即可。

[操作要领]

(1)在制备清半夏的操作过程中,如果出现起白沫、或药物发生腐烂时,可添加适量明矾末。药料煮制后晾晒过程中,须避免强风或烈日曝晒,应将药物放置于阴凉处干燥,浸泡药物过程中应该重视倒缸和退矾操作程序。每 100kg 半夏用明矾 12.5kg;炮制成品规格以触舌微有麻辣感为标准。

(2)炙制半夏操作在春季为宜。所用辅料生石灰应取新近烧制的氧化钙,不宜使用放置陈久的熟石灰(碳酸钙)。每 100kg 半夏用生石灰 100kg、芒硝 50kg、明矾 25kg。炮制成品规格以触舌微有麻辣感为标准。

(3)法制半夏一法,在浸泡药物过程中须每日换水 2~3 次,并且置于阴凉处。用甘草、石灰溶液浸泡过程中应随时搅拌。每 100kg 半夏用甘草 15kg、生石灰 30kg。炮制成品规格以触舌稍有麻辣感,色淡黄、质地较疏松为标准。法制半夏二法,应选用颗粒均匀的个子,以避免浸泡不透、或使药物解体为粉末状。其炮制最佳季节为立秋后的前半个月内,因为此时浸泡药物溶液不会发生冻结,同时也避免了因气候湿热,以及长时间浸泡所造成的药物霉烂。在浸泡过程中须每天或者隔日倒一次缸,以防止因产热而使药物霉变。用药汁浸泡半夏期间会产生并浮起许多泡沫,应于倒缸之前捞出,以免浮沫黏附于药物表面,造成炮制品带有褐色的霉斑。炮制成品捞出后,须在天气晴朗之时置于通风处阴干,不能在日光下曝晒,以免炮制品退色或者碎裂。

(4)生姜制半夏每 100kg 药料用鲜生姜 25kg、明矾 12.5kg。炮制成品规格以触舌微有麻辣感,黄褐色、质地较坚实为标准。

[炮制研究]

"半夏"一词,在战国时代的《礼记·月令》一书中就有"五月半夏生"的记载。因其生长于夏季之半,故名"半夏"。另外,《吕氏春秋》一书中亦有此记载。《黄帝内经》中所载"秫米半夏汤",使用的就是经过炮制的"制半夏"。张仲景撰《伤寒论》中,处方所用半夏的炮制方法是"洗",而宋代则是泡洗到"去涎"为止。明代黄廷贤所著《万病回春》一书中,所记载的炮制方法已和现代基本相同,即"用大半夏一斤,石灰一斤,滚水七八碗,入盆内搅匀,晾冷澄清,将半夏入盆内手搅之,日晒夜露,一七日足捞出,并以水洗净三四次,泡三日,每日换水三次,捞起控干,用白矾八两,皮硝一斤,滚水七八碗,将矾硝共入盆内搅凉温,将半夏入内浸七日,日晒夜露,日足,取出,清水洗三四次,泡三日,每日换水三次,日足取出,控干入药"。由于当时对生半夏的毒性成分尚不清楚,因此对半夏的炮制机理则无法阐明。但是,传统炮制品的麻辣味已基本或者完全消除,从而可以说明半夏的毒性成分经炮制后已被降解了。

此外,相关药理实验对半夏不同炮制品进行了毒性、失音、催吐、镇静和镇咳等方面的研究,其结果为:

(1)经对小白鼠毒性试验研究证明,生半夏毒性最强,漂、蒸和姜汁制半夏仍然有毒,明矾制半夏则几近无毒。

(2)生半夏煎液对咽喉黏膜具有强烈的刺激作用,而灌胃则无刺激性,说明半夏的毒质是直接作用于咽喉,而不是由胃肠道吸收所致。生半夏以及漂、蒸与姜浸制半夏,均可造成不同程度的失音现象。但是,明矾制半夏却未造成失音现象。

(3)生半夏及漂、蒸以及姜浸半夏均可导致鸽子呕吐,仅明矾制半夏无致呕作用。

(4)造成实验动物失音、呕吐甚至死亡,可能系同一种有毒成分,而这种毒性成分即使在100℃水液中煎煮3h也不会被完全破坏,亦不能被姜汁所破坏。而只有明矾可解其毒性。

(5)各种半夏炮制品煎剂均有镇吐和镇咳作用,其中以生姜制半夏作用最强,其生物活性成分可溶于热水、而难溶于冷水。

综合以上实验结果证明:半夏毒性成分不溶或难溶于水、亦不能被生姜汁所破坏、经加热煎煮3h也不能完全被破坏。然其止咳和镇吐成分可溶于热水。明矾能够解除半夏的毒性,是由于明矾溶液带有电荷,而且具有一定的吸附作用,通过吸附半夏所含的毒质,从而达到解除半夏毒性的效果。生姜似有协同半夏止吐的作用,此方面与祖国传统医药学的认识基本一致。

相关研究结果认为,生半夏毒性最强(以对黏膜的刺激为指标),继之毒性依次为漂半夏>姜半夏、蒸半夏>明矾制半夏。通过上述实验说明,无论清半夏、炙制半夏、法制半夏以及姜制半夏,只要在炮制过程中用明矾作辅料,其炮制品毒性就会有不同程度的下降,而毒性的下降程度则与明矾的使用量具有一定的相关性。但是,半夏毒质的含量与明矾对于毒质吸附量二者达到平衡时,即为明矾的优选用量,而不是无限度的加大用量。

[化学成分]

半夏块茎含挥发油,主要成分为3-乙酰氨基-5-甲基异恶唑(3-ace-toamino-5-methylisooxazole)、丁基乙烯基醚(butyl-ethylene ether)、3-甲基二十烷(3-methyleicosane)、十六碳烯二酸(hexadecylendioic acid)等。另外,含有2-氯丙烯酸甲酯(methyl-2-chloropropenoate)、茴香脑(anethole)、苯甲醛(ben-zaldehyde)、1,5-戊二醇(1,5-pentadiol)、2-甲基吡嗪(2-methylpyrazine)、柠檬醛(ciTCMLIBal)、1-辛烯(1-octene)、β榄香烯(β-elemene)、2-十一烷酮(2-unde-canone)、9-十七烷醇 (9-heptadecanol)、棕榈酸乙酯 (ethylpalmitate)、戊醛肟(pentaldehyde oxime)等60多种化学成分。

尚含左旋麻黄碱(ephedrine)、胆碱(choline)、β-谷甾醇(β-ssitosterol)、胡萝卜苷(daucosterol)、尿黑酸(homogentisic acid)、原儿茶醛(protocatechualdehyde)、

姜辣烯酮(shogaol)、黄芩苷(baicaline)、黄芩苷元(baicalein)、姜辣醇(gingerol)、1,2,3,4,6-五-O-没食子酰葡萄糖 (1,2,3,4,6-penta-Ogalloylglucose)、12,13-环氧-9-羟基十九碳-7,10-二烯酸 (12,13-epoxy-9-hydroxynonadeca-7,10-dienoic acid)及其衍生物。α-及 β-氨基丁酸(aminobutyric acid)、天冬氨酸(aspartic acid)为主要成分的氨基酸,以钙、铁、铝、镁、锰、铊、磷等为主的无机元素,多糖、直链淀粉等。

[药理作用]

1.镇咳作用

生半夏、姜半夏、姜浸半夏和明矾制半夏的煎剂,0.6~1g/kg 静脉注射,对猫碘液注入胸腔、或电刺激喉上神经所致的咳嗽具有明显的镇咳作用,且可维持 5h 以上。0.6g/kg 的镇咳作用接近于可待因 1mg/kg 的作用。

2.抑制腺体分泌作用

半夏制剂 ip 对毛果芸香碱引起的唾液分泌具有显著的抑制作用,亦有报道煎剂 po 时,唾液分泌先增加、后减少。

3.镇吐作用

半夏加热炮制或加明矾、姜汁炮制的各种制剂,对去水吗啡、洋地黄、硫酸铜引起的呕吐均有一定的镇吐作用。上述 3 种催吐剂的作用机制不同,而半夏皆可显示镇吐作用,推测其镇吐机制是对呕吐中枢的抑制作用所致。

4.抗生育作用

半夏蛋白 1.25mg/ml (在 0.9%NaCl 中)sc0.2ml,对早孕小鼠的抑孕率为50%。结晶半夏蛋白经 6M 盐酸胍变性后,用分步透析法(即用缓冲液等体积递减稀释变性剂),最终恢复半夏蛋白在生理盐水中平衡,去除变性剂后可以重新天然化,并恢复其原有活力。不同逆转条件的恢复半夏蛋白,对小鼠抗早孕的抑孕率在 69%~88%之间,仅一种逆转条件为 5℃~8℃者,抑孕率仅 36%。

利用辣根过氧化物酶标记定位术,显示子宫内膜、腺管上皮细胞以及胚胎外胚盘锥体上某些部分细胞团和半夏蛋白有专一性的结合。这些部位很可能就是外源蛋白质——半夏蛋白的抗孕作用部位。如直接将半夏蛋白注入小鼠子宫腔内,也表明有抗早孕作用。如果上述结合部位确实为半夏蛋白影响小鼠已着床的子宫内膜、和胚胎产生抗早孕作用,则上述部位也可能起着床识别的作用。因为,半夏蛋白不仅能终止小鼠早期妊娠,还有制止兔胚泡着床的效应。半夏蛋白尚有很强的抗兔胚泡着床作用,子宫内注射 500μg 抗着床率达 100%。经半夏蛋白作用后的子宫内膜,能使被移植的正常胚泡不着床。在子宫内经半夏蛋白孵育的胚泡移植到同步的假孕子宫,着床率随孵育时间延长而降低。

5.对胰蛋白酶的抑制作用

半夏胰蛋白酶抑制剂,仅抑制胰蛋白酶对酰胺、酯、血红蛋白和酪蛋白的水解,不能抑制胰凝乳蛋白酶、舒缓激肽释枚酶、枯草蛋白酶和木瓜蛋白酶对各自底物的水解。抑制剂对猪胰蛋白酶水解酰胺、酯、血红蛋白和酪蛋白的重量抑制比值分别为 1:0.71 与 1:0.88、1:0.71 和 1:0.71。从化学分子大小的范围看,半夏胰蛋白酶抑制剂应属大分子抑制剂。

6.清半夏的药理作用

清半夏(按中国药典制法)水煎液,200%浓度、26.5ml/kg 预防给药时,对氯化钡诱发的大鼠室性心律失常有明显的对抗作用($P<0.05$)。小鼠 ip 60g/kg 对自发活动有明显的影响($P<0.05$)。Ip15g/kg 或 30g/kg 可显著增加戊巴比妥钠阈下催眠剂量的睡眠率($P<0.05$),并有延长戊巴比妥钠睡眠时间的趋势,但无统计学意义。大剂量对电惊厥有轻微的对抗趋势。30ml/kg,可明显抑制($P<0.05$)硝酸毛果芸香碱 5mg/kg 对唾液的分泌作用。

7.抗癌作用

药理实验表明,掌叶半夏的稀醇或水浸出液,对动物实验性肿瘤和 Hela 细胞都具有明显的抑制作用。从水溶部分得到的葫芦巴碱,对小鼠肝癌(HCA)亦有明显抑制作用,其所含的 β 谷甾醇及类似物也有抑瘤作用,并能明显促使癌细胞逐渐脱落而使癌体缩小或消失。临床药理观察表明,对宫颈癌有效,且局部清洁作用明显。

8.其他作用

(1)降压作用:半夏浸膏对离体蛙心和兔心呈抑制作用。iv 对犬、猫和兔有短暂降压作用,具有快速耐受性。煎剂静注时小鼠肾上腺皮质功能有轻度刺激作用,若持续给药能引起功能抑制。

(2)凝血作用:半夏蛋白系一种植物凝集素和胰蛋白酶抑制剂,它与兔红血球有专一的血凝活力,浓度低至每 12μg/1m 仍有凝集作用。除兔红细胞外,对羊、狗、猫、豚鼠、大鼠、小鼠和鸽的红细胞亦有凝集作用。但不凝集人、猴、猪和鸡、鸭、鹅、龟、蟾蜍及鳝的红细胞。半夏蛋白是目前已知的唯一只与甘露糖、而不与葡萄糖结合的一种具有凝集素作用的蛋白质。除红细胞外,半夏蛋白亦凝集其他细胞,对小鼠脾细胞、人肝癌细胞(QGY7703-3 和 7402)、艾氏腹水癌和腹水型肝癌细胞,均可被半夏蛋白凝集。但它不凝集大鼠附睾和猪大网膜脂肪细胞,虽然它能和这两种细胞结合。提示半夏蛋白的细胞凝集作用不仅具有动物种属专一性、并存在细胞类别专一性。

（3）促细胞分裂作用:半夏蛋白的促细胞分裂作用亦有动物种属专一性,它促使兔外周血淋巴细胞转化,但不促使人外周血淋巴细胞分裂。

[性味归经]

半夏:辛、温,有毒。归脾、胃、肺经。半夏曲:苦、辛,平。入肺、脾及大肠经。

[功能主治]

燥湿化痰,降逆止呕,消痞散结。用于痰多咳嗽,痰饮眩悸,胸脘痞闷,风痰眩晕,痰厥头痛,呕吐反胃。生用外治痈肿及痰核。半夏曲长于消食化痰,具有化痰止咳,消食宽中作用。用于泄泻,咳嗽等。

[用法用量]

3~9g。外用适量,磨汁涂或者研粉用酒调敷患处。孕妇慎用!

[处方用名]

清半夏、炙半夏、法半夏、姜半夏。注明"清"付明矾制半夏,注明"姜"付明矾、生姜制半夏,注明"炙"付石灰、芒硝、明矾制半夏,注明"法"付法半夏、或用复方辅料炮制的法半夏。未特别注明者,通常付甘草和石灰制半夏,注明"半夏曲"付"半夏曲"。

[备注]

半夏有毒,故一般很少生用,通常炮制后入药。《证类本草》曰:"生令人吐,熟令人下,用之汤洗令滑尽。"生半夏经用明矾制为清半夏后,不仅可降低其毒性、防止浸泡过程中发生腐烂和变质,并且增强了半夏的豁痰利胸膈作用。生姜制半夏则增强了半夏的止呕作用。明矾及石灰制半夏、或者用甘草与石灰法制半夏,均可使半夏毒性显著降低,从而缓和了半夏辛燥气烈之性。

川 乌

Radix aconiti et Radix Aconiti Lateralis Preparata

[来源]

本品为祛寒药。系毛茛科植物卡氏乌头 Aconitum carmichaeli Debx.的干燥主根(母根)或较小的侧根(子根)。

[炮制方法]

炮制法一:将净选的川乌大、小分档,加入清水适量浸泡,每天换两次水,泡至内无干心,捞出。置于锅内加水煎煮约 4~6h,或放入蒸笼内蒸制 6~8h 左右,待内无白心时取出,晾至半干,切片,干燥,即得。

炮制法二:将净选川乌大、小分档,置于容器内加清水适量浸泡 7 天左右,每日换水两次,以切开触舌微有麻辣感时捞出,晾干,备用。另取适量金银花和甘草饮片,置于锅内加入清水适量煎煮 2h,过滤,弃去药渣。将药液倾入川乌中煎煮 2~3h,至药物内无白心时捞出,晾至半干,切片,干燥,即得。

[操作要领]

(1)一法用清水煮制川乌之前,春、秋两季浸泡时每天换 2 次水,夏季换 3 次水。炮制成品规格以触舌微有麻辣感为标准。

(2)用药汁煮制乌头的过程中宜用武火,如果汤液由于蒸发而减少时可添加适量温水。每 100kg 川乌用金银花 2kg、甘草 5kg,煎汤取汁。炮制成品规格以触舌微有麻辣感为标准。

[炮制研究]

乌头和附子均来源于同一种植物,主根为乌头、侧根为附子。二者主要含有乌头碱和中乌头碱等成分,其中乌头碱有剧毒。《续汉书·五行志》有“西国生独白草(指乌头,因其叶背面多生长有白色绒毛而得名),煎为药,敷箭射人即死”。的记载。唐代末期的《大明诸家本草》载有“去皮捣滤汁,澄清旋添,晒干取膏,名为射罔,猎人特作毒箭使用”。东汉末年名医张仲景在《伤寒论》处方用药中,附子都要经过“炮”或者“炮去皮破八片”。宋代名医陶弘景也指出:“凡汤丸散用天雄、附子、乌头、乌喙、侧子,皆烫火灰炮,削去皮。”从上述记载可以看出,古代的人们对于乌头的毒性很早就已了解,并且采用“炮”法以制其毒。

现代实验研究表明:

(1)乌头中所含乌头碱属于多元酯类成分,其化学性质不稳定,经过加热煎煮容易被水解。用清水浸泡以及煎煮过程中,乌头碱则发生水解反应,失去一分子醋酸,生成毒性较弱的乌头次碱,继续加热煎煮则进一步水解,失去一分子苯甲酸,生成毒性极弱的乌头原碱。但是,乌头中所含强心苷类成分——消旋去甲乌药碱则仍然大量存在。

(2)采取清水浸泡再用药汁煮制乌头的过程中,除可发生上述水解反应外,其中所用炮制辅料之一甘草,亦具有解除乌头毒性的作用。甘草的主要解毒机理为:①吸附作用:甘草中含有甘草甜素,有类似活性炭样的吸附作用。因此,可吸附部分乌头碱,从而起到降低毒性而缓和药性的作用。②与毒质的结合作用:甘草甜素易水解生成葡萄糖醛酸,可与含有多个羟基官能团的乌头碱结合,生成一种不易被人体所吸收的结合型葡萄糖醛酸,从而起到降低或者解除药物毒性的作用。

(3)有人通过实验认为,川乌经用清水浸泡后,再用金银花和甘草煎液煮制,能够使乌头碱含量及其毒性显著降低。有人采用不同炮制方法实验认为,用甘草和黑豆同煮制川乌的方法,其炮制成品毒性较低、质量较佳。

(4)有人对川乌经过水浸泡再用豆腐煮制,其炮制前、后以及炮制过程中乌头碱的含量变化做了研究,结果发现川乌炮制后生物碱含量平均减少了78%~82%。样品在第一次用水浸泡时生物碱即开始减少,经过换水后第二次浸泡含量减少最多,达到了 50%左右,在以后的 3~5 次换水浸泡过程中含量减少不十分显著。最后与豆腐共煮,生物碱含量又有所减少。经对生物碱定性检测,浸泡过川乌的水溶液、和与之同煮的豆腐及豆腐水煎液中,生物碱反应均呈阳性。

为什么豆腐能够降低川乌的毒性呢?这是因为豆腐中所含的蛋白质为两性化合物,它可与乌头碱结合生成沉淀,从而降低了川乌的毒性。另外,豆腐经过煮制后形成多孔性凝固蛋白,具有良好的吸附作用,可起到吸附毒质而降低药物毒性的作用。

[化学成分]

川乌中总生物碱含量约为 2.3%、酯 1.0%、乌头碱 0.3%。主要含乌头碱(aconitine)、中乌头碱(mesaconitine)、塔技乌头胺(talatisamine)、杰斯乌头胺(jasaconitine)、苯甲酰乌头胺(benzoylaconine)、苯甲酰中乌头胺(benzoylmesaconine)和苯甲酰下乌头胺(benzoylhypaconine)等。此类成分的分子结构中因 8 位羟基的乙酰化和 14 位的羟基芳酰化,因而呈现出强烈的毒性,是乌头中的主要毒性物质。

[药理作用]

1.抗炎作用

给大鼠分别灌服川乌总碱 0.22g/kg、0.44g/kg, 可显著抑制角叉菜胶、蛋清、组胺和 5-HT 所致大鼠胕肿胀,0.11g/kg 即可抑制二甲苯所致小鼠耳肿胀, 0.44g/kg 能明显抑制组胺、5-HT 所致大鼠皮肤毛细血管通透性亢进,抑制巴豆油所致肉芽囊的渗出和增生,还能显著抑制角叉菜胶所致大鼠胸腔渗液、及白细胞向炎症灶内的聚集,明显减少渗出液中的白细胞总数。对于免疫性炎症,0.44g/kg 可显著抑制大鼠可逆性被动 Arthus 反应、及结核菌素所致大鼠皮肤迟发型超敏反应, 对于大鼠佐剂性关节炎 0.22g/kg 也有一定抑制作用。川乌总碱能显著减少角叉菜胶性渗出物中前列腺素 E(PGE)的含量,表明抑制 PGE 可能是其抗炎机制之一。

2.镇痛作用

以川乌总碱 0.22g/kg、0.44g/kg 分别灌服小鼠,在小鼠热板法、醋酸扭体法试验中,均有明显的镇痛作用。小鼠皮下注射乌头碱的最小镇痛剂量为 25μg/kg,镇痛指数为 11.8,东莨菪碱可加强其作用。

3.降血糖作用

乌头多糖 A 100mg/kg 腹腔注射,对小鼠具有显著降低正常血糖作用,30mg/kg 即能降低葡萄糖负荷小鼠的血糖水平,但乌头多糖 A 不能改变正常葡萄糖负荷小鼠、或尿嘌呤所致高血糖小鼠血浆胰岛素水平,也不影响胰岛素与游离脂细胞的结合,但能显著增强磷酸果糖激酶活性,且对糖原合成酶活性有增强趋势。表明乌头多糖 A 的降糖机制不是通过对胰岛素水平的影响,而在于增强机体对葡萄糖的利用。

4.对心血管系统的作用

川乌头生品及炮制品水煎剂,对离体蛙心具有强心作用,但剂量加大则引起心律失常,终致心脏抑制。煎剂可引起麻醉犬血压呈迅速而短暂下降,此时心脏无明显变化, 降压作用可被阿托品或苯海拉明所拮抗。乌头碱 20μg 注入戊巴比妥钠麻醉犬侧脑室,5min 后可引起心律不齐和血压升高, 并可持续 90min。脊髓切断术和神经节阻断术,均可预防和消除乌头碱引起的心律不齐和血压升高。双侧迷走神经切断术、及双侧星状神经节切除术不影响血压,而仅提高产生心律不齐的阈值(从 20~40μg),因此提示乌头碱对心血管作用是中枢性的。预先用利血平耗竭儿茶酚胺,行双侧肾上腺切除术、胸部内脏神经切除术,以及 α,β 受体阻断剂,均能阻断和预防乌头碱引起的心律不齐。可以认为,其心律不齐作用可能是由神经途径释放肾上腺的儿茶酚胺所致。阿吗灵 30mg/kg 静注、普奈洛尔 20μg/(kg·min)静脉滴注,均能对抗乌头碱所致心律不齐。家兔静注小量乌头碱可增强肾上腺素产生异位心律的作用,对抗氢化钙引起的 T 波倒置;对抗垂体后叶制剂引起的初期 S–T 波上升、和继之发生的 S–T 波下降。

5.对神经系统的作用

乌头碱小剂量可引起小鼠扭体反应,阿司匹林、吗啡等可拮抗这一作用。乌头碱具有明显局部麻醉作用,对小鼠坐骨神经干的阻滞作用相当于可卡因的 31 倍,豚鼠皮下注射浸润麻醉作用相当于可卡因的 400 倍。

6.抗癌作用

乌头注射液 $200\mu g/ml$ 浓度对胃癌细胞具有抑制作用，此作用随浓度增加而增强，并可抑制人胃癌细胞的有丝分裂。对小鼠肝癌实体瘤的抑制率为 $47.8\% \sim 57.4\%$,对小鼠前胃癌 FC 和 S_{180} 的抑制率为 $26\% \sim 46\%$。以川乌为主制备的 409 注射液,对胃癌细胞亦有明显的抑制和杀伤作用。

7.毒副作用

生川乌煎剂小鼠灌服的 LD_{50} 为 $18.0g/kg \pm 0.034g/kg$。家兔每日灌服生川乌煎剂 $17.27g/kg$,连续 15d,未见明显毒性反应。乌头碱人口服致死量约为 $2 \sim 5mg$,小鼠皮下注射 LD_{50} 为 $0.32mg/kg$,中乌头碱小鼠皮下注射的致死量为 $0.3 \sim 0.5mg/kg$。乌头碱、中乌头碱和次乌头碱用沸水或稀酸加热水解,转化为苯甲酰乌头原碱后其毒性减小,最终水解为乌头原碱、中乌头原碱和次乌头原碱,其毒性仅为原来的 $1/150 \sim 1/1000$。

[性味归经]

辛、苦,热;有毒。归心、肝、肾、脾经。

[功能主治]

祛风除湿,温经止痛。用于风寒湿痹,关节疼痛,心腹冷痛,寒疝作痛,麻醉止痛等。

[用法用量]

$1.5 \sim 3g$,宜先煎、久煎。一般炮制后入药,生品内服宜慎! 孕妇慎用! 不宜同贝母、半夏、白及、白蔹、天花粉、栝蒌、犀角同用!

[处方用名]

川乌头、川乌、炙川乌、制川乌,均付清水浸泡煮制的川乌或者清水浸泡后用金银花和甘草煎液煮制的川乌。

[备注]

甘肃传统炮制川乌方法:取净选川乌 100kg,加入清水适量浸泡至内无干心,捞出置于锅内,加入 10kg 黑豆并注入清水适量,加热煎煮。至药物内无白心、口尝微有麻舌感时捞出,除去黑豆,切片,晾干,即得。

附 子

Radix Aconiti et Radix Aconiti Lateralis Preparata

[来源]

本品为祛寒药。系毛茛科植物卡氏乌头 Aconitum carmichaeli Debx.的侧根(子根)加工品。商品规格有盐附子、黑顺片和白附片三种。

[炮制方法]

(1)附片:指在产地经过加工,毒性成分含量较低的黑顺片和白附片,可以直接供药用,无需再进行加工炮制。

(2)淡附片:取源于产地经盐腌制的附子,加入清水适量进行浸漂,每日换水 2~3 次,待盐分被漂尽后加入甘草、黑豆及清水适量煎煮至透心,剖开后口尝微有麻舌感时捞出,除去甘草和黑豆,切为薄片,晾干,即得。

(3)炮附子:取净砂土置锅内用武火加热,投入附片连续拌炒,待饮片被烫至鼓起、颜色微变时出锅,筛除砂土,晾凉,即得。

(4)炙附子:取产地盐腌制的黑附子,置于缸内加入清水适量浸泡 1~3d,每天换水 2~3 次,以口尝不到咸味、触舌微有麻辣感时捞出,用刀切为四瓣。然后将药物置于铜锅或不锈钢锅内,加入豆腐、清水适量共煮,保持微沸约1h,待豆腐呈蜂窝状时捞除豆腐,将药物取出,切片,晾干,即得。

[操作要领]

(1)炮制淡附子主、辅料用量为:每 100kg 盐附子用甘草 5kg、黑豆 10kg。炮制成品规格以触舌微有麻辣感为度。

(2)炮附片时作为中间传热体的砂土,用量以能够埋没饮片即可。烫制操作过程中应勤加翻动,勿使药物焦化。

(3)炙附子的主、辅料用量为:每 100kg 盐附子用豆腐 5kg。炮制成品规格以触舌微有麻辣感为度。

[炮制研究]

附子的主产地为四川省的彰明和江油,以及陕西省的城固和鄠县等地。其中,大部分附子已在原产地经过了加工,药物中所含淀粉已被糊化。用盐腌制主要是为了使药物便于保存和运输。西北地区气候较为干燥,所出产的附子在就地加工的时候多用清水煮制、而不用盐腌制。附子在产地的加工操作工序为:泡胆(系指胆巴,其主要成分为 $CuCl_2$ 和 $MgCl_2$)、煮附、切片、漂片、蒸片以及烘片等。

经用上述方法加工的黑顺片、白附片和用盐腌制的盐附子,其中生物碱含量与生附片对比研究表明,总生物碱含量生附子为 1.10%,白附片为 0.17%,黑顺片为 0.27%,盐附子为 0.34%。研究还认为,附子在产地加工过程中,生物碱损失量主要在泡胆(损失约 31.6%)和漂片(损失约 33.6%)两个操作环节上。另外,还有一道冰附子工序,生物碱损失约 16.1%。这三项操作工序中生物碱损失总量达 81.30%。附子的毒性强弱与其所含生物碱(主要是乌头碱)量成正比。在炮制过程中乌头碱水解为次乌头碱和乌头原碱,从而降低了药物的毒性,这是炮制附子的主要目的。同时,附子的强心作用则不会因为乌头碱的含量下降而减弱。因为,经过炮制的附子中其强心苷成分——消旋去甲乌药碱仍然大量存在。

另外,有人对张仲景《伤寒论》中"四逆汤"进行了药理实验研究,将生附子水浸液给家兔静脉注射,并对小白鼠灌胃,均使实验动物发生了剧烈的毒性反应,最终导致死亡。但同时配伍甘草和生姜则有缓解毒性的作用,实验动物毒性反应较轻,死亡时间延长、或免于一死。此进一步证明了用甘草等辅料煮制附子的方法是具有一定科学性的。

[化学成分]

附子含乌头碱(aconitine)、中乌头碱(mesaconitine)、次乌头碱(hypaconitine)、塔拉乌头胺(talatisamine)、棍掌碱氯化物(coryneine chloride)、异飞燕草碱(isodelphinine)、苯甲酰中乌头碱(benzoyl mesaconitine)、新乌宁碱(neoline)、附子宁碱(fuziline)、多根乌头碱(karakoline)、去氧乌头碱(deoxyaconitine)、准噶尔乌头碱(songorine)、江油乌头碱(jiangyouaconitine)、新江油乌头碱(neojiangyouaconitine)、去甲猪毛菜碱(salsolinol)等。

其中,附子主含毒性较小的单酯类生物碱,如苯甲酰乌头胺(benzoylaconine)、苯甲酰中乌头胺(benzoylmesaconine)、苯甲酰次乌头胺(benzoyl hypacomne)。还可被水解为毒性更小的胺醇类碱如乌头胺(acomne)、中乌头胺(mesacomne)、次乌头胺(hypacomne)。从水提物中分离得新江油乌头碱(neojiangyouacontine)、尿嘧啶、华北乌头碱、黄草乌头碱、尼奥灵和附子亭等。从日本乌头所加工的附子中,已分离出具有强心作用的微量成分 dl-去甲基衡州乌药碱(dl-demethylcoclaurine, higenamine),此碱作用强烈,稀释后具有显著强心和活血作用。另外,从附子中分离出一种棍掌碱(coryneine),其具有升压和强心的作用。

[药理作用]

1.强心作用

附子对心动过缓性心律不齐有效,其强心成分为去甲乌药碱。去甲乌药碱能够显著增加猪心室肌细胞动作电位振幅（APA）、动作电位时程(APD)、50%平台长度的振幅(PLA)及平台长度(PL),改善高钾诱发的传导阻滞,表明去甲乌药碱是慢通道激动剂。去甲乌药碱能加强低浓度与异丙肾上腺素、对火鸡红细胞膜腺苷酸环化酶的激活作用,该成分对热稳定,作用强且不引起心脏障碍。熟附片煎剂对蛙、豚鼠及兔离体心脏具有强心作用, 对在体心脏呈轻度强心作用,其强心作用与钙离子含量有密切关系。

2.降压作用

熟附片煎剂可使麻醉狗和猫血压迅速而短暂的下降,对冠状血管有扩张作用。

3.镇痛与局麻作用

其活性成分为乌头碱类,诸如乌头碱、中乌头碱和次乌头碱等。

4.致毒作用

附子如因炮制、煎法不当或用量过大容易引起中毒,急性中毒时症状表现为呼吸兴奋、流涎、运动麻痹、末梢痉挛、呕吐样开口运动(通常称为乌头碱症状)、口腔灼热、发麻(从指头开始渐达全身)、疲倦、呼吸困难、瞳孔散大、脉搏不规则(弱而缓)、皮肤冷而粘以及面色发白等,严重者可导致突然死亡。中毒解救方法为使用 1%~2%的鞣酸洗胃,酌情给予催吐剂。灌服活性炭(混于水中服下)以及静脉注射葡萄糖盐水等。对症治疗方法为及时使用尼可刹米等兴奋剂,注意保温,必要时给氧或进行人工呼吸。心跳缓慢而弱者,可皮下注射阿托品。

[性味归经]

辛、甘,大热;有毒。归心、肾、脾经。

[功能主治]

回阳救逆,补火助阳,祛寒蠲痹。用于亡阳虚脱,肢冷脉微,阳痿,宫冷,心腹冷痛,虚寒吐泻,阴寒水肿,阳虚外感,寒湿痹痛等。

[用法用量]

3~15g,先煎,晾凉服。孕妇忌用!

[处方用名]

附子、附片、黑附片、炙附片、淡附片,皆付"黑顺片"。写白附片付"白附片",注明"炮"付炮附片。

[备注]

附子、乌头、天雄系同一植物的子根与母根,性味及功用相似。其中,附子长于回阳救逆,乌头长于祛风寒、蠲痹止痛,天雄长于助阳。本品不宜与半夏、栝蒌、贝母及白及同用!

何首乌

Radix Polygoni Multiflori

[来源]

本品为补血药。系蓼科植物何首乌 Polygonum multiflorum Thunb.的干燥块茎。

[炮制方法]

(1)炙何首乌:将生首乌切为小方块,备用。取黑豆适量,加入清水煎煮两次,以豆被煮熟烂为度,滤取汁液,弃去残渣。再将滤取的豆汁和适量黄酒同时加入何首乌中,搅拌均匀,闷润约 2~4h,移入铜罐或者不锈钢罐内,将罐口封严,隔水加热炖制 24h 左右,待罐内汁液被药物吸尽,何首乌颜色呈棕褐、或类黑色时出罐,晾干,即得。

(2)酒制何首乌:取生首乌丁块,喷入适量绍兴黄酒,搅拌均匀,放置约12h。待黄酒全部渗入药物组织内部时置于蒸笼内蒸制约 4~8h,至药物外部呈紫褐色或黄褐色时取出,自然干燥。然后将干燥品再重复上述炮制操作 2~3次,直至药物内、外部完全呈黑褐色时为度,干燥,即得。

[操作要领]

(1)炙制何首乌每 100kg 药物用黑豆 10kg。煎煮滤取豆汁 25kg,用绍兴黄酒25kg。炮制成品规格以外表呈类黑色为标准。

(2)酒制何首乌每 100kg 药物凡重复蒸制一次,用绍兴黄酒 25kg。炮制成品规格以外表呈黑褐色为标准。

[炮制研究]

传统医学认为,生首乌味苦、涩,具有解毒散结,润肠通便,疗痈毒疮疡、瘰疬结核,以及皮肤疾病之功效,制何首乌味甘,具有补肝肾,益精血,壮筋骨,乌须发之效,用于治疗失眠健忘,遗精,崩带,须发早白等症;用黑豆汁制何首乌可增强其益精补肾之功。

现代药物化学研究认为,何首乌经蒸制或炖制后,其中所具有的泻下成分结合型蒽醌、可被水解为无泻下作用的游离型蒽醌类衍生物,故消除了生品的致泻作用。另外,用黄酒制可增强何首乌中所含卵磷脂成分的溶出率,而卵磷脂是构成细胞膜和神经组织的成分,亦是脑脊髓的主要组成成分,其同时还具有强心作用。因此,酒制何首乌不仅具有治疗神经衰弱的作用,同时又可促进血液的新生。有关实验研究对何首乌炮制前后蒽醌衍生物、还原与非还原糖含量进行了对比测定,测定方法与结果如下:

(1)炮制方法:取生何首乌药粉适量,用布包裹后隔水蒸制,每隔 5~10h 启开笼盖上下翻动一次,并且随之取出一份作为样品,置于烘箱内 50℃恒温烘干,供测定其中的蒽醌衍生物含量。

(2)蒽醌衍生物含量测定:采用分光光度法进行测定,其结果见下表。

不同蒸制时间对蒽醌衍生物含量的影响

样品编号	高寒山区(小时)	取样量	药物外表颜色	游离蒽醌衍生物含量	总蒽醌衍生物含量	结合蒽醌衍生物含量
1(生品)	0	0.5g	土黄	0.01mg	0.26mg	0.25g
2	5g	0.5g	棕黄	0.01mg	0.26mg	0.25g
3	10g	0.5g	棕红	0.01mg	0.26mg	0.25g
4	20g	0.5g	棕红	0.01mg	0.26mg	0.25g
5	30g	0.5g	棕红	0.01mg	0.26mg	0.26g
6	40g	0.5g	棕红	0.01mg	0.26mg	0.25g
7	50g	0.5g	棕褐	0.02mg	0.25mg	0.23g
8	60g	0.5g	棕褐	0.03mg	0.25mg	0.22g
9	70g	0.5g	棕褐	0.03mg	0.25mg	0.22g
10	80g	0.5g	棕褐	0.04mg	0.25mg	0.21g
11	90g	0.5g	棕褐	0.06mg	0.25mg	0.19g
12	100g	0.5g	棕褐	0.09mg	0.25mg	0.16g

(3)生首乌与熟首乌含糖量的比较,结果见下表。

生首乌与熟首乌含糖量比较

样品名称	还原糖含量	非还原糖含量	总含糖量
生何首乌	1.96%	3.48%	5.84%
制何首乌(蒸 60 小时)	4.02%	0.82%	4.84%

根据以上研究结果认为:生首乌经过炮制后,其外表颜色随着蒸制时间的延长而加深,当蒸制 50h 后,游离蒽醌衍生物含量随着蒸制时间延长而递

增,但结合型蒽醌衍生物含量则逐渐减少,同时还原糖含量随之增加。此说明蒸制何首乌之目的是使部分具有致泻作用的结合型蒽醌衍生物、水解成为无致泻作用的游离型蒽醌衍生物,何首乌的滋补强壮作用于是也充分体现和发挥出来了。从这一点说明,中医认为生首乌润肠通便、制(熟)首乌滋补强壮是具有一定科学道理的。

[化学成分]

何首乌块根含蒽醌类化合物,主要为大黄素(emodin)、大黄酚(chrysophanol)以及大黄素甲醚(physcion)、大黄酸(rhein)、大黄酚蒽酮(chrysophanol anthrone)等。尚含白藜芦醇(resveratrol)、云杉新苷(piceid)、2,3,5,4′-四羟基芪-2-O-D-葡萄糖苷（2,3,5,4'-tetrahydroxystilbene-2-O-β-D-glucopyranoside）、2,3,5,4′-四羟基芪-2-O-葡萄糖苷-2″-O-没食子酸酯(2,3,5,4'-tetrahydroxystilbene-2-O-β-D-glucoPyranoside-2″-O- mon-o-galloyl ester)、2,3,5,4′-四羟基芪-2-O-葡萄糖苷-3″-O-没食子酸酯(2,3,5,4'-tetrahydroxystilbene-2-O-β-D-g lucopyrano-side3″-mon-ogal-loyl ester),以及没食子酸(gallic acid)、右旋儿茶精(catechin)、右旋表儿茶精(epicatechin)、3-O-没食子酰(-)-儿茶精[3-O-galloyl(-)-catechin]、3-O-没食子酰(-)-表儿茶精[3-O-galloyl(-)-epicatechin]、3-O-没食子酰原矢车菊素(3-O-gall oyl-procyanidin)、B-2,3,3′-二-O-没食子酰原矢车菊素(3,3′- di-O-galloyl-Procyanidin)、β-谷甾醇(β-sitosterol)以及卵磷脂等。

[药理作用]

1.抗衰老作用

许多学者认为,衰老动物体内积累大量脂质过氧化产物,并伴随超氧化物歧化酶活性的降低。实验研究表明,何首乌可明显降低老年小鼠脑和肝组织丙二醛含量,增加脑内单胺类递质含量,增强SOD活性,还能明显抑制老年小鼠脑和肝组织内单胺氧化酶-B的活性,从而消除自由基对机体的损伤,延缓衰老和疾病的发生。自由基学说认为,脂质过氧化物的生成和沉积可以引起一系列的衰老症状,因此脂质过氧化物的含量是评价衰老的主要指标之一。何首乌提取物对小鼠皮肤脂质过氧化物的生成具有非常明显的抑制作用,说明何首乌具有延缓皮肤衰老的作用,可以作为良好的皮肤抗衰老化妆品添加剂。此外,何首乌还能明显提高老年大鼠的外周淋巴细胞DNA损伤修复能力,通过抑制脑内单胺氧化酶-B活性,影响生物体中枢神经递质的含量,从而调节中枢神经活动,延缓大脑的衰老。

2.对免疫系统的影响

经炮制的何首乌能拮抗免疫抑制剂氢化考的松或强的松龙引起的小鼠胸腺萎缩与退化作用,增加其胸腺、肾上腺、脾脏和腹腔淋巴结的重量,提高白细胞总数,促进腹腔巨噬细胞的吞噬功能,降低小鼠循环免疫复合物的含量。免疫学说认为,免疫功能的衰退与机体的老化密切相关,胸腺是免疫系统的中枢器官,能够有效地维持机体的免疫功能。何首乌能延迟随衰老出现的胸腺退化,可能是其延缓衰老、提高机体免疫力的重要机制。另外,何首乌还能增加胸腺核酸和蛋白质含量,延缓老年大鼠胸腺年龄性退化作用,并能促进老龄小鼠胸腺超微结构明显逆转变化,使小鼠腹腔巨噬细胞吞噬指数明显上升,从而提高机体的非特异性免疫功能。

3.降血脂及抗动脉粥样硬化作用

动脉粥样硬化病变发生在多个环节,平滑肌细胞增殖是其中重要的一环。实验证明,含何首乌的复方中药能够明显抑制牛的主动脉平滑肌增殖作用,其单味药的作用不如复方的效果明显。研究发现,制首乌中一个新的四羟基二苯乙烯苷成分,可抑制血小板源生长因子诱导的小牛血管平滑肌细胞增殖,在10 ~4mol/L时,抑制率可达50.6%,这为何首乌的抗动脉粥样硬化作用提供了实验依据。相关研究表明,制何首乌醇提取物 0.84g/(kg.d)~8.4g/(kg.d)灌胃给药,6 周内可显著降低老年鹌鹑的血浆甘油三酯和游离胆固醇水平,抑制血浆总胆固醇和胆固醇酯的升高。制何首乌的水提物可明显提高小鼠血清高密度脂蛋白胆固醇含量,降低 TC 水平,结合 HDL-C/TC 比值显著升高,提示何首乌可提高机体运转和清除胆固醇的能力,降低血脂水平,延缓动脉粥样硬化的发展。

何首乌降脂作用的机理尚未明确,可能由以下几个途径之一或协同完成:(1)蒽醌类成分的泻下作用,加速了机体内的毒物代谢,使肝脏的脂肪代谢途径得以恢复。(2)其有效地影响肝脏 3-羟基 3-甲基戊二酰辅酶 A 还原酶、和 Ta-羟化酶活性,抑制内源性胆固醇合成,促进胆固醇转变成胆汁酸,并抑制胆汁酸从肠道重吸收,加强胆汁酸从肠道排出。(3)诱导肝脏微粒体羧基酯酶,促进体内水解过程的进行,此与加速体内毒物的排泄有关。

4.心肌保护作用

有关研究发现,何首乌提取液对犬心肌缺血再灌注损伤具有预防作用。其作用环节可能是何首乌中二苯乙烯苷、白藜芦醇苷等,具有增加超氧化物歧化酶(SOD)、和过氧化氢酶活性的功能。加之何首乌中某些成分如蒽醌类、磷脂等有直接的抗氧化作用,从而减少了体内氧自由基。

5.保肝作用

何首乌所含的二苯乙烯苷成分,对过氧化玉米油所致大鼠的脂肪肝和肝功能损害、肝脏过氧化脂质含量上升、血清谷丙转氨酶及谷草转氨酶升高等,均有显著对抗作用。并且,还能使血清游离脂肪酸及肝脏过氧化脂质显著下降。在体外实验中,亦能抑制由二磷酸腺苷及还原型辅酶所致大鼠肝微粒体脂质的过氧化,从而减轻了肝细胞损害而具良好的保肝作用。此外,何首乌含有丰富的卵磷脂,使多种因卵磷脂减少的肝病得到补充或促进合成,防治脂肪肝和胆固醇的沉积,而何首乌增加肝糖原的作用也有利于对肝脏的保护。

6.保护神经作用

何首乌中的主要生物活性成分为二苯乙烯苷,对 β-淀粉样蛋白和过氧化氢致神经细胞存活率下降、及乳酸脱氢酶漏出增多具有明显拮抗作用,并随剂量增加其神经保护作用增强。提示二苯乙烯苷对老年性痴呆等神经系统退行性疾病的防治,均具有一定的作用。制首乌提取物可浓度依赖性的抑制白细胞介素及一氧化氮的产生,从而发挥神经元保护作用。

7.抗菌作用

何首乌不同炮制品水煎液,对金黄色葡萄球菌、白色葡萄球菌、福氏痢疾杆菌、宋内氏痢疾杆菌、伤寒杆菌 901、副伤寒杆菌 B、白喉杆菌、乙型溶血链球菌以及奈氏卡他菌等,均有不同程度抑制作用。其中,生首乌水煎液抗金黄色葡萄球菌作用较之于其他炮制品为强。酒蒸首乌水煎液和地黄汁蒸制首乌水煎液,对白喉杆菌的抑制能力均优于生品及其他炮制品。

8.其他作用

何首乌具有肾上腺皮质激素样作用,制首乌能使去肾上腺饥饿小鼠的肝糖原含量明显增加,使小鼠的肾上腺显著增重,并可对抗柴胡、氢化可的松所致的胸腺及肾上腺萎缩。另外,何首乌中所含的蒽醌衍生物能促进肠蠕动,故具有轻度泻下作用。

[性味归经]

苦、甘、涩,温。归肝、心、肾经。

[功能主治]

生首乌解毒消痈,润肠通便。用于瘰疬疮痈,风疹瘙痒,肠燥便秘,高血脂症等。制首乌补肝肾,益精血,乌须发,强筋骨。用于血虚萎黄,眩晕耳鸣,须发早白,腰膝酸软,肢体麻木,崩漏带下,久病体虚,高血脂症等。生首乌经蒸制后增强了甘甜之味,且黑豆可助何首乌滋补精血之功,合绍兴黄酒则药力更强,并取酒之辛味以润肾燥。

[用法用量]

3~12g。入汤剂或丸、散。

[处方用名]

何首乌、首乌、夜交藤根,皆付炙制何首乌。注明"酒制"付酒制何首乌,注明"生"付未经炮制的何首乌。

草　乌

Radix Aconiti et Radix Aconiti Lateralis Preparata

[来源]

本品为祛寒药。系野生乌头属植物北乌头 Aconitum Kusnezoffii Reichb. 华乌头 A.chinense Paxt.及卡氏乌头 A.carmichaeli Debx 的干燥块根。

[炮制方法]

(1)煮草乌:将净选草乌大、小分档,加入清水适量浸泡,每天换两次水,待浸泡至药物内部无干心时捞出,加入清水煮制 4~6h。或者蒸制 6~8h。挑取其中个子较大、实心者切开,以内无白心,口常微有麻辣感时捞出,晾至半干,切片,干燥,即得。

(2)炙草乌:取生草乌除净杂质,加入清水浸泡 7d 左右,每天换两次水,以切开触舌微有麻辣感时捞出,晾干,备用。另取适量金银花和甘草饮片,置于锅内加入清水适量煎煮 2h,过滤,弃去残渣。将草乌投入药物滤液中煮制,并不断翻动(在煎煮过程中汤液蒸发,可随时添加温水补充。),待煮至汤液被药物完全吸尽、内无白心时取出,晾至半干,闷润 1~2d,使水分在药物组织中滋润一致,切片,干燥,即得。

[操作要领]

(1)清水煮草乌成品规格以口常微有麻辣感为标准。

(2)炙草乌用水浸泡时春、秋季每天换 2 次水,夏季每天换 3 次水,且需置于阴凉处进行浸泡操作。每 100kg 草乌用金银花 2kg、甘草 5kg。炮制成品规格以口常微有麻辣感为标准。

[炮制研究]

草乌含有乌头碱、中乌头碱、次乌头碱、异物头碱和乌头原碱等多种生物碱。其中乌头碱有剧毒，1:1000 的水溶液滴于舌上即有麻辣疼痛感，口服 0.2mg 生品可造成中毒反应。草乌炮制之目的是使乌头碱含量降至安全标准剂量范围,故采用水解的方式将乌头碱转化为乌头原碱化学结构。有人曾对草乌进行了如下实验研究：

1.采取水漂和不同温度加热等方法,对乌头毒性成分的影响

(1)将草乌总生物碱除尽后的水溶液中,仍然有较强的毒性,说明草乌中除含有剧毒成分乌头碱外,尚含有其他水溶性的毒性成分。因此,浸泡和漂洗对于消除草乌的毒性成分是必不可少的操作环节。

(2)草乌的麻辣味和乌头碱含量、随着水漂时间的延长而逐渐降低。将未漂洗、漂洗 4d、11d、15d 的草乌煎液分别给小白鼠灌胃,证明漂泡天数与毒性降低程度成反比关系。

(3)水浸液 pH 值在 4.0~6.0 之间,乌头碱容易产生水解。

(4)药物浸泡时间越长,乙酰基含量降低越多,毒性下降程度与乙酰基量减少成正比变数关系。

乌头碱为二元酯化学结构式,经水解后转化为低毒、或无毒的次乌头碱、乌头原碱、醋酸以及苯甲酸等成分,由于乌头碱的化学结构和性质发生了改变,因此其毒性亦随之产生了变化。

乌头碱的水解化学反应式为：

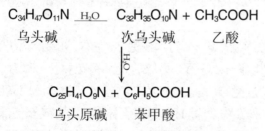

$$C_{34}H_{47}O_{11}N \xrightarrow{H_2O} C_{32}H_{35}O_{10}N + CH_3COOH$$

乌头碱　　　　次乌头碱　　乙酸

$$\downarrow H_2O$$

$$C_{25}H_{41}O_9N + C_6H_5COOH$$

乌头原碱　　苯甲酸

干热实验：乌头碱在摄氏 80℃、100℃、120℃、140℃时,随着温度增高和时间的延长,乙酰基则逐渐减少。有研究认为,加热煮制使乌头碱变成了苯甲酰乌头原碱,部分则转变为氨基醇类成分。

2.几种炮制方法对草乌毒性和镇痛作用的比较研究

分别将草乌常压蒸制 3h,加压(110℃)蒸制 1h,加辅料煎煮 5h,单纯用清水煮制,清水中加入甘草、金银花共煮,清水中加入豆腐共煮等六种方法,所得炮制样品用于动物实验。经对小白鼠半数致死量测定,以及热板法小白鼠痛阈影响等实验,结果采用蒸制法草乌毒性降低最明显,其 LD_{50} 较原药材降

低1/60，加压蒸汽法为1/28，甘草和黑豆共煮法为1/26，清水煮制法为1/20。甘草和金银花共煮法，对小白鼠所致的抽搐毒性反应现象具有消除作用；豆腐煮制法和未加辅料煮制的草乌有致小白鼠死亡的现象发生。止痛效果以甘草和黑豆制草乌最佳，蒸制法炮制成品与生草乌止痛效果相近，煮制法与加压蒸汽法炮制成品止痛效果则相对较弱。

3. 草乌导致中毒因素、及甘草和蜂蜜解毒的机理

有人认为，服用草乌中毒者多为饮用药酒所致，原因是乌头碱在乙醇溶液中溶解度较大，生物碱溶出率较高，因此饮用后会造成中毒现象。对小白鼠的动物实验研究认为：甘草和蜂蜜对于草乌及所含乌头碱成分均具有良好的解毒作用。其中，甘草比蜂蜜的解毒作用更强，而甘草和蜂蜜对乌头碱的解毒作用则强于对乌头的解毒作用。

4. 草乌炮制的改进

相关炮制实验研究在水漂法、水煮法、常压蒸汽蒸制法的基础上，改进为热压炮制法。即在生草乌中加入清水适量，浸泡至透，再放入高压消毒器中，以7磅/吋^2(110.5℃)热压约6h，放汽后在消毒器中干燥30min左右，取出，置于60℃恒温烘干。认为该法可以降低草乌毒性，以正常用量的2倍(7g)一次煎服、或者取0.3g制成散剂口服，均未产生任何不良反应。同时，还认为该炮制方法既可保存生物活性成分，又可缩短炮制时间，且操作简便，易于干燥等。

[化学成分]

草乌与川乌作用基本相同，前者生物碱含量约为0.425%，后者约为0.5991%。其主要化学成分为乌头碱，乌头碱水解后生成乌头原碱、醋酸及苯甲酸。叶中尚含有肌醇及鞣质。多根乌头含有乌头碱、准噶尔乌头碱、准噶尔乌头胺、多根乌头碱、多根乌头定碱、乌头芬碱等，准噶尔乌头根含总生物碱量约为1.5%，主要为乌头碱、准噶尔乌头碱，地上部分总生物碱含量约为0.7%，主要为准噶尔乌头碱。亚东乌头含有伪乌头碱。紫草乌地上部分(叶和梗)含生物碱0.58%，其中分离出的结晶性生物碱称为紫草乌碱，含量为0.43%。据报道，日本产乌头除含乌头碱和新乌头碱外，尚含有次乌头碱和惰碱等。

[药理作用]

草乌头(品种未鉴定)用小白鼠热板法实验，具有较强的镇痛作用。例如，与秦艽配伍，其镇痛效力可相互增强。草乌经甘草、黑豆汁炙制后，其毒性降低而不影响其镇痛效力。另外，甘草和蜂蜜对草乌有解毒作用。将多根乌头中提出的总碱10~20mg/kg注射于麻醉犬及兔，从心电图上显示心跳兴奋性及

传导发生紊乱。

自准噶尔乌头根中提出的生物碱超过 30 种以上,准噶尔乌头碱属于 Atisine 一类,将其 400mg/kg 皮下注射,可使小白鼠自发性活动降低,有时后肢强直性收缩。对兔有弱的镇静作用,并能延长小鼠用催眠药引起的麻醉时间。用于兔具有降温作用,静脉注射可降压,大剂量能阻断神经节。酊剂外用可作为止痛剂,以治疗神经痛和偏头痛等,止痛作用主要来自乌头碱,其毒性极大。

从紫草乌的叶和茎中分离得紫草乌碱,其 1%的溶液具有局部麻醉作用,效力相当于可卡因的 2 倍将紫草乌碱注射于大白鼠大腿后侧坐骨神经周周,能产生传导阻滞,对人舌头具有麻木和针刺感。将紫草乌碱溶液加热或放置于室温下 2~3 个月,其不失效。异乌头碱 0.02%的浓度对家兔角膜有较弱的局部麻醉作用,将其注射于小白鼠大腿后侧坐骨神经周围,能使之产生传导阻滞,但局部刺激明显,且易吸收中毒。用小白鼠热板法做实验,紫草乌碱小剂量不能提高痛阈,大量始有效,其镇痛指数很低。

林地乌头对离体蛙心有兴奋作用,使心肌收缩加强,频率加快。灌流于离体蛙心能使血管扩张,小剂量升压、大剂量则抑制心血管。对饥饿动物能使其体重很快恢复,正常犬、兔口服后体重增加更快。

[性味归经]

辛、苦、热;有毒。归心、肝、肾、脾经。

[功能主治]

祛风除湿,温经止痛。用于风寒湿痹,关节疼痛,心腹冷痛,寒疝作痛,麻醉止痛。

[用法用量]

1.5~3g,宜先煎和久煎。孕妇慎用!不宜与贝母、半夏、白及、白蔹、天花粉、栝蒌、犀角同用! 生品一般不入药。

[处方用名]

草乌、制草乌,付水煮制或者蒸制草乌。炙草乌付用金银花和甘草煎液煮制之草乌。

香 附
Rhizoma Cyperi

[来源]

本品为理气药。系莎草科植物莎草 Cyperus rotundus L.的干燥根茎。

[炮制方法]

（1）醋制香附：取净香附,加入适量米醋拌匀,闷润 2~3h 使醋液被药料吸尽,然后置于锅内用文火拌炒至显"火色"、并可嗅到香附和醋酸混合气味时出锅,晾凉,干燥,即得。

（2）香附炭：将净香附大、小分档,置于热锅内先文火、后以武火加热拌炒,至香附颜色变黑、断面呈焦褐色时喷淋清水少许,拌炒片刻出锅,晾凉,干燥,即得。

（3）制香附：将生香附中杂质拣去,碾为碎粒,簸去细毛及细末,置于容器内加入适量黄酒和米醋,搅拌均匀,备用。另取白砂糖适量,加入清水少许拌炒至烊化,然后将香附粒倒入锅中与白砂糖液充分混合,以文火拌炒至干燥,出锅,晾凉,即得。

（4）四制香附：取净香附,加入米醋、童便、黄酒和炼蜜四种辅料的混合烊化溶液,搅拌均匀,适当闷润,入锅内用文火进行拌炒,至药物干透后出锅,晾凉,即得。

（5）七制香附：取净香附子,碾压成为碎粒,筛除细毛和细末,备用。另取适量黄酒、盐水、米醋、童便、米泔水、生姜水和牛乳汁,混合均匀。然后将之加入香附粒中充分搅拌均匀,闷润片刻,入锅内用文火拌炒至干燥,出锅,晾凉,即得。

[操作要领]

（1）醋制香附时拌炒过程中应以文火加热,连续搅拌,使药物受热均匀,避免炒焦。每 100kg 香附用米醋约 15~20kg。炮制成品规格以挂"火色",无焦黑斑点为标准。

（2）香附炭的成品规格以外表呈黑色、内部焦褐色,存性为标准。

（3）制香附时拌炒过程中应以文火加热,待可嗅到药物固有的特殊气味、挂火色时即可出锅。每 100kg 香附用黄酒和米醋各 20kg,白砂糖 6kg。炮制成品规格以挂"火色",无焦斑为标准。

（4）四制、七制香附时,所用液体辅料应与药料充分拌匀,并使辅料完全渗入到药物组织中,以保证炮制品质量内、外一致。炒制过程中火力不宜太强,以免炒焦。待药物被炒至干透,并可嗅到其本身固有的气味时即可出锅。辅料中童便一味,宜选用 12 周岁以下男童晨起第一次小解时的中段尿液。四制香附每 100kg 药料用米醋、黄酒、童便各 12.5kg,炼蜜 6kg（必要时可加适量沸水稀释）;七制香附每 100kg 药物用黄酒 6kg,米醋、童便、生姜水各 2kg,米泔水、牛乳汁各 3kg,食盐溶液 1kg。上述两种炮制成品规格均以挂"火色",外表无焦斑,可嗅到香附同混合辅料杂合的特殊气味为标准。

[炮制研究]

明代医药学家李时珍认为,香附子味辛,故能疏散。生用则散而上行胸膈,外达皮肤;炒熟则下行肝肾,外达腰足;醋炙后入肝活血,理气止痛;炒炭色黑则入肾,肾属水、心属火,以肾水克心火而治心血离经,故炭品具有止血之功。

制香附、四制香附以及七制香附所用诸炮制辅料功用为:酒制升提而辛散,姜制温通而宣散,入盐走肾而软坚,用醋注肝而住痛,童便除劣性而降下,米泔制去燥性而和平,乳制润枯以生血,蜂蜜、砂糖制甘缓益元。各辅料合用炮制之香附,不仅提高了其理气解郁、止痛调经之功,并且增强了通络散瘀、除痞行滞,涤痰化饮之效。从而使香附子燥性得抑,耗散得敛,劣性得降。主药与辅料相互补充、制约,相辅相成,相得益彰。

现代中药学理论认为,米醋所含醋酸,不仅可与生物碱结合成盐,提高生物碱的溶解度,且可对药物起到矫味、矫臭的作用。另外,醋酸中所含有机酸可与毒性成分结合,起到降低或者消除药物毒性的作用。香附中含有1%的烯萜类挥发性成分,具有一定的生物活性,但对人体胃肠以及食道黏膜具有一定的刺激作用,这或许是传统医学所指之香附的"燥性"吧? 然而,香附经过醋制后,其中部分挥发油与醋酸作用所生成的衍生物则无刺激性。所以,香附经用醋制其"燥性"也就有所减弱了。另外,米泔水对于油脂具有吸附作用。因此,香附经米泔水浸制后可除去其中部分挥发性成分,达到降低燥性的目的。酒制则有助于香附中挥发性成分的溶出。蜜制、盐制不仅可以改变药物性能,而且还可起到矫味、矫臭的作用。童便中所含尿素成分,未被尿素酶分解前呈弱酸性,可与香附中的挥发油结合生成一种衍生物,故可降低其"燥性"。总之,采用多种液体辅料炮制香附的方法,尚有待于从药理、药化和药效学的角度加以深入研究探讨,从而进一步明确其炮制机理及炮制品的药用价值。

[化学成分]

香附根茎含挥发油约1%,不同产地的香附其挥发油的组成不完全相同。根部含有抑制某些真菌发育的物质。国产香附挥发油含香附烯(Cyperene)、β-芹子烯(β-Scliene)、α-香附酮(α-Cyperone)、β-香附酮(β-Cyperene)、广藿香酮(Patch-oulenone) (也称异香附酮)、少量单萜类化合物、柠檬烯(Limonene)、1,8-桉油素(1,8-Cineol)、β-蒎烯(β-Pinene)、对-聚伞花素(P-Cymene)、樟烯(Camphene)等。日本产香附挥发油含香附烯、α-香附酮、香附酮(Cyperotundone)、香附醇酮(Cyperol-one)、香附醇(Cyperol)、异香附醇(Isocyp-erol)、苏根醇乙酯(Sugenolacetate)、α-莎草醇(α-Rotunol)及 β-莎草醇(β-Rotunol)。印度产香附挥发油中含二烯(Copadiene)、环氧愈创烯(Epoxyguaiene0、莎草薁酮(Rotundone)及香附醇酮(Cype-rolone)等。

[药理作用]

1.对中枢神经系统的作用

(1)对阈下剂量戊巴比妥钠的协同作用:据报道,给小鼠分别腹腔注射不同剂量香附挥发油 0.03ml/kg、0.06ml/kg 及 0.10ml/kg（分别为 1/10,1/5,1/3 半数致死量),给药后 30min,各组的小鼠均腹腔注射阈下剂量的戊巴比妥钠 20mg/kg,以翻正反射消失为睡眠指标,观察各组的睡眠鼠数。结果表明,不同剂量的香附挥发油均能明显协同戊巴比妥钠对小鼠的催眠作用。

(2)对正常家兔的麻醉作用:给家兔分别缓慢静脉注射不同剂量的香附挥发油 0.050ml/kg、0.075ml/kg 及 0.100mg/kg,平均麻醉时间依次为 9.0min、15.0min、28.5min。各组动物给药后翻正反射迅速消失,在 0.050mg/kg 剂量组,家兔痛反应及角膜反射迟钝,听反应存在。其余两个剂量组家兔痛反应及角膜反射完全消失,听反应存在。各组家兔在给药后均有四肢强直现象,约 3min 后消失。

(3)协同东莨菪碱麻醉作用:以翻正反射消失为麻醉指标,观察各组家兔的平均麻醉时间。第一组静脉注射香附挥发油 0.075ml/kg,均出现翻正反射消失。第二组脑室注射东莨菪碱、第三组静脉注射香附挥发油 0.035ml/kg(未出现翻正反射消失)。随后,脑室注射东莨菪碱 2mg/kg,结果显示,0.035ml/kg 的剂量无麻醉作用,而能明显地延长东莨菪碱的麻醉时间,但并不影响麻醉深度。

(4)对戊四唑引发惊厥的影响:给小鼠腹腔注射香附挥发油 0.1ml/kg(1/3 半数致死量),给药后 30min,ih 戊四唑 85mg/kg,观察小鼠阵挛性惊厥数。结果表明,香附挥发油对戊四唑引起的小鼠惊厥无保护作用。

(5)解热镇痛作用:给小鼠皮下注射 20%香附醇提取物,能够明显提高小鼠的痛阈。采用热板法测定痛阈,给小鼠腹腔注射香附挥发油 0.1ml/kg,以腹腔注射盐酸吗啡 10mg/kg 作对照,分别于给药后 15min、30min、60min、90min 测定各鼠的痛阈。结果表明,香附挥发油无明显镇痛作用。据报道,香附醇提取物中所含的三萜类化合物(IV-B)5mg/kg,灌服的镇痛效果与 30mg/kg 乙酰水杨酸相当。香附醇提取物对注射酵母菌引起的大鼠发热具有解热作用,其效价约为水杨酸钠的 6 倍,其解热生物活性成分为三萜类化合物。

(6)降温作用:给大鼠腹腔注射香附挥发油 0.1ml/kg,以腹腔注射氯丙嗪

5mg/kg 作阳性对照,给药前、后分别测定大鼠直肠体温。结果表明,给予香附挥发油 30min 后可明显降低大鼠正常体温(P<0.05),较氯丙嗪的降温作用强,但作用不及氯丙嗪持久,随后大鼠体温逐渐恢复正常。

2.对心血管系统的作用

苏联学者 Akperbekova. BA 等报道,给蛙皮下注射香附水或水—醇提取物,可使蛙心停止于收缩期。较低浓度对离体蛙心、在体蛙心、兔心和猫心,均有强心作用或减慢心率作用。香附总生物碱、苷类、黄酮类和酚类化合物的水溶液,亦有强心和减慢心率作用,并且具有明显的降压作用。有学者研究了香附挥发油对猫血压的影响,用氯醛糖 80mg/kg 进行麻醉,记录猫颈动脉血压。给麻醉猫静脉注射香附挥发油 0.1ml/kg 后 15s,猫血压开始下降,150s 后比正常血压降低 10.7~13.3kPa,5min 后血压开始回升,8min 后血压基本恢复正常水平。因此认为, 短暂的血压下降与其局部作用有关。用香附乙醇提取物 20mg/kg 静脉注射于麻醉犬,血压缓缓下降,持续 0.5~lh。乙醇提取物不影响肾上腺素和乙酰胆碱对血压的作用,但能部分阻断组织胺的作用。

3.雌激素样作用

去卵巢大鼠试验研究表明, 香附挥发油具有轻度雌激素样活性。挥发油 0.2ml,间隔 6h 皮下注射 2 次,48h 后阴道上皮完全角质化。0.3ml 给药 3 次时,在大量角质化细胞中反而出现许多白细胞,白细胞的出现可能是挥发油的刺激作用所致。从挥发油分离出的成分中,以香附烯 I(Cyperene)的作用最强,但不及挥发油本身。阴道内给药时,挥发油、香附烯 I 和香附酮可致上皮角质化,而香附醇和香附烯 II 则无作用。其生物活性成分全身给药的有效量不超过局部用药量一倍,故认为这些成分可能属于雌激素原(ProesTCMLIBagen)一类,在体内转化后活性增强,香附的这一作用是其治疗月经不调的主要依据之一。

4.对子宫的作用

用 5%的香附流浸膏,对豚鼠、兔、猫和犬等动物的离体子宫实验表明,对于已孕或未孕动物子宫均有抑制作用,可使其收缩力减弱、肌张力降低。其作用性质与当归素颇相似,但效果较弱。

5.抗炎作用

用香附醇提取物 100mg/kg 腹腔注射, 对角叉菜胶和甲醛引起的大鼠脚肿有明显的抑制作用。此作用强于 5~10mg/kg 氢化考的松。研究证明,其抗炎成分为三萜类化合物。其中,成分 IV-B 对角叉菜胶所致脚肿的抗炎作用、要比氢化考的松强 8 倍,安全范围大 3 倍。此外,对甲醛性脚肿也有抑制作用。

灌胃和腹腔注射的效力之比为 1:3,说明可能在消化道内仅部分吸收。

6.对肠管的作用

按常规方法制备家兔离体肠管,用记纹鼓描记香附挥发油对离体肠管的影响。结果表明,当香附挥发油浓度为 5μg/ml 时,可抑制肠管的收缩。当浓度增加至 20 μg/ml 时,具有明显的抑制作用,使肠管收缩幅度降低、张力下降。香附醇提取物 20μg/ml 浓度时,对离体兔回肠平滑肌有直接抑制作用。

7.抗菌作用

体外试验表明,香附挥发油对金黄色葡萄球菌具有抑制作用,对其他细菌无效。香附烯Ⅰ和Ⅱ的抑菌作用比挥发油强,且对宋内氏痢疾杆菌亦有效,香附酮则完全无效。另外,香附提取物对某些真菌也有抑制作用。

8.其他作用

香附醇提取物对组织胺喷雾所致豚鼠支气管痉挛具有保护作用。此外,香附所含的前列腺素生物合成抑制物质主要为 a-香附酮(a-Cyperone)。

9.香附炮制品的药理作用

(1)对大鼠离体子宫的解痉作用:将 Wistar 纯系雌性大鼠的离体子宫置于麦氏溶糟内,用台氏液保养,加脑垂体后叶素致使子宫段呈强直性痉挛,再加入各炮制品及生品的水煎液,比较各香附炮制品对大鼠离体子宫张力的抑制作用。结果表明,上海法(按 1973 年版《上海市炮制规范》)及改良上海法(按 1973 年版《上海市炮制规范》,辅料改为米醋,不用酒。)制品的作用明显优于生香附(P<0.05),而中国药典两法则与生品无差异。

(2)镇痛作用:给雌性小鼠腹腔注射香附的水提醇沉液 30g/kg,用热板法测小鼠痛阈,比较各类制香附的镇痛作用。结果表明,生香附与制香附均有提高小鼠痛阈的作用,其中以改良上海法为最佳。

(3)考察香附炮制改进的用醋量、蒸、焖的时间这 3 个因素及 3 个水平,以大鼠离体子宫张力、小白鼠痛阈变化为观察指标,用正交法设计并试验各个因素与水平对香附功效的影响。结果表明,用醋量是影响香附质量的主要因素,蒸的时间次之,焖的时间更次之。即用醋量以 10kg 醋/50kg 香附为最佳,蒸制时间以 8h 为妥,焖制时间对试验结果影响不大。

[性味归经]

辛、微苦、微甘,平。归肝、脾、三焦经。

[功能主治]

行气解郁,调经止痛。用于肝郁气滞,胸胁及脘腹胀痛,消化不良,胸脘痞闷,寒疝腹痛,乳房胀痛,月经不调,经闭痛经等。

[用法用量]

6~9g。

[处方用名]

香附、香附米、莎草根,皆付醋制香附。注明"炭"付香附炭,注明"制"付制香附,注明"四制"付四制香附,注明"七制"付七制香附,注明"生"付生香附。

黄 连

Rhizoma Coptidis

[来源]

本品为清热燥湿药。系毛茛科植物黄连 Coptis chinensis Franch.、三角叶黄连 Coptis deltoidea C.Y.cheng et Hsiao 或云连 Coptis teeta Wall. 的干燥根茎。上述三个品种传统习惯分别称之为"味连"、"雅连"及"云连"。

[炮制方法]

(1)黄连:将团块形状的药材掰开,除净杂质及泥砂,入药时捣碎,即可。

(2)酒制黄连:将净黄连置于容器中,加入适量黄酒拌匀,闷润 1~2h,使酒液被药料吸尽、内外滋润一致。将铁锅预热后投入黄连,用文火加热拌炒,至药料黄褐色进一步加深、显现"火色",质微干,并可嗅到药物与黄酒的混合气味时出锅,晾凉,即得。

(3)姜汁制黄连:取适量鲜生姜,洗净后切成薄片,置于锅内加清水适量煎煮 30min 左右,滤取煎液;再加水煎煮一次,过滤,合并两次滤液。然后加热浓缩至 15~20kg。将净治的黄连投入到姜汁浓缩液中,混合均匀,闷润 12h。待姜汁被药料完全吸收后,投入预热的铁锅内用文火加热拌炒,待药物被炒至微干,外表颜色呈深黄时出锅,干燥,即得。

(4)萸黄连:(吴茱萸制黄连)取适量净选的吴茱萸入锅内,加清水 25kg 煎煮1h 左右,过滤,弃去残渣。将净治黄连投入吴茱萸滤液中,均匀混合,放置12h 左右,至药液被黄连完全吸净,入锅内用文火加热拌炒至微干,出锅,干燥,即得。

(5)胆汁制黄连:取净治黄连适量,置于容器内加入适量猪胆汁,搅拌混合均匀,闷润。然后倾入锅内用文火加热焙干,出锅,晾凉,即得。

(6)黄连炭:将净治黄连倾入预热的铁锅中,先用文火、后改为武火加热拌炒,至药物外表炒至焦褐色时喷淋少量清水以灭除火星,再继续拌炒片刻,出锅,晾凉,干燥,即得。

[操作要领]

(1)酒制黄连时炒制火力不宜太强,以免药物颜色变黑。应先拌入酒闷润,然后再行炒制。每100kg黄连用黄酒12.5kg。炮制成品规格以辅料均匀,部分药物表面挂有火色为标准。

(2)姜汁制黄连时炒制宜用微火,至药物微干即可,炒制时间不宜过长,以免成品颜色变暗。传统炮制经验认为,用砂锅炒制的黄连、比用铁锅炒制的外观色泽鲜艳。每100kg黄连用鲜生姜6kg,姜汁煎液量控制在15~20kg。炮制成品规格以姜汁浸润均匀,火色一致为标准。

(3)炒制萸黄连时火力不可太强,以防产生焦煳现象。炒制工具须用砂锅、铜锅或者不锈钢锅,不宜使用铁锅。否则,炮制成品外观呈黑色,从而影响炮制品质量。每100kg黄连用吴茱萸10kg,吴茱萸煎液量为17kg左右。炮制成品规格以吴茱萸汁液被药物均匀吸收,火色适中,成品外观呈褐黄色为标准。

(4)胆汁制黄连时炒制宜微火焙干,以免产生焦煳。采取先拌闷、后炒制为宜。每100kg黄连用猪胆汁6kg。炮制成品规格以猪胆汁浸润均匀一致,火色适中,炮制品外观色泽褐黄色为标准。

(5)炒制黄连炭过程中火力应先弱、后强,呈焦褐色时喷淋适量清水,灭除火星,以免药物炭化。炮制成品规格以外表焦褐色、内部棕褐色或黄棕色,药物存性为标准。

[炮制研究]

黄连主要成分为生物碱,其中含小檗碱、黄连碱、甲基黄连碱以及棕榈碱等多种生物碱。有关研究对黄连生品及其炮制品—炒黄连、焦黄连、黄连炭三品,进行了小檗碱含量与抗菌效力对比实验:

(1)初步研究证明,黄连经过炮制后其主要成分小檗碱含量因炮制过程中受热程度不同、而受到不同程度的破坏。生黄连中小檗碱含量最高(7.1%),炒黄连(6.9%),焦黄连(3.3%),黄连炭(2.9%)。

(2)在试管内对上述四种样品的抗菌效力实验证明,随着炮制品中小檗碱含量的依次递减而减弱。

试验结果说明,用生姜汁、吴茱萸汁、猪胆汁以及黄酒炮制黄连过程中,操作温度不宜过高,炒制时间不应太长,这样才可减少小檗碱的损失量。至于炭品的实际临床应用价值如何,将有待于进一步研究和探讨。

[化学成分]

根茎含多种生物碱,主要成分为小檗碱,又称黄连素(Berberine),含量约为5%~8%,叶含小檗碱约1.4%~2.8%。其次为黄连碱(Coptisine)、甲基黄连碱(Worenine)、掌叶防己碱(巴马亭,Palmatine)、药根碱(Jatrorrhizine)、非洲防己碱(Columbamine)、黄柏酮(Obakunone)、黄柏内酯(Obakulactone)、木兰花碱(Magnoflorine)以及阿魏酸(Ferulic acid)等。此外,黄连中尚含有多种微量元素。

[药理作用]

1.抗菌、抗病毒作用

小檗碱对于金黄色葡萄球菌、溶血性链球菌、肺炎球菌、脑膜炎双球菌、痢疾杆菌、炭疽杆菌等,以及流感病毒、乙肝病毒等均有抑制作用。近年临床上常用黄连须代替黄连应用,黄连须中的黄连素含量为1.2%左右,体外抑菌试验表明,50%黄连须煎剂与10%黄连煎剂的抗菌效力相同。

2.抗原虫作用

黄连生物活性成分体外试验表明,其具有抑制阿米巴原虫及阴道滴虫的作用。

3.对心血管系统的影响

(1)抗心律失常:小檗碱具有抗心律失常作用。其作用机理为:① 延长动作电位时程和有效不应期。② 抑制钠通道,减慢传导,消除折返。③ 抑制钙离子内流。④ 抗自由基损伤,保护细胞膜。

(2)降压作用:小檗碱具有降压作用,其作用特点为:① 舒张压下降明显,脉压差加大。② 无快速耐受现象。③ 降压时肢体和内脏容积增加。其作用机理为竞争性阻断 α-受体,降低外周阻力,减慢心率。

(3)正性肌力作用:小檗碱具有增强心脏功能的作用,可兴奋心脏、增强心肌收缩力。且强心作用不受利血平、心得安、酚妥拉明等药物的影响。其作用机理为:① 阻止 K^+ 外流。② 增加细胞内 Ca^{2+} 浓度。③ 抑制自由基的产生,减少脂质过氧化物对心肌细胞的损伤。④ 降低心肌耗氧量。

4.解毒作用

黄连中生物活性成分具有对抗细菌毒素的作用,可减低金黄色葡萄球菌凝固酶溶血素效价,降低大肠杆菌的毒力。

5.抗炎、解热作用

(1)可抑制多种实验性炎症,其中主要生物活性成分为小檗碱。抗炎机理与刺激促皮质激素释放有关。

（2）黄连所含生物活性成分具有解热作用,其作用机制可能与抑制中枢PO/AH区神经元 cAMP 的生成有关。

6.抑制血小板聚集作用

小檗碱具有抑制血小板聚集作用,其作用机理为:

（1）抑制了血小板内 TXA_2 的生成。

（2）抑制血小板膜释放花生四烯酸,并影响其代谢。

（3）抑制外钙内流。

7.吸收、分布、排泄机制

小檗碱口服不易吸收,肠外给药吸收入血液后迅速进入组织,血药浓度不易维持。人类口服 0.4g 盐酸小檗碱后,30min 血浓度为 $100\mu g$ %(体外杀菌浓度大约为 20mg%),随后逐渐减少,即使每 4h 重复给药 0.4g, 血浓度亦不见增高。小檗碱几乎可分布于体内所有组织,而以心、肾、肺、肝等为最多。其在各组织中贮留的时间甚为短暂,24 h 后仅存微量,主要在体内进行代谢,也有少部分(6.4%)经肾排出。兔口服后亦能吸收,并可在血液中停留 72h,尿中亦有排泄,组织中以心脏浓度最高,胰、肝次之。大鼠口服吸收甚微,注射给药则主要进入心、胰、肝、大网膜脂肪,24 h 后仅有胰和脂肪中仍可查见相当量的小檗碱,仅少量(1%)自尿排出。

[性味归经]

苦,寒。归心、脾、胃、肝、胆、大肠经。

[功能主治]

清热燥湿,泻火解毒。用于湿热痞满,呕吐泻痢,高热神昏,心火亢盛,心烦不寐,血热吐衄,目赤吞酸,黄疸,消渴,牙疼,痈肿疔疮等。外用治疗湿疹、湿疮,耳道流脓等。

[用法用量]

2~5g,外用适量。

[处方用名]

黄连、川黄连、雅黄连、云黄连、味黄连,皆付未经炮制的黄连。注明"炭"付黄连炭,注明"酒"付酒制黄连,注明"姜"付姜汁制黄连,注明"萸"付吴茱萸制黄连。

[备注]

生黄连具有清热燥湿,泻火解毒之功;酒制则引药上行,善清上焦之热,用于治疗目赤、口疮等;姜制则可缓和黄连苦寒之性,引药直达中焦,具有清胃、和胃及止呕作用,用于治疗寒热互结,湿热中阻,痞满呕吐等;萸黄连借吴茱萸大热之性,以矫正黄连苦寒之过,并引药入气分,故偏于治疗肝胆气分之湿热,用于呕吐吞酸,肝胃不和之证;黄连炭则取其能涩、能敛之功,用于出血证及泻痢。

远 志

Polygalaceae

[来源]

本品为养心安神药。系远志科植物远志 Polygala tenuifolia Willd.或卵叶远志 P. sibirica L.的干燥根。

[炮制方法]

(1)甘草水制远志:取甘草适量,拣净杂质,切碎,加入清水适量煎煮两次,过滤,弃去残渣,合并两次滤液,加热浓缩至约为药料量的 10 倍,备用。将净治后的远志投入甘草煎液中,用文火加热煎煮,不断搅拌,至汤液被药料完全吸尽后出锅,稍晾,趁湿润时除去未去净之木心,干燥,即得制远志筒。

(2)蜜炙远志:取制远志筒,加入炼蜜适量,混合均匀,润透,倾入锅内用文火加热拌炒,待药料外表呈微黄色、触之不粘手时出锅,晾凉,即得。

(3)朱砂制远志:取制远志筒,喷淋清水适量,用草席或麻袋覆盖其上闷润约 1~2h,备用。另取水飞朱砂粉适量,均匀撒布于远志筒表面,搅拌均匀,摊开晾干,即得。

[操作要领]

(1)甘草水制远志去除木心的方法:将远志置于铜锅内、加入适量甘草煎液共煮,保持煎液微沸,煮制约 10min,捞出置于容器内,在上覆盖以湿布闷润,待药料被闷透变软,然后用小刀剖开皮部,抽除其中的木心。如果加工数量大,则可将闷润后的远志置于电动石碾上串破,再用中孔筛趁湿筛除木心。另外,煮制远志时宜微火加热,煎煮所得甘草滤液量控制在甘草用量的 10 倍左右,滤液过多、或过少均会影响到药物炮制质量。甘草水制远志每 100kg 药料用甘草 6kg,炮制成品规格以洁净、无木质心为标准。

(2)蜜制远志时宜用微火加热,拌炒至药物不粘手即可。蜂蜜炙远志每100kg 药料用炼蜜 25kg。炮制成品规格以无木心,外表微黄色,不粘手为标准。

（3）朱砂制远志时,所用朱砂需采用水飞法制成极细粉,这样朱砂和远志才会拌的均匀, 两者间附着力也较强。朱砂拌远志每100kg药料用水飞朱砂3kg。炮制成品规格以无杂质,朱砂粉末附着均匀且不脱落,药物外表呈淡红色为标准。

[炮制研究]

关于远志"去心"的炮制机理,雷敩在《炮炙论》中云:"凡使远志,须去心,否则令人烦闷,乃用甘草汤浸一宿,曝干或焙干用。"《本草述》一书中载:"甘草汤浸一宿,因苦下行,以甘缓之,使上发也。"说明远志去心是为了消除胸中烦闷。传统医学根据取类比象推衍为"中满则烦",远志只有去其心、使之中空方可达到解除烦闷的作用。有关实验研究认为,远志的木质部并无明显导致烦闷及其他毒副作用。因此,可省去抽心工序,直接炮制后入药。但是,由于远志所含主要成分远志皂苷存在于"远志筒"中,故传统加工炮制抽除木心的净制方法,既达到了除去非药用部分、减少用药剂量误差之作用,又增强了药用效果之目的。

此外,辅料甘草主含甘草甜素,水解后生成葡萄糖醛酸,可与分子结构中含有羧基和羟基的远志皂苷结合,生成不易被人体所吸收的结合型葡萄糖醛酸。加之,甘草甜素具有类似活性炭样吸附毒质的作用,故可降低或消除远志皂苷对机体黏膜的刺激作用,从而达到缓和药性和降低毒副作用的效果。同时,甘草所含甘草皂苷、与远志所含远志皂苷二者具有协同治疗作用,可进一步增强远志的祛痰宣肺之功。至于蜜炙远志与朱砂拌远志二味,其药理学和药效学以及炮制的合理性,将有待于今后加以论证。

[化学成分]

从远志根中分离出远志皂苷（Onjisaponin)A、B、C、D、E、F、G等成分,皂苷水解后可分得两种皂苷元结晶,即远志皂苷元A(Tenuigenin A)和远志皂苷元B(Tenuigenin B)。从根中还分离出远志酮(Onjixanthone)Ⅰ和Ⅱ、5-脱水-D-山梨糖醇（5-An- hydro-D-sorbitol)、N-乙酰基-D-葡萄糖胺（N-Acetyl-D-glucosamine)、皂苷细叶远志素(Tenuifolin,2β,27-二羟基-23-羧基齐墩果酸的3-β-葡萄糖苷）。远志根中尚含3,4,5-三甲氧基桂皮酸（3,4,5- Trimethoxy-cinnamic acid)、远志醇（Polygalitol)、细叶远志定碱（Tenuidine)、脂肪油及树脂等。

[药理作用]

1.祛痰作用

远志煎剂15g/kg给小鼠灌胃,能显著增加气管排泌酚红量,说明有明显祛痰作用。远志的祛痰作用可能是由于其所含皂苷对胃黏膜的刺激作用,反射性促进支气管分泌液增加所致。有报告指出,远志祛痰的作用强度因试验方法而异。小鼠酚红排泌法的实验结果表明,远志的祛痰作用较桔梗强,而用犬呼吸道分泌液测定法,则其作用不如桔梗。有研究表明,远志根部及根部木心的化学成分和药理作用并不完全相同,远志根皮对小鼠祛痰的最小有效剂量为1.25g/kg,而远志木心用至50g/kg亦无祛痰作用,其原因为远志木心的皂苷含量很低,仅为根皮的4%左右。由此看来,远志去除木心入药的目的在于其祛痰作用强,但亦有报告指出,若用远志皮和全远志的水煎液,给动物每公斤体重给予25g、10g、5g、2.5g、1.25g剂量时,二者均有明显祛痰作用,若再减少剂量,二者则均无祛痰作用。因此,远志心的存在似不影响远志皮的祛痰作用。

2.镇静、抗惊厥作用

远志根皮、未去木心的远志根茎和根部木心,对巴比妥类药物均有协同作用。给小鼠灌服 3.125g/kg ,可协同阈下剂量戊巴比妥钠的催眠作用。而同等剂量对五甲烯四氮唑所致惊厥的对抗作用,则以远志根茎较强、根皮次之,根皮木心则无效。

3.对子宫的作用

远志煎剂经乙醇沉淀处理制成100%的注射液,对大鼠及小鼠离体未孕子宫具有强烈的兴奋收缩作用。远志流浸膏可使离体及在体豚鼠、兔、猫、犬的已孕和未孕子宫收缩增强,肌张力增加,其机制是由于远志皂苷直接刺激子宫肌所致。6.6%的远志煎剂 3~6ml 静脉注射,对孕犬在位子宫亦有明显的兴奋作用。

4.对血压的作用

远志煎剂给麻醉犬、兔静脉注射,有使血压降低的作用,但作用短暂,在1~2min 内即可恢复至原水平,重复给药无快速耐受性。

5.溶血作用

远志含有皂苷,因此具有溶解红细胞的作用,其根皮部的溶血作用远较根木心部为强。

6.其他作用

实验表明,远志煎剂对肺炎双球菌具有抑制作用。远志乙醇浸液在体外对革兰阳性菌及痢疾杆菌、伤寒杆菌和人型结核杆菌等均有明显的抑制作用。远志水溶性提取物,对黄曲霉菌素 B_1 诱发的回变菌落数具有显著的抑制效应。

远志对小鼠 P_{388} 淋巴细胞性白血病也有抑制作用,体外实验表明,远志水提取液在 2.5mg/ml 浓度时,对小鼠淋巴瘤细胞株(Yac-1)、人骨髓白血病细胞株(K_{562})、小鼠成纤维细胞株(L_{929})表现出明显的细胞毒效应,提示其具有抗癌作用。

[性味归经]

苦、辛,温。归心、肾、肺经。

[功能主治]

安神益智,祛痰,消肿。用于心肾不交,失眠多梦,健忘惊悸,神志恍惚,咳痰不爽,疮疡肿毒,乳房肿痛。蜜炙后可增强其润肺止咳作用,朱砂拌染后可提高镇静安神之功。

[用法用量]

3~9g。

[处方用名]

远志、制远志,皆付甘草水制远志。注明“蜜炙”付蜜炙远志,注明“朱”付朱砂拌远志。本品一般不宜生用。

党 参

Radix Codonopsis Pilosulae

[来源]

本品为补气药。系桔梗科植物党参 Codonopsis pilosuala(Franch.)Nannf.、素花党参 Codonopsis pilosula Nannf. Var. modesta (Nannf.)L.T.shen 或川党参 Codonopsis tangshen Oliv.的干燥根。分为野生和家种。

[炮制方法]

(1)党参:将药材除去杂质,洗净泥土,去除芦头。置于容器内加清水适量浸润 2~4h,捞出,闷润 8~12h(可视药材个子大小、季节以及温度与湿度的不同,酌情延长或缩短浸泡和闷润时间),待药物中水分内外滋润一致、无干心时取出,稍晾,切制为厚片,干燥,即得。

(2)米炒党参:在锅内加入适量清水,再取大米适量铺于锅内(或将米淘湿后铺于锅中),使米粒平贴于锅底,用文火加热,至米粒将起烟时立即投入党参饮片,待烟气极浓时轻轻加以搅拌,借助焦米的热传递和烟气进行熏炒,直至烟色由青转浓,饮片被熏为焦黄色时出锅,筛去焦米,晾凉,即得。

(3)蜜炙党参:取炼蜜适量,加水稀释后均匀喷淋入饮片中,搅拌均匀,闷润片刻,投入锅内用文火加热拌炒,至饮片外表呈金黄色、触之不粘手时出锅,晾凉,即得。

[操作要领]

（1）米炒党参操作中火力不宜太强，以免炒焦，每100kg党生用大米15kg。炮制成品规格以外表呈焦黄色，未焦化为标准。

（2）蜜炙党参炒制中宜用文火，避免炒焦或者粘连。每100kg党参用炼蜜6kg。炮制成品规格以饮片松散而不粘连,外表润泽为标准。

[炮制研究]

大米,甘,平。具有健脾养胃,补中益气之功。党参经大米熏炒后,其所含酯类成分以及挥发油等产生分解与挥散、部分被焦米吸收,从而降低了药物中挥发性成分所致之"燥性"和酯类成分的滑泄之性。经过大米熏炒的药物具有焦香气味,从而增强了党参健脾止泻的作用。

另外,蜂蜜中主含果糖、葡萄糖以及少量蔗糖、麦芽糖、蜡质、矿物质、含氮化合物和酶类等,均是良好的营养性成分。因此,党参经蜜炙后可进一步增强药物对人体机能的调节作用,充分发挥其补中益气的效果。

[化学成分] 党参主含三萜类化合物,如无羁萜(friedelin)、蒲公英萜醇乙酸酯、α-菠甾醇及其葡萄糖苷、$\triangle 7$-豆甾烯醇及其葡萄糖苷、菠甾酮 (spinesterone)。另含苍术内酯Ⅲ(atractylenolide Ⅲ)、苍术内酯Ⅱ(atractylenolide Ⅱ)、丁香醛(syringaldehyde)、丁香苷(syringin)、香草酸(vanillic acid)、5-羟基-2-吡啶甲醇(5-hydroxy-2-pyridinemethanol)、α-呋喃羧酸(α-furancarboxylic acid)、正己基-葡萄糖苷 (n-hexyl-β-D-glucopyranoside)、乙基-α-D-呋喃果糖苷(ethyl-α-D-fructofuranoside) 、烟酸以及4种杂多糖和单糖等。尚含党参苷Ⅰ、党参内酯和党参酸及少量挥发油。挥发油中鉴定出32种成分,其中酸性成分11种,约占挥发油总量的50%,并以棕榈酸为主。另外,含微量生物碱、维生素B_2和大量菊糖等。

[药理作用]

1.对消化系统的影响

（1）调整胃肠运动功能:党参为补中益气之要药,能纠正病理状态的胃肠运动功能紊乱。用慢性埋植胃电极的方法,观察到党参水煎醇沉液对应激状态下、大鼠胃基本电节律紊乱具有调节作用,能部分地对抗应激引起的胃运动增加和胃排空加快。党参制剂静脉注射对正常大鼠胃蠕动、或用新斯的明增强的胃蠕动均有抑制作用,表现为蠕动波幅度降低、频率减慢。党参水煎液能改善小鼠Ⅲ度烫伤后肠动力功能障碍,显著提高小肠推进率。党参水煎液对离体豚鼠回肠具有抑制和兴奋两种作用,可使回肠张力升高或先降、后升,频率减慢,并能维持较长时间。此外,对乙酰胆碱及 5-HT 引起回肠收缩具有明显拮抗作用。

(2)抗溃疡作用:党参水煎醇沉液对应激型、幽门结扎型、消炎痛或阿司匹林所致实验性胃溃疡,均有预防和治疗作用。经实验比较,以党参的正丁醇中性提取物对应激性溃疡的疗效佳, 溃疡抑制率可达 98 %; 水提物次之,为72.9%;石油醚提取物作用最差。党参水溶性部位Ⅶ提取物,能对抗由无水乙醇、强酸(0.6NHCl)和强碱(0.2N,NaOH)等所致大鼠胃黏膜损伤及胃溃疡。党参对大鼠基础胃酸分泌具有抑制作用,可降低胃蛋白酶活性,并对抗阿司匹林引起的胃酸增多, 对消炎痛、阿司匹林引起的大鼠胃黏膜前列腺素 E_2(PGE_2)、和氨基己糖含量下降也有抑制作用。

党参的抗溃疡作用机制为:①抑制胃酸分泌,降低胃液酸度。 ②促进胃黏液的分泌,增强胃黏液—碳酸氢盐屏障。 ③增加对胃黏膜具有保护作用的内源性前列腺素(PGEZ)含量。

2.增强机体免疫

党参提取物可增强小鼠腹腔巨噬细胞吞噬鸡红细胞的能力。小鼠腹腔、肌内、静脉注射党参制剂,均可使小鼠腹腔巨噬细胞数明显增加、细胞体积增大、胞体内核酸、糖类、ATP 酶及琥珀酸脱氢酶等活性增强,从而提高其吞噬作用。党参水煎液低浓度可促进体外培养淋巴细胞的有丝分裂, 并促进COnA 活化的小鼠脾脏淋巴细胞 DNA 合成。党参对正常小鼠的体液免疫功能影响不明显,但对环磷酰胺引起的免疫抑制,小鼠则能明显促进其淋巴细胞的转化,增强抗体产生细胞的功能。其中,党参多糖是主要生物活性成分。

3.增强造血功能

家兔皮下注射党参水浸膏、醇浸膏或饲喂党参粉,可使红细胞数升高、白细胞数下降,口服较皮下注射效力显著。家兔皮下注射党参水煎液,亦可使红细胞数和血红蛋白含量显著增高。切除动物脾脏后其效力明显降低,表明党参有影响脾脏促进红细胞生成的作用。对小鼠灌胃党参制剂,亦使红细胞数和血红蛋白含量明显上升,对网织红细胞数和淋巴细胞数无明显影响。

4.抗应激作用

党参可提高机体对有害刺激的抵抗能力。党参多糖可延长小鼠游泳时间,增强耐高温能力,增强去肾上腺小鼠耐缺氧能力,党参水煎液尚具有抗低温作用。党参灌胃给药对 γ-射线照射小鼠有保护作用,能提高其存活率。党参的抗应激作用机制主要与兴奋垂体-肾上腺皮质轴的功能有关。

5.对心血管系统的作用

(1)强心、抗休克:党参具有增强心肌收缩力、增加心输出量及抗休克的作用。用党参的提取物给麻醉猫静脉注射,能明显增加心输出量而不影响心率。对晚期失血性休克家兔静脉输入党参注射液,可使动脉压回升、动物生存时间延长。党参液对气虚血瘀型冠心病患者具有增强左心室功能的作用,冠心病病人口服党参液 1 周即可明显增加左心室收缩功能, 增加心输出量,但对心率无影响。党参可明显增高小鼠心肌糖原、琥珀酸脱氢酶和乳酸脱氢酶的含量,并具有抗常压缺氧、组织细胞缺氧以及微循环缺氧的作用。

(2)调节血压:党参浸膏、醇提物和水提物,均能使麻醉犬与家兔血压显著下降。对麻醉犬与家兔静脉注射党参注射液,可引起短暂的血压降低,但重复给药不产生快速耐受性,党参的降压作用主要由于扩张外周血管所致。党参也可使晚期失血性休克家兔的动脉血压回升,故对血压具有双向调节作用。

(3)抗心肌缺血:党参注射液静脉注射,可对抗垂体后叶素引起的大鼠急性心肌缺血。党参水提醇沉物灌胃给药、或党参注射液腹腔注射,对异丙肾上腺素引起的心肌缺血也有保护作用。结扎犬心脏冠状动脉左前降支,造成急性心肌缺血,党参水煎醇沉液能显著降低心肌缺血犬、左心室舒张终末压升高的绝对值。提示党参能较好地改善心肌的舒张功能,增加心肌的顺应性,使冠状动脉灌注阻力减少,有利于左心室心肌的血流供应,从而改善心肌缺血。

6.改善血液流变学

党参提取液可抑制 ADP 诱导的家兔血小板聚集。家兔静脉注射党参注射液,可明显降低全血比黏度和血浆比动度,抑制体内外血栓形成。并可降低高脂血症家兔血清的低密度脂蛋白、甘油三酯和胆固醇的含量。党参水提醇沉液可降低大鼠全血粘度;醚提液能提高大鼠纤维蛋白溶解酶活性,显著降低血小板聚集率和血浆血栓素 TXB_2 水平。党参总皂苷可显著降低 TXB2 含量、而不影响前列环素 PGI_2 的合成。而其生物碱作用与总皂苷作用相反,不利于党参益气活血作用的发挥。

7.其他作用

(1)益智作用:党参能增强和改善小鼠的学习记忆能力。党参乙醇提取物的正丁醇萃取物,能拮抗东莨菪碱引起的小鼠记忆获得障碍,改善亚硝酸钠引起的小鼠记忆巩固障碍、及 40%乙醇引起的小鼠记忆再现缺损。该萃取物不影响乙酰胆碱的合成,可能与加强乙酰胆碱与 M-受体的结合有关。党参总碱则能对抗东莨菪碱引起小鼠脑内乙酰胆碱含量、及胆碱乙酰化酶活性的下降。用双盲法观察不同年龄的正常受试者,在服用党参水煎液后均能提高其学习记忆能力,且可使正常受试者脑左、右两侧半球的学习记忆能力同时提高。

(2)镇静、催眠、抗惊厥作用:将党参脂溶性和水溶性皂苷经脑室给药,均能引起清醒家兔的脑电图出现高幅慢波的变化,而静脉给药仅脂溶性部分有此作用。党参注射液、水提物、甲醇提物经腹腔注射,均可显著减少小鼠的自主活动。党参注射液腹腔注射能明显延长乙醚对小鼠麻醉的时间,增加异戊巴比妥钠阈下催眠剂量引起的睡眠小鼠数,延长异戊巴比妥钠引起的小鼠睡眠时间。党参皂苷也可明显延长环己巴比妥所致的小鼠睡眠时间。党参注射液腹腔注射能明显延长硝酸士的宁、和戊四氮所致小鼠出现惊厥的潜伏期。

[性味归经]

甘、平。归脾、肺经。

[功能主治]

补中益气,健脾益肺。用于脾、肺虚弱,气短心悸,食少便溏,虚喘咳嗽,内热消渴。米炒党参长于健脾止泻,蜜炙党参专于补中益气。

[用法用量]

9~30g。不宜与藜芦同用!

[处方用名]

处方中写党参、上党参、潞党参、野党参等,均付党参。写米炒党参、炒党参付米炒党参,写蜜炙党参或注明"蜜炙"付蜜炙党参。

丹 参

Radix Salviac Miltiorrhizae

[来源]

本品为活血祛瘀药。系唇形科植物丹参 Salvia miltiorrhiza Bge.的干燥根及根茎。

[炮制方法]

(1)丹参:除去药物杂质及残茎,加入适量清水浸泡,春、秋季浸泡 6h 左右,夏季浸泡约 4h,闷润 12 h 左右,至药物中水分内外滋润一致、内无干心,切片,干燥,即得。

（2）酒制丹参：取净治的丹参饮片，加入黄酒适量搅拌均匀，闷润至酒液被药料吸尽，投入锅中用文火加热拌炒至微干，出锅，晾凉，干燥，即得。

（3）米炒丹参：取大米适量，薄薄平铺于锅底，上洒清水少许，再将丹参平铺于大米之上，将锅盖严后用文火加热焖片刻，至米起烟时去掉锅盖，借助焦米的烟雾熏烤饮片，待烟色由青转浓，药物被熏烤为焦紫色时迅速出锅，筛去焦米，晾凉，即得。

[操作要领]

（1）浸泡丹参过程中用水量要适中，以饮片被润透、水液被吸尽为度。以免造成润不透、或者水液过多而使成分大量流失。

（2）酒制丹参过程中，应将药物与黄酒拌和均匀，使酒液充分浸润入饮片组织内部。炒制时火力不宜太强，以免产生焦化。每 100kg 丹参用黄酒 10kg。炮制成品规格以饮片外表呈紫褐色，无焦斑为标准。

（3）米炒小量丹参时，操作过程中不需要进行搅拌。这是因为锅内温度较高，处于下层的米发生灰化，中层的米发生炭化，而上层的米则仅发生焦化，故丹参在熏烤过程中一般不会被烤焦。每 100kg 丹参用大米 18kg。炮制成品规格以药物外表呈深紫色，无焦斑为标准。

[炮制研究]

丹参主要成分为丹参酮，属于二萜类化合物，在乙醇中溶解度较高。黄酒含醇量一般在 15%~20% 之间，因此丹参用酒制后有助于丹参酮类成分的水煎出率。故可提高丹参扩张冠状动脉、增加冠脉血流量，抗血小板聚集和血栓的形成等作用，达到改善机体微循环、降低心肌耗氧量的用药目的。另外，乙醇亦有促进人体血液循环和扩张血管的作用，故可协同丹参起到一定程度的治疗作用。

关于米炒丹参的炮制机理，目前尚未见有相关报道。根据清代张睿《修事指南》一书中载"米制润燥而泽"来推断，就是说丹参用大米炒制后可起到降低药物燥性的作用，即用大米吸附药物中部分挥发性成分，以减弱其刺激性。这种炮制方法是否合理，尚有待于进一步研究。这里需要指出的是，采用大米熏炒的炮制方法在古代亦不经常应用，现代用大米炒制的中药品种也不多见。大米炒制品种除丹参外，尚有北沙参、南沙参等，均是根据处方要求而临时进行炮制的。

[化学成分]

丹参主要含丹参酮（Tanshinone）Ⅰ、ⅡA、ⅡB，隐丹参酮（Cryptotanshinone)、异隐丹参酮(Isocryptotanshinone)、羟基丹参酮(Hydroxytanshinone)、降丹参酮(Nortanshi- none)、异丹参酮(Isotanshinone)Ⅰ、Ⅱ，丹参新酮(Miltirone)、左旋二氢丹参酮[(−)-Dihydrotan- shinone]、丹参酸甲酯(Methyl-tanshinonate)、丹参醇Ⅰ(Tanshinol A)、丹参醇Ⅱ(Tanshinol B)、丹参醇Ⅲ(Tanshinol C)、紫丹参甲素(Przewatanshinquinone A)、紫丹参乙素(Prze-watanshinquinone B)、丹参醌(Tanshiquinone)A、B、C，亚甲基丹参醌(Methylenetanshinquinone)、丹参酚(Salviol)及丹参醛(Tanshialdehyde)等脂溶性成分。此外，亦含丹参素（β-3′,4′-二羟基苯基乳酸）、丹参酸甲、乙、丙(Danshensuan A、B、C)、原儿茶酸(Protocatechuic acid)、原儿茶醛(Proto- cate-chuic aldehyde)等水溶性成分。

[药理作用]

丹参对喜树碱、环磷酰胺的抗癌活性具有增效作用，丹参对肉瘤180细胞有细胞毒作用。从丹参中分离出的有明显抗肿瘤活性成分紫丹参甲素，对小鼠Lewis肺癌、黑色素瘤1316和肉瘤180有不同程度的抑制作用。丹参对肿瘤的作用有两种不同的报告：有实验发现，丹参具有促进癌转移的作用，单独应用丹参对Lewis肺癌小鼠自发肺转移有明显促进作用。单独应用复方丹参注射液(含丹参和降香)，对大鼠Walker256癌细胞血行扩散有促进作用。亦有实验表明，丹参等组成的活血化瘀方，在临床上并未促进食道癌和鼻咽癌患者癌瘤的远部位转移。丹参等组成的活血化瘀复方，亦不促进食道癌大出血与穿孔。此外，丹参注射液可使部分病人的胆固醇下降。在实验性动脉粥样硬化的大鼠口服丹参煎剂，未见有降低血脂的作用，对主动脉病变亦无保护作用。但是，对动脉粥样硬化家兔可降低血和肝中的甘油三酯。复方丹参对高血脂家兔模型血清胆固醇、中性脂肪、β-脂蛋白亦有明显的降低作用。丹参及白花丹参，能抑制家兔实验性冠状动脉大分支粥样斑块的形成。

丹参尚具有促进创伤愈合的作用。对人工骨折的家兔能减轻局部瘀血，改善局部循环，促进骨折愈合。其促进骨折愈合的作用与提高血清锌含量、加强骨折断端邻近骨组织中锌的动员，以及通过提高骨痂中锌含量和锌/铜比值，以加速骨痂组织生长和钙化过程有关。

丹参可改善诱导性肾功能衰竭大鼠的尿毒症症状，能够明显降低尿素氮、肌酐、甲基胍、胍基丁二酸的血清浓度。既改善高磷酸血症，又改变了血中游离氨基酸的晶型，能促进肾功能的恢复。

另外，丹参煎剂给家兔肌注具有降血糖作用。丹参酮有温和的雌激素样活性,并有抗雄性激素的作用。丹参对兔肾近曲小管上皮细胞有保护作用。丹参制剂对结缔组织病变可抑制胶原的合成,促进分解。因此,可用于治疗硬皮病及瘢痕性疾病。

[性味归经]

苦,微寒。归心、肝经。

[功能主治]

祛瘀止痛,活血通经,清心除烦。用于月经不调,经闭痛经,癥积痞块,胸腹刺痛,热痹疼痛,疮疡肿痛,心烦不眠,肝脾肿大,心绞痛等。酒制丹参可增强其活血祛瘀作用,米炒丹参可去其燥性而增强清心除烦的效果。

[用法用量]

9~15g。不宜与藜芦同用!

[处方用名]

丹参、紫丹参,付未经炮制的丹参。注明"酒"付酒制丹参,注明"米炒"付米炒丹参。

柴 胡

Radix Bupleuri

[来源]

本品为和解少阳药。系伞形科植物柴胡 Bupleurum chinense DC.或狭叶柴胡 B.scorzonerifolium Willd 的干燥根。前者习称"北柴胡"(硬柴胡),后者习称"南柴胡"(红柴胡)。

[炮制方法]

（1）柴胡:将原药材去净杂质及芦苗等非药用部分,用清水洗净,闷润约3~4h,待润透后切片,干燥,即得。

（2）醋制柴胡:取北柴胡饮片,加入适量米醋搅拌均匀,浸润约 2h,使醋被饮片完全吸尽,备用。将锅预热,投入柴胡饮片,用文火加热连续拌炒,待饮片表面微显火色,并且散发出醋和柴胡混合气味、质微干时,出锅,晾凉,即得。

（3）鳖血制柴胡:取活鳖割破其颈部,收集血液并加入适量温水稀释,备用。取北柴胡饮片适量,将鳖血稀释液均匀淋入其中,边淋洒边搅拌,闷润 1h左右。然后投入预热的锅内用文火加热连续拌炒,至药物外表微显火色、质微干时出锅,晾凉,即得。

[操作要领]

(1)醋制柴胡宜用微火炒制,炒制时间不宜过长,以免醋酸全部挥散而达不到炮制效果。每100kg柴胡饮片用米醋20kg。炮制成品规格以饮片外表微挂火色,无焦黑斑为标准。

(2)鳖血制柴胡所用辅料鳖血应随取随用,不能存放,以免凝集。炒制过程中宜用微火,避免焦化。每100kg柴胡用鳖血6kg,加水适量稀释后均匀喷淋于药料中。炮制成品规格以药物外表挂火色,无焦斑为标准。

[炮制研究]

柴胡生用和解少阳半表半里之证,治疗往来寒热,胸胁苦满,咽干,目眩等。醋制则可缓和其升散之性,增强疏肝解郁、止痛之功。另外,米醋中主要成分为乙酸,可增强柴胡所含柴胡皂苷等成分的水溶出度,从而提高了药物成分的水煎出率。柴胡皂苷属于五环三萜类化合物,米醋中所含乙酸可与柴胡皂苷化合成一种无刺激性的衍生物,于是降低了柴胡皂苷对黏膜的刺激性和溶血作用。

传统炮制学认为,鳖生长栖息于水中,故其性属阴,因此具有养阴、清肝和滋肾之功。柴胡经鳖血炒制后可以抑制其升散伤阴之弊,同时又借柴胡升散之性相须为用,以退除骨蒸劳热之证。有一点需要补充说明,即某些中气下陷证治疗多应用酒制柴胡,以增强升阳举陷之功,且常与补益药同用。

[化学成分]

柴胡中含有挥发油,如2-甲基环戊酮(2-Methyl cyclopentaone)、柠檬烯(Limonene)、月桂烯(Myrcene)、反式-葛缕醇(Trans-tarved carveol)、长叶薄荷酮(Pulegone)、桃金娘烯醇(Myrtenol)、α-萜品醇(α-Terpineol)、芳樟醇(Linalool)、α-荜澄茄油烯 (α-Cubebene)、反式-石竹烯 (Trans-caryophyllene)、长叶烯(Longi- folene)、努特卡酮(Nootkatone)、六氢法尼基丙酮(Hexahydrofarnesylacetone)、十六酸(Hexade- canoic acid)、戊酸(Pentanic acid)、己酸(Caproic acid)、庚酸(Heptylic acid)、辛酸(Caprylic acid)、壬酸(Pelargonic acid)、2-庚烯酸(2-Heptenic acid)、2-辛烯酸(2-Octenic acid)、2-壬烯酸(2-Nonenic acid)、苯酚(Phenol)、邻甲氧基苯酚(O- Methoxy phenol)、甲苯酚(Methyl phenol)、乙苯酚(Ethyl phenol)、百里酚(Thymol)、γ-庚酸内酯(γ-Heptalactone)、γ-辛酸内酯(γ-Decalac- tone)、玛索依内酯(Messoia lactone)、香草醛乙酸酯(Vanillin acetate)等。亦含柴胡皂苷(Saikosaponin)a、b、c、d,柴胡苷元(Saikogenin)E、F、G,龙吉苷元(Longispinogenin)等。

另外,尚含有机酸,如油酸(Oleic acid)、亚麻酸(Linolenic acid)、棕榈酸

（Palmitic acid）、硬脂酸（Stearic acid）、廿四酸（Lignoceric acid）以及 α-菠菜甾醇（α-Spinasterol）、春福寿草醇（Adonitol）、豆甾醇（Stigmasterol）、柴胡醇（Bu-pleurumol）、侧金盏花醇（Adonitol）等醇类物质和白芷素（Ange- licin）等。

狭叶柴胡根含皂苷、脂肪油、挥发油、柴胡醇、春福寿草醇以及 α-菠菜甾醇等。全草含槲皮素、异槲皮素、芦丁和水仙苷等。

[药理作用]

1.解热作用

柴胡生物活性成分为挥发油（丁香酚、己酸、r-十一酸内酯和对甲氧基苯二酮）、柴胡皂苷（皂苷元 A）等。对伤寒、副伤寒疫苗、大肠杆菌液、发酵牛奶及酵母等所致发热，均具有明显解热作用，且能使动物正常体温下降。将柴胡煎剂 2g/kg 给兔灌胃，结果对用疫苗及温刺引起的发热均有明显的解热作用。

2.抗炎作用

其生物活性成分为皂苷，对多种致炎剂所引起的踝关节肿和结缔组织增生性炎症均有抑制作用。柴胡皂苷 300 mg/kg 腹腔注射，可抑制角叉菜胶、5-羟色胺以及组胺引起的大鼠足跖肿胀，抑制大鼠棉球肉芽肿。同时，可使肾上腺肥大，胸腺萎缩。此外，能够抑制炎症组织组胺释放及白细胞游走。

3.促进免疫功能

其生物活性成分为柴胡多糖，可使吞噬功能增强，自然杀伤细胞功能增高，提高病毒特异性抗体滴度，提高淋巴细胞转核率，提高皮肤迟发性过敏反应。

4.抗肝损伤

柴胡注射液（浓度 1:1）1 ml/只，对大鼠连续皮下注射 5d，可显著降低四氯化碳引起的大鼠血清 GPT 升高，肝细胞变性及坏死明显减轻，肝细胞内糖原及核糖核酸含量接近正常。

5.抗辐射损伤

柴胡多糖 5 mg/只，对小鼠腹腔注射，可提高照射小鼠的存活率，小鼠胸腺细胞中 3H-TdR 的掺入增加，同时加速了胸腺细胞的释放，又使血浆中皮质酮含量增加，切除肾上腺后不再有这些表现。故认为，上述作用是通过肾上腺皮质实现的。另外，体外试验表明具有抗结核菌作用。

[性味归经]

苦，微寒。归肝、胆经。

[功能主治]

疏散退热，舒肝升阳。用于感冒发热，寒热往来，疟疾，胸胁胀痛，月经不调，子宫脱垂,脱肛等。醋制柴胡入肝经而活血,鳖血制柴胡益阴而清肝、兼退虚热。

[用法用量]

3~9g。治疗口苦、咽干、目眩之少阳证,用量 9~12g 为宜;升阳举陷则 3~6g 为妥。

[处方用名]

柴胡、小柴胡,付未经炮制的柴胡。注明"炙"、"炒"、"醋"付醋制柴胡,注明"鳖血"付鳖血制柴胡。

[备注]

柴胡分为"南柴胡"和"北柴胡"两种,二者作用基本相同,由于产地不同,其性质有所区别。其中,南柴胡独根柔软而润,燥性小,因而升散力较弱。南柴胡又称之为"软柴胡"、"红柴胡";北柴胡根质多硬燥,其性偏燥,升散之力较强,北柴胡亦称之为"硬柴胡"。传统医学认为,疏肝、柔肝用南柴胡为佳,升散、解表用北柴胡为妙。

另外,还有一种大叶柴胡,系 Bupleurum longiradiatum Turcz.的干燥根茎。其表面密生环节,有毒,不可误作柴胡入药!

石 斛

Herba Dendrobii

[来源]

本品为养阴药。系兰科植物石斛(金钗石斛)Dendrobium nobile Lindl.粉花石斛（环草石斛)D. loddigesii Rolfe. 束花石斛（黄草石斛)D.chrysanthum Wall.或铁皮石斛 D. candidum wall. ex Lindl.的新鲜或干燥茎。

[炮制方法]

(1)石斛:将药物中所含杂质拣去,除去残茎及黑枝,用清水洗净,闷润至水分内外滋润一致,切为咀或段,干燥,即得。

(2)鲜石斛:将采挖的新鲜石斛根部包埋于潮湿的砂土中,如果砂土过于干燥可随时喷洒适量清水以保持润泽,使植物处于存活状态。临用之前洗净泥砂,除去残茎黑枝,切为咀或段,即可。

(3)烫石斛:将石斛数枝扎为一束,备用。将砂土投入铁锅内炒热,再投入 3~4 束石斛,平铺在砂土表面,随即用热砂土埋没药料,片刻取出。按上述操作迅速重复烫制 2~3 次,待石斛表面角质层膨胀起泡时取出,用清水洗净附着的砂土,适当闷润,切制为咀或段,干燥,即得。

[操作要领]

烫制石斛时,中间传热体砂土温度不宜过高,以免石斛中所含生物碱类成分受到高温而被分解破坏。砂土烫制过程操作要迅速,埋烫时动作要快,这样才能将石斛烫至起泡膨胀。如果火力大,操作动作缓慢,石斛不仅未膨起、反而会焦枯。砂土温度通常控制在 100℃~110℃为宜。

[炮制研究]

传统炮制石斛未见有用砂土烫制的记载,这说明古代可能无该制备方法。随着社会的发展和制药业的兴盛,为了使药品外观美观,于是推出了此举。但有人对于上述炮制方法提出过质疑,如民国初年的张山雷在《本草正义》一书中云:"市廛中欲石斛美观,每断为寸许,而以砂土同炒,则空松而尤其壮观,要之一经炒透。便成枯槁,非特无以养阴,且恐不能清热,形犹是而质已非,市侩伎俩,殊为可恶。"因之,现代处方用药对于石斛很少烫制。

可以说,生品石斛与烫制品两者皆可供药用。这是因为石斛的表皮有一层角质膜,其内部坚韧并含有纤维组织,难以去除,故入煎剂则药物成分不易溶出。况且外表角质膜为非药用部位,质柔韧而难以切制,故采取烫制来加以解决,这样既可提高石斛总生物碱的水煎出浓度,又可除去非药用部分。但是,在烫制过程中应掌握适宜的温度和烫制时间,这样既可保证药物有效成分少受破坏,又可达到炮制的效果。总之,烫制石斛的操作需要在实践中反复摸索,加以总结和完善。至于生品与烫品二者之间生物碱含量的比较,以及水煎出浓度的对比试验,将有待于今后进行深入的研究。

[化学成分]

金钗石斛含生物碱 0.3%, 主要为石斛碱(dendrobine)、石斛次碱(nobilonine)、6-羟基石斛碱(dendramine)、石斛醚碱(dendroxine)、6-羟基石斛醚碱(6-hydroxydendroxine)、4-羟基石斛醚碱(4-hydroxydendroxine)、次甲基石斛素(nobilmethylene)等。

[药理作用]

1.对肠管的作用

金钗石斛浓度为 2.5%时, 对离体豚鼠肠管呈兴奋性, 而黄草石斛则呈明显抑制作用。浸膏对家兔肠管小剂量呈兴奋作用,大剂量则呈抑制作用。

2.对心血管的作用

金钗石斛流浸膏对离体蟾蜍心脏具有抑制作用。大剂量石斛碱可降低兔、豚鼠的心肌收缩力,降低血压并抑制呼吸。

3.对免疫功能的作用

6 天时间内,给小鼠灌服金钗石斛水煎液 0.5mg/只,对腹腔巨噬细胞的功能具有明显促进作用,但不能改善大剂量氢化考的松所造成的巨噬细胞功能低下。此外,金钗石斛水煎液还具有抗衰老,升血糖及微弱的止痛退热作用。

[性味归经]

甘,微寒。归胃、肾经。

[功能主治]

益胃生津,滋阴清热。用于阴伤津亏,口干烦渴,食少干呕,病后虚弱,目暗不明。鲜石斛用于温病伤津。

[用法用量]

6~12g,鲜品 15~30g。

[处方用名]

石斛、金石斛、金钗石斛、草石斛,付未经烫制的石斛。注明"烫"付烫石斛。

[备注]

商品石斛的植物来源很复杂,有时同一批件商品药材中有数种植物的茎,有时又以同一种植物加工成几种不同规格与名称的商品。目前,市售商品除文中 4 种外,同属植物重唇石斛 D.hercoglossum Rchb.f.、细茎石斛 D. moniliforme(L.)Sweet.、广东石斛 D. wilsoniiRolfe.等常被加工为环草。在贵州地区则加工为黄草,重唇石斛在广西、细茎石斛在浙江尚加工为枫斗。罗河石斛 D. lohohense Tang et Wang 在贵州、广西加工为黄草,在广西则加工为马鞭石斛。钩状石斛 D.aduncum Wall. ex Lindl.在广西加工为黄草或枫斗。迭鞘石斛 D. denneanumKerr 在广西、广东、四川、贵州加工为黄草,在广西还加工为马鞭石斛。商品石斛茎部常残留叶鞘,经研究金钗石斛、铁皮石斛、粉花石斛、束花石斛以及流苏石斛等 16 种生药,其叶鞘上下表皮的形态特征、及所含草酸钙结晶的形状大小有着种间的区别。

(1)鼓槌石斛 D.chrysotoxum Lindl.主要含鼓槌菲、毛兰素及鼓槌联菲等,具有抗小鼠肝癌和艾氏腹水癌的活性。报春石斛 D.primulinum Lindl.与黑毛石斛 D.williamsonii Day et Rchb.f.均含有鼓槌菲及毛兰素。

(2)戟叶金石斛 Ephemerantha lonchophylla(Hook.f.)P.H.Hunt et Summerh.在贵州及云南等地称之为有瓜石斛。含金石斛酚 A、B 以及金石斛醌、金石斛苷等成分,并含鼓槌菲及毛兰素。

(3)云南石仙桃 Pholidota yunnanensis Rolfe.在贵州及云南等地亦称之为有瓜石斛。

石斛全年均可采挖,鲜者除去根及泥砂,供处方用。干品需除去杂质,用沸水略烫或烘软,边搓制、边烘烤,直至叶鞘被搓干净,干燥,即可。将铁皮石斛剪除部分须根,边炒制、边扭成螺旋形或弹簧形,烘干,成品习称"耳环石斛"。

木 香

Radix aucklandiae

[来源]

本品为理气药。系菊科植物木香 Aucklandia lappa Decne.的干燥根。

[炮制方法]

(1)木香:取原药材,除去杂质,洗净,加入清水适量浸泡,捞出,闷润。待药物水分内外滋润一致后切制为薄片,晾干,即得。

(2)煨木香:①面裹煨(纸浆裹煨):取面粉适量,加入清水调和成稠糊状,敷裹于木香饮片表面,晾至面糊微干后投入锅内用文火加热烘烤或者埋于余烬未消的热炉灰中煨烫。待面糊被烘烤呈焦黑色、并且出现裂纹时,取出,晾凉,剥除面层,即得。此外,也可取草纸,加清水适量,调和后捣碎制成草纸浆,将之包裹于木香饮片表面,埋入热灰中煨烫。至纸浆呈焦黑色时取出,晾凉,除去纸层,即得。②隔纸煨:将药材去净杂质,加入清水适量稍加浸泡,捞出,闷润24h。待药料用手折之稍软且润透,取出,切制为薄片,备用。乘湿将饮片平铺于吸油草纸上,放置于铁丝篾内,按照铺一层草纸、其上铺一层木香饮片的方法,重复铺置数层,将最上层的饮片均匀压平,使木香饮片与纸面完全接触,以便能够充分吸收药料中的油分。然后置于炉旁,借助炉火的辐射和传递热能烘煨木香,待吸油纸上呈现出油迹时换纸继续烘煨。如此反复操作,直至吸油纸上基本无油迹为度。③烘煨:取切制的湿润木香,放置于金属编织的篓筐内,然后将筐置于支架上,在其下置炉火烘烤。烘至药料中油液外渗,芳香性成分部分挥散,即得。

[操作要领]

(1)木香切制前宜少泡多润,以避免所含成分大量随水流失而影响药效,且给切制带来不便。饮片切制厚度在 1~1.5mm 之间为宜。

（2）面裹或者纸浆裹煨木香的过程中，温度不可太高，以免将药物烧焦。炮制成品规格以木香中含油量降低，饮片颜色加深为标准。

（3）隔纸煨制木香时，在每一层纸上铺放的饮片不能太厚，否则药物中油液不易渗出，还会造成饮片炮制质量的差异。采用烘煨法时，装于筐内的饮片亦不可过多，饮片之间应保持适当的间隙，压的不要太紧密。炮制成品规格以木香含油量降低，饮片颜色加深为标准。

[炮制研究]

煨制是利用燃烧后的木本、或草本植物枝干茎，在所余留的灰烬中埋入物品进行加热的一种方法，即前人所谓"灰中熟物也"。木香中挥发油含量较高，对于人体胃肠道及其黏膜具有一定的刺激性，且有滑肠致泻之弊。而通过面裹煨或烘煨后，使得木香中的部分挥发油受热渗出，被面或吸油纸吸附而除去，于是降低了药物的刺激性及其他副作用。

面裹煨和纸浆裹煨属于传统炮制方法，隔纸煨与烘煨则为近代改良的炮制方法。改良法较之传统法操作简便，生产效率较高，并且节约粮食，避免了浪费。

[化学成分]

木香含挥发油 0.3%~3%，其成分为单紫杉烯（Aplotaxene）、α-紫罗兰酮（α- Ionone）、β-芹子烯（β-Selinene）、石竹烯（Caryo- phyllene）、莰烯（Camphene）、水芹烯（Phellandre- ne）、凤毛菊内酯（Saussurealactone）、木香酸（Costic acid）、木香醇（Costol）、α-木香烃（α-Costene）、β-木香烃、木香内酯（Costuslactone）、木香烯内酯（Costunolide）、土木香内酯（Costunolide）、二氢土木香内酯（Dihydrocostunolide）、脱氢木香内酯（Dehydrocostus lactone）、二氢脱氢木香内酯（Dihydrodehydrocostus lactone）、12-甲氧基-二氢-脱氢木香内酯（12-Methoxy-dihydro-dehy- drocostus lactone）、油酸（Oleic acid）等。此外，尚含豆甾醇（Stigmasterol）、β-谷甾醇（β-Sitosterol）、白桦脂醇（Betulin）、棕榈酸（Palmitic acid）、天台乌药酸（Linderic acid）、木香碱（Saussurine）、木香酮（Friedelin）、一氧化物（Monooxide）、树脂、菊糖和氨基酸等。

叶含蒲公英甾醇（Taraxasterol）、α-香树精硬脂酸酯（α-Amyrin stearate）、β-香树精棕榈酸酯（β-Amyrin palmitate）以及羽扇醇棕榈酸酯（Lupeol palmitate）等。

[药理作用]

1.对消化系统的作用

木香水提取液、挥发油和总生物碱，对离体大鼠小肠先具有轻度兴奋作用,随后其紧张性和节律性明显降低。木香提取液 1ml(约为生药 50mg/kg)能使离体兔肠蠕动幅度和肠肌张力明显增强,并能对抗乙酰胆碱、组胺、氯化钡引起的肠肌痉挛。木香煎剂小剂量对离体小肠的作用无一定规律,大剂量则呈抑制作用。挥发油能抑制离体兔小肠运动,使其节率变慢,收缩不规则。去内酯挥发油、总内酯及木香内酯、二氢木香内酯等,对兔离体小肠均有抑制作用。其中,去内酯挥发油与二氢木香内酯作用较强。木香总生物碱能对抗乙酰胆碱与组胺对离体豚鼠回肠所致的痉挛作用。云木香碱 1~2mg 静脉注射,亦能明显抑制猫在体小肠运动,使肠肌松弛,运动停止,但易于恢复,对肠运动的影响类似罂粟碱,有直接作用。动物实验证明,土木香内酯可作为利胆剂。

2.对呼吸系统的作用

动物实验表明,云木香水提取液、醇提取液、挥发油及总生物碱,能对抗组胺与乙酰胆碱对气管和支气管的致痉作用,可用于支气管哮喘。其作用特点与罂粟碱相似,即直接作用于支气管平滑肌使之扩张,该作用与迷走中枢抑制有关。

水提液、醇提液、挥发油、去内酯挥发油与总生物碱,静脉注射对麻醉犬呼吸具有一定的抑制作用,可减慢频率、降低幅度,其中以挥发油的作用较强。但是,挥发油所含内酯成分对呼吸无明显影响。

3.对心血管系统的作用

木香水提取液和醇提取液小剂量能兴奋在体蛙心与犬心,大剂量则具有抑制作用。低浓度挥发油对离体兔心有抑制作用,但不持久,易于恢复。挥发油中分离的内酯部分,皆能不同程度地抑制豚鼠、兔与蛙离体心脏的活动。实验证明,木香有升高猫血压的作用。云木香碱 1~2mg 静脉注射能兴奋在体猫心,对心室的兴奋作用较心房明显。

木香水提取液、醇提取液给麻醉犬静脉注射,均具有轻度升压反应。去内酯挥发油、总内酯、木香内酯、二氢木香内酯等,静脉注射能使麻醉犬血压中度降低,降压作用比较持久。其降压的作用部位在外周,即与心脏抑制和血管扩张有关。但是,在整体情况下亦不完全排除对中枢神经的影响。云木香碱或总生物碱静脉注射,对麻醉猫具有轻度降压作用。

4.抗菌作用

云木香水煎剂在试管内对副伤寒杆菌甲有轻微抑制作用,对痢疾杆菌、绿脓杆菌、葡萄球菌、链球菌则无抑制作用,对许兰黄癣菌等 10 种致病性真菌具有抑制作用。木香挥发油 1:3000 浓度能抑制链球菌、金黄色葡萄球菌、白色葡萄球菌的生长,对大肠杆菌和白喉杆菌的作用微弱,总生物碱则无抗菌作用。从木香根油中分离的倍半萜内酯可作为抗突变剂,土木香内酯和脱氢土木香内酯具有抗突变作用,对 4-硝基喹啉-1-氧化物所引起的大肠杆菌 WP 2S 试验菌株的突变有效,这些倍半萜内酯无细胞毒性。

[性味归经]

辛、苦,温。归脾胃、大肠、三焦、胆经。

[功能主治]

行气止痛,健脾消食。用于胸脘胀痛,里急后重,食积不化,不思饮食。煨木香实肠止泻,用于泄泻腹痛。

[用法用量]

1.5~6g。

[处方用名]

木香、云木香、川木香、广木香,皆付未经炮制的木香,注明"煨"付煨木香。

[备注]

国产商品木香的原植物共有 9 种,1 个变种和 2 个变型,均属菊科植物,其性味和功效与木香(云木香)类同。主要品种为川木香、越西木香、土木香(祁木香)及藏木香等。另外,尚有进口的广木香,皆可作为商品药材互为代用。这里需要指出的是还有一种称为"青木香"的药材,系马兜铃科植物马兜铃的干燥根,具有降气作用。其性味、归经以及功能主治与菊科属木香有所区别,应用时须加以注意。

甘 遂

Radix Kansui

[来源]

本品为峻下逐水药。系大戟科植物甘遂 Euphorbi kansui T.N.Liou ex T.P. wang 的干燥块根。

[炮制方法]

(1)醋炒甘遂:将净选的甘遂置于容器内,加入适量米醋拌匀,闷润约12h。待醋液被药物完全吸尽,投入锅内用文火加热拌炒,至外表呈黄色、质地微干时出锅,晾凉,即得。

（2）醋煮甘遂：将净治甘遂置于容器中，加入适量米醋和清水浸润 1~2h 左右，然后入锅中用文火加热煮制，不断搅拌，待米醋溶液被药料吸尽后出锅，干燥，即得。

[操作要领]

（1）醋炒甘遂时，以米醋润透药料为度。炒制药物过程中火力不应太强，以免炒焦。每 100kg 甘遂用米醋 30kg。炮制成品规格以外表呈黄色、无焦斑，可嗅到药物与醋酸的混合气味为标准。

（2）醋煮甘遂时，宜用微火加热煮制，以醋溶液被药料吸尽为度。每 100kg 甘遂用米醋 50kg，加入清水 30~40kg 进行稀释。炮制成品规格以洁净，煮透无生心为标准。

[炮制研究]

甘遂毒性成分为三萜类化合物，另外含棕榈酸、柠檬酸、鞣质以及树脂等有机酸类成分。其中，三萜类化合物有类似于巴豆油及斑蝥素样的刺激作用，甘遂经醋炒或醋煮制以后，所含三萜类成分可与醋酸结合生成一种无刺激性的衍生物，从而减弱了甘遂的峻泻及其毒副作用。

有关实验研究将未经炮制的甘遂、醋制甘遂以及含有甘遂成分的臌症丸，通过对小白鼠的灌服，比较其毒副反应和泻下作用。

（1）对小白鼠分别灌服生甘遂和醋制甘遂的乙醇提取浸膏，二者均具有明显的泻下作用。其中，生甘遂乙醇提取浸膏的泻下作用较强，毒性也较大，58 只小白鼠服用后有 11 只死亡。醋制甘遂乙醇提取浸膏的泻下作用和毒性都比较小，实验小白鼠服用后无死亡。

（2）给小白鼠分别灌服治疗剂量的生甘遂、制甘遂以及臌症丸的混悬液后，均呈现泻下作用，小白鼠无一例死亡。

（3）小白鼠服用生甘遂及制甘遂的乙醇提取剩余残渣部分，未呈现出泻下作用。给小白鼠灌服制甘遂水煎液后，其泻下作用亦不明显。证明甘遂所含致泻成分难溶于水、而易溶于乙醇溶液中。将甘遂的乙醇提取物在水浴上蒸干，可获得一种黄色树脂状物质，该物质难溶于水，当为甘遂所含有的致泻成分。

[化学成分]

甘遂根含三萜类化合物，如大戟酮（Euphorbon）、大戟二烯醇（Euphadienol,α-Euph- ol）、α-大戟醇（α-Euphorbol,Euphorbadienol）、表大戟二烯醇（20-Epi-Euphol,Tirucallol）等。尚含有棕榈酸、柠檬酸、草酸、鞣质、树脂、葡萄糖、蔗糖、淀粉及维生素 B_1 等。此外，还发现根内有 20-去氧巨大戟萜醇

(20- Deoxyingenol)、巨大戟萜醇(Ingenol)、13-氧化巨大戟萜醇(13-Oxyin-genol)的若干种衍生物和甘遂萜酯(Kansuinine)A、B 等。

[药理作用]

1.泻下作用

甘遂泻下作用的生物活性成分存在于乙醇浸膏内,是将甘遂的乙醇浸膏剂在水浴上蒸干后,得到的一种不溶于水的黄色树脂样物质。动物实验证明,生甘遂或制甘遂的乙醇浸膏给予小鼠口服 10~50g(生药)/kg,约半数具明显泻下作用。其中,生甘遂作用较强,毒性也较大,58 只小鼠服药后死亡 11 只,而制甘遂则无死亡发生。小鼠口服生甘遂、或制甘遂粉剂的混悬液 6~9g/kg,具有泻下作用,但无死亡。提取乙醇浸膏后的残渣、或甘遂的煎剂则无泻下作用。

2.其他作用

生甘遂小剂量能增强离体蛙心的收缩力,然不改变其频率,大剂量则起抑制作用。此外,甘遂萜酯 A、B 尚有镇痛作用。

甘遂煎剂对大鼠无利尿作用,健康人口服亦无明显利尿作用。但临床实验表明:用制甘遂末内服治疗肾脏性水肿、或是用甘遂散外敷治疗不同疾病引起的小便不利, 则皆有通利小便之效果。有报道指出,加热处理可使甘遂毒性及一般药理活性(包括利尿)均降低。传统的各种加工炮制方法,可减轻腹泻和中枢神经系统的抑制,增强其利尿作用。

用甘遂的乙醇浸出物给妊娠豚鼠作腹腔或肌肉注射,均呈现一定的抗生育作用。其引产效果与给药剂量具有密切关系,当剂量达 10mg/kg 时,即可起到引产效果。

3.甘遂配伍甘草的研究

一些研究认为,甘遂与甘草配伍应用可产生不良反应,但也有与此不同的结论。曾有报道,豚鼠单用甘遂煎剂约 2g/kg 无异常反应,若加服甘草煎剂约 6.5g/kg,部分动物则出现烦躁不安、呼吸困难、轻度痉挛或抽搐,个别发生死亡。因此,认为二者不能配伍应用。

亦有报道认为,如将甘遂与醋共煮,或与甘草、桔梗共煮,不仅疗效好,而且比较安全。但与大豆共煮,则毒性增强。家兔单服甘草煎剂 2.2g/kg,其呼吸、心跳、体温、瞳孔、大便均无异常反应,加用甘遂煎剂至 6.6g/kg 仍无异常反应。因此,认为未能证明二者不能配伍应用。

另有报道,经大鼠实验,甘遂与甘草配伍时如果甘草的用量与甘遂的用量相等、或低于甘遂的用量,二者无相反作用,有时可能解除甘遂的毒副作用。如若甘草的用量大于甘遂,则有相反作用。甘遂乙醇浸出液给予小鼠腹腔注射的实验表明,与甘草配伍时甘遂的毒性大大增加,且配伍的甘草愈多、毒性亦愈大。

[性味归经]

苦,寒;有毒。归肺、肾、大肠经。

[功能主治]

泻水逐饮。用于水肿胀满,胸腹积水,痰饮积聚,二便不利等。

[用法用量]

0.5~1.5g。炮制后多供配制丸、散。孕妇禁用! 不宜与甘草同用!

[处方用名]

甘遂、醋炒甘遂、醋煮甘遂,皆付醋制甘遂。本品一般不生用!

[备注]

除醋炒和醋煮甘遂外,尚有煨制甘遂和豆腐煮制甘遂两种炮制方:

(1)煨甘遂:取净治甘遂,投入锅中,加入麦麸皮共同拌炒,至麸皮呈焦黄色时出锅,筛去麸皮,即得。每 100kg 甘遂用麦麸皮 30~40kg。

(2)豆腐煮甘遂:将净治甘遂投入锅中,加入豆腐块和清水适量共同煎煮,待药料被煮透后出锅,除去豆腐,晾晒至八成干,切片,晒干,即得。每 100kg 甘遂用豆腐 50kg。

黄 芩

Radix Scutellariae

[来源]

本品为清热燥湿药。系唇形科植物黄芩 Scutellaria baicalensis Georgi.的干燥根。坚实而不空心者称之为"条黄芩",空心者称之为"枯黄芩"。

[炮制方法]

(1)黄芩:取黄芩原药材,去除残芦及杂质,投入沸水中煎煮 10min 左右,并随煎煮随翻动,待药物质地变软、用手折之略能弯曲时捞出,闷润约 2~3h,切片,晒干,即得。

(2)酒黄芩:取黄芩饮片,喷入适量黄酒,闷润 2h 左右,待酒被药料吸尽后投入锅内用文火加热拌炒,至饮片由淡黄色转为深黄色、并可嗅到药物与酒的混合气味时出锅,晾凉,即得。

(3)炒黄芩:将黄芩饮片投入锅内用文火加热拌炒,至表面微焦出锅,晾凉,即得。

(4)黄芩炭:将黄芩饮片投入预热的锅内,先用文火、后用武火加热拌炒,至饮片表面呈焦褐色、边缘带有黑梢时喷淋清水适量,继续略炒片刻出锅,干燥,即得。

[操作要领]

(1)煎煮黄芩时须用沸水,不可用冷水煎煮,否则饮片颜色会变绿,影响炮制品质量。煮制黄芩时加水量不宜过多,以"药适水尽"为度。

(2)炒制酒黄芩的过程中宜用微火,连续拌炒,防止将药物炒焦。每100kg黄芩用黄酒10kg。炮制成品规格以挂火色,药物表面无焦黑点为标准。

(3)炮制炒黄芩、黄芩炭的过程中,应不间断的进行搅拌,以免炭化而使药物失去性味。炒黄芩炮制成品规格以表面微焦、断面黄褐色为标准,黄芩炭炮制成品规格以表面焦褐色、断面焦黄色为标准。

[炮制研究]

黄芩主含黄芩苷、黄芩素、汉黄芩素和汉黄芩苷等多种黄酮类成分。炮制方法有冷浸、蒸法及煮法等,操作标准不尽统一。有关实验就黄芩炮制质量对所含化学成分的影响进行了研究。

(1)实验结果表明,黄芩遇冷水变绿其原因为:与黄芩成分并存的酶,在一定的湿度和温度条件下可以使黄芩苷和汉黄芩苷产生水解,苷水解成为葡萄糖醛酸和苷元两部分。苷元部分为黄芩素和汉黄芩素,其中黄芩素为邻位三羟基黄酮类成分,其化学性质不稳定,容易被氧化而变绿。

(2)为了解不同炮制方法对于黄芩苷水解酶的活性影响,采用纸层析的方法,在相同条件下进行了酶的水解活性比较。结果为:冷浸黄芩时酶的活性高,而蒸制和煮制黄芩时酶的活性则完全丧失。应用无黏合剂的纤维素粉薄层层析、和紫外分光光度计相结合的方法,测定了生黄芩与不同炮制规格黄芩中黄酮类成分的含量,结果冷浸黄芩内黄芩苷和汉黄芩苷的含量明显减少,而两种苷元数量增加,药物中的总黄酮成分含量也较低。通过实验证明,黄芩所含水解酶活性强弱,对于黄酮苷的含量是有影响的。黄芩采用沸水煎煮软化,切片,饮片呈黄色,符合传统炮制所谓黄芩饮片以"色黄为佳"之说。煮制法及蒸制法就是为了灭活黄芩水解酶,以保存苷类成分不被水解。

(3)为了证实不同黄芩炮制品主要成分变化对于治疗效果的影响,故将不同炮制品的黄芩制成"抗白喉合剂",进行抑制白喉杆菌与中和毒素的影响,以及对于其他细菌的抑菌实验。结果证明:生黄芩和冷浸黄芩对于抗白喉杆菌、绿脓杆菌、溶血性链球菌和大肠杆菌等的抑制作用,低于烫、煮、蒸制黄芩的治疗效价。说明黄芩苷类成分的水解变化对于药效是有影响的。此外,上述实验还表明,蒸制法与煮制法对于药效的影响无明显差异性,但煮制法应当控制煎煮时间,水液用量也应适中,以"药透水净"为宜。

(4)综上所述,蒸制或煮制黄芩的目的首先是为了破坏酶的活性,以保存生物活性成分不被酶解,同时起到软化药材、便于切片之目的。因此,提出软化黄芩时采取蒸法最佳,蒸制时间在 1h 之内为宜。煮法也可行,煮制时间以10min 为妥。

[化学成分]

黄芩根含黄酮类化合物,主要成分为黄芩素(baicalein)、黄芩黄酮Ⅱ(skull-capflavone Ⅱ)、黄芩苷(baicalin)、汉黄芩素(wogonin)、汉黄芩苷(wogono-side)、木蝴蝶素 A(oroxylin,oroxylin A)、7-甲氧基黄芩素(7-methoxbaic alein)、黄芩黄酮(skullcapflavone)Ⅰ、二氢木蝴蝶素 A(dihydrooroxylin A)、白杨素(chrysin)、2,5,8-三羟基-7-甲氧基黄酮 (2,5,8-trihydroxy-7-methoxy-flavone)、2,5,8-三羟基-6,7-二甲氧基黄酮 (2,5,8-trihydroxy-6,7-dimethoxyflavone)、4,5,7-三羟基-6-甲氧基黄烷酮 (4,5,7-trhydroxy-6-methoxyflavanone)、2,3,5,6,7-五羟基黄烷酮 (2,3,5,6,7-pentahydroxyfla-vanone)、汉黄芩素-5-β-D-葡萄糖苷(wogonin-5-β-D-glucoside)等。

丽江黄芩根含黄芩素、汉黄芩素、白杨素、木蝴蝶素 A、韧黄芩素Ⅱ、粘千周黄芩素Ⅰ等。同属植物甘肃黄芩,根含甘肃黄芩素(rehderianin)Ⅰ、粘毛黄芩素Ⅲ、黄芩苷、汉黄芩素、黄芩素、木蝴蝶素 A、甘肃黄芩苷元(ganhuangenin)等。川黄芩根含黄芩苷、汉黄芩苷、黄芩素、粘毛黄芩素Ⅰ、Ⅱ,木蝴蝶素 A 和汉黄芩素等。

[药理作用]

1.抗菌作用

黄芩煎剂 100%浓度,平板法试验对痢疾杆菌、伤寒杆菌、副伤寒杆菌、霍乱弧菌、大肠杆菌、变形杆菌、绿脓杆菌、葡萄球菌、溶血性琏球菌、肺炎双球菌、白喉杆菌等有抑制作用。黄芩煎剂试管法试验,1:1280 浓度可抑制伤寒杆菌、溶血性链球菌 a;1:640 浓度抑制溶血性链球菌 B、肺炎双球菌及福氏痢疾杆菌和人结核杆菌 H37;1:320 浓度可抑制霍乱弧菌、志贺氏痢疾杆菌;1:80浓度时对宋内氏痢疾杆菌有抑制作用。黄芩醇浸液 0.5g/ml 或 0.05g/ml,用琼脂斜面培养,药液与培养基 1:1 混合,对绿脓杆菌有抑制作用。黄芩醇浸液2g/

ml 浓度,平皿法试验对大肠杆菌、金黄色葡萄球菌有抑制作用。黄芩煎剂、醇提剂 1g/ml 浓度,用平板法试验时对脑膜炎球菌均有抑制作用。

2.抗真菌作用

取黄芩煎液用试管斜面法试验,4%浓度抑制狗小牙胞菌及堇色毛癣菌,8%浓度抑制许兰氏黄癣菌,10%浓度抑制许兰氏黄癣菌蒙古变种,15%浓度抑制共心性毛癣菌及铁锈色毛癣菌。黄芩水浸剂 1:3 浓度在试管内对堇色毛癣菌、同心性毛癣菌、许兰氏黄癣菌、奥杜盎氏小芽胞癣菌、羊毛样小芽胞癣菌、红色表皮癣菌,K、W 氏表皮癣菌、星形奴卡氏菌等,均有不同程度抑制作用。

3.抗病毒作用

黄芩煎剂 25%~100%浓度,体外试验对乙型肝炎病毒 DNA 复制具有抑制作用。

4.抗炎、抗变态

黄芩 70%乙醇提取物 200~500mg/kg 灌胃,黄芩素、黄芩苷、汉黄芩素 50~100mg/kg 灌胃,可抑制醋酸引起的小鼠腹腔渗出增加,对 48/80(一种化合物名称,Sigma 生产)引起的大鼠足肿也有抑制作用。黄芩 70%乙醇提取物 500mg/kg 灌胃,黄芩素、黄芩苷及汉黄芩素 100mg/kg 灌胃,对大鼠佐剂性关节炎有抑制作用。黄芩水提物 100~200mg/kg 灌胃,对大鼠被动皮肤过敏反应(PCA)有抑制作用,但对氯化苦引起的小鼠接触性皮炎(耳肿胀)无明显影响。黄芩抑制被动皮肤过敏反应(PCA)的生物活性成分为黄芩苷及黄芩素。黄芩苷、黄芩素对实验性气喘有效,黄芩苷 4~10g/ml 浓度可抑制豚鼠气管 Schultz-Dale 反应,并有抗组胺、抗胆碱及罂粟碱样作用。黄芩素不溶于水,其两个水溶性衍生物黄芩素-6-磷酸二钠(BPS)及黄芩素-6-硫酸二钠(BSS),于抗原攻击前 5mg/kg 静脉注射,对大鼠 PCA 具有抑制作用。10mg/kg 静脉注射于抗原攻击前 10min 给药,对豚鼠过敏性气喘有抑制作用。BPS 及 BSS 于 4~10g/ml 浓度时,对离体豚鼠肠管及气管 chultz-Dale 反应均有抑制作用。BPS 及 BSS 5mg/kg 静脉注射,对大鼠反向皮肤过敏反应(RCA)有抑制作用。5~10mg/kg 静脉注射也抑制 Forssman 皮肤血管炎,但对 Arthus 反应无明显影响。黄芩素及 BPS 结构上与抗过敏药色甘酸二钠(DSCG)相类似,但 DSCG 为双色酮类,黄芩素及 BPS 为单色酮类,DSCG 对反应素(Reagin)抗体介导的过敏反应有高度特异性,而对非反应素(IgG)抗体介导的过敏反应几无作用。PBS 则不仅抑制反应素抗体介导的过敏反应,如 PBS 10-6-10-4g/ml 抑制抗原引起的猴肺介质释放,PBS 200mg/kg 腹腔注射抑制大鼠同种 PCA,4~10g/ml 抑制反应素抗体介导的大鼠肥大细胞脱颗粒等,也抑制非反应素抗体介导的反应,如 BPS4~10g/ml 可抑制卵白蛋白致敏豚鼠肺释放介质、及抑制抗 IgE 抗体引起的人肺释放过敏介质。认为 DSCG 分子中两个色酮核间有一定距离,可结合于反应素抗体功能位置上,而不适合于非反应素抗体,但单色酮的黄芩素或 BPS 可以两个分子结合于这两种抗体上。黄芩素对大鼠血小板花生四烯酸代谢中环氧酶与脂氧酶均有抑制作用,对脂氧酶更具选择性,其 IC_{50} 为 0.12μm,而对环氧的 IC_{50} 为 6917 倍于脂氧酶。黄芩素对大鼠白细胞可抑制花生四烯酸代谢,抑制脂氧酶代谢产物 5-羟基二十碳四烯酸(5-HETE)、及环氧酶代谢产物 12-羟基十七碳三烯酸(HHT)的生成,其 IC_{50} 分别为7.13μm±0.767μm 及 5.53μm±16.9μm。黄芩苷对白细胞 5-HETE 形成也抑制,但不抑制 HHT 的形成,汉黄芩素抑制 HHT 的形成。IC_{50} 为 14.6μm±3.51μm 黄芩成分,对化合物 48/80 刺激大鼠腹腔肥大细胞释放组胺的抑制作用,黄芩素的 IC_{50} 为 52.1μm,黄芩苷 IC_{50} 为>200μm,汉黄芩素的 IC_{50} 为 40.0μm,汉黄芩素-7-O-D 葡萄糖醛酸的 IC_{50} 为 140.0mol/l,(25)2′,5,6′,7-四羟黄烷酮的 IC_{50} 为 17.7μm,(2R,3R)-2′,3,5,6′,7-五羟黄烷酮的 IC_{50} 为 15.5μm,白杨素(Chrysin)的 IC_{50}>200μm,黄芩新素 II (Skullcapflavon II)的 IC_{50} 为15.0μm。黄芩苷 10~100mg/ml,对钙离子载体 A_{23187} 诱导的大鼠腹腔巨噬细胞产生 PGE_2 及 TXA_2 均有明显抑制作用。

5.对中枢神经系统的作用

黄芩煎剂 4g/kg 腹腔注射,对小鼠防御性条件反射可使阳性反射时间延长,而对非条件反射及分化无影响,说明黄芩可加强皮层抑制过程。黄芩煎剂 2g/kg,对伤寒混合疫苗致热家兔有解热作用。但也有报道黄芩水煎剂或酒浸剂 5~9g/只灌胃,不能证明黄芩对伤寒疫苗致热家兔有解热作用。

6.对心血管的作用

黄芩醇提液 1g/kg 静脉注射,可使麻醉犬血压下降。黄芩煎剂 0.06g/kg 静脉注射,对麻醉犬具有明显降压作用。黄芩素 20mg/kg 静脉注射,可使麻醉犬血压下降 40%~50%。黄芩苷在豚鼠离体主动脉条、肺动脉条、气管条及右心房,均有竞争性的拮抗肾上腺素、去甲肾上腺素及多巴胺引起的收缩作用。也拮抗异丙肾上腺素舒张气管、增加右心房自发频率作用。提示黄芩苷对 a、β_1、β_2 受体均有阻断作用。

7.抗血小板聚集及抗凝作用

黄芩素、汉黄芩素、千层纸素 A、黄芩黄酮 II 及白杨素(chrysin)等,均可抑制胶原诱导的大鼠血小板聚集。白杨素对 ADP 诱导的血小板聚集有抑制作用,黄芩素及汉黄芩素对花生四烯酸诱导的血小板聚集有抑制作用,黄芩素及黄芩苷对凝血酶诱导的纤维蛋白原转化为纤维蛋白也抑制。黄芩素及黄芩苷 20~50mg/kg 灌胃,可以防止血小板及纤维蛋白原含量的降低。

8.降血脂作用

黄芩水浸液 10%,2ml/只灌胃,连续给药 7 周,可使胆固醇喂饲的家兔血清胆固醇含量下降。黄芩素、黄芩苷 100mg/kg 灌胃,可降低实验性高血脂大鼠玉米油-胆固醇-胆酸喂饲血清游离脂肪酸、甘油三酯及肝甘油三酯的含量。黄芩黄酮Ⅱ 100mg/kg 灌胃,可降低血清总胆固醇及肝甘油三酯的含量,增加血清高密度脂蛋白-胆固醇(HDL-ch)的含量。汉黄芩素 100mg/kg 灌胃,可防止肝甘油三酯的沉积并增加血清 HDL-ch 的含量。黄芩素、黄芩苷 100mg/kg 灌胃,对乙醇引起的高血脂大鼠,可降低肝总胆固醇、游离胆固醇及甘油三酯含量。汉黄芩素能降低血清甘油三酯的水平,黄芩素能增加血清 HDL-ch 含量。

9.保肝、利胆、抗氧化作用

黄芩甲醇提取物 1000mg/kg 腹腔注射,对异硫氰酸萘酯(ANIT)引起的大鼠肝损害具有抑制作用,可抑制血清胆红素的增加。黄芩醇提物 50~100mg/kg、黄芩苷 50~100mg/kg 灌胃,对家兔有利胆作用。汉黄芩素体外试验,对大鼠肝微粒体脂质过氧化具有抑制作用,使丙二醛(MDA)含量下降。黄芩素及黄芩苷、汉黄芩素、黄芩黄酮Ⅱ、汉黄芩素-7-O-D 葡萄糖醛酸,对 $FeCl_2$-维生素 C-ADP 混合物诱导的大鼠肝匀浆脂质过氧化有抑制作用, 使肝 MDA 的形成显著下降,对 NADPH — ADP 引起的脂质过氧化亦抑制。

10.抗癌作用

黄芩醚提物对小鼠白血病 L_{1210} 细胞具有细胞毒作用, 半数有效量为 10.4mg/ml,黄芩黄酮Ⅱ对小鼠 L_{1210} 细胞的半数有效量为 1.5μg/ml。黄芩苷、黄芩素及汉黄芩素对 L_{1210} 作用不显著。

11.其他作用

黄芩素 10~20mg/kg 静脉注射,对麻醉犬有利尿作用。黄芩煎剂 4g/kg 灌胃,对大鼠半乳糖性白内障有防治作用,可延缓白内障的形成。黄芩苷对大鼠晶体醛糖还原酶具有抑制作用。黄芩苷 150mg/kg 灌胃,对链黑霉素引起的糖尿病大鼠血糖水平无明显下降,但红细胞山梨醇含量于治疗后显著降低。提示在动物体内也有抑制醛糖酶的作用,有可能用于糖尿病性并发症的防治。黄芩苷、黄芩素及汉黄芩素 50~125μg/ml,对小鼠肝唾液酸酶有抑制作用。黄芩苷 100mg/kg、葡萄糖醛酸 43mg/kg ,皮下注射均可对抗士的宁引起的小鼠死亡,而苷元黄芩素则无效,认为黄芩苷水解后的葡萄糖醛酸起着解毒作用。黄芩对 PGs 的代谢有较广泛的影响,水提物对 PGs 的生物合成具有抑制作用。

[性味归经]

苦,寒。归肺、胆、脾、大肠、小肠经。

[功能主治]

清热燥湿,泻火解毒,止血,安胎。用于湿温、暑温,胸闷呕恶,湿热痞满,泻痢,黄疸,肺热咳嗽,高热烦渴,血热吐衄,痈肿疮毒,胎动不安等。酒黄芩善清上焦之热,炒黄芩宜除中焦湿热,黄芩炭长于止血。

[用法用量]

3~9g。

[处方用名]

黄芩、条芩、苦芩、子芩、片芩,皆付未经炒制的黄芩。注明"酒"付酒制黄芩,注明"炒"付炒制黄芩,注明"炭"付黄芩炭。

元 胡

Rhizoma Corydalis

[来源]

本品为活血祛瘀药。系罂粟科植物延胡索 Corydalis turtschaninovii Bess.f. yanhusuo Y.H.Chou et C.C.hsü 的干燥块茎。

[炮制方法]

(1)醋炒元胡:取净选元胡,加入适量米醋拌匀,闷润约 24h,待药料被润透后投入锅内用文火加热拌炒,出锅,晾凉,即得。

(2)醋煮元胡:将净治的元胡投入锅中,加入米醋和清水适量没过药面约3cm 以文火加热焖炖,不断搅拌,待米醋溶液被药物完全吸尽后出锅,干燥,即得。

[操作要领]

(1)醋炒元胡前用醋将元胡润透,以米醋被药料全部吸收为度。炒制宜用微火,避免焦化。每 100kg 元胡用米醋 20kg。炮制成品规格以外表呈深黄色、无焦斑,且可嗅到醋酸的气味为标准。

(2)醋煮元胡时宜用微火加热,闷透即可,不应剩汤液。每 100kg 元胡用米醋20kg,加入清水 40kg 进行稀释。炮制成品规格以辅料渗透均匀,药物无生心,可嗅到醋酸气味为标准。

[炮制研究]

明代医药学家李时珍在《本草纲目》一书中有"心痛欲死,速觅元胡"。之说,故元胡系中医常用的止痛药物。元胡含有多种生物碱,其主要生物活性成分为延胡索乙素和延胡索甲素。

为阐明炮制元胡的机理,有人对生元胡、醋炒元胡、酒炒元胡的水煎液分别进行了化学成分比较,同时还拟定了数种改进的炮制方法。且测定了由这些改良炮制方法所得炮制品的水煎液总生物碱含量,并与传统炮制品总生物碱含量进行了比较。

(1)未经炮制的元胡水煎液、醋炒元胡水煎液和酒炒元胡水煎液,均呈现出生物碱、香豆精苷、树脂、皂苷、多糖以及还原糖的反应。

(2)元胡总生物碱含量比较:以元胡中总生物碱含量为100%计,生品水煎液含25.06%,醋炒水煎液含49.33%,酒炒水煎液含22.66%。

(3)改良炮制法元胡总生物碱含量比较:将元胡粗末炒热后拌醋炒干,用酒石酸和柠檬酸分别代替米醋炮制元胡。结果,生品水煎液含总生物碱为25.06%,醋炒水煎液含总生物碱49.33%,改良醋炒法水煎液含总生物碱52.00%,柠檬酸法水煎液含总生物碱64.66%,酒石酸法水煎液含总生物碱68.02%。

根据上述对比实验认为:

(1)生元胡及其水煎液、醋炒元胡水煎液和酒炒元胡水煎液所含成分一致醋炒元胡水煎液中总生物碱含量比生品的水煎液含量高。可知元胡经醋炒制后总生物碱在水中的溶解度有明显提高,其原因为生品所含游离生物碱与醋酸结合后生成了易溶于水的生物碱盐。因此,醋炒元胡水煎液中的生物碱含量高于生品元胡水煎液。

(2)根据动物实验和临床报道,元胡中所含镇痛成分生物碱呈游离状态,难溶于强极性的水中。因此,生品水煎液中生物碱含量较低,其止痛效果不及研粉吞服。但是,经过醋炒制后其水煎液生物碱浓度较高,止痛效果亦相应增强,从而起到了与研粉吞服相近的治疗作用。

(3)在各种炮制规格的水煎液样品中,以酒炒元胡水煎液中总生物碱含量最低。这是由于酒中所含乙醇成分虽然是生物碱的良好溶剂,但是浓度低、用量小,且挥发性强。加之将元胡炒至干燥或微焦时,其中所含部分生物碱被分解破坏。因此,酒炒元胡较其他辅料炮制品水煎出总生物碱含量为低,故认为酒炒元胡缺乏实际的临床应用价值。

(4)用酒石酸和柠檬酸水溶液炮制的元胡,总生物碱水煎出量比醋制品为高,其原因为酒石酸与柠檬酸均无挥发性,与生物碱结合成盐的中和反应过程较完全。而醋具有挥发性,与生物碱结合成盐反应不完全。因此认为,采用酒石酸法和柠檬酸法炮制元胡是可行的。

[化学成分]

延胡索含有多种生物碱,其中主要成分为 d—紫堇碱(d—corydaline)、dl-四氢巴马亭(dltetrahydropalmatine)、原鸦片碱 (protopine)、l-四氢黄连碱(l—tetrahydrocoFtisine)、d1—四氢黄连碱(dltetrahydrocoptisine)、黄连碱(coptisine)等。齿瓣延胡索含有紫堇碱、四氢巴马亭、比枯枯灵(bicuculline)等。

[药理作用]

从元胡中分离出的主要生物活性成分延胡索甲素、乙素、丑素、癸素等,均具有镇痛作用。其中,尤以延胡索乙素的镇痛、镇静作用最为显著,它是一种消旋四氢棕榈碱,与黄连素为同一类型的分子结构。与巴比妥类药物有协同作用,亦能对抗苯丙胺和咖啡因的中枢兴奋作用。此外,延胡索乙素还具有抗 5-HT,以及使甲状腺重量增加的作用。去氢延胡索甲素可增加冠脉血流量及心肌营养性血流,防止心肌缺血。皮下注射去氢延胡索甲素对大鼠的实验性胃溃疡、特别是幽门结扎或阿司匹林诱发的胃溃疡,均具有一定保护作用。另外,对胃液分泌及胃酸均有抑制作用。

动物实验研究证明,元胡中所含紫堇碱、四氢巴马亭具有镇痛作用。其中,四氢巴马亭镇痛指数较高。四氢巴马亭对大脑皮层、及皮层下的电活动具有抑制作用,尤以皮层运动区域较为敏感。去氢紫堇碱能保护大鼠因饥饿、或注射可的松和利血平等所产生的实验性胃溃疡,减少胃液分泌,使胃酸及胃蛋白酶含量降低。

[性味归经]

辛、苦,温。归肝、脾经。

[功能主治]

活血,利气,止痛。用于胸胁脘腹疼痛,经闭痛经,产后瘀阻,跌仆肿痛等。

[用法用量]

3~9g,研末吞服 1~1.5g。

[处方用名]

元胡、延胡索、醋元胡,皆付醋炒或醋制元胡。本品一般不生用。

甘 草
Radix Glycyrrhizae

[来源]

本品为补气药。系豆科植物甘草 Glycyrrhiza uralensis Fisch.、胀果甘草 G.inflata Bat.或光果甘草 G.glabra L.的干燥根及根茎。

[炮制方法]

（1）甘草：将原皮甘草去净杂质，分开粗、细条，加入清水适量浸泡。春、秋季节浸泡 4h 左右，夏季浸泡约 2h，冬季浸泡约 8h。待泡至三成透时捞出，根据药材个子大小，以及季节不同酌情适当闷润。一般春、秋季闷润约 12h，夏季闷润约 6h，冬季闷润约 24h。待药料水分内外滋润一致、内无干心时捞出，切为厚片，干燥，即得。

（2）甘草梢：取经滋润透的甘草，选择尾端细梢部位，切制为厚片，干燥，即得。

（3）粉甘草：将甘草刮去外皮，加入清水适量浸泡至三成透，捞出，闷润，至药物内外水分滋润一致、无干心时切制为厚片，晾干，即得。

（4）蜜炙甘草：将甘草饮片去净杂质，备用。另取适量炼蜜，加入蜜用量 1/3 的沸水进行稀释(可适当加热使溶化)，然后均匀淋洒于饮片中，搅拌均匀，闷润约 2~3h，使蜂蜜溶液被药料全部吸收为度。将锅预热，投入蜜润甘草饮片用文火加热连续拌炒，待药物外表呈深黄色，松散且不粘手，可嗅到蜂蜜与甘草的混合气味时出锅，晾凉，即得。

[操作要领]

（1）甘草、甘草梢及粉甘草，在切制前浸泡时加水量应适度，以免成分流失。可采取少泡多润的方法。

（2）蜜炙甘草过程中火力不能太强，以免饮片表面产生黑色焦斑点。每100kg 甘草用炼蜜 25kg。炮制成品规格以药物色深黄而润泽，握之成团，松手即散，不沾手为标准。

[炮制研究]

甘草中主含甘草皂苷(甘草酸)，以及甘露醇、葡萄糖、蔗糖和淀粉等。其中，甘草皂苷为其主要生物活性成分。有人对蜜炙甘草和甘草饮片的主要化学成分进行了实验研究，结果如下：

1.蜜炙前后甘草皂苷与甘草苷含量的比较

经含量测定表明:生甘草含甘草皂苷为 5.32%,蜜炙甘草含量为 4.23%,后者较前者甘草皂苷损失量达 20.5%。然而,甘草苷含量二者基本持平,每克含有相当于 6.25mg 还原糖的甘草苷。

2. 甘草浸泡切片前、后甘草皂苷的含量比较

实验从 50kg 甘草原料中提取甘草皂苷 3.5kg。另取 50kg 甘草,加水浸泡后切片,从其剩余浸泡液中提取出甘草皂苷 350g。证明甘草经浸泡后,其所含甘草皂苷损失约 10%。

综上所述,甘草中甘草皂苷含量分别为:生甘草>甘草饮片>蜜炙甘草。因此,有必要对甘草的加工炮制方法作进一步的改进,以降低主要成分的损失率。

[化学成分]

甘草主含甘草甜素(glycyrrhizin)、甘草酸(glycyrrhinic acid)、甘草次酸(glycyrrhetic acid,glycyrrhetinic acid)、甘草黄苷(甘草苷,liquiritin)、甘草素(liquiritigenin)、甘草苦苷(glycyamarin)、异甘草黄苷(iso-liquiritin)、二羟基甘草次酸(dihydroxyglycyrrhetic acid, 即 grabric acid)、甘草西定(licoricidin)、甘草醇(glycyrol)、5-0-甲基甘草醇(5-0-methyl glycerol)、异甘草醇(iso-glycyrol)等。甘草酸(glycyrrhizic acid)又称甘草甜素,系甘草的主要生物活性成分。甘草酸为甘草次酸的二葡萄糖醛苷,为甘草的甜味成分,存在于甘草属植物中,其在乙酸中可结成片状或棱柱状晶体,于 220℃分解,可溶于水。另外,甘草次酸有两种同质异晶体,熔点分别为 300℃~304℃、287℃~293℃,比旋光度〔α〕D+163°,能溶于乙醇。

[药理作用]

1.对消化系统的作用

甘草甜素的浸膏及甘草中黄酮苷类成分,对大鼠实验性溃疡具有明显的保护作用。

2.肾上腺皮质激素样作用

甘草浸膏、甘草甜素及甘草次酸,对健康人及动物均有促进钠、水潴留的作用。小剂量甘草甜素(每只 100μg)能使大鼠胸腺萎缩及肾上腺重量增加,产生糖皮质激素可的松样作用。大剂量时则糖皮质激素样作用不明显,仅呈现盐皮质激素样作用。

3.解毒作用

甘草浸膏及甘草甜素对某些药物中毒、食物中毒、体内代谢产物中毒等,均具有一定的解毒能力,解毒作用的生物活性成分为甘草甜素。其解毒机制

为甘草甜素对毒物的吸附作用、甘草甜素水解产物葡萄糖醛酸能与毒质结合而增强肝脏的解毒能力,以及甘草甜素具有肾上腺皮质激素样作用等。其解毒机制系诸多综合因素作用的结果。

4.止咳平喘作用

甘草次酸具有明显的中枢性镇咳作用,大剂量的甘草次酸可使小鼠呼吸抑制。

5.其他作用

甘草浸膏具有调节机体免疫功能和抗心律失常的作用。此外,甘草甜素、甘草次酸盐尚有抗炎、抗过敏、抗肝损伤、抗促癌、抗菌和抗艾滋病毒(甘草甜素)等作用。

[性味归经]

甘,平。归心、肺、脾、胃经。

[功能主治]

补脾益气,清热解毒,祛痰止咳,缓急止痛,调和诸药。用于脾胃虚弱,倦怠乏力,心悸气短,咳嗽多痰,脘腹及四肢挛急疼痛,痈肿疮毒等。生甘草泻火解毒,甘草梢利尿通淋,粉甘草解毒止呕,蜜炙甘草补脾益气、益阴复脉。

[用法用量]

1.5~9g。不宜与大戟、芫花、甘遂同用!

[处方用名]

甘草、粉甘草、甘草梢、皮甘草,皆生用。注明"炙"付蜜炙甘草。

[备注]

甘草皂苷、甘草酸、甘草甜素,皆为同一化学成分的不同命名。因其味甘甜,故称之为甘草甜素。

白 芍

Radix Paeoniae Alba

[来源]

本品为补血药。系毛茛科植物芍药 Paeonia lactiflora Pall.(P.albiflora Pall.)的干燥根。

[炮制方法]

(1)白芍:将原药材除去杂质,按大、中、小分档,加入清水适量浸泡。根据季节和药材个子大、小不同,浸泡约 8~12h,捞出,闷润 12~24h 左右,至药料内外水分滋润一致、无干心时取出,切为薄片,晾干,即得。

(2)酒炒白芍:将饮片置于容器中,喷入适量黄酒,搅拌均匀,闷润约 3~4h,然后投入锅内用文火加热拌炒,至饮片部分挂火色、表面微黄,且散发出酒香气味时出锅,晾凉,即得。

(3)醋炒白芍:将饮片置于容器中,喷入适量米醋,搅拌均匀,闷润约 3~4h,然后投入锅内用文火加热拌炒,至饮片部分挂火色、表面微黄,且散发出醋酸气味时出锅,晾凉,即得。

(4)麸炒白芍:将锅预热,投入适量麦麸皮拌炒至冒青烟,然后倾入白芍饮片用中火连续拌炒至微黄色,出锅,筛去麸皮,晾凉,即得。

(5)土炒白芍:取灶心土(伏龙肝)适量,碾成细粉,投入热锅内翻动拌炒至呈灵活状态、土内所含挥发物被驱除干净时,投入白芍饮片连续进行拌炒。待药物表面附着土色、外表微显红黄色,且可嗅到白芍固有的气味时出锅,筛除灶心土,晾凉,即得。

(6)炒白芍:将饮片投入热锅内,用文火加热拌炒,炒至部分饮片挂火色时出锅,晾凉,即得。

(7)焦白芍:将饮片投入热锅内,先用文火、后用武火加热拌炒,炒至药物外表呈焦褐色时随即喷入清水适量,再略炒片刻,出锅,干燥,即得。

[操作要领]

(1)酒炒白芍、醋炒白芍过程中宜用文火加热炒制,并勤加搅拌,以免炮制品表面火色不均匀。酒炒白芍每 100kg 药物用黄酒 10kg。炮制成品规格以挂火色、无焦斑,可嗅到酒香气味为标准;醋炒白芍每 100kg 药物用米醋 20kg。炮制成品规格以挂火色,无焦斑,可嗅到醋酸气味为标准。

(2)麸炒白芍过程中火力宜先强后弱,炒制时间要短,操作要迅速。每 100kg 白芍用麦麸皮 10kg。炮制成品规格以饮片赋色,火色均匀为标准。

(3)土炒白芍过程中宜文火加热,以免炒焦。待灶心土被加热至灵活状态时方可投入饮片,否则土不能附着于饮片表面,从而影响炮制质量。注意:每炒制一锅药物,须更换一次新土。每 100kg 白芍用灶心土 30kg。炮制成品规格以药物表面均匀挂土,火色一致为标准。

(4)炒白芍宜用微火,避免炒焦。操作时亦可在热锅中先投入少量滑石粉,其次投入饮片进行拌炒。炮制成品规格以部分饮片挂火色,火候一致为标准。

(5)焦白芍炒制时宜先微火、后强火,防止炒炭化。炮制成品规格以表面焦褐色,无炭化为标准。

[炮制研究]

芍药"白补而赤泻,白收而赤散也。白者味甘补性多,赤者味苦而泻性多。生者性凉其性阴沉,酒炙微平,产后腹痛尤须酒炙"。白芍生用敛阴平肝,用于治疗肝阳上亢之头痛;用酒制后则可减弱其酸、寒之性,擅长和中缓急,用于治疗月经不调及产后腹痛;醋制可增强其平肝止痛之功;经麸炒可缓和其药性,擅长养血敛阴,用于治疗肝旺脾虚;土炒可改善其酸、寒之性,得土、火之气,以达到土中泻木之能,具有健脾止泻之功;白芍经炒制降低了其苦、酸、寒性,缓和了药性,增强了补肝敛阴的作用;焦白芍取其凉血、止血之效,用于治疗崩漏带下诸症。

采用高效液相色谱法,经对6种炮制品中芍药苷水煎出量的测定结果表明,芍药苷的煎出量与炮制成品的规格有关。芍药苷含量依次为生品>麸炒品>醋炒品、炒黄品(清炒品)>炒焦品>酒炒品。该方法试验结果回收率平均值为99.8%,变异系数为1.9%。

[化学成分]

白芍含芍药苷(Paeoniflorin)、牡丹酚(Paeonol)、芍药花苷(Paeonin),亦含苯甲酰芍药苷(Benzoylpaeoniflorin)、芍药内酯苷(Albiflorin)、氧化芍药苷(Oxypaeoniflorin)、芍药吉酮(Paeoniflorigenone)、苯甲酸(Benzoic acid)、β-谷甾醇(β-Sitosterol)、没食子鞣质(Gal-lotannin)等。此外,尚含挥发油、脂肪油、树脂、糖、淀粉、黏液质、蛋白质和三萜类成分等。

[药理作用]

1.对中枢神经系统的作用

芍药苷对醋酸引起的扭体反应具有明显的镇痛作用,与甘草的甲醇复合物合用,二者对醋酸扭体反应有协同镇痛作用。白芍总苷(TGP)对吗啡、可乐定抑制小鼠扭体反应亦有协同作用。白芍总苷的镇痛作用不能被纳络酮阻断,亦不影响低频电场刺激的豚鼠回肠纵肌收缩,提示白芍的镇痛作用不是兴奋阿片受体所致。白芍总苷(1~40mg/kg)呈剂量依赖性抑制小鼠扭体、嘶叫及热板反应。不同的疼痛指标,反映不同的痛整合中枢的功能活动,甩尾反应主要由脊髓参与完成,而嘶叫、舔后足反应在高级中枢完成,能在一定程度上反映情绪活动。白芍总苷对甩尾反应无明显影响,但可抑制嘶叫、舔足反应,表明白芍总苷作用部位在高级中枢。

白芍总苷可明显抑制小鼠活动,对电刺激引起的小鼠激怒反应亦有明显抑制作用。白芍总苷(5~40mg/kg)腹腔注射,能降低小鼠和大鼠的正常体温,并呈剂量依赖关系,作用高峰在0.5~1h,其降温作用受环境影响,给大鼠侧脑室注射微量白芍总苷(2.4mg/kg)亦有明显降温作用。皮下注射H_1-受体阻断剂氯苯吡胺(10mg/kg、20mg/kg),可明显拮抗白芍总苷对大鼠和小鼠的降温作用。因此,有人认为白芍总苷的降温作用与增敏脑内H_1-受体有关。但是,腹腔或皮下注射白芍总苷(40mg/kg),对正常豚鼠和家兔则无明显降温作用。

2.对心血管系统的作用

白芍水溶物可明显延长异丙肾上腺素所致心肌缺氧的存活时间,对抗由垂体后叶素引起的心电图变化,增加小鼠心肌的营养性血流量。在体实验表明,白芍具有收缩血管和增加外周阻力的作用,白芍总苷可使兔舒张压升高,dp/dtmax增加,心率减慢。白芍总苷能使离体兔耳血管扩张,使每分钟内的滴数和容量(ml)增加。对离体兔主动脉条无明显作用,但能显著增加NA对兔主动脉条的收缩作用。

3.解痉作用

芍药苷有较好的解痉作用,其解痉作用是它直接作用于肠管平滑肌的结果。芍药苷及芍药的浸出液对豚鼠离体小肠均有抑制自发收缩、降低紧张性的作用。对乙酰胆碱引起的肠管收缩无明显作用,但可抑制氯化钡引起的肠管收缩。通过对芍药甘草汤解痉作用的研究,有人认为白芍抑制副交感神经末梢乙酰胆碱的游离,具有突触前抑制作用。白芍的作用被认为与腺苷样物质有关,但茶碱不能完全抑制芍药的作用。因此,芍药的作用除了与腺苷样物质有关外,尚有其他物质参与。芍药的配糖体对小鼠离体子宫运动低浓度时呈兴奋性、高浓度时则呈抑制作用。此外,芍药苷对催产素引起的子宫收缩具有明显的抑制作用。

4.对肝脏的保护作用

白芍提取物对D-半乳糖胺所致肝损伤、和SGPT升高,具有明显的对抗作用, 能使SGPT降低,并使肝细胞的病变和坏死恢复正常。白芍的乙醇提取物能使黄曲霉素B_1引起的大鼠急性肝损伤,其表现出的乳酸脱氢酶、及同功酶的总活性升高得以降低。白芍总苷可抑制四氯化碳所致小鼠血浆GPT、和乳酸脱氢酶升高,并对肝脏组织嗜酸性变性、坏死具有一定的对抗作用。有人认为,四氯化碳所致的肝损伤是因细胞膜结构发生过氧化作用而破坏,使血中谷丙转氨酶和乳酸脱氢酶升高所致。而白芍总苷可能对肝细胞损伤具有保护作用,因此可使转氨酶降低。

5.抗炎作用

实验研究表明,白芍总苷对大鼠佐剂性关节炎具有明显的防治作用,同时可使大鼠腹腔巨噬细胞产生大量的过氧化氢、白细胞介素-1水平下降。并可使大鼠佐剂性关节炎所致低下的胸腺分裂原反应,以及脾淋巴细胞产生白细胞介素-2的能力恢复正常。提示白芍总苷对佐剂性关节炎大鼠、具有抗炎和机能依赖性免疫调节作用。白芍提取物能显著抑制大鼠蛋清性急性炎症水肿,对棉球肉芽肿亦有抑制其增生的作用。

6.对免疫系统的作用

研究表明,白芍对巨噬细胞的吞噬功能具有增强作用,每天给小鼠饲以50%的白芍水煎剂 0.8ml/只,连续 5d,小鼠腹腔巨噬细胞的吞噬百分率和吞噬指数,均较对照组有明显提高。每天用白芍总苷 40mg/kg 给小鼠灌胃,亦能促进其腹腔巨噬细胞的吞噬功能。实验证明,白芍总苷对腹腔巨噬细胞的吞噬功能具有调节作用,白芍总苷对脂多糖诱导的大鼠腹腔巨噬细胞产生白细胞介素-1具有低浓度促进、高浓度抑制的作用。由于白细胞介素-1在免疫调节、及慢性炎症性疾病的形成中均起重要作用,因此可认为白芍总苷调节白细胞介素-1的产生,可能是其发挥免疫调节及防治关节炎的机制之一。亦有实验表明,白芍总苷对大鼠腹腔巨噬细胞产生白三烯 B_4 呈抑制作用,并有剂量依赖关系。其 100mg/L 的抑制作用与相同剂量的非甾体类抗炎药氟灭酸相当,但作用较缓慢。其 50%抑制率为 0.66mg/L。所以,白芍总苷的抗炎和免疫调节作用,可能也与其影响白三烯 B_4 的产生有关。

[性味归经]

苦、酸,微寒。归肝、脾经。

[功能主治]

平肝止痛,养血调经,敛阴止汗。用于头痛眩晕,胁痛、腹痛,四肢挛痛,血虚萎黄,月经不调,自汗、盗汗等。

[用法用量]

6~15g。不宜与藜芦同用!

[处方用名]

白芍、芍药、杭白芍、亳白芍,皆付生白芍。注明"酒"付酒炒白芍,注明"麸炒"付麦麸皮炒白芍,注明"土炒"付灶心土炒白芍,注明"炒"付清炒白芍,注明"焦"付焦白芍。

[备注]

产于浙江的白芍称之为杭白芍,产于安徽的白芍称之为亳白芍,产自于河南、山东、陕西、贵州以及湖南等地的统称为白芍。

苍 术

Rhizoma Atractylodis Lanceae

[来源]

本品为芳香化湿药。系菊科植物茅苍术 Atractylodes lancea(Thunb.)DC. 北苍术 A.chinensis(DC.)Koidz.或关苍术 A.japonica Koidz. ex Kitam.的干燥根茎。

[炮制方法]

(1)苍术:将个子药材去净杂质,洗净泥土,加入适量清水浸泡,春、秋季浸泡约 4h,夏季浸泡约 2h,冬季浸泡约 6h。捞出,闷润,春、秋季闷润 8h 左右,夏季闷润 6h 左右,冬季闷润 12h 左右。待水分内、外滋润一致,取出,晾晒至七成干,切为横片,干燥,即得。

(2)米泔水炒苍术:在苍术饮片中喷入适量米泔水,边喷淋、边搅拌,闷润约2h,至米泔水被饮片吸尽为度,备用。将锅预热后投入苍术片,以文火加热拌炒,待饮片接近干燥、表面微显火色,且可嗅到苍术固有的气味时出锅,干燥,即得。

(3)清炒苍术:将锅预热,投入净苍术饮片,先用文火、后用武火加热拌炒,炒至饮片呈焦黄色,且可嗅到苍术固有的气味时出锅,晾凉,即得。

(4)麦麸皮炒苍术:将锅烧热,投入麦麸皮适量拌炒至冒青烟,随之投入苍术片用文火加热拌炒,至饮片表面呈深黄色时出锅,晾凉,即得。

[操作要领]

(1)切制后的苍术饮片应晾干,切忌高温干燥,以免成分损失。

(2)炒苍术宜用微火,避免炒焦。炮制成品规格以挂火色,无焦斑为标准。

(3)炒制焦苍术时应勤加搅拌,以使药物受热均匀。炮制成品规格以外表焦黄色,有焦黑斑为标准。

(4)麸炒苍术的过程中火力宜先强后弱,炒制时间要短,操作要迅速。炮制成品规格以外表深黄色,火色均匀为标准。每 100kg 苍术用麦麸皮 10kg。

[炮制研究]

苍术生用性燥,经炒制后可缓和其辛温苦燥之性,增强健脾益胃之功。故祛风发汗宜生用,燥湿健脾益炒用。

苍术主要含挥发性成分,其中茅苍术含油量为 5%~9%, 北苍术含油量为 1%~2.5%。挥发油中主要成分为苍术素、茅术醇、β−桉醇以及桉香油醇等。苍术一般经炮制后入药,最常用的炮制辅料为麦麸皮和米泔水,其目的是为了降低或消除药物的副作用。李时珍在《本草纲目》中记载:"苍术性燥,故用糯米泔浸去其油、以制其燥。"可知苍术的燥性源于油(挥发油)。陈嘉谟撰《本草蒙荃》载:"麦麸皮抑制酷性勿伤上膈",从中亦可看出麸炒苍术也是为了去其燥性。

对麸炒和米泔水浸炒苍术前后挥发油含量测定表明:产自江苏的生品苍术 50g 中平均含挥发油 0.555ml,炒制苍术为 0.6ml,米泔水浸炒苍术为0.41ml。50g 东北苍术生品平均含挥发油 0.75ml,清炒苍术为 0.87ml,麸炒苍术为 0.85ml。可见东北苍术挥发油含量高于江苏苍术,这可能与品种和产地不同有关。

[化学成分]

1. 茅苍术:根茎含挥发油 3.25%~6.92%, 内含 2−莰烯（2−carene）、1,3,4,5,6,7−六氢−2,5,5−trimethyl−2H−2,4α 桥亚乙基萘 （1,3,4,5,6,7−hexahydro−2,5,5−trimethyl−2H−2,4α−ethanonaphthalene）、β−橄榄烯（β−maalinene）、花柏烯（chamigrene）、丁香烯（caryophyllene）、榄香烯（elemene）、葎草烯（humulene）、芹子烯（selinene）、广藿香烯（patchoulene）、1,9−马兜铃二烯（1,9−aristolodiene）、愈创薁醇（guaiol）、榄香醇（elemol）、苍术酮（atractylone）、芹子二烯酮[seli−na−4(14),7(11)−diene−8−one]、苍术呋喃烃（atractylodin）、茅术醇（hinesol）、β−桉叶醇（β−eudesmol）等。

根茎含糠醛（furlade−hyde）、乙酰氧基苍术酮(3β−acetoxyatractylone)、3β−羟基苍术酮(3β−hydroxyatracetylone)、白术内酯（butenoliede）等。尚含色氨酸（tryptophane）、3,5−二甲氧基−4−葡萄糖氧基苯基烯丙醇 （3,5−dimethoxy−4−glucosyloxy phenylallylalcohol）,以及 8 个倍半萜糖苷等水溶性成分。还含钴、铬、铜、锰、钼、镍、锡、锶、钒、锌、铁、磷、铝、锆、钛、镁、钙等无机元素。

2.北苍术:根茎含挥发油 1.5%左右,主含 β−桉叶醇和苍术呋喃烃,还含 β−芹子烯、左旋 α 甜没药萜醇（α−bisabolol）、茅术醇、榄香醇、苍术酮、芹子二烯酮等。尚含聚乙炔化合物,苍术呋喃烃醇（atractyoldinol)、乙酰基苍术呋喃烃醇(acetyl α−tractylodinol)等。

[药理作用]

1.调整胃肠运动功能

苍术水煎剂及苍术醇提物, 在一定剂量范围内能明显缓解乙酰胆碱所致家兔离体小肠痉挛，而对肾上腺素所致小肠运动抑制则有一定的对抗作用。苍术醇提物还能对抗乙酰胆碱、氯化钡所致大鼠离体胃平滑肌痉挛，而对正常大鼠胃平滑肌则有轻度兴奋作用。苍术丙酮提取物、β-桉叶醇及茅术醇，对氨甲酰胆碱、Ca^{2+}及电刺激所致大鼠在体小肠收缩加强，均有明显对抗作用。苍术丙酮提取物，对小鼠炭末推进运动具有明显促进作用。对番泻叶煎剂所致"脾虚泄泻"模型大鼠的小肠推进运动亢进现象，苍术煎剂具有明显的对抗作用。

2.抗溃疡作用

实验研究发现，茅苍术及北苍术对幽门结扎型溃疡、幽门结扎-阿司匹林溃疡、应激性溃疡有较强的抑制作用。两种苍术均能显著抑制溃疡、动物的胃液量、总酸度、总消化能力及胃黏膜损害。研究认为，苍术抗溃疡作用机理主要有两个方面:(1)抑制胃酸分泌。北苍术挥发油中的苍术醇能抑制甾体激素的释放，减轻甾体激素对胃酸分泌的刺激。茅苍术所含 β-桉叶醇有抗 H_2 受体作用，能抑制胃酸分泌，并对抗皮质激素对胃酸分泌的刺激作用。(2)增强胃黏膜保护作用。北苍术可使胃黏膜组织血流量增加，从苍术中提取的氨基己糖具有促进胃黏膜修复作用。关苍术(A.japonica)还能明显增加氨基己糖在胃液和黏膜中的含量，从而增强胃黏膜保护作用。

3.保肝作用

苍术及 β-桉叶醇、茅术醇、苍术酮，对 CCl_4 及 D-氨基半乳糖诱发的培养鼠肝细胞损害，均具有显著的预防作用。此外，苍术煎剂对小鼠肝脏蛋白质合成具有明显促进作用。

4.抑菌作用

苍术提取物具有消除耐药福氏痢疾杆菌 R 质粒的作用，可降低细菌耐药性的产生。用 95%乙醇浸泡苍术 10h，取出，放在准备消毒的手术室地面上点燃，直到苍术化为灰。经检测，消毒后比消毒前空气中菌落数明显减少。然而，早期体外研究未发现苍术水煎液有明显抗菌作用。

5.其他作用

(1)对血糖的影响:苍术煎剂灌胃给药或醇浸剂皮下给药，可使正常家兔血糖水平升高，但对四氧嘧啶性糖尿病家兔则有降血糖作用。苍术水提物灌胃，可使链霉素诱发的大鼠高血糖水平降低。有研究认为，苍术生物活性成分和腺嘌呤核苷酸在同一线粒体上起竞争性抑制作用，从而抑制细胞内氧化磷酸化作用，干扰能量的转移过程。

(2)抗缺氧：对氰化钾所致小鼠缺氧模型，苍术丙酮提取物750mg/kg灌胃，可明显延长小鼠的存活时间、并降低小鼠相对死亡率。苍术抗缺氧的主要活性成分为β-桉叶醇。

(3)中枢抑制：茅苍术、北苍术、β-桉叶醇及茅术醇对小鼠具有镇静作用，能抑制小鼠自发活动。茅苍术提取物及挥发油小剂量使脊髓反射亢进，较大剂量则呈抑制作用，终致呼吸麻痹而死。茅苍术和北苍术的提取物能增强巴比妥睡眠作用，其药理活性成分主要为β-桉叶醇和茅术醇。

(4)抗肿瘤：苍术挥发油、茅术醇及β-桉叶醇100mg/ml，在体外对食管癌细胞具有抑制作用，其中茅术醇作用较强。

(5)促进骨骼钙化：苍术中含有与钙磷吸收相关的维生素D，其挥发油具有促进骨骼钙化作用。北苍术挥发油对患佝偻病的白洛克雏鸡，在一定程度上能改善其症状。

(6)对心血管系统的影响：苍术对蟾蜍心脏具有轻度抑制作用，对蟾蜍后肢血管有轻度扩张作用。小剂量静注苍术浸膏可使家兔血压轻度上升，大剂量则使血压下降。

[性味归经]
辛、苦，温。归脾、胃、肝经。

[功能主治]
燥湿健脾，祛风明目。用于脘腹胀满，脚气水肿，风寒痹痛，雀目夜盲等。

[用法用量]
3~9g。

[处方用名]
苍术、南苍术、北苍术、茅苍术，皆付米泔水炒苍术。注明"生"付生苍术，注明"麸炒"付麸炒苍术，注明"焦"付焦苍术。

地 榆

Radix Sanguisorbae

[来源]
本品为止血药。系蔷薇科植物地榆Sanguisorba officinalis L.或长叶地榆S. officinalis L. var.longifolia(Bent.)Yü et Li的干燥根。前者习称"柴地榆"，后者习称"绵地榆"。

[炮制方法]

（1）地榆：用清水将原药材洗净，除去杂质，置于清水中浸泡约 4~6h。捞出，闷润约 12h。至药料水分内外滋润一致、断面无干心，切片，干燥，即得。

（2）地榆炭：将锅预热后投入饮片，先用文火、后用武火加热拌炒，至药料由红褐色、转为黑色时改用焖烫法。待饮片变为黑色、断面呈焦黑色时，喷淋适量清水以灭除火星，出锅，干燥，即得。成品放置 3 天后入库，以免复燃。

[操作要领]

（1）浸泡药料时加水量不宜过多，以少泡多润为妥，避免药物所含鞣质随水大量流失。

（2）地榆炭成品须存性，避免灰化。炭品得率应占所用生品的 60%左右。炮制成品规格以表面焦黑色、断面焦褐色，存性为标准。

[炮制研究]

地榆中主含鞣质以及三萜类酸性皂苷等，传统医学认为生地榆具有清热凉血之功，地榆炭具收敛止血之效。相关炮制研究认为，地榆的止血作用与所采取的炮制方法有关，加热炮制可降低其鞣质含量，使止血作用减弱，故炭品止血作用不及生品。另外，地榆炭粉末对于Ⅱ~Ⅲ度烧伤具有显著的疗效，地榆炭在体外具有抑制某些细菌的作用。

对于地榆炭的止血作用，前人是以"血见黑则止"这一传统理论作为依据的。地榆炭的止血作用除与炭素的吸附和收敛作用有关外，最主要的是取决于药物中鞣质的含量。如果炭品的鞣质含量较之生品低，那么止血效果炭品则可能不及生品，地榆制炭的合理性也就值得进一步商榷。

[化学成分]

地榆根含鞣质和三萜皂苷，分离出的皂苷有地榆糖苷Ⅰ（Ziyu glycoside Ⅰ）、地榆糖苷Ⅱ（Ziyu glycoside Ⅱ），其水解后产物为坡模醇酸（Pomolic acid）和阿拉伯糖等。另外，地榆苷 A、B、E（Sanguisorbin A、B 及 E）其苷元均为熊果酸（Ursolic acid）。地榆叶含维生素 C，花含矢车菊苷（Chrysanthemin）及矢车菊双苷（Cyanin）。

[药理作用]

1.收敛作用

地榆含有鞣质，具有收敛作用。外用炒地榆粉，对兔及狗的Ⅱ度、Ⅲ度实验性烫伤面具有显著收敛作用，能使渗出减少，感染及死亡率降低。但是，从地榆中提取出的鞣质或市售之鞣酸，对烧伤的疗效均不如地榆粉，提示地榆治疗烧伤的生物活性成分除了鞣质外,尚有其他因素参与。地榆对去神经组织的烧伤疗效、比没有去神经组织的疗效稍差。

2.抗菌作用

体外实验证明,地榆 100%的煎液对伤寒杆菌、脑膜炎双球菌、福氏痢疾杆菌、宋内痢疾杆菌、乙型溶血性链球菌、金黄色葡萄球菌、肺炎双球菌、白喉杆菌、大肠杆菌、枯草杆菌、伤寒杆菌、副伤寒杆菌、绿脓杆菌、霍乱弧菌及人型结核杆菌等,均具有不同程度的抑制作用;对某些真菌亦有不同程度的抑制作用,煎剂在 0.5mg/ml 时对亚洲甲型流感病毒有效。有报告认为,地榆的抗菌作用与其中所含鞣酸有关,药液经高压灭菌则抑菌作用明显减弱。

3.抗炎作用

地榆对甲醛性足跖肿胀和小鼠巴豆油性耳壳肿胀,均具有明显的抑制作用。对前列腺素 E 引起的皮肤微血管通透性亢进,则具有很强的抑制作用。此外,尚能抑制大鼠棉球肉芽肿的增生,并能促进伤口愈合。

4.止血作用

生地榆、水提物、地榆炭及地榆制剂均有止血作用,地榆水提物可使出血时间明显缩短,地榆炭煎剂给家兔口服能使凝血时间明显缩短。给小鼠腹腔注射可使出血时间缩短,蛙后肢灌流试验可见血管收缩。有报告指出,地榆加热炮制可使其鞣质含量降低,止血作用减弱,因为地榆的止血作用主要与鞣质有关。因此,报告者建议,在用于治疗出血为主的疾病时以生品为好,并建议以鞣质含量作为地榆的质量标准。

5.对心脏和血压的作用

地榆煎剂低浓度可使离体蛙心收缩加强,频率减慢,心脏排出量增加;高浓度则呈抑制作用。另外,对麻醉兔有暂时性的轻度降压作用。

6.其他作用

地榆煎剂低浓度使离体兔肠收缩减弱,高浓度则使收缩加强、甚至呈痉挛状态。按 3g/kg 剂量给鸽灌服煎剂,每日 2 次,共服 4 次,对静脉注射洋地黄引起的呕吐有镇吐作用,表现为呕吐次数减少;但狗服 5g/kg,共服 2 次,对静脉注射阿朴吗啡引起的呕吐无效。地榆水提取物给胃瘘手术后的大鼠口服,能显著增加其对蛋白质的消化能力。此外,鲜地榆注射液具有升高白细胞的作用。

[性味归经]

苦、酸、涩,微寒。归肝、大肠经。

[功能主治]

凉血止血,解毒敛疮。用于便血、痔血、血痢、崩漏,水火烫伤,痈肿疮毒等。

[用法用量]

9~15g。外用适量,研粉涂敷患处。

[处方用名]

地榆、炒地榆、赤地榆、黄瓜香、柴地榆,皆付地榆炭。注明"生"付生地榆。

泽 泻

Rhizoma Alismatis

[来源]

本品为利尿药。系泽泻科植物泽泻 Alisma orientalis(Sam.)Juzep.的干燥块茎。

[炮制方法]

(1)泽泻:取泽泻个子,加入适量清水进行浸泡。春、秋季节浸泡 2d,夏季浸泡 1d,冬季浸泡 3d。捞出,根据气候酌情闷润 1~3d,待药物水分内外滋润一致、无干心时取出,切为厚片,干燥,即得。

(2)盐泽泻:炮制法一:取适量食盐加入清水溶化,然后均匀喷洒于饮片中,在药料上面压以重物进行闷润,至饮片被盐溶液滋润一致时,投入热锅内用文火加热拌炒,待药物表面略显火色、微黄时出锅,干燥,即得。炮制法二:用文火将泽泻饮片拌炒至微挂火色,随之喷洒入适量盐水,连续进行拌炒至干燥,出锅,晾凉,即得。

[操作要领]

(1)泽泻浸泡如未润透,可将之晒至六成干后再行浸泡、闷润,如此反复浸润,直至润透为度。

(2)炒制盐泽泻时火力不宜过强,以免炒焦。每 100kg 饮片用食盐 2.5kg,加清水 10kg 溶化。炮制成品规格以挂火色,药物外表微黄、无焦黑斑点为标准。

[炮制研究]

泽泻生用泻热利水;盐制后则引药下行入肾经,具有利水通淋而补阴不足的作用。有关药理实验以利尿作为指标,对生品泽泻和采用不同辅料(盐制、酒制、麸制)炮制品进行了实验观察,同时采用"五苓散"方剂对生品和炮制品进行了药效学比较。其研究方法为:将含有生品与各种炮制品的五苓散方,分别加水煎煮 30min,制成浓度为 1:2 的煎剂给大白鼠灌胃,结果生品、酒炒品、麸炒品均有一定的利尿作用,而盐制品则几乎无利尿作用。传统炮制经验认为盐引药入肾,有增强利尿的作用。但是,从试验结果看,盐制品泽泻无论单味或复方药用,皆未显示出增强利尿的作用。所以,盐水炒泽泻的炮制价值将有待于今后深入研究。

[化学成分]

泽泻块茎含泽泻醇 A 单乙酸酯(alisol A monoacetate)、泽泻醇B 单乙酸酯(alisol B monoacetate)、泽泻醇 C 单乙酸酯(alisol C monoacetate)、表泽泻醇(epialisol)A、泽泻薁醇(alismol)、泽泻薁醇氧化物(alismoxide)、16β-甲氧基泽泻醇 B 单乙酸酯(16β-methocyal-isol B monoacetate)、16β-羟基泽泻醇 B 单乙酸酯(16β-hydroxyal-isol B monoacetate)、谷甾醇-3-O-硬脂酰基-β-D-吡喃葡萄糖苷(sitosterol-3-O-steroyl-β-D-glucopyranos-ide)等。尚含胆碱(cho-line)、糖、钾、钙、镁等成分。

[药理作用]

1.降血脂作用

泽泻的脂溶性部分对实验性高胆固醇血症家兔,具有明显的降胆固醇作用、和抗动脉粥样硬化作用。由其中分离的泽泻醇 A 及泽泻醇 A、B、C 的乙酸酯,都具有显著的降胆固醇作用。将泽泻醇 A 及泽泻醇 A、B、C 的乙酸酯,以 0.1%的含量加入实验性高脂血症大鼠的饲料中,可使血胆固醇下降 50%以上。其中,以泽泻醇 A-24-乙酸酯作用最强。泽泻的乙醇提取物、乙醇浸膏的乙酸乙酯提取物等,对实验性高胆固醇血症家兔和大鼠都有降血脂作用。乙酸乙酯提取物和其不溶于醋酸——水中的残留部分作用最强。醋酸乙酯提取物每日口服 1g/kg,对饲以普通饲料的正常大鼠亦有明显的降胆固醇作用。用同位素标记法证明,泽泻醇 A 具有抑制小鼠小肠酯化胆固醇的能力,并可使胆固醇在大鼠小肠内的吸收率降低 34%,但不影响亚油酸的吸收。

2.对肝脏的保护作用

泽泻醇 A 乙酸酯、泽泻醇 B 乙酸酯和泽泻醇 C 乙酸酯,均可保护因四氯化碳中毒的小鼠肝脏。其中,以泽泻醇 C 乙酸酯效果最佳。

3.对心血管系统的作用

泽泻浸膏给犬和家兔静脉注射具有轻度降压作用,并持续约 30min。泽泻薁醇对各种实验动物有轻度降压作用,其降压作用并不明显影响血浆肾素、

ACE 活性或醛固酮水平。泽泻醇提物在体外对肾上腺素引起的兔离体主动脉条收缩有缓慢的松弛作用。泽泻萜醇可抑制由血管紧张素引起的家兔主动脉条的收缩,其收缩作用具有剂量依赖性。泽泻萜醇用于离体心脏灌流技术,可减少心输出量和心率以及左心室压力,但可增加冠脉流量。

4.利尿作用

用盐水负载的小鼠或大鼠做利尿实验,对小鼠皮下注射泽泻醇 A 乙酸酯100mg/kg,能增加尿液中 K^+ 的分泌量,但口服同样剂量则无效。大鼠口服泽泻醇 A 乙酸酯或泽泻醇 B 30mg/kg 剂量时,可明显增加 Na^+ 的分泌量,与对照组比较 $P<0.05$ 和 $P<0.01$。

[性味归经]

甘,寒。归肾、膀胱经。

[功能主治]

利水通淋,清湿除热。用于小便不利,水肿胀满,泄泻尿少,痰饮眩晕,热淋涩痛,高血脂症等。

[用法用量]

6~9g。

[处方用名]

泽泻、建泽泻、福泽泻、川泽泻,皆付未经盐水炒制的泽泻。注明"盐"付盐制泽泻。

[备注]

商品中将福建和江西产者称之为"建泽泻",其个大、形圆而光滑。产自四川、云南、贵州的称之为"川泽泻",其个小、皮较粗糙。习惯认为,建泽泻品质较佳。

山 药

Rhizoma Dioscoreae

[来源]

本品为补气药。系薯蓣科植物薯蓣 Dioscorea opposita Thunb. 的干燥根茎。

[炮制方法]

(1)山药:除去原药材中杂质,大、小分档,加入清水适量进行浸泡。春、秋季浸泡约24h,夏季浸泡约12h,冬季浸泡约28h。捞出,闷润,待药物中水分内外滋润一致、中无硬心时捞出,切为厚片,晾干,即得。

(2)麸炒山药:将锅预热,然后投入适量麦麸皮进行拌炒,待麸皮冒青烟时投入山药饮片连续拌炒,至饮片被麸皮均匀熏烤至深黄色时出锅,筛去麸皮,晾凉,即得。

(3)土炒山药:将锅预热,然后倾入适量灶心土(伏龙肝)细粉,用文火加热连续拌炒,待灶心土呈沸腾灵活状态时,随即投入饮片连续拌炒,炒至土挂于饮片表面、颜色呈杏黄时出锅,筛除灶心土,晾凉,即得。

[操作要领]

(1)山药饮片规格以片形整齐,厚度均匀,无杂质为标准。

(2)麸炒山药时火力宜先强后弱,操作要迅速,以免炒焦。每100kg山药用麦麸皮10kg。炮制成品规格以深黄色,火色均匀为标准。

(3)土炒山药时火力不宜太强,以土温适中,饮片表面能够均匀挂土为宜,避免药物焦化。每100kg饮片用灶心土20kg。炮制成品规格以饮片表面挂土垢,色杏黄、火色均匀为标准。

[炮制研究]

生山药补肾生精,益肺、肾之阴,如六味地黄丸中用之。麸炒山药增强补气益脾之力,健脾丸中多用之。土炒增强补脾止泻作用,参苓白术散内用之。麦麸皮中主含淀粉、蛋白质以及维生素类成分,且有谷香之气,味甘、性淡,补中和胃,与山药共炒可缓和药性,起到矫味、矫臭以及协同治疗之作用。灶心土主含硅酸盐、钙盐以及多种碱性氧化物,具柴草挥发性烟气味,有温中止呕,涩肠止泻之效,用之炒制山药可降低药物寒凉滑泄之性,增强健脾和胃之功。

[化学成分]

山药根茎含多巴胺(dopamine)、儿茶酚胺(catecholamine)、胆甾醇(cholesterol)、麦角甾醇(ergosterol)、菜油甾醇(campesterol)、豆甾醇(stigmasterol)、β-谷甾醇(β-sitosterol)等。黏液中含植酸(phytic acid)、甘露多糖(mannan)Ia、Ib、Ic。多糖部分由80%的甘露糖和少量的半乳糖(galactose)、木糖(xylose)、果糖(fructose)及葡萄糖所组成。

同属植物日本薯蓣块茎含三萜皂苷、尿囊素、胆碱(choline)、17种氨基酸及无机化合物等。尚含具有降血糖活性的日本薯蓣多糖(dioscoran)A、B、C、D、E、F等。

[药理作用]

1.降血糖作用

（1）对四氧嘧啶糖尿病小鼠血糖的影响：取昆明种小鼠，体重 20.6±1.3g，雄性，随机分组。实验组小鼠 iv 四氧嘧啶 9mg/kg，72h 眼眶取血测血糖，选血糖 250mg/dl 以上者用于实验，分组时组间平均血糖相差不大于 10mg/dl，给药组分别 ig 山药水煎剂 30.0g/kg，每天 1 次、或每天 2 次（共为 60g/kg），给药 10d，同时设对照组。末次给药前动物禁食 2h，给药后 3h 眼眶取血，用邻甲苯胺法测定全血葡萄糖。给药组与对照组比较结果，可显著降低正常小鼠和四氧嘧啶糖尿病小鼠的血糖。

（2）对肾上腺素引起小鼠血糖升高的影响：将小鼠随机分为对照组、肾上腺素组及肾上腺素加山药组。山药水煎剂的给药剂量及给药途径同前，对照组及肾上腺素组每组给予等量的水。末次给药后 2h，肾上腺素加山药组 ip 肾上腺素 0.2mg/kg，对照组 ip 生理盐水。注射后 30min 取血测血糖，ig 山药水煎剂60g/kg×10 日，可明显对抗肾上腺素引起的小鼠血糖升高。

（3）预防给药对四氧嘧啶引起小鼠血糖升高的影响：将小鼠随机分组，给药组 ig 山药水煎剂 30,60g/kg，连续 10d，同时设对照组。末次给药后 3h，给药组及对照组小鼠 iv 四氧嘧啶 90mg/kg。72h 后取血测血糖，与对照组比较，给药组血糖明显降低，表明山药预防给药能对抗四氧嘧啶引起的小鼠血糖升高。

（4）对葡萄糖引起的小鼠血糖升高的影响：取正常小鼠 7 组，3 组给药组，每天 ig 山药水煎剂 30g/kg，另外 4 个为对照组，末次给药前禁食 2h。然后，立即给 1 组对照组取血，以其血糖作为零时血糖，另外 3 个给药组及 3 个对照组于末次给药后 1h，ip 葡萄糖 2g/kg。注射后 30min,60min 及 120min 各从 1 组给药组及 1 组对照组取血，测血糖。与对照组比较，给药组在不同时间的血糖明显低于相应对照组，表明山药能对抗外源性葡萄糖引起的小鼠血糖升高。

2.调节机体对非特异刺激反应性作用

取昆明种小鼠 22 只，分 2 组，分别 ip 山药水煎液 0.2ml/只（含生药 1g/ml），对照组注射生理盐水 0.2ml/只。30min 后装入内装 20g 碱石灰的广口磨口瓶中，凡士林密封，记录小鼠存活时间。与对照组比较，山药能显著延长小鼠存活时间，具有极显著的常压耐缺氧作用，能明显减轻小鼠脏器受缺氧环境的损害，提高耐受性。

3.对免疫功能的影响

（1）对免疫器官重量的影响：取昆明种小鼠 20 只，分 2 组，实验组连续 7d，

ip 山药水煎液 0.2ml/只(含生药 1g/ml),对照组注射生理盐水 0.2ml/只,末次给药 24h 后处死动物,立即称体重、胸腺重和脾脏重,计算胸腺指数和脾指数。与对照组比较,山药可显著增加小鼠的脾脏重量,而对胸腺则无明显作用。

(2)对小鼠碳粒廓清的影响:取昆明种小鼠 12 只,实验组连续 7d,ip 山药水煎液 0.2ml/只(含生药 1g/ml),对照组注射生理盐水 0.2ml/只。末次给药 24h 后,每鼠尾 iv 经处理后的中华碳素墨水 0.1ml/10g(市售墨水过滤,稀释 3 倍),注射后 0.5min、10min 分别由眼后静脉丛取血 20ml,溶于 21%NaH-CO$_3$ 中静置 1h,于 650nm 处测定吸收值,计算廓清指数,结果山药可显著增强小鼠碳粒廓清作用。另外,以碳粒廓清实验为指标,研究山药生品、麸炒品及土炒品对小白鼠非特异性免疫功能的影响。结果表明,各给药组与对照组比较均有非常显著性差异,生品则强于麸炒品和土炒品,提示补气用山药生品为宜。

(3)对环磷酰胺抑制免疫的影响:取昆明种小鼠 20 只,分 2 组,实验组腹腔连续注射山药多糖溶液 0.2ml/只, 对照组注射环磷酰胺 0.4ml/只(5mg/ml),取血计白细胞数。结果证明,山药多糖能极有效地对抗环磷酰胺的抑制免疫作用。

4.对小鼠小肠运动的影响

取昆明种小鼠 20 只,分 2 组,禁食 24h。实验组以山药水煎液 10ml(含生药 1g/ml)加 0.5g 活性炭,对照组以 10ml 生理盐水加 0.5g 活性炭,分别 ig。20min 后立即用脊髓脱臼法处死,取出小肠铺平,测量碳粉从幽门括约肌推向小肠末端的距离(cm),并计算这一距离所占小肠全长的百分数。结果表明,山药具有刺激小肠运动、促进肠道内容物排空之作用。

5.其他作用

有人认为,山药所含营养与其黏液质和淀粉酶成分有关,具有滋补作用,能够助消化,止泻,祛痰。

[性味归经]

甘,平。归脾、肺、肾经。

[功能主治]

健脾养胃,生津益肺,补肾涩精。用于脾虚食少,久泻不止,肺虚咳嗽,肾虚遗精,带下,尿频,虚热消渴。

[用法用量]

15~30g。

[处方用名]

山药、怀山药、淮山药,皆付生山药。注明"麸"或"炒"付麸炒山药,注明"土"付土炒山药。

[备注]

河南博爱、沁阳、武陟和温县(属古怀庆府)等地所产山药质量最佳,习称"淮山药"。此外,选择肥大、顺直、干燥的山药个子,加入清水适量浸泡至无干心,捞出,闷润约 12h,再用硫磺熏制后将两端切齐,以木板搓制成圆柱状,晒干,打光,所得成品习称"光山药"。

肖正国　张宏武　李秀娟　撰

第二章　茎叶全草及皮类药材

枇杷叶

Folium Eriobotryae

[来源]

本品为止咳平喘药。系蔷薇科植物枇杷 Eriobotrya japonica(Thunb.)Lindl. 的干燥叶。

[炮制方法]

(1)枇杷叶:将干燥的枇杷叶用清水洗干净,趁湿润时放置于竹篓中,上覆盖以湿麻袋,闷润约 1~2h,待杷叶被润软且不易折破时,展开擦去或者刷去叶子表面绒毛,剪除叶柄,再喷淋清水适量,闷润 4h 左右,至叶子被水液滋润均匀,切丝,晾干,即得。鲜枇杷叶则不需浸润,用细铜刷直接将绒毛刷除,洗净,切丝,即可。

(2)蜜炙枇杷叶:取炼蜜适量,加入蜂蜜三分之一量的沸水稀释,随之倾入杷叶丝中,搅拌混匀,浸润 2~3h,使药物滋润一致,备用。将锅预热,投入枇杷叶用文火加热拌炒 5~6min,至药物微显火色,且可嗅到蜜和枇杷叶的混合气味,用手触之松散而不粘连时出锅,晾凉,即得。

[操作要领]

(1)枇杷叶叶柄附近的绒毛较难刷除,可将叶柄部位直接剪除。

(2)蜜炙枇杷叶时火力要均匀,不可过强或过弱,强火则药物焦化,火弱则使药物粘连而不松散。每 100kg 枇杷叶用炼蜜 20kg。炮制成品规格以无焦黑点,润泽而不粘手为标准。

[炮制研究]

枇杷叶"刷去毛"的修治方法历史久远,唐代《新修本草》一书中载 :"凡使枇杷叶,以布拭去毛,不尔,射入肺咳不已。或以粟秸做刷刷之,尤易洁净。"该法流传下来后,医药方书中皆要求枇杷叶刷去毛,尤恐刷不干净,还要求用"布袋包煎"。

枇杷叶为止嗽之药,如果因其叶面上绒毛对支气管黏膜造成刺激导致咳嗽等,刷去毛则是完全必要的。但是,也有将带绒毛的枇杷叶直接入煎剂,却并未见有任何副作用的记载,这可能与对汤剂进行精滤操作有关。有人曾对枇杷叶及其绒毛进行了初步的化学分析和对比试验,结果为:枇杷叶与叶面绒毛对部分生物碱沉淀试剂均显阴性,水溶液中均有皂苷、还原糖、多糖及鞣质等反应。从毛细管象分析、和在紫外光下荧光观察,其结果也与上述完全一致。因此,认为古代本草中所记载的"如去毛不尽令人嗽也"一说,可能是指绒毛直接吸入呼吸道会刺激黏膜而引起咳嗽,而不是由于绒毛中含有其他特异成分而造成的副作用。所以,在制备汤剂的过程中应采用多层过滤网,则可除去绒毛。

另外,有人对枇杷叶刷毛与不刷毛作了显微和澄明度试验,认为其叶背面绒毛长而致密,不容易在煎煮过程中脱落,至于脱落的少量绒毛可用六号以上的细筛全部滤除。即使用粗筛过滤,汤剂中所残留的少量绒毛亦不至于导致对黏膜的刺激症状。关于蜜炙枇杷叶李时珍曾曰"治肺病以蜜水涂炙乃良也",这说明蜂蜜本身具有润肺止咳的协同作用。

[化学成分] 枇杷叶含挥发油,其中主要成分为橙花叔醇(Nerolidol)与金合欢醇(Farnesol)。尚有 α 和 β 蒎烯、莰烯、月桂烯、对聚伞花素、芳樟醇、α-衣兰烯、α 和 β 金合欢烯、樟脑、橙花醇、牻牛儿醇、α-毕澄茄醇、榄香醇、顺-β,γ-己烯醇和芳樟醇氧化物。亦含苦杏仁苷(Amygdalin)、山梨糖醇(Sorbitol)、熊果酸、齐墩果酸、酒石酸、柠檬酸、苹果酸、鞣质、维生素 B 及维生素 C 等。

[药理作用]

1.镇咳、祛痰、平喘作用

枇杷叶所含苦杏仁苷,在体内水解产生的氢氰酸具有止咳作用。水煎剂或乙酸乙酯提取物,其具有祛痰和平喘作用。此外,其叶内所含挥发油有轻度祛痰作用。亦有报告指出,枇杷叶止咳作用强、祛痰作用则较差。

2.抗菌作用

实验研究表明,枇杷叶水煎剂或乙酸乙酯提取物,对白色或金黄色葡萄球菌、肺炎双球菌、福氏痢疾杆菌均有抗菌作用。但是,有人认为枇杷叶无抗菌作用,并能刺激金黄色葡萄球菌的生长。

3.其他作用

有报告指出,枇杷叶乙醇冷浸提取物,对大鼠角叉菜胶所致足肿胀局部用药有抗炎作用。而温浸提取物局部用药、灌胃给药、或冷浸提取物灌胃给药,则均无抗炎作用。

[性味归经]

苦,微寒。归肺、胃经。

[功能主治]

清肺止咳,降逆止呕。用于肺热咳嗽,气逆喘急,胃热呕逆,烦热口渴。

[用法用量]

6~9g。

[处方用名]

枇杷叶、杷叶、广杷叶、炙杷叶,皆付蜜炙枇杷叶。注明"生"付未经蜜炙的枇杷叶。

[备注]

生枇杷叶清热降下,苦能泻下,故适用于胃热呕逆证。而寒嗽以及胃寒呕哕,则不宜生用。经蜜炙后缓和了批杷叶苦泻、寒降之性,增强了润肺益气之功,故药性较生品平稳。《本草纲目》云:治胃呕哕用姜汁制,治肺病咳嗽则用蜜炙。

淫羊藿

Herba Epimedii

[来源]

本品为助阳药。系小檗科植物淫羊藿(心叶淫羊藿)Epimedium brevicor-num Maxim.、朝鲜淫羊藿 E.koreanum Naki 或箭叶淫羊藿 E.sagittatum(Sieb.et Zucc.)Maxim.的干燥地上部分。

[炮制方法]

将淫羊藿去净叶片中的梗及杂质,备用。取羊尾巴根部油脂适量,入锅中用文火加热融化,过滤,去渣,然后将淫羊藿叶片投入羊脂油中用文火加热拌炒,待油脂全部被药物吸尽后出锅,晾凉,即得。

[操作要领]

淫羊藿质轻而松泡,宜少量多次炙制。炒制过程中火力不宜太强,以免炒焦。每100kg淫羊藿用羊尾巴根部油脂20kg,炮制成品规格以润泽、无焦黑点为标准。

[炮制研究]

用羊脂油炙淫羊藿的方法在雷敩《炮炙论》中早有记载,即"淫羊藿每斤……拌羊脂四两,炒尽脂为度。"李时珍在《本草纲目》中引用陶弘景之说:西北部有淫羊,一日百余合,性欲旺盛不衰,乃食此草的作用也。因此,用羊脂油炙淫羊藿的目的系取协同之功效也。除此以外,本草中亦有用酒炒制淫羊藿的记载,系取酒有协同治疗风湿痹痛的作用。

药理实验证明,制备的淫羊藿流浸膏对狗有促进精液分泌的作用,尤以叶和根的提取物作用最强,果实次之,茎秆部分较弱。给药后可增加小白鼠前列腺、精囊以及提肛肌的重量,由此证明淫羊藿具有雄性激素样作用。另外,炮制辅料羊脂油中主含高级饱和脂肪酸甘油酯,传统医学认为具有补虚润燥,祛风化毒之功。通常认为选用羊尾巴根部的油脂炙制药物效果更佳,此因为尾部是动物性器官所处部位,性腺分泌较为旺盛,用之炙制的淫羊藿其助阳疗痿效果更佳。

[化学成分]

淫羊藿主要含黄酮类化合物、木脂素、生物碱、挥发油等。淫羊藿中尚含有蜡醇(Ceryl alcohol)、卅一烷(Hentriacontane)、植物甾醇(Phytosterol)、棕榈酸(Palmitic acid)、硬脂酸(Stearic acid)、油酸(Oleic acid)、亚油酸(Linoleic acid)、亚麻酸(Linolenic acid)、银杏醇(Bilobanol)、木兰碱(Magnoflorin)、葡萄糖(Glucose)、果糖(Fructose)、维生素 E 等。

淫羊藿的叶和茎中含淫羊藿苷(Icariin)、淫羊藿次苷(Icariside)、去氧甲基淫羊藿苷(des-O-Methylicariin)、β-去氧淫羊藿素(β-anhy-Droicaritin)、淫羊藿糖苷(Epimedoside)A、B、C、D、E 等。

此外,箭叶淫羊藿尚含异槲皮素(Iso-quercetin)、淫羊藿-3-O-α-鼠李糖苷(Icaritin--3-O-α-rhamnoside)、金丝桃苷(Hyperin)、箭叶淫羊藿苷(Sagittatoside)A、B、C 及箭叶淫羊藿素(Sagittatin)A、B 等。

[药理作用]

1.对性机能的影响

淫羊藿能增强下丘脑-垂体-性腺轴、肾上腺皮质轴,以及胸腺轴等内分泌系统的分泌功能。淫羊藿煮提液 1ml/100g 体重用于雌性大鼠,5d 后能提高垂体对黄体生成释放激素的反应性、及卵巢黄体生成素的反应性,明显增加正常大鼠垂体前叶、卵巢和子宫重量。淫羊藿具有催淫作用,这种作用是由于精液分泌亢进,精囊充满后刺激感觉神经而间接兴奋性欲。淫羊藿流浸膏具有促进犬精液分泌的作用,其叶和根部的作用最强,果实次之,茎部最弱。以前列腺、精囊、提肛肌增加重量的方法(小鼠)证明,淫羊藿提取液有雄性激素样作用,其效力较蛇床子弱,但强于海马及蛤蚧。注射其提取液20~40mg,效力与7.5μg睾丸素的作用相当。淫羊藿炮制品亦有明显提高性机能、及提高血浆睾丸酮含量的作用,其作用强度与肌肉注射睾丸酮无显著性差异,并明显促进睾丸组织增生与分泌,一些淫羊藿的复方制剂亦有类似作用。淫羊藿还能提高大鼠尿中17-酮含量,提示可能具有提高肾上腺皮质功能的作用。慢性支气管炎患者服用淫羊藿后,尿中17-酮类固醇24h排泄量平均值明显回升,甚至超过正常人水平。而尿中17-羟皮质类固醇24小时排泄量在治疗后无明显改善,提示淫羊藿具有激素样作用。

2.抗衰老作用

实验研究表明,将淫羊藿黄酮灌胃,能显著恢复D-半乳糖衰老模型雄性小鼠T和B淋巴细胞增殖反应的功能。并能明显提高小鼠肝脏总SOD的活性,减少肝组织过氧化脂质的形成,减少心、肝等组织的脂褐素形成。但是,对脑的脂褐素无明显减少作用。淫羊藿的复方制剂"二仙胶囊"混悬液,可延长家蚕幼虫期、蛹期和成虫期总寿龄。每天给药1.25g/kg,可降低小鼠脑、心及肝中的脂褐质含量,中性粒细胞及腹腔巨噬细胞吞噬功能增强。

3.对免疫系统的作用

由于淫羊藿多糖和淫羊藿苷对Ts细胞作用相反,因此淫羊藿对机体免疫功能具有双向调节作用。实验表明,淫羊藿多糖在供体鼠可促进SOI(超适剂量免疫)诱导下的Ts细胞产生,增强受体鼠抗体生成的抑制,抗体水平明显低于SOI组。淫羊藿苷对Ts细胞的产生有减弱作用,受体鼠抗体生成水平明显高于SOI组。有报告指出,淫羊藿多糖可以影响初次和再次体液免疫应答反应。亦有报告指出,淫羊藿多糖50mg/kg给小鼠皮下注射,使脾脏抗体生成提高1倍以上,也显著提高血清抗体水平。每天给小鼠灌胃淫羊藿苷20mg/kg,能使其脾脏重量明显增加,并能促进抗原激活的淋巴细胞增殖,明显提高脾脏抗体生成水平,使小鼠脾脏溶血空斑形成数显著增加。实验表明,总黄酮可显著促进小鼠免疫功能,表现为提高小鼠血清溶血素水平,增加脾脏PFC数,促进PHA刺激的淋巴细胞转化反应、和增强腹腔巨嗜细胞的吞噬功能。在所给剂量条件下,对胸腺和脾脏大小、脾脏的有核细胞数以及外周血细胞数均无明显影响。剂量提高到100mg/kg时,促进抗体生成的作用反而不明显,其原因可能是总黄酮的作用有一最适剂量,或其中存在干扰免疫促进作用的成分。

实验表明,淫羊藿能显著提高巨噬细胞的吞噬功能。淫羊藿多糖给小鼠皮下注射,可使巨噬细胞对鸡红细胞的吞噬率、及吞噬指数明显提高。淫羊藿总黄酮给小鼠皮下注射,可使抗淋巴细胞血清造成的免疫功能低下、小鼠巨噬细胞吞噬炭粒的能力恢复到正常水平。

淫羊藿能促进 Ea 花结形成率,有抑制淋巴细胞 ANAE(α−醋酸萘酚酶酯酶)活性的作用。淫羊藿水煎剂浓度为 5mg/ml 时,能增加 Ea 花结率,但对 Et 花结率无影响。然而,至 50mg/ml 浓度时可降低 Et 花结率。

淫羊藿总黄酮可使"阳虚"小鼠抗体形成细胞功能、及抗体滴度趋于恢复,能显著促进"阳虚"小鼠淋巴细胞刺激指数,使之接近正常动物。

4.对心血管系统的作用

离体兔心灌流实验证明,淫羊藿浸出液、从 200% 淫羊藿水浸膏片中提取的非氨基酸部分,对离体兔心的冠脉流量均有显著增加作用。200%淫羊藿煎剂 0.5ml 给离体豚鼠心脏灌流,可使其冠脉流量平均增加 126.6%。从淫羊藿中提取的非氨基酸部分给犬静脉注射,能使冠脉流量明显增加,并能显著减少冠脉阻力,但对心脏无明显影响。麻醉兔静脉注射非氨基酸部分 1g/kg 后,表现一过性地降低左心舒张压的作用,并能短暂降低左心舒张压力差,但该作用较弱。淫羊藿非氨基酸部分,对垂体后叶素引起的大鼠急性心肌缺血有保护作用;对毒毛旋花子苷 K 及肾上腺素产生的豚鼠实验性心律不齐虽然不能完全对抗,但可明显缩短其持续时间。淫羊藿总黄酮可提高小鼠耐缺氧能力,减慢大鼠心率,且可对抗异丙肾上腺素加快心率的作用。可增加离体兔心的冠脉流量,并具有一定的中枢抑制效应和较弱的抗心律失常效果。

淫羊藿煎剂灌注于蟾蜍在位或离体心脏,均有明显增强心肌收缩力的作用;对用戊巴比妥钠造成的蟾蜍人工心衰,亦可使其心肌张力恢复。淫羊藿煎剂给家兔静脉注射,有使心肌张力明显增加的作用,该作用可维持数小时。

动物实验表明,淫羊藿煎剂及水煎乙醇浸出液静注于猫、兔及大鼠,均具有降压作用。其中,以对兔的作用最明显。淫羊藿甲醇提取物 10g/kg 给肾型高血压大鼠灌服,具有明显降血压作用,停药后则血压回升。二仙合剂(淫羊藿、仙茅、巴戟天、黄柏、知母、当归)6g/kg 给犬腹腔注射,血压立即下降,心脏指数减少,外周血管扩张作用不明显;以同等剂量对猫十二指肠给药,30min 后血压开始下降,2 h 后平均降低原水平的 30%。有报告指出,淫羊藿可阻断兔双侧颈总动脉引起的加压反射,但不能阻断去甲肾上腺素的升压作用。猫注射阿托品后,该品仍有降压作用,其强度无明显减弱。但可明显抑制电刺激猫交感神经节前纤维所致瞬膜收缩反应,而对电刺激节后纤维的反应无明显抑制作用。因此认为,淫羊藿的降压作用与肾上腺素能 α-受体及 M-胆碱系统无关,主要与交感神经节阻断有关。然亦有报告认为,淫羊藿对内源性儿茶酚胺有拮抗作用,具有 β-受体的兴奋作用。

5.镇咳、祛痰和平喘作用

用小鼠酚红排泌法证明,淫羊藿的鲜品粗提物及干品的醋酸乙酯提取物,具有一定的祛痰作用。用小鼠二氧化硫引咳法证明,甲醇及醋酸乙酯提取物有镇咳作用,甲醇提取物亦能抑制刺激猫喉上神经所致的咳嗽。提示其镇咳是中枢性的,甲醇提取物对药物引起的哮喘具有保护作用。

6.抗炎及抗病原微生物作用

淫羊藿甲醇提取物 50mg/kg 给大鼠皮下注射,能显著减轻其蛋清性脚肿胀程度;15g/kg 给兔灌服,对组胺引起的毛细血管通透性增加有降低作用。

淫羊藿对白色葡萄球菌、金黄色葡萄球菌等,具有显著抑制作用。对奈氏卡他球菌、肺炎双球菌、流感嗜血杆菌等,具有轻度抑制作用。淫羊藿煎剂在试管内对脊髓灰质炎病毒具有显著的抑制作用,在药物与病毒接触 1h 后即表现灭活作用。另外,对其他肠道病毒也有抑制作用。

7.对血液系统的作用

淫羊藿煎剂、淫羊藿多糖以及淫羊藿粗黄酮,均能促进正常大鼠经致聚剂诱导的血小板聚集。其中,以淫羊藿多糖作用最强,淫羊藿煎剂次之,淫羊藿黄酮最弱。但是,三者本身无诱导血小板聚集的功能。淫羊藿水煎剂能明显降低健康人 ADP 诱导的血小板聚集率,可促进部分受试者血小板解聚,降低健康人全血粘度,加快血液循环。亦有报告认为,淫羊藿有改善血流动力和血液流变的作用,并能促进白细胞生成。

[性味归经]

辛、甘,温。归肝、肾经。

[功能主治]

补肾阳,强筋骨,祛风湿。用于阳痿遗精,筋骨痿软,风湿痹痛,麻木拘挛,更年期高血压,女子不育。

[用法用量]

3~9g。

[处方用名]

淫羊藿、仙灵皮、钢前,皆付羊脂油炙淫羊藿。本品一般不生用。

荷 叶
Folium Nelumbinis

[来源]
本品为止血药。系睡莲科植物莲 Nelumbo nucifera Gaertn.的干燥叶。

[炮制方法]
（1）荷叶：去除干荷叶内的杂质，洗净，闷润，剪去蒂，切丝，干燥，即得。鲜荷叶则趁鲜切丝，干燥，即得。

（2）荷叶炭：将整张荷叶刷干净，对折成半圆形，然后交叉将折为半圆形的叶片整齐的平铺于锅中，叶柄朝向锅中心，中心留出约 3~6cm 的方形孔洞，将叶码放为井字形。然后在锅上反扣一较小的铁锅，两锅结合处垫衬数层纸，再用黄泥封固，上锅顶部压以重物、并贴附白纸数条。开始先用文火加热、逐渐改为旺火，待滴于锅背上的水滴立即沸腾气化、或纸条变为焦黄色时停止加热，冷却后出锅，即得。

（3）酒炒荷叶：将切制的荷叶丝投入锅内，用文火加热拌炒，至药物呈焦黑色时喷入黄酒适量，出锅，晾凉，即得。

（4）酒蒸荷叶：将适量绍兴黄酒盛入器皿中，把整张荷叶置入酒中浸湿后放于蒸罐内（如果为荷叶丝可将黄酒均匀淋洒其中），将所剩余的酒液全部倾入罐中，封严罐口。然后置于盛有清水的铁锅内隔水加热蒸煮。先用武火、后改为文火连续蒸制 8h，启罐出药，阴干，即得。

[操作要领]
（1）制荷叶炭的过程中，如果出现两锅缝隙间漏气时应及时用泥补封，以免外部空气倒流入锅造成药物灰化。炮制成品规格以乌黑色，药物保持原有的形态为标准。

（2）酒炒荷叶时操作要迅速，防止燃烧而造成药物灰化。每 100kg 荷叶用黄酒 10kg。

（3）酒蒸荷叶时装至罐的 2/3 容积即可，以免药物膨胀外溢。每 100kg 荷叶用黄酒 40kg。

[炮制研究]
荷叶中含有多种生物碱及有机酸类成分。其止血作用除与所含鞣质类成分的收敛作用有关外，而且制为炭品后的吸附作用也会加强其止血效果。另外，用酒制后可使荷叶所含化学成分溶解度增大，提高水液的煎出率，可以使

药效得以充分发挥。黄酒中含有的乙醇类成分具有扩张血管,促进血液循环的作用,故荷叶经酒制后还具有祛瘀生新的功效。传统止血方剂"荷叶丸"方内 1/2 的荷叶系用酒炒、另外 1/2 则用酒蒸制。

[化学成分]

荷叶含荷叶碱(Nunciferine)、N-去甲荷叶碱(N-nornuciferine)、O-去甲荷叶碱(O-nornuciferin)、牛心果碱(anonaine)、斑点亚洲罂粟碱(罗默碱,roemerine)、亚美尼亚罂粟碱(armepavine)、N-甲基衡州乌药碱(N-methglco-claurine)、N-甲基异衡州乌药碱(N-methylisococaurine)、前荷叶碱(pronuciferine)、鹅掌楸碱(liriode- nine,spermatheridine)、去氢荷叶碱(dehydeonuciferine),以及维生素 C、枸橼酸、酒石酸、苹果酸、草酸、琥珀酸等。此外,尚含抗有丝分裂作用的碱性成分。

[药理作用]

1.调脂、减肥作用

用含有不同荷叶成分的提取物,对高脂血症模型大鼠进行灌胃研究,结果表明均有降脂的功效,其主要活性部位为黄酮和生物碱。以高脂血症大鼠为整体模型,观察荷叶水煎剂对血清总胆固醇(TC)和甘油三酯(TG)的影响,表明荷叶水煎剂能使 TC 下降 25.6%~39.3%,TG 下降 18.9%~39.2%。对 HDL-C 未见明显影响,但随 TC、TG 的降低,HDL-C 显著下降。同时,荷叶水煎剂能降低全血比黏度和红细胞压积,从而改善血液黏稠状态,说明荷叶水煎剂具有明显降脂作用。以荷叶生物总碱给高脂血症大鼠灌胃,荷叶生物总碱2.14~10.7 mg/kg 均可降低肥胖大鼠的 TG 与 TC,和模型组比较有显著差异性,且存在一定剂量依赖性,但对 HDL-C 作用不明显。中剂量和大剂量的荷叶生物碱,对 AI 具有显著的降低作用。用荷叶黄酮提取物喂饲新西兰兔,显示荷叶黄酮可降低肝脏 APN 的表达和血清 LAP,改变血脂水平,有助于预防胆囊胆固醇结石的形成。实验证明,荷叶提取物对人体具有较好的降脂作用且无毒。

2.抗氧化及抗衰老作用

荷叶不同提取物均有抗氧化作用。采用电子自旋共振法,自旋捕集技术研究荷叶水提物对羟基自由基、和超氧阴离子自由基的清除效果。结果显示,在较低的浓度下即可显示出非常强的抗氧化能力,可见荷叶的水提物是一种较好的抗氧化剂。分别采用 DPPH 法、硫氰酸铁 (FTC) 法及硫代巴比妥酸(TBA)法测定和评价荷叶黄酮的抗氧化效果,实验结果表明,荷叶黄酮具有良好的 DPPH 清除能力,在油脂自动氧化体系中,荷叶黄酮均显示出较强的抑制亚油酸氧化的能力。

3.抑菌作用

荷叶提取物具有明显的抑菌作用。研究发现,荷叶乙醇提取物对青霉菌、酵母菌、黑曲霉和红酵母等,均具有一定的抑菌作用,并且随着提取物浓度的增大、其抑菌作用增强。其在同一浓度下对不同菌的抑菌效果不同,对酵母菌、红酵母较敏感,对青霉菌、黑曲霉抑菌作用稍次之。荷叶乙醇提取物对 4 种菌的最低抑菌及杀菌浓度,约在 20~2 000 mg/L 之间。

4.其他作用

荷叶生物碱活性成分具有抗病毒、抗炎抗和抗过敏作用,荷叶总生物碱对平滑肌有解痉作用和抗有丝分裂的作用,对胰脂肪酶具有抑制作用,荷叶提取物具有抑制 HIV 增殖的作用。

[性味归经]

苦,平。归肝、脾、胃经。

[功能主治]

清热解暑,升发清阳,凉血止血。用于暑热烦渴,湿热泄泻,脾虚溏泻,血热吐衄,便血、崩漏等。生荷叶清热解暑,荷叶炭化瘀止血,酒制荷叶散瘀止血。

[用法用量]

3~9g。鲜荷叶 15~30g,荷叶炭 3~6g。

[处方用名]

写荷叶付生荷叶,注明"炭"付荷叶炭,注明"酒炒"付酒炒荷叶炭,注明"酒蒸"付酒蒸荷叶。

艾 叶

Folium Artemisiae Argyi

[来源]

本品为止血药。系菊科植物艾 Artemisia argyi L'evl.et Vant.的干燥叶。

[炮制方法]

(1)艾叶:去净原药杂质及枝梗,筛除灰屑,即得。

(2)艾绒:取放置一年以上的陈艾叶,拣除叶柄和杂质,用石碾反复碾压成棉絮状,再用 2mm 孔径的筛去除碎末,拣除细梗及杂质,即为类白色的艾绒。

(3)酒艾叶:将锅烧至极热,投入生艾叶进行拌炒,待炒至起火星时,取黄酒适量、用水稀释后喷淋入药物中,继续拌炒至外黑、里焦时出锅,晾凉,即得。

(4)醋艾叶:将锅预热,投入净艾叶,用武火加热拌炒,炒至焦黄色并出现火星时取米醋适量喷入其中,继续拌炒至乌黑色时再喷淋适量米醋,略炒片刻出锅,喷淋清水灭除余烬,干燥,即得。

[操作要领]

(1)制作艾绒宜选用生长有灰白色绒毛的大艾叶,褐色的野艾不宜用于制绒。制绒所用艾叶须放置 1~3 年。每 100kg 艾叶可制取艾绒 60~70kg。

(2)酒炒艾炭、醋炒艾炭时要注意存性,炒制后要防止药物复燃,炮制成品中不应看到白灰。酒艾炭每 100kg 用黄酒 10kg,加清水 5kg 稀释。醋艾炭每 100kg 用米醋 15kg。炮制成品规格以乌黑色,存性、无灰化为标准。

[炮制研究]

制作艾绒历史久远,春秋时代的孟子曾云:"七年之病,求三年之艾。"这里为何要选用三年的陈艾叶呢? 李时珍解释曰:"若生艾灸火,则伤人肌脉。"这是因为艾叶放置日久,叶绿素等成分会逐渐被分解,艾叶所含 20 余种挥发性成分亦会产生分解、缩合及挥发。因此,在使用时其芳香气味减弱,燥烈之性趋缓,故可降低对受灸者皮肤的刺激作用和过敏反应。另外,用陈艾叶制作艾绒作为灸剂热度适中,燃烧均衡,不落火星,不起火焰,且中途不会熄灭,系理想的艾卷药料。

酒炒艾炭可增强祛瘀止痛之功,醋炒艾炭可提高收敛止血和入肝住痛之效。由于制炭后艾叶中挥发性成分完全损失,故辛散之性大减,可充分突显其所含鞣质的收敛止血作用、和炭素的吸附凝血功效。

[化学成分]

艾叶主含挥发油,系多种成分的混合物,经分离鉴定的有萜品烯醇-4(Terpinenol-4)、β-石竹烯(β-Caryophyllene)、蒿醇(Artemisia alcohol)、芳樟醇(Linalool)、樟脑(Camphorae)、龙脑(冰片 Borneol)、桉油素(Cineol,Eucalyptol)以及水芹烯(Phellandrene)、毕澄茄烯(Cadinene)、侧柏醇(Thujyl alcohol)等。

[药理作用]

1.抗菌作用

艾叶在体外对炭疽杆菌、α-溶血链球菌、β-溶血链球菌、白喉杆菌、假白喉杆菌、肺类双球菌、金黄色葡萄球菌、柠檬色葡萄球菌、白色葡葡球菌及枯草杆菌等 10 余种革兰氏阳性嗜气菌等皆具有抗菌作用。艾叶油对肺炎双球菌、金黄色葡萄球菌、白色葡萄球菌、甲型链球菌、大肠杆菌、伤寒杆菌、副伤寒杆菌、福氏痢疾杆菌等有抑菌作用。以野艾叶、艾条或艾绒烟熏,可用于室内消毒。与苍术、菖蒲、雄黄,或与苍术、雄黄、白芷等混合烟熏,对金黄色葡萄球菌、乙型溶血性链球菌、大肠杆菌、变形杆菌、白喉杆菌、伤寒及副伤寒杆菌、绿脓杆菌、枯草杆菌以及结核杆菌等,均具有杀灭或抑制作用。采用艾条烟熏,尚能减少烧伤创面的细菌。豚鼠结核经艾灸治疗后,疾病进展较慢、病变较轻,尤以病程后期更明显。此外,还能增强网状内皮细胞的吞噬反应,但所增强的程度不如动物获得免疫性时显著。豚鼠网状内皮细胞的吞噬机能、与内脏的结核病变是一致的,当肝、脾受到疾病的损害时吞噬机能即下降。以小野艾叶烟熏,对于多种致病真菌也有抑菌作用。小野艾水浸剂及煎剂,在试管内对多种致病真菌也有一定的抑制作用。野艾的水煎剂在试管内对金黄色葡萄球菌、α-溶血性链球菌、肺炎双球菌、白喉杆菌、宋内氏痢疾杆菌、伤寒及副伤寒杆菌、霍乱弧菌等,均有不同程度的抑制作用。

艾叶煎液对皮癣真菌的抑菌作用最弱(与黄连、黄芩等煎液相比较),在15%浓度时,对堇色毛癣菌开始呈抑制。在30%浓度时,除絮状表皮癣菌、足跖毛癣菌及白色念珠菌依然发育外,而许兰氏黄癣菌、许兰氏黄癣菌蒙古变种、狗山芽胞癣菌、同心性毛癣菌、红色毛癣菌、铁锈色毛癣菌、堇色毛癣菌等均停止发育。艾叶的水浸剂(1:4)在试管内对堇色毛癣菌、许兰氏黄癣菌、奥杜盎氏小芽胞癣菌、羊毛状小芽胞癣菌、红色表皮癣菌、星形奴卡氏菌等皮肤真菌均有不同程度的抑制作用。研究证明,艾叶烟熏法对许兰氏黄癣菌、许兰氏黄癣菌蒙古变种、同心性毛癣菌、堇色毛癣菌、红色毛癣菌、絮状表皮癣菌、铁锈色小芽胞癣菌、足跖毛癣菌、趾间毛癣菌、狗小芽胞癣菌、石膏样毛癣菌、斐氏酿母菌等致病性皮肤真菌,均具有不同程度的抗菌作用。

2.平喘作用

艾叶油能直接松弛豚鼠气管平滑肌,也能对抗乙酰胆碱、氯化钡和组织胺引起的气管收缩现象,并增加豚鼠肺灌流量。艾叶油0.5ml/kg灌胃,对乙酰胆碱-组胺混合液喷雾法致喘豚鼠有抑制作用。艾叶油对豚鼠离体气管有松弛作用,并能对抗乙酰胆碱、氯化钡引起的收缩。艾叶油加吐温-80制成的混悬液,能抑制肺组织释放慢反应物质(SRS-A),具有直接拮抗慢反应物质的作用,并能抑制肺组织和气管平滑肌释放慢反应物质。豚鼠以艾叶油一次灌胃后,肺组织内慢反应物质含量降低不明显。有人从艾叶平喘作用较强的中沸点油中,分离得到2个平喘作用较强的单体,即α-萜品烯醇和反式-香苇醇,经动物实验表明,其平喘作用比艾叶油强。艾叶油中分离得萜品烯醇灌胃或喷雾给药,α-萜品烯醇 80~120mg/kg 灌胃, 均能对抗组胺与乙酰胆碱引起的豚鼠哮喘, 另两成分反式香苇醇(TCMLIBanscarveol)与 β-石竹烯(β-caryophyllene)也显示有平喘作用。1%α-萜品烯醇吸入,对组胺引发的豚鼠气喘有抑制作用, 并可对抗卵白蛋白致敏攻击引起的豚鼠肺机械功能的改变。此外,野艾浸剂对豚鼠支气管具有舒张作用。

3.利胆作用

取艾叶油胶囊,用 2%吐温配成混悬液 (每 1ml 含艾叶油 75μl)。大鼠 0.8ml/100g 和 0.3ml/100g 剂量,十二指肠注射给药,分为艾叶油一组和二组。阳性对照组用去氢胆酸(DHC),每片 0.25g,配成 20%混悬液,0.3ml/100g 剂量,十二指肠给药。四氯化碳中毒组用四氯化碳 1ml/kg 灌胃 1 次,中毒 24h 作利胆实验,用艾叶油 0.3ml/100g 十二指肠给药。对照组用 2%吐温 0.3ml/100g 十二指肠给药。小白鼠分 3 组,艾叶油组:0.2ml/10g 十二指肠给药;去氢胆酸组:5%去氢胆酸 0.2ml/10g 十二指肠给药;生理盐水组:0.2ml/10g 十二指肠给药。实验结果表明, 艾叶油混悬液 0.8ml/100g 使正常大鼠胆汁流量增加 91.5%,与给药前比较有极显著性差异;0.3ml/100g 组使正常大鼠胆汁流量增加 89%, 与用药前比较有极显著性差异; 去氢胆酸组使大鼠胆汁流量增加 83.2%;四氯化碳中毒组大鼠胆汁流量也有明显增加,与正常大鼠比其利胆作用减弱、维持时间短;2%吐温对胆汁流量无明显影响。艾叶油对小鼠也有明显的利胆作用,使其胆汁流量增加 26%。

4.抑制血小板聚集作用

艾叶中 β-谷甾醇和 5,7-二羟-6,3′,4′-三甲氧基黄酮成分, 对抑制血小板聚集有显著作用。有人对不同产地的艾叶及其生物活性成分,对血小板聚集率的影响进行了研究,表明艾叶的不同炮制品对血小板聚集率的作用各异。炒炭与醋炒焦的效果较差;炒焦、醋炒炭与生艾叶对血小板聚集率有很强的抑制作用, 在 3 个剂量水平上都能极其明显地抑制血小板聚集 (p<0.001)。艾叶几种不同溶剂提取物中,以醇提物对血小板聚集的抑制作用最为突出,其他两种溶剂(乙酸乙酯、氯仿)提取物也有抑制作用,但不及醇提物效果佳。3 种不同产地的艾叶醇提水溶部位, 对血小板聚集均有抑制作用 (p<0.001),在 136mg/ml 剂量时,3 种艾叶的差异不明显。从艾叶中提取出的两种成分,β-谷甾醇与 5,7-二羟基-6,3′,4′-三甲氧基黄酮, 均对血小板聚集有极显著的抑制作用。然而,β-谷甾醇的作用在 0.7mg/ml、1.35mg/ml 剂量

时,其效果均明显优于后者(p<0.001)。

5.止血作用

将艾叶水浸液给兔灌胃,具有促进血液凝固的作用,但亦有人认为艾叶的止血作用未能证实。艾叶为中医止血药,药理实验初步证明,艾叶制炭后止血作用增强。相关实验研究证明,烘品及炒炭品100%的水煎液,均可明显缩短实验小鼠的凝血及出血时间,与生理盐水组比较具有显著性差异。以烘品1(180℃、10min)、烘品2(180℃、20min)和烘品3(200℃、10min)止血作用最为明显,与生品组比较亦有显著性差异。建议艾叶制炭可改用烘法,以180℃烘制10~20min、或者200℃烘制10min,成品外表焦褐色为佳。

6.对胃肠道及子宫的作用

野艾煎剂可兴奋家兔离体子宫,产生强直性收缩,粗制浸膏对豚鼠离体子宫亦有明显兴奋作用。此外,小野艾水浸液大剂量时对离体兔肠有抑制作用。

7.对心血管系统的作用

小野艾水浸液对离体蛙心在大量时具有抑制作用。从克里米亚的艾蒿Artemisiataurica中分离出来的Tauremizin(一种倍半萜烯内酯),对离体蛙心、猫心和在位猫心,均有增强其收缩力的作用。并能减慢猫心率,使冠脉血流量增加,有拟肾上腺素样作用。

8.抗过敏作用

艾叶油0.5ml/kg灌胃,对卵白蛋白引起的豚鼠过敏性休克具有对抗作用,可降低其死亡率。

9.其他作用

艾叶所含鞣质可使因温刺法发热的家兔的体温下降,但其作用剂量已接近致死量,故不能作为解热药使用。对小白鼠耳部涂巴豆油引起炎症模型,用艾叶挥发油给小鼠皮下注射、或肌肉注射0.0125g,均有抗炎效果。另外,艾叶油亦能延长戊巴比妥钠睡眠时间。小野艾水浸液对兔耳血管灌流时几无影响,给小鼠腹腔或静脉注射,可降低毛细血管通透性(Lochett氏法)。而给大鼠内服则具有显著利尿作用,毒性中等,可用于临床。

[性味归经]

辛、苦,温;有小毒。归肝、脾、肾经。

[功能主治]

散寒止痛,温经止血。用于少腹冷痛,经寒不调,宫寒不孕,吐血,衄血,崩漏,妊娠下血等,外治皮肤瘙痒。本品生用性燥,煎汤熏洗患处适于寒湿诸症。

炭品温经止血,多用于虚寒性出血。

[用法用量]

3~9g。外用适量,供艾灸或熏洗用。

[处方用名]

艾叶、祁艾、蕲艾叶、陈艾叶、熟艾叶,皆付艾叶炭。注明"醋"付醋炒艾叶炭,注明"生"付生艾叶,注明"绒"付艾绒。

灯心草

Medulla Junci

[来源]

本品为利尿药。系灯心草科植物灯心草 Juncus effusus L.的干燥茎髓。

[炮制方法]

(1)灯心草:取原生药,除去杂质,剪为适当段节,即可。

(2)灯心炭:将灯心草置于锅内,上反扣以较小铁锅,在两锅合缝处垫衬数层纸,再以黄泥封固,锅背上压以重物、并在周围贴附白纸数条。先用微火、逐渐改用旺火加热 3~4h,至水滴于锅背上立即沸腾、或者检视白纸条呈焦黄色时停止加热,冷却后取出,即得。

(3)朱砂拌灯心:将灯心草喷淋清水湿润,然后加入适量水飞朱砂粉,搅拌均匀,晾干,即得。

(4)青黛拌灯心草:将灯心草喷淋清水湿润,再加入适量青黛粉,搅拌均匀,晾干,即得。

[操作要领]

(1)煅制灯心炭时锅内装量不可太多,压得不宜太实,否则难以煅透。加热过程中如果出现漏气应及时用泥封堵,以免药物发生灰化。

(2)朱砂须经水飞后方可拌入灯心草,朱砂细度高则易于附着在药物上。另外,用水飞制的朱砂纯度较高、且毒性较低。每 100kg 灯心草用水飞朱砂粉6kg。

(3)青黛拌灯心草,每 100kg 药物用青黛粉 15kg。

(4)灯心炭成品规格以乌黑色,保持药物原形态,无灰化为标准。

[炮制研究]

灯心草生用清热,利尿,除烦;煅为炭品具有炭素样吸附止血作用,制备粉剂时容易研细。朱丹溪曰:灯心草"治急喉痹烧灰吹之甚捷"。中成药"卧龙丹"内用灯心炭配皂角等,用于治疗昏迷不省人事的假死症。朱砂具有镇静和催眠的药理作用,故用朱砂拌灯心草可增强其除烦安神之功;青黛拌灯心草可增强其解热抗炎的作用。

[化学成分]

灯心草茎髓含纤维、脂肪油、蛋白质等,茎含多糖类。用甲醇在灯心草中提取分离出木樨草素(Luteolin)、木樨草素-7-葡糖苷(Luteolin-7-glucoside)、氯化钾等成分。另外,尚含正十三烷-2-酮(n-tridecan-2-one)、α-紫罗酮(α-Ionone)、β-紫罗桐(β-Ionone)、β-苯乙醇(β-Phenylethyl alcohol)、对甲酚(p-Cresol)、6, 10, 14-三甲基十五烷-2-酮(6, 10, 14-Trimethyl-pentadecan-2-one)、二氢猕猴桃胶酯(Dihydroactinidio- lide)、α-莎草酮(α-Cyperone)、香草醛(Vanillin)等成分。

[药理作用]

灯芯草具有利尿、止血作用,还具有抗氧化和抗微生物作用。以灯心草丙酮提取物、乙醇提取物以及乙酸乙酯提取物进行试验发现,其中乙酸乙酯提取物抗氧化和抗微生物作用最强,且具有解热及利尿作用,但效果较弱。

[性味归经]

甘、淡,微寒。归心、肺、小肠经。

[功能主治]

清热,利水。用于心烦失眠,尿少涩痛,口舌生疮等。外治喉痹、金疮。

[用法用量]

1~3g。

[处方用名]

灯心、灯心草,皆付未经炮制的灯心草。注明"炭"付灯心炭,注明"朱"、"朱拌"付朱砂拌灯心草,注明"青黛拌"付青黛拌灯心草。

牡丹皮

Cortex Moutan

[来源]

本品为清热凉血药。系毛茛科植物牡丹 Paeonia suffruticosa Andr.的干燥根皮。

[炮制方法]

(1)牡丹皮:将原药去净杂质及木心,用清水洗净,捞出,闷润。春、秋季节闷润 8h 左右,冬季闷润 10h 左右,夏季酌情缩短时间。待药物水分内、外滋润一致,切为横片,晾干,即得。

(2)牡丹皮炭:将锅预热,投入丹皮饮片,用微火加热拌炒,至色呈焦黑,且存性时喷淋清水适量,出锅,干燥,即得。

[操作要领]

(1)牡丹皮在软化过程中宜采用浸润的方法,防止丹皮酚等成分随水流失。干燥时应置于阴凉通风处阴干,切忌高温干燥,以免丹皮发红变质或者丹皮酚挥发。

(2)牡丹皮炭成品规格以焦黑色,保持原药形态,无灰化为标准。

[炮制研究]

牡丹鲜根皮含牡丹酚原苷 5%~6%,在干燥和贮存过程中容易酶解成为牡丹酚苷及丹皮酚。高温条件下牡丹酚苷键断裂,其苷元部分——牡丹酚可升华,因此牡丹皮不宜高温干燥。另外,牡丹皮制炭后主要成分丹皮酚苷完全被破坏,其止血作用除与炭素的吸附有关外,是否还有其他止血机制的参与尚有待于深入探讨,丹皮炭的药用价值也值得今后加以研究。

[化学成分]

牡丹根皮含芍药苷(paeonifolrin)、氧化芍药苷(oxypaeoniflorin)、苯甲酰芍药苷(benzoylpaeoniflorin)、牡丹酚(paeonol)、牡丹酚苷(paeonoside)、牡丹酚原苷(paeonollide)、牡丹酚新苷(apiopaeonoside)、苯甲酰基氧化芍药苷(benxoy-loxy-paeoniflorin)、2,3-二羟基-4-甲氧基苯乙酮(2,3-dihydroy-4-methoxy-acetophenone)、3-羟基-4-甲氧基苯乙酮 (3-hydroxy-4-methoxyacetophe-none)、1,2,3,4,6-五没食子酰基葡萄糖(1,2,3,4,6-pentagalloylglucose)及没食子酸(gallic acid)等。

[药理作用]

1.对心血管的作用

牡丹皮对麻醉犬心能够增加冠脉血流量,减少心输出量,降低左室做功的作用。对实验性心肌缺血有明显保护作用,并且持续时间较长,同时降低心肌耗氧量。丹皮煎剂、去牡丹酚后的煎剂 1.0~3.0g/kg,或牡丹酚 80~120mg/kg 静脉注射,对麻醉犬和大鼠均有降压作用。原发和肾型高血压犬用牡丹皮煎剂5g/kg 连续 5d 灌胃,于第 6d、第 7d 剂量增至 10g/kg,血压明显下降。肾型高血压犬用去牡丹酚后的煎剂 10g/kg 连续 10d 灌胃,血压下降。用牡丹酚 0.5~1.0g/kg 给肾型高血压犬和大鼠,也呈现一定的降压效果。牡丹酚能显著抑制正常心肌细胞快相(5min)和慢相(120min)^{45}Ca 摄取及搏动频率,显著抑制钙反常心肌细胞 ^{45}Ca 摄取、和降低胞内过氧化脂质含量,且呈剂量依赖性。此表明牡丹酚减轻钙反常损伤与阻止 Ca^{2+}内流及抗氧化有关。牡丹酚磺酸钠除能抑制钙离子摄取外,且能显著抑制钙反常心肌细胞的 ^{45}Ca 摄取及其胞膜 SA 含量,与剂量呈相关关系。另用食饵性动脉粥样硬化模型,研究牡丹酚的抗动脉粥样硬化作用,结果造型加牡丹酚组,主动脉内膜病变肉眼定级及形态学组化分析,均比造型对照组显著减轻。表明腹腔注射牡丹酚 100mg/kg·d,连续6 周,能明显抑制动脉粥样硬化斑块形成。

2.对中枢神经系统的影响

丹皮酚对口服伤寒、副伤寒菌苗引起的小鼠发热具有解热作用,并降低正常小鼠体温。口服丹皮酚能抑制腹腔注射醋酸所致小鼠扭体反应及鼠尾压痛反应,并能对抗咖啡因所致小鼠的运动亢进。能明显延长环己巴比妥钠所致小鼠睡眠时间,大剂量时可使小鼠翻正反射消失。能明显对抗戊四氮、士的宁、烟碱和电休克所致的惊厥,其作用部位在中脑网状结构和丘脑。

3.抗炎作用

用丹皮酚灌胃,对大鼠因右旋糖酐、或醋酸、或角叉菜胶引起的足跖浮肿均具有抑制作用。并能抑制醋酸或 5-羟色胺引起的小鼠腹腔、或豚鼠皮肤毛细血管通透性增强,抑制小鼠应激性溃疡的发生。实验证明,丹皮水煎剂对角叉菜胶性浮肿、佐剂性关节炎及 Arthus 反应等,所致多种炎症反应均具有抑制作用,这与其抑制炎症组织的通透性、和抑制 PGE_2 的生物合成有关。丹皮不能抑制残存肾上腺的代偿性增生,对肾上腺维生素 C 的代谢亦无明显影响。提示它既无类似可的松样的作用,也无类似促肾上腺皮质激素样作用,其抗炎作用不依赖于垂体肾上腺系统。Ⅰ、Ⅱ、Ⅲ型变态反应是由特异性抗体介导的反应,丹皮对抗体的形成并无明显影响,但对之均有抑制作用。此可能是通过非特异性抗炎机制发挥作用,从而抑制血清补体活性,也就增强其抗炎效应。丹皮不抑制特异性抗体的产生,不影响补体旁路途径的溶血活性。提示牡丹皮在发挥抗炎作用的同时,不能抑制正常体液免疫功能。

4.抑菌作用

体外实验表明,牡丹皮煎剂对枯草杆菌、大肠杆菌、伤寒杆菌、副伤寒菌、变形杆菌、绿脓杆菌、葡萄球菌、溶血性链球菌、肺炎球菌以及霍乱弧菌等,均具有较强的抗菌作用。牡丹叶煎剂对痢疾杆菌、绿脓杆菌和金黄色葡萄球菌具有显著抗菌作用,其生物活性成分为没食子酸。鸡胚实验表明,牡丹皮煎剂对流感病毒具有抑制作用,但小鼠治疗实验结果不一致,故其抗病毒效果尚不能肯定。有人对牡丹皮不同煎煮时间,水煎剂抑菌成分对热稳定性的关系进行探讨,提示牡丹皮经 30min 煎煮后,其体外抑菌能力明显优于煎剂时间为 15min 的水煎剂,且与煎煮时间为 60min、90min 的水煎剂抑菌能力相比较均无显著性差异。

5.抗凝作用

体外对人血小板试验发现,牡丹皮水提物及芍药酚,均能抑制血小板花生四烯酸产生血栓素 A_2,进而抑制血小板聚集,这是由于抑制从花生烯酸至前列腺 H_2 的环氧化酶反应的结果。牡丹皮甲醇提取物具有抑制内毒素所致实验性血栓的作用。研究表明,牡丹皮抗血栓形成的机理是丹皮酚、苯甲酰芍药苷及苯甲酰氧化芍药苷抑制血小板凝聚,而丹皮酚、芍药苷、氧化芍药苷具有抗调理素作用。苯甲酰芍药苷有阻断纤维蛋白溶酶原活化、及抗纤维蛋白溶菌酶的作用。氧化芍药苷、苯甲酰氧化芍药苷和苯甲酰芍药苷,对红细胞膜有较强的稳定作用,从而抑制血栓形成。用芍药苷给大鼠腹腔注射,能抑制ADP 或胶原诱导的血小板聚集。

6.对免疫系统的影响

给小鼠分别灌胃牡丹皮、丹皮酚、芍药苷、氧化芍药苷以及苯甲酰芍药苷,均能促进静脉注射的碳粒在血中的廓清速度,即使单核巨噬细胞系统功能处于低下状态亦有促进作用,显微镜检查见肝中枯氏细胞、及脾中巨噬细胞吞噬力增强。芍药苷、氧化芍药苷,在体外亦能增强小鼠腹腔巨噬细胞对乳液的吞噬功能。丹皮液给小鼠腹腔注射,能使其脾脏溶血后斑数增加。用丹皮酚给小鼠腹腔每天注射 25mg/kg,连用 6d,能使脾重明显增加,且可对抗考的松、环磷酰胺所致胸腺重量的减轻。由此可见,牡丹皮对体液及细胞免疫均有增强作用。

7.对脂质代谢的影响

丹皮及其所含丹皮酚、芍药苷,对肾上腺素所致的脂细胞的脂肪分解有抑制作用。丹皮水提物能增加脂细胞中葡萄糖生成脂肪,而且明显增加胰岛素所致的葡萄糖生成脂肪。

8.其他作用

用 20%丹皮红藤灌入腹腔,对家兔损伤性腹腔粘连有显著预防效果。注入福氏佐剂引起的慢性关节炎鼠,在 2 个月内于大鼠皮下注射致炎剂酪蛋白,可引起关节炎性足、尾的变性继续恶化,足、尾的皮下纤维化,骨增生、骨纤维症明显,腹部皮下组织中亦有结缔组织增殖。若在给予酶蛋白的同时连续喂饲牡丹皮或桂枝茯苓丸,则能抑制酶蛋白的新诱发损害。丹皮甲醇提取物体内对小鼠艾氏腹水癌细胞及子宫颈癌细胞,均具有抑制作用。丹皮酚对苯并吡在大鼠肝微粒体中的代谢具有一定抑制作用,对小鼠有抗早孕作用,对大鼠有利尿作用。

[性味归经]

苦、辛,微寒。归心、肝、肾经。

[功能主治]

清热凉血,活血化瘀。用于温毒发斑,吐血,衄血,夜热早凉,无汗骨蒸,经闭痛经,痈肿疮毒,跌仆伤痛。

[用法用量]

6~12g。

[处方用名]

牡丹皮、丹皮、粉丹皮,皆付生牡丹皮,注明"炭"付牡丹皮炭。

[备注]

牡丹皮未刮除外皮者,称之为"原丹皮"。刮去外皮者,称之为"刮丹皮"或"粉丹皮"。

杜 仲

Cortex Eucommiae

[来源]

本品为助阳药。系杜仲科植物杜仲 Eucommia ulmoides Olive.的干燥树皮。

[炮制方法]

(1)杜仲:将原药材除去杂质,刮去粗皮,洗净,切制成块或丝状,晾干,即得。

(2)炒杜仲:将锅预热投入杜仲丝,先用文火、后用武火加热拌炒,待炒至药物表面呈黑色、内部焦褐色,用手横折其断面胶质样白丝已断时,喷入适量食盐溶液,略炒片刻,出锅,干燥,即得。

[操作要领]

炒制杜仲火力宜先弱、后强,以炒至断丝、存性且不炭化为度。在炒制过程中如起火星时可用盐水喷灭,出锅后应搅拌查看以防复燃。每100kg杜仲用食盐2kg,加入清水适量溶化。炮制成品规格以断面大部分断丝,存性为标准。

[炮制研究]

相关文献记载,杜仲中成分为硬橡胶。现代药物化学研究证明,杜仲树皮内含 6%~10% 的杜仲胶,另外含有生物碱、含糖苷以及果胶等 10 余种成分。杜仲经炒制后其胶质则被破坏,从而可提高药物中生物活性成分的煎出率。

有人根据使用杜仲酊治疗高血压的报道,将生杜仲和炒杜仲(焦黑色、无丝状物的炮制品)的煎剂、酊剂、乙醇提取后所剩残渣煎剂,对犬及兔的降压作用进行了对比试验。结果为:炒杜仲的降压效果比生杜仲强,杜仲煎剂的效果比杜仲酊强,而乙醇提取后所剩余残渣水煎液仍有降压作用。比较各种杜仲制剂的降压作用,其中以炒杜仲水煎剂效果最佳。这说明古代文献所记载杜仲"炒断丝"的炮制方法是正确的。

[化学成分]

杜仲含木脂素及其苷类物质,诸如松脂酚-二-β-D-葡萄糖苷(Pinoresinol di-β-D- glucoside)、紫丁香苷(Syringin)、松柏苷-(Coniferin)、苏式-二羟基脱氢二松柏醇(Threo-dihydroxydehy- drodiconiferyl alcohol)等。尚含环烯醚萜类物质如,杜仲醇(Eucommiol)、杜仲醇苷(Eucommioside)、杜仲醇苷-Ⅰ(Eucom- mioside-Ⅰ)、杜仲醇苷-Ⅱ(Eucommioside-Ⅱ)、1-脱氧杜仲醇(1-Deoxyeucommiol)、京尼平(Genipin)、京尼平苷(Genpoiside)、京尼平苷酸(Geniposidic acid)、桃叶珊瑚苷(Aucubin)、哈帕苷丁酸酯(Harpagideacetale)、筋骨草苷(Ajugoside)、雷扑妥苷(Retoside)以及杜仲苷(Ulmoside)等。杜仲苷的糖部分为异麦芽糖(Isomaltose),即 6-葡萄糖-2-葡萄糖苷。亦含有机酸类如绿原酸(Chlorogenic acid)、咖啡酸(Caffeic acid)、酒石酸(Tartaric acid)、白桦脂酸(Betulinic acid)、熊果酸(Ursolic acid)、香草酸(Vanillic acid)、乌苏酸(Ursolic acid)等。此外,杜仲还含有葡萄糖(Glucose)、果糖(Fructose)、山柰酚(Kaempferol)、半乳糖醇(Galactitol)、杜仲丙烯醇(Ulmoprenol)。分离出正二十九烷(n-Nonacosane)、正卅醇(n-Triacontanol)、白桦脂醇(Betulin)、β-谷甾醇(β-Sitosterol)等。另含精氨酸、谷氨酸、组氨酸、胱氨酸等 17 种游离氨基酸,以及锗、硒等 15 种无机元素。杜仲树皮含杜仲胶(Gutta-percha)6%~10%,根皮约含 10%~12%。杜仲胶系硬性树胶,易溶于乙醇、难溶于水。

杜仲树叶中含有杜仲胶、松脂醇二葡萄糖苷、山柰酚、杜仲苷、筋骨草苷、雷扑妥苷、哈帕苷乙酸脂、半乳糖醇等。另外,还含有一些微量元素锌、铜、铁、钙、磷、锰、铅等。

[药理作用]

1.降压作用

杜仲树皮的提取物及煎剂,对动物具有持久的降压作用。用其浸膏 5ml (生药 1~2g)给麻醉犬静脉注射后,产生显著的降压作用,可持续 2~3min,呈 "快速耐受"现象。对 3 只肾型高血压狗每天以煎剂 5~8g/kg 灌胃,连续 4 周,收缩压降低最多时仅为 8~22mmHg(4%~10%),其疗效不够满意。杜仲的 炮制品与剂型对降压作用有一定影响,煎剂作用强于酊剂,炒杜仲的降压作 用较生杜仲为佳。杜仲对猫有降压作用,但持续较短,"快速耐受"现象不显 著。对胆甾醇动脉硬化家兔之降压作用、较正常家兔更为显著,但亦能产生 "快速耐受"。至于降压原理因尚未确定其生物活性成分,故属于初步认识。 现已证明快速降压与迷走神经无大关系,亦不受阿托品之影响。对离体兔心 杜仲小量时先兴奋、后略呈抑制。亦有报告其对心脏的抑制作用与其 pH 值 有关(pH 4~5 之间),经调整后对大鼠与家兔离体心脏皆呈兴奋作用。杜仲对 正常兔耳血管具有直接扩张作用,但同样浓度却使实验性胆甾醇动脉硬化 兔耳血管呈收缩作用。对正常家兔的冠状血管与肾血管,在低浓度时多呈扩 张作用、高浓度时则相反,对动脉硬化家兔的冠状血管在低浓度时亦呈收缩 作用。因其降压作用与心及血管的直接关系不大,故推论其与中枢神经系统 作用相关。

2.利尿作用

杜仲的各种制剂对麻醉犬均有利尿作用,且无"快速耐受"现象。对正常大鼠、 小鼠亦有利尿作用。杜仲内钾含量约 0.4%,故推论其利尿作用可能与钾有关。

3.抗衰老作用

动物实验结果表明,杜仲可增强小鼠红细胞 SOD 的活力,并增强其肾上 腺重量。杜仲可使低下的生理功能恢复正常,提示杜仲具有一定的抗衰老作 用。杜仲中富含的多种微量元素,与人体内分泌、免疫及生长发育系统的结构 和功能有密切关系,特别是与抗衰老有密切关系。例如,锌可加速创伤、溃疡 以及手术创口的修复,对淋巴细胞起特异性促细胞分裂的作用,此表明锌具 有延缓衰老作用。

4.抗肿瘤作用

现代药理实验证明,杜仲具有抗癌和抑癌作用,其生物活性成分与其所含 的木脂素、苯丙素及环烯醚萜类化合物有关。根据报道,杜仲所含的京尼平苷酸 甲酯具有抗肿瘤的作用。杜仲含有的丁香脂素双糖苷在淋巴细胞白血病P_{388} (Ps)

系统中有较好的活性,浓度 12.5 mg/kg 可控制 T/C 值≥126。从杜仲叶氯仿提取物中分离出的地普黄酮,是一种干扰 T 淋巴细胞功能的免疫抑制物质,对人鼻咽癌(KB)和鼠淋巴细胞白血病(P_{388})均有生长抑制活性。日本学者研究了杜仲茶的抗变异作用 (anti-mutagenicity),发现该作用与绿原酸等抗变异性成分有关,揭示了杜仲对肿瘤预防的重要意义。杜仲水煎液可使实验动物血中嗜酸性粒细胞、及淋巴细胞显著降低,血糖和血浆皮质醇含量升高,促进肝糖原堆积,导致胸腺萎缩。实验表明,杜仲具有兴奋垂体-肾上腺皮质系统、增强肾上腺皮质功能的作用,说明杜仲作为助阳补肾药是具有科学依据的。"肾"与机体免疫功能也存在一定联系,杜仲增强免疫的作用大小,也可以反映其补肾作用的强弱。杜仲水煎液对细胞免疫具有双向调节作用,其既能激活单核巨噬细胞系统、和腹腔巨噬细胞系统的吞噬活性,增强机体的非特异免疫功能;又能对迟发型超敏反应起抑制作用。比较杜仲及其不同炮制品水提液增强免疫的作用,发现杜仲炮制品的作用强于生杜仲。经研究发现,杜仲叶乙醇提取物同样能够增强细胞免疫及非特异性免疫功能。给小白鼠 ip 杜仲叶的 20%和 50%的乙醇提取物,可明显增强小白鼠脾淋巴细胞转化功能、及腹腔巨噬细胞的吞噬功能,而对正常小鼠脾抗体形成细胞则无明显影响。

5.其他作用

临床使用杜仲浸出剂,能使高血压患者血压有所降低,并可改善头晕、失眠等症状。大剂量(20~25g/kg·d)杜仲煎剂给狗灌胃,能使其安静、贪睡,不易接受外界刺激;大剂量对小鼠亦有抑制中枢神经系统的作用。杜仲对大鼠和兔的离体子宫,均具抑制脑垂体后叶所引起的兴奋作用,从而使子宫松弛,但对猫的离体子宫反呈兴奋作用。此外,杜仲煎剂在试管中对结核杆菌有某些抑制作用,其醇浸剂似能减少大鼠肠道中胆甾醇的吸收。

中国早在两千年前的古籍中, 就有杜仲树皮煎汤饮服可增强肌肉的记载。近年来的研究证明,杜仲叶具有在微重力环境条件下抵抗人体肌肉和骨骼老化的功能,可作为空间保健品。动物实验表明,杜仲含有一种可促进人体的皮肤、骨骼、肌肉中蛋白质胶原合成与分解的特殊成分,具有促进代谢、防止衰退的功能。因此,可用于预防宇航员因太空失重而引起的骨骼和肌肉衰退。

[性味归经]

甘,温。归肝、肾经。

[功能主治]

补肝肾,强筋骨,安胎。用于肾虚腰痛,筋骨痿软,妊娠漏血,胎动不安,高血压症等。

[用法用量]

6~9g。

[处方用名]

杜仲、炒杜仲、杜仲炭、盐杜仲,皆付炒杜仲。注明"生"付未经炒制的杜仲。

厚 朴

Cortex Magnoliae

[来源]

本品为理气药。系木兰科植物厚朴 Magnolia officinalis Rehd.et Wils.或凹叶厚朴 M.officinalis Rehd.et Wils.的干燥干皮、根皮及枝皮。

[炮制方法]

(1)姜汁制厚朴法一:取生姜适量切为薄片、与刮去粗皮的整块厚朴共置于铜锅中,加入清水淹没药面 3cm 左右,加盖文火煎煮,保持药液微沸,煮约 2~3h,捞出,切丝,晾至半干,备用。过滤剩余煎液,弃除姜渣,将厚朴丝投入滤液中搅拌均匀,浸润,待滤液全部被药料吸尽,干燥,即得。姜汁制厚朴法二:将厚朴块与生姜片置于锅中,加水适量文火煎煮,待药料被煮透、汤液被吸尽,取出,趁热切丝,干燥,即得。

(2)药汁制厚朴:(1)主料:厚朴 15kg。(2)辅料:绿豆衣 120g,藿香 250g,鲜生姜 1000g,广木香 250g,枳实 500g,母丁香 60g,紫苏叶 250g。制备方法:将刮去粗皮的厚朴与辅料同置于锅中,加入清水没过药面 3cm,浸泡约 24h,然后加热煎煮,保持药液微沸,煎煮约 3~4h,将厚朴筒捞出,展平后数层码放在一起,切片,备用。滤取剩余煎液,弃除姜渣,将饮片投入滤液中浸泡,至浸液全部被吸尽,干燥,即得。

[操作要领]

(1)姜汁或药汁制厚朴时,煎煮中应勤加搅拌,以使药物组织软化一致。煮软后应趁热切制,否则放凉质地变硬则难以切制。

(2)姜汁或药汁浸泡厚朴片(丝)时应充分搅拌,使药汁或姜汁能够被药料全部吸收。

(3)每 100kg 厚朴用鲜生姜片 10kg。炮制成品规格以紫褐色,姜汁或药汁均匀分布于饮片中为标准。

[炮制研究]

厚朴主含厚朴酚和异厚朴酚等,另含有1%左右的挥发油。其中,厚朴酚对于水浸应激性溃疡等所致的胃溃疡有抑制作用,对组织胺所致十二指肠痉挛亦具有一定的抑制作用。另外,厚朴酚及挥发油能够刺激味觉,反射性地引起唾液和胃液的分泌,使胃肠蠕动加快,从而起到健胃的效果,此与中医所谓"厚朴温胃而去呕胀"的论述是完全吻合的。生姜主含姜辣素和挥发油等,味辛、性温。具有温胃散寒,镇吐止呕作用。厚朴经姜汁制后可增强其健胃、除胀及止呕作用。药汁制厚朴所用辅料大部分含有挥发性成分,具有促进胃液分泌、加快胃肠蠕动的生物活性,经辅料制后其健胃效果更为显著,并可协同厚朴起到综合性治疗作用。

[化学成分] 厚朴主含厚朴酚(Magnolol)、异厚朴酚(Isomagnolol)、和厚朴酚(Honokiol)、四氢厚朴酚(Tetrahydromagnolol)等。尚含厚朴醛(Magnaldehyde) B、C、D、E,厚朴木脂素(Magnolignan)A、B、C、D、E、F、G、H、I,丁香脂素(Syringaresinol)等。亦含挥发油,油中主要成分为桉叶醇(Eudesmol)、α-蒎烯(α-Pinene)、β-蒎烯(β-Pinene)、对聚伞花烯(p-Cymene)等。此外,还含生物碱如木兰箭毒碱(Magnocura- rine)等。凹叶厚朴主含厚朴酚、四氢厚朴酚、异厚朴酚、β-桉叶醇及生物碱等。

[药理作用]

1.对胃肠道的作用

厚朴所含挥发油味苦,能刺激味觉反射性地引起唾液、胃液分泌以及胃肠蠕动加快。因此,具有健胃助消化作用。厚朴生品、姜制品均具有抗胃溃疡作用,姜制后抗胃溃疡作用加强,但清炒品则抗胃溃疡作用不明显。和厚朴酚、厚朴酚是抑制胃黏膜溃疡的生物活性成分,厚朴酚对幽门结扎、水浸应激性等所致胃溃疡均有抑制效果,对组胺所致十二指肠痉挛亦有一定的抑制作用。厚朴酚能明显抑制麻醉大鼠因静脉注射四肽胃泌素、及氨甲酰甲胆碱所致的促进胃酸分泌作用。厚朴酚的抗溃疡、抗分泌作用,可部分归于它的中枢抑制作用,此与阿托品、甲氰咪胍及二甲基前列腺素 E_2 的作用不同。厚朴酚的抗溃疡作用不是通过神经末梢作用,而是通过中枢性(分泌)的抑制作用所产生。厚朴煎剂对离体兔肠管和支气管呈兴奋作用,煎剂浓度在 1:166 时对小鼠离体肠管呈兴奋作用,而在浓度加大到 1:100 时则转为抑制;对豚鼠离体肠管的作用与小鼠基本一致,但兴奋作用不明显,而抑制作用则更强。

2.抗病原微生物作用

体外实验证明,厚朴煎剂对葡萄球菌、溶血性链球菌、肺炎球菌、百日咳杆菌等革兰阳性菌,以及炭疽杆菌、痢疾杆菌、伤寒杆菌、副伤寒杆菌、霍乱弧菌、大肠杆菌、变形杆菌、枯草杆菌等革兰阴性杆菌均具有抗菌作用。实验表明,同其他61种中药相比,厚朴对白色葡萄球菌、枯草杆菌、大肠杆菌及伤寒杆菌的作用最强,其对白色葡萄球菌和枯草杆菌的作用为杀菌作用。在试管内,厚朴对金黄色葡萄球菌的抑制作用较黄连、黄芩、大黄为强。煎剂(1:1)稀释至1/640时,其抑菌作用仍强于金霉素,煎剂的抗菌作用不因加热而破坏。厚朴煎剂对堇色毛癣菌、同心性毛癣菌、红色毛癣菌等皮肤真菌具有抑制作用。对致龋病原菌——变形链球菌的试验表明,厚朴口服毒性既小、且有高效快速杀菌作用。另外,厚朴煎剂对小鼠实验性病毒性肝炎有某些改善实质性病理损害的作用,在体外尚能杀死猪蛔虫。厚朴酚对革兰阳性菌、耐酸性菌、类酵母菌和丝状真菌等,均具有显著的抗菌活性。其抗枯草杆菌的活性比硫酸链霉素高,抗须发癣菌活性比二性霉素B高,抗黑曲霉菌活性与二性霉素B相同,抗龋齿菌的活性强于典型的抗菌生物碱小檗碱。但是,厚朴酚对人体大肠杆菌无明显抑制作用。

3.松弛骨骼肌的作用

实验研究表明,厚朴碱具有明显的骨骼肌松弛作用,且无快速耐受现象。厚朴碱浓度为30%时,能使大鼠膈肌收缩幅度减小40%左右。当浓度增加为40%时,大鼠膈肌的收缩幅度接近于停止状态。有报告指出,厚朴碱静注与筒箭毒碱静注相似,其可能属于非去极化型的肌肉松弛剂。

从日本和厚朴中分离的厚朴酚和异厚朴酚,具有中枢性肌肉松弛作用,较大剂量时能使小鼠的反正反射消失。实验表明,厚朴酚及异厚朴酚腹腔注射均能抑制伸肌反射,但该作用能被大剂量士的宁所拮抗。其属箭毒样肌松作用较美乃新(Mephenesin)为强,具有特殊而持久的肌肉松弛作用。

4.对中枢神经的作用

厚朴的乙醚浸膏具有明显的镇静作用,腹腔注射可抑制小鼠的自发性活动,亦能对抗由于甲基苯丙胺、或阿朴吗啡所致的兴奋作用。厚朴酚及和厚朴酚也具有显著的中枢抑制作用,厚朴酚的中枢抑制作用机制是通过抑制多触突反射而引起肌肉松弛,抑制脊髓兴奋性传导物质的前体谷氨酸的作用而产生的脊髓抑制作用。

5.对心血管的作用

厚朴煎剂对蟾蜍离体心脏具有抑制作用。厚朴碱注射给药,在低于肌松剂量时即有明显降压作用,该作用不能被抗组胺药所拮抗。静注给药的降压维持时间约为10~15min,肌内给药的降压维持时间则可达1h以上。厚朴花的酊剂水溶物给麻醉猫、兔静注或肌注,均具有降压作用,并能使心率加快。

6.其他作用

厚朴煎剂对豚鼠支气管平滑肌具有兴奋作用。和厚朴酚、厚朴酚对出ADP、DAF和纤维蛋白酶等、致聚剂诱导的血小板聚集和ATP释放,均具有显著抑制作用。厚朴的甲醇提取物和厚朴酚,对体内二期致癌试验引起的小鼠皮肤肿瘤具有明显的抑制作用。

[性味归经]

苦、辛,温。归脾、胃、肺、大肠经。

[功能主治]

燥湿消痰,下气除满。用于湿滞伤中,脘痞吐泻,食积气滞,腹胀便秘,痰饮喘咳。

[用法用量]

3~9g。

[处方用名]

厚朴、川朴、姜厚朴、油厚朴,皆付姜制厚朴。注明"药汁制"付药汁制厚朴。

[备注]

厚朴商品药材因采收的部位、厚薄及形状不同,可分为筒朴、靴角朴、根朴和枝朴等。筒朴系厚朴树主干的干皮,经加工后卷制为双卷筒状,形似"如意",故又称之为"如意卷厚朴"或"如意朴"。靴角朴系靠近根部的干皮,经加工后其形状如靴,故名"靴角朴"。根朴系根皮经加工后卷制成的单或双卷,多劈破,其形弯曲如鸡肠,故名"鸡肠朴"。枝朴系从粗枝上剥取的皮,呈单卷状,长约10~20cm、厚约1~2cm。

上述厚朴断面皆有点状闪光结晶(厚朴酚类成分)。商品药材以皮粗肉细,内深紫色,油性大,香味浓,味苦、辛且微甜,咀嚼无残渣者为佳。其中,以四川和湖北所产质量最为上乘,谓之"紫油厚朴"。浙江所产称为"温朴",质量亦佳。此外,福建、江西、广西、甘肃和陕西等地亦出产。

黄 柏

Cortex Phellodendri

[来源]

本品为清热燥湿药。系芸香科植物黄檗 Phellodendron amurense Rupr.和黄皮树 P.hinense Schneid.的干燥树皮。前者习称"关黄柏",后者习称"川黄柏"。

[炮制方法]

(1)黄柏:将整块黄柏刮去粗皮,喷淋清水适量,闷润约6~8h,取出,晾至半干。再重复喷淋清水,闷润,直至药料中水分内、外滋润一致,切丝,晾干,即得。

(2)盐黄柏:取净黄柏丝,加入适量盐溶液混合搅拌均匀,闷润,使盐水全部浸入药料内部,备用。将锅预热后投入黄柏丝,以文火加热拌炒,待黄柏丝微干、显火色时出锅,晾干,即得。

(3)酒黄柏:将黄柏丝置于容器内,喷洒黄酒适量,搅拌均匀,闷润,至酒液全部被吸尽、药物滋润一致时,投入预热的锅内用文火加热拌炒,待药物微干、显深黄色,可嗅到黄酒与药料的混合气味时出锅,晾凉,即得。

(4)黄柏炭:将锅预热后投入黄柏丝,先用文火、后改为武火加热连续拌炒,至药物表面呈焦黑色、内部焦褐色时出锅。或者喷淋少量清水,灭除火星,出锅,晾干,即得。

[操作要领]

(1)切制黄柏前可喷淋清水适量闷润使之软化,不需用水浸泡。因为,黄柏主含季铵型生物碱——小檗碱,其水溶解度较大,如果浸泡用水量过多就会造成生物活性成分的大量流失,从而导致药效降低。

(2)炒制盐黄柏和酒黄柏的过程中,火力不宜太强,以免炒焦。每100kg黄柏用食盐2kg,用清水适量溶化。每100kg黄柏用黄酒20kg。以上两种炮制成品规格以略显火色,较原色稍深为标准。

(3)炒制黄柏炭时一定要存性,不能使药物灰化。炮制成品规格以外表焦黑色、断面焦褐色,存性为标准。

[炮制研究]

黄柏味苦、性寒,偏走下焦。故刘潜江在《本草述》中曰,盐水炒黄柏可增强滋肾水,泻膀胱湿热之功。王好古在《汤液本草》中认为,黄柏酒炒可借酒力使药效上达,如欲治上焦头面及手尖皮肤之疾,则以酒炒为宜。汪昂在其《本草备要》中云,黄柏炭能够止血,可用于治疗月经崩漏不止以及赤、白带下。

现代中药化学研究证明,黄柏中主含小檗碱、黄柏碱和棕榈碱等。有人对黄柏炮制前后小檗碱含量及其抑菌效果进行了对比试验,即取五种黄柏的加工炮制品,生黄柏(水浸后切丝)、清炒黄柏、盐水炒黄柏、酒炒黄柏、黄柏炭等作为实验材料,结果如下:

1. 黄柏炮制前、后小檗碱含量的比较

对上述五种炮制品进行了小檗碱的显微化学反应、毛细管象观察以及小檗碱的含量测定,以未经炮制的原料黄柏作为对照品。

(1)原料黄柏中的针状和棒状黄色簇晶,分布于皮层及韧皮部的薄壁组织内,各种炮制品(黄柏炭除外)均有少数结晶存在,其分布位置不定。

(2)毛细管象观察,黄柏炭内的小檗碱全部被破坏。

(3)用改进的硅乌酸滴定法测得小檗碱含量为:原料黄柏 1.39%,生黄柏 0.71%,酒炒黄柏 0.71%,盐水炒黄柏 0.64%,清炒黄柏 0.65%,黄柏炭则无生物碱反应。

上述结果说明,原料黄柏经水浸泡切丝后,其组织中的小檗碱有转移现象,小檗碱已损失近 1/2;盐水炒、酒炒、清炒对小檗碱含量影响变化不大;黄柏炭由于经过高温炒制,其中小檗碱损失殆尽。故认为,中医利用黄柏炭炭素的吸附作用治疗出血及崩漏,而不用于治疗痢疾是具有一定道理的。

2. 黄柏炮制前后的抑菌作用

分别取生黄柏和酒炒黄柏 1:1 水煎液做抑菌试验,菌种分别为新成型、宋内氏、弗氏、II_a、III、Y_2 痢疾菌株,副伤寒杆菌乙、丙,白色念珠菌、大肠杆菌、克雷伯氏肺炎杆菌、绿脓杆菌、奇异变形杆菌、金黄色葡萄球菌以及炭疽杆菌等。结果证明,黄柏除对痢疾杆菌具有抑制作用外,对炭疽杆菌和白色念珠菌也有一定的抑制作用。其中,生黄柏和酒炒黄柏抑菌效果极其相似。

[化学成分]

黄柏所含主要成分为小檗碱(Berberine),另含黄柏碱(Phello dendrine)、木兰花碱(Magnoflorine)、药根碱(Jatrorrhizine)、掌叶防己碱(巴马亭,Palmatine)、N-甲基大麦芽碱(Candicine)、蝙蝠葛碱(Menisperine)等。此外,尚含黄柏内酯(Obaculactone)、黄柏酮(Obacunone)、黄柏酮酸(Obacunonic acid),以及 7-脱氢豆甾醇(7-Dehydrostigmasterol)、β-谷甾醇(β-Sitosterol)、菜油甾醇(Campesterol)、青萤光酸(Lumicaeruleic acid)、白鲜交酯(Dictamno- lide)等。此外,黄皮树皮含小檗碱、木兰花碱、黄柏碱、掌叶防己碱等多种生物碱,尚含内酯、甾醇及黏液质等。

[药理作用]

1.抗菌作用

黄柏抗菌生物活性成分为小檗碱。黄柏煎剂或醇浸剂体外试验,对金黄色葡萄球菌、白色葡萄球菌、柠檬色葡萄球菌、肺炎双球菌、脑膜炎双球菌、草绿色链球菌、霍乱弧菌、白喉杆菌、痢疾杆菌以及绿脓杆菌等,均具有抑制作用。对大肠杆菌、伤寒杆菌几乎无效,亦有报道对大肠杆菌有效者。就生药而言,黄连抗菌作用较黄柏强1倍。体外试验黄柏对结核杆菌也有抑制作用,且对耐链霉素、对氨基水杨酸、异烟肼的结核菌株亦有效。在用豚鼠接种人型结核菌做实验治疗时,其口服或注射的疗效均差。对接种牛型结核菌的豚鼠,从黄柏提取的盐酸结晶物作肌肉注射具有一定疗效。据称,黄柏用于结核患者的治疗,其临床症状及X线检查均有好转,效果且优于黄连。黄柏的抗菌作用原理与其对细菌呼吸及RNA合成的强烈抑制有关。

在试管中,黄柏煎剂或浸剂对多种常见的致病性皮肤真菌如堇色毛癣菌、絮状表皮癣菌、犬小芽孢子菌、许兰毛癣菌及奥杜盎小孢子菌等,均有不同程度的抑制作用。其水煎剂还能杀死钩端螺旋体(剂量需较黄连大1倍),在体外对阴道滴虫也具有一定的抑制作用。

2.对心血管系统的作用

药根碱对心肌的作用与小檗碱相似,具有正性肌力作用和抗心律失常作用,其正性肌力作用与细胞外Ca^{2+}内流有关,而不涉及细胞内Ca^{2+}的释放。药根碱10mg/kg静脉注射,对大鼠心肌缺血和复灌引起的心律失常均有对抗作用,可使心肌缺血和复灌期间心律失常的开始时间推迟、持续时间缩短,并使复灌期间室性心律失常的发生率和动物死亡率降低。

黄柏对麻醉动物静脉或腹腔注射,可产生显著而持久的降压作用,颈动脉注射较静脉注射的作用更强,其降压效果可能是中枢性的。对季铵型的黄柏碱加以改变后合成的叔胺型化合物昔罗匹林(Xylopinin)也具有明显的降压作用,其降压作用强度及持续时间随剂量增大而增强,在1~2颈椎间切断脊髓时其降压作用消失,因之也证明其降压作用属于中枢性。当给予阿托品化、切断双侧迷走神经、给予苯海拉明、六烃季胺或摘除双侧颈动脉窦时,对降压作用无明显影响。但给予妥拉苏林、双苄胺及利血平等,则能减弱其降压作用。此外,昔罗匹林有较强的抗肾上腺素样作用,能拮抗因压迫颈动脉、窒息、电刺激大内脏神经引起的升压反应,亦能使去甲肾上腺素及肾上腺素的升压作用翻转,并能抑制注射肾上腺素、或电刺激颈上交感神经节引起的瞬膜收缩反应。

3.对中枢神经系统的作用

黄柏碱或昔罗匹林对中枢神经系统具有抑制作用,小鼠的自发活动、各种反射均受到抑制。给予未麻醉家兔昔罗匹林,脑电波可出现高振幅慢波。

4.对消化系统的作用

黄柏中小檗碱以外的提取成分皮下注射或灌胃给药,对乙醇性溃疡、幽门结扎性溃疡、阿司匹林溃疡以及约束水浸应激溃疡,均具有显著抑制作用。

皮下注射或十二指肠给药,可明显抑制胃液量、总酸度和胃蛋白酶的活性。但是,灌胃给药则只能抑制胃蛋白酶的活性。50%的黄柏甲醇提取物 1g/kg 口服,对大鼠盐酸-乙醇溃疡具有显著抑制作用,其作用强度大于小檗碱和黄连碱。在带有胰瘘的家兔身上,黄柏具有促进其胰腺分泌的作用。

5.其他作用

黄柏碱有轻度的箭毒样作用,对蛙腹直肌紧张度无影响,但能抑制乙酰胆碱引起的收缩反应。对离体兔肠黄柏可增强其收缩,使收缩幅度增加,其所含小檗碱也能增加收缩幅度。黄柏酮可增强其张力及振幅,黄柏内酯则能使肠管弛缓。

黄柏内酯在接近致死量(0.05~0.1g/kg)时,可降低兔血糖,黄柏酮无此作用。另外,黄柏保护血小板之作用尚待证实。黄柏对孑孓、家蝇具有杀灭作用,黄柏与萱草根同服可降低后者对小鼠的毒性,黄柏尚能促进小鼠抗体的形成。

[性味归经]

苦,寒。归肾、膀胱经。

[功能主治]

清热燥湿,泻火除蒸,解毒疗疮。用于湿热泻痢,黄疸,带下,热淋,脚气,骨蒸痨热,盗汗,遗精,疮疡肿毒,湿疹瘙痒等。盐黄柏滋阴降火,用于治疗阴虚盗汗,梦遗滑精;酒黄柏泻上焦之火,主治口舌生疮;黄柏炭收敛止血,用于治疗肛肠痔漏,妇女经血崩漏不止等。

[用法用量]

3~12g,外用适量。

[处方用名]

黄柏、川黄柏、黄檗、东黄柏,皆付生黄柏。注明"盐"或"炒"付盐黄柏,注明"酒"付酒炒黄柏,注明"炭"付黄柏炭。

张 民 顾万红 撰

第三章 花及果实种子类药材

槐 花

Flos Sophorae Lmmaturus

[来源]

本品为止血药。系豆科植物槐 Sophora japonica L.的干燥花及花蕾。前者习称槐花,后者习称槐米。

[炮制方法]

(1)槐花:将原药中梗、叶及杂质去净,阴干,即得。

(2)炒槐花:将净槐花投入预热的锅中,用微火徐徐加热拌炒,炒至药物由原来的浅黄色变成微焦黄色、嗅到槐花固有的气味时出锅,晾凉,即得。

(3)槐花炭:将锅预热后投入净槐花,用中火加热拌炒,炒至焦褐色、存性时喷淋清水适量灭除火星,出锅,干燥,即得。

[操作要领]

(1)炒槐花时火力要弱,炒制程度应适中,避免焦化。炮制成品规格以深黄、挂火色,无焦黑点为标准。

(2)槐花体轻、质软,故炒炭过程中不宜用强火,以免灰化。炮制成品规格以焦褐色,保持原花瓣的形态,存性为标准。

[炮制研究]

槐花主含芸香苷(芦丁),为其生物活性成分,芸香苷分解酶与之共存。槐花经微火炒制后使酶失去了活性,故成分则能够得以保存。另外,有关实验对槐花炮制后的化学成分,及其性质进行了分析研究。结果为:炒槐花因炮制时加热温度较低,所含成分基本与生品相同,仅部分氨基酸(或肽)类、糖类成分受到破坏,鞣质成分含量略有增加。生槐花经炒制后,所含成分容易透过生药组织而溶出。因此,可以提高煎剂中的成分溶出率,同时又破坏了鼠李糖转化酶,从而避免了芦丁成分被酶解。

槐花炭由于炮制温度较高,其中的绝大部分芦丁、氨基酸(或肽)类等成分因热而破坏,但鞣质含量却明显增加,约为生槐花的 4 倍,并且发现鞣质转化温度与芦丁的分解温度(105℃~192℃)很相近。故认为,槐花炒炭后鞣质含量的增加系芦丁的分解转化而来,生药中芦丁含量越高,则制炭后鞣质转化率越高。由于鞣质具有收敛止血作用,因此中医将槐花炭作为止血用药较为合理。

相关药理实验证明,槐花炭煎液给小鼠灌胃能明显缩短出血时间和凝血时间,其止血和凝血作用可能与其鞣质含量有关。槐花炭能缩短大鼠创伤性出血的时间并减少出血量,去掉芦丁的槐花溶液对大鼠创伤性出血亦有显著的止血作用。芦丁对皮肤负压下生成的点状出血和实验性肺出血,均具有明显的抑制作用。此外,芦丁给兔灌胃对实验性冻伤具有预防作用。

[化学成分]

生槐花中主要含芸香苷(芦丁 Rutin)或其化合物,另含有蜡、绿色素、树脂、缩合鞣质、色素、蛋白质(或黏液质)、氨基酸(或肽)、糖和维生素 A 等。炒槐花基本与生槐米相同,仅部分氨基酸(肽)或糖受到破坏,鞣质含量略有增加。从干花蕾中分离的三萜皂苷,水解后得白桦脂醇(Betulin)、槐花二醇(Sophoradiol)以及葡萄糖、葡萄糖醛酸(Glucuronic acid)。从花蕾中亦得槐花米甲素、乙素和丙素。其中,甲素是和芦丁不同的黄酮类,乙素和丙素为甾醇类。槐花中的芦丁在酸或酶的作用下可水解为斛皮素(Quercitrin)。

[药理作用]

1.对心血管系统的作用

槐花液对离体蛙心有轻度兴奋作用,对心传导系统具有阻滞作用。芸香苷、槲皮素及槲皮苷,亦能增加离体及在位蛙心的收缩量及输出量,并能减慢心率。槲皮素可扩张冠状血管,改善心肌循环。此外,芸香苷能使蟾蜍下肢及兔耳血管收缩。槐花液、槐花酊剂对麻醉犬、猫有暂时显著的降压作用,芸香苷及其制剂具有降压作用,槲皮素亦能短时间降压。

2.调节血脂的作用

槲皮素皮下注射 10mg,能有效地降低实验性高胆固醇血症大鼠肝主动脉及血中的胆固醇含量,并增加胆固醇-蛋白复合物的稳定性,对实验性动脉硬化症有预防和治疗作用。

3.对毛细血管的作用

芸香苷及其苷元槲皮素,能保持毛细血管的正常抵抗力,减少血管通透性,可使因脆性增加而出血的毛细血管恢复正常的弹性。槲皮素能增强豚鼠、大鼠皮肤毛细血管的抵抗力,降低血管通透性,其对毛细血管的稳定性较芸香苷强1/3。连续大量应用芸香苷及槲皮素,可阻止由于减压而引起的鼠肺出血。

4.抗炎作用

芸香苷及槲皮素能抑制大鼠因组胺、蛋清、5-羟色胺、甲醛、多乙烯吡咯酮引起的脚爪浮肿,及其透明质酸酶引起的足踝部浮肿。芸香苷能显著抑制大鼠创伤性浮肿,并能阻止结膜炎、耳廓炎、肺水肿的发生,对兔因芥子油引起的结膜水肿仅有轻微的抑制作用。如果将芸香苷溶于丙二醇中,预防炎症的效果则更佳。芸香苷静脉注射,能抑制兔因马血清而引起的皮肤、关节过敏性炎症。芸香苷硫酸酯的钠盐,能加速狗因注射松节油引起的后肢血栓性静脉炎的恢复。

5.解痉、抗溃疡作用

槲皮素能降低肠、支气管平滑肌的张力,其解痉作用较芸香苷强5倍。芸香苷能降低大鼠的胃运动功能,并能解除氯化钡引起的小肠平滑肌痉挛。皮下注射芸香苷5~10mg/kg,能显著降低大鼠因结扎幽门引起的胃溃疡病灶数,对反射性胃溃疡的效力较凯林强。槐花液(含芸香苷甚微)注入兔肠腔内,能刺激肠黏膜使渗出液增加。

6.抗病原微生物作用

槐花水浸剂(2:5),在试管内对堇色毛癣菌、许兰黄癣菌、奥杜盎小芽胞癣菌、羊毛状小芽胞癣菌、星形奴卡菌等皮肤真菌,均有不同程度的抑制作用。在试管内,芸香苷和槲皮素对某些细菌具有抗菌作用,对病毒亦表现抑制作用。

7.其他作用

芸香苷对X线照射具有保护作用。槐花含有血球凝集素,对血球有凝集作用。另外,大剂量槐花酊剂可引起某些中枢反射机能的抑制。一般认为,芸香苷口服不能吸收,因而不能确定其口服是否具有治疗作用。但亦有报告指出,口服后尚能吸收。

[性味归经]

苦,微寒。归肝、大肠经。

[功能主治]

凉血止血,清肝泻火。用于便血,痔血,血痢,崩漏,吐血,衄血,肝热目赤,头痛眩晕。

[用法用量]

5~9g。

[处方用名]

槐花、炒槐花,皆付炒槐花。注明"生"付未经炮制的槐花,注明"炭"付槐花炭。

金银花

Flos Lonicerae

[来源]

本品为清热解毒药。系忍冬科植物忍冬 Lonicera japonica Thunb.的干燥花蕾。

[炮制方法]

(1)金银花:取原药拣去杂质及梗叶,筛除灰屑,即得。

(2)金银花炭:将锅微预热后投入金银花,用微火加热拌炒约 10~15min,至药物外表由苍黄变为焦黄略兼黑色、存性且保持原药物形态时,喷淋清水少许以灭除火星,出锅,干燥,即得。

[操作要领]

(1)金银花加工规格以纯净无杂质为标准。

(2)炒制金银花炭时宜用微火,防止灰化。炮制成品规格以焦黄略黑,保持药物原有形态,存性为标准。

[炮制研究]

金银花主含氯原酸、异氯原酸和黄酮类化合物等,具有广谱抗菌作用和显著的解热效果。金银花炭具有凉血、止血作用,用于治疗血痢及肠炎。因此,炭品中所含生物活性成分及含量是否与生品接近,是决定炮制品药效的关键。有关实验研究通过点温仪测定金银花的炒炭温度,观察不同温度下炮制品的质量。以其成分氯原酸含量作为指标,用层析法和紫外分光光度法测定不同温度条件下炮制品中的成分变化,以探讨金银花炒炭的最佳温度和炒制时限。结果:金银花制炭温度在 180℃~190℃之间、炒制 9min 为宜。从薄层层析图谱上发现,金银花制炭后各样品所含主要成分与生品一致,只是层析斑点大小随着炒炭温度的升高而减小。因之,为降低氯原酸的损失量,炒炭温度以 180℃~190℃之间为宜。

[化学成分]

金银花花蕾中含有木樨草素(Luteolin)、肌醇(Inositol)和皂苷。并分离出绿原酸(Chlorogenic acid)和异绿原酸(Isochlorogenic acid)等成分,系金银花抗菌主要生物活性成分。金银花所含挥发油中有 30 多种成分，经提取分离出了芳樟醇(Linalool)和(-)-顺-2, 6, 6-三甲基-2-乙烯基-5-羟基四氢吡喃[(-)-Cis-2, 6, 6-tri- methyl-2-ethenyl-5-hydroxytetra-pyrane]。另外，还鉴定出蒎烯(Pinene)、1-己烯(1-hexene)、顺-3-己烯醇-1(Cis- 3-hexenol-1)、顺-2-甲基-2-乙烯基-5(α-羟基异丙基)四氢呋喃[Cis-2-me- thyl-2-ethenyl-5（α-hydroxyisopropyl)tetra- hydrofuran]、反-2-甲基-2-乙烯基-5（α-羟基异丙基）四氢呋喃 [Trans-2-methyl-2-etheny-l-5（α-hydroxyiso-propyl)tetrahydrofuran]、香叶醇(Citro- nellol)、α-松油醇(α-Terpineol)、苯甲醇(Benzyl alcohol)、苯乙醇(Benzyl ethyl alcohol)、香荆芥酚(Carvacrol)及丁香油酚(Eugenol)等多种成分。

[药理作用]

1.抗病原微生物作用

体外实验表明,金银花对多种致病菌如金黄色葡萄球菌、溶血性链球菌、大肠杆菌、痢疾杆菌、霍乱弧菌、伤寒杆菌及副伤寒杆菌等,均有一定抑制作用。对肺炎球菌、脑膜炎双球菌、绿脓杆菌、结核杆菌亦有效。水浸剂比煎剂作用强,叶煎剂比花煎剂作用强。若与连翘合用抗菌范围还可互补,与青霉素合用能加强青霉素对耐药金黄色葡萄球菌的抗菌作用,这可能是在抑制细菌体内蛋白质合成上具有协同的作用。有人认为,绿原酸和异绿原酸是金银花主要的抗菌生物活性成分。另有实验证明,木樨草素也具有较强的抗菌作用。该品水浸剂在体外对铁锈色小芽胞癣菌、星形奴卡氏菌等皮肤真菌,均具有不同程度的抑制作用。金银花水煎剂(1:20)在人胚胎原单层上皮细胞组织培养上,对流感病毒、孤儿病毒、疱疹病毒具有抑制作用。藤的水溶液也有延缓孤儿病毒所致的细胞致病作用。试管实验表明,金银花及其藤的煎剂对钩端螺旋体均有抑制作用。将忍冬藤和千里光配伍,作腹腔注射和皮下注射,据称有治疗和预防钩端螺旋体病效果。腹腔注射金银花注射液 7.5g/kg,能使接受 LD_{90} 的绿脓杆菌内毒素、或绿脓杆菌的小鼠存活半数以上。静脉注射金银花蒸馏液 6g/kg,对绿脓杆菌内毒素中毒的兔有治疗作用。未治疗的动物体温和白细胞总数明显下降,而给药组动物体温略有升高,白细胞虽有增加,但分类没有明显变化。且静脉注射给予金黄注射液(金银花、黄芩等量制成)7.5g/kg,对家兔绿脓杆菌内毒素中毒也有一定对抗作用,可减轻中毒症状和死亡数。

2.抗炎和解热作用

腹腔注射金银花提取液 0.25g/kg，能抑制大鼠角叉菜胶性脚肿。另有报道,金银花注射液 30~40g/kg 能减轻蛋清性脚肿程度。腹腔注射金银花提取液 8g/kg,2 次/d, 连续 6d, 对大鼠巴豆油性肉芽囊也有明显抗渗出和抗增生作用。早期报道,金银花具有明显的解热作用,但用霍乱菌苗、马铃薯杆菌、枯草浸液等给家兔耳静脉注射致热,未证实金银花煎剂 5g/kg 灌胃具有退热作用,认为这可能和使用的金银花制剂剂量、或家兔的耐受性不同有关。

3.加强免疫机能作用

金银花煎剂稀释至 1:1280 的浓度时,仍能促进白细胞的吞噬功能。小鼠腹腔注射金银花注射液,也有明显促进炎性细胞吞噬功能的作用。

4.中枢兴奋作用

经电休克、转笼等多种实验方法证明,口服绿原酸后可引起大鼠、小鼠等动物中枢神经系统兴奋,其作用强度为咖啡因的 1/6,二者合用无相加及增强作用。

5.降血脂作用

给大鼠灌胃金银花 2.5g/kg,能减少肠内胆固醇吸收,降低血浆中胆固醇含量。体外实验也发现,金银花可和胆固醇相结合,但四妙勇安汤(金银花、玄参、当归、甘草)治疗家兔实验性动脉粥样硬化,却未观察到有降血脂和降主动脉壁胆固醇的作用。

6.抗内毒素作用

用鲎试验法测定内毒素含量,300%金银花（忍冬）注射液以 1:2~64 稀释,体外试验无论用凹片法或试管法,均明显降低试液中的内毒素含量。其中,1:2~8 的稀释管与阴性对照管一样呈液态, 阳性对照呈凝胶状。金银花（忍冬）蒸馏液 6g/kg 静脉注射,对绿脓杆菌内毒素 2.8mg/kg 静脉注射引起的兔体温下降、白细胞数下降均具有对抗作用。金银花(忍冬)蒸馏液 7.5g/kg、或注射液 2.5g/kg 腹腔注射,对绿脓杆菌内毒素 65mg/kg 腹腔注射的小鼠具有保护作用,减少了小鼠死亡率。

7.其他作用

体外筛选实验研究认为,金银花的水及乙醇浸液,对肉瘤 180 及艾氏腹水癌有明显的细胞毒作用。金银花提取物口服,对大鼠实验性胃溃疡具有轻度预防效果。口服大剂量绿原酸能增加胃肠蠕动,促进胃液及胆汁分泌。绿原酸及其分解产物,对大鼠离体子宫具有兴奋作用。此外,绿原酸尚能轻微增强肾上腺素、及去甲肾上腺素对猫和大鼠的升压作用,但对猫的瞬膜反应无影响。

[性味归经]

甘,寒。归肺、心、胃经。

[功能主治]

清热解毒,消散风热。用于痈肿疔疮,喉痹,丹毒,血热毒痢,风热感冒,温病发热。生用散热解毒,清心、骨之热,为治疗外感风热及温病之良药。炒炭后取其凉血、止血之功,用于治疗血痢肠炎等。

[用法用量]

6~15g。虚寒泄泻及阴疮痈疽者慎用!

[处方用名]

金银花、银花、二花、双花、忍冬花,皆付净治金银花。注明"炭"付金银花炭,注明"藤"付金银花藤。

[备注]

金银藤又称为忍冬藤,其作用和花基本相似,并且具有清经络风热,解经络疼痛的作用。有关实验认为,用热水泡服金银花较之煎剂疗效显著,因此可制成袋泡剂。

菊 花

Flos Chrysanthemi

[来源]

本品为辛凉解表药。系菊科植物菊 Chrysanthemum morifolium Ramat 的干燥头状花序。按其产地和加工方法不同,分为"亳菊"、"滁菊"、"贡菊"及"杭菊"。

[炮制方法]

(1)菊花:取原药拣净梗叶,筛去灰屑,即得。

(2)菊花炭:将锅预热后投入菊花,用微火加热拌炒,至药物表面呈焦黑、内部焦褐色,存性且保持原有生药形态时,喷淋清水适量以灭除火星,出锅,干燥,即得。

[操作要领]

菊花炭炒制时应勤加搅拌,避免炒制不匀或灰化。炮制成品规格以表面焦黑、内部焦褐色,留存性为标准。

[炮制研究]

菊花含有挥发油、生物碱以及苷类等成分。其中,黄酮苷类成分有木樨草素—7 葡萄糖苷、大波斯菊苷及刺槐苷等。药理研究证明,黄酮苷类成分具有降低毛细血管通透性的作用。菊花经制为炭品后具有炭素的吸附样作用,故可增强其收敛止血作用。炮制菊花炭的意义及其实际药用价值,将有待于深入研究。

[化学成分]

菊花含挥发油,其成分主要为龙脑(borneol)、樟脑(camphor)、菊油环酮(chrysanthenone)。还含木樨草素-7 葡萄糖苷(luteolin-7-glucoside)、大波斯菊苷(cosmosiin)、芹菜素-7-O-葡萄糖苷(apigenin-7-O-glucoside)、刺槐苷(acacetin-7-Orhamnoglucoside)、芹菜素(apigenin)、芹菜素-7-O-鼠李葡萄糖苷(apigenin-7-O-rhamnoglucoside)、刺槐素-7-O-葡萄糖苷(acace-tin-7-O-glucoside)、槲皮素-3-O-半乳糖苷(isorhamnetin-3-O-galactoside)、木樨草素-7-O-鼠李葡萄糖苷(luteolin-7-O-galactoside)、木樨草素-7-O-鼠李葡萄糖苷(luteolin-7-O-rhamnogside)、木樨草素(luteolin)、β-榄香烯(β-elemene)、百里香酚(thymol)、二十一烷(heneicosane)、二十三烷(tricosa-ne)、二十六烷(hexacosane)等。

[药理作用]

1.对心血管的作用

菊花的酚性成分可以增加豚鼠离体心脏冠脉流量,提高小鼠对减压缺氧的耐受能力,并对家兔的心、肝、肾功能无明显毒性作用。菊花的总提取物对离体心脏、心肌细胞均显示正性肌力作用。杭白菊具有抗乌头碱诱发的大鼠心律失常,以及氯仿诱发的小鼠心律失常作用。

2.抗病毒作用

国外研究者发现,菊花对单纯性疱疹病毒(HSV_1)、脊髓灰质炎病毒和麻疹病毒等,均具有不同程度的抑制作用。此外,菊花还具有抗艾滋病的作用,能抑制 ZV 逆转录酶和 HLV 复制的活性。

3.抗衰老作用

菊花能增强谷胱甘肽过氧化降低,明显延长家蚕寿命。还可提高小鼠心脑耐缺氧作用,延长其生存时间以及清除自由基的能力。有研究发现,菊花提取物对生物膜的超氧阴离子自由基损伤具有明显保护作用,主要是通过直接进入细胞膜的甘油酯而起保护作用。这一新的发现使菊花有望开发成为新的功能性食品,尤其在抗衰老食品中发挥其作用。

4.抗炎作用

有研究者发现,菊花提取物能影响小鼠毛细血管的通透性,增加毛细血管抵抗力,从而具有抗炎作用。近年来国外学者研究发现,从菊花中分离得到的三萜烯二醇、三醇及其相应的棕榈酸酯和肉豆蔻酸酯,对诱发的小鼠耳水肿具有明显的抗炎作用。

5.抗肿瘤作用

从菊花中分离得到的蒲公英赛烷型三萜烯醇类,对由 TPA 引起的小鼠皮肤肿瘤有较显著的抑制作用。另外,从菊花中分离得到的 15 个三萜烯二醇及三醇,对由 TPA 诱发产生的 BVEA 早期抗原均有明显的抑制作用。其中,6 个化合物对常见肿瘤如肺癌、结肠癌、肾癌、卵巢癌、脑癌以及白血病等 60 种人类肿瘤细胞,进行体外细胞毒活性实验发现,化合物 arnidiol 对白血病 HL_{60} 细胞具有极其显著的细胞毒活性,GI_{50} 为 $0.47\mu mol/L$。

[性味归经]

甘,苦,微寒。归肺、肝经。

[功能主治]

散风清热,平肝明目。用于风热感冒,头痛眩晕,目赤肿痛,眼睛昏花等。菊花炭凉血、止血,且兼化瘀之功,常用于鼻衄,牙龈肿痛出血等。传统医学认为,疏散风热用杭黄菊(黄菊花),平肝明目用滁菊花(白菊花),疗疮解毒用野菊花。

[用法用量]

5~9g。

[处方用名]

菊花、甘菊花、白菊花,皆付菊花。注明"炭"付白菊花炭,注明"杭"付杭菊花,注明"黄"付杭黄菊花,注明"白"付滁菊花、亳菊花、贡菊花、杭白菊,注明"野"付野菊花。

[备注]

菊花分为家种和野生两种,其中野菊花为清热解毒药,性味归经及功能主治皆与家菊有别。另外,种植的商品菊花其性状互有如下差异:

(1)白菊:呈不规则的球状或者压扁状,直径约 2cm,花瓣多紧密,花序的绝大部分为白色舌状花,长约 18mm,宽约 3mm,中央为极少数短小的淡黄色管状花。主产安徽亳县,故称亳菊,其品质最佳。另有怀菊(河南)、祁菊(河北)、川菊(四川)等,亦属白菊类,但质量较次。

(2)滁菊:呈球状,形较小,瓣紧密。白色舌状花,长约 15mm,宽约 3mm,中央黄色管状花。主产安徽滁县,品质亦佳。

(3)贡菊:形似滁菊,瓣细而厚。白色舌状花,长 10~12mm,宽约 2mm,中央有少数黄色管状花,主产安徽歙县,亦称徽菊;浙江德清所产称之为德菊。

(4)杭菊:又名白茶菊,呈不规则压扁状,朵大、瓣宽而疏。舌状花较少,类白色,长约 22mm,宽约 6mm,中央有少数深黄色管状花。该品种主产于浙江。

(5)杭黄菊:又名黄甘菊,形与杭白菊相似,其舌状花黄色至淡棕色。该品种亦主产于浙江。

蒲 黄

Pollen Typhae

[来源]

本品为活血止血药。系香蒲科植物水烛香蒲 Typha angustifolia L.、东方香蒲 T.orientalis Presl 或同属植物的干燥花粉。

[炮制方法]

(1)蒲黄:取原药筛析为粉末,去净杂质,即得。

(2)炒蒲黄:将锅预热后投入净治蒲黄,用文火加热拌炒,待刺激性浓烟完全散失、药物呈黄褐色时出锅,晾凉,即得。

(3)蒲黄炭:将锅预热,投入筛析的净蒲黄,用文火加热拌炒,待刺激性浓烟完全散失、烟雾由浅转深、由青转灰浓,药物呈焦黄色时,喷淋清水适量以灭除火星,略炒片刻,出锅。随之装入陶器罐内,在罐口覆盖湿纸,放置 2~3d,冷却后取出,干燥,即得。

[操作要领]

(1)炒蒲黄成品规格以黄褐色粉末、无结块,不炭化为标准。

(2)蒲黄炭复燃性很强,制成炭品后须多喷淋一些清水,晾晒时要置于较宽阔的场地中,勤加查验,以防复燃,成品放置 2~3d 方可入库。炮制成品规格以焦黑色粉末、无结块、存性不灰化为标准。

[炮制研究]

蒲黄含黄酮类化合物、挥发油,以及鞣质和硬脂酸等成分。所含黄酮类成分具有降低毛细血管通透性的作用,鞣质类具有收敛止血功效。药理实验证明,蒲黄能够缩短凝血时间,经制为炭品后增加了炭素样的吸附收敛作用,从而可进一步增强其收敛止血作用。蒲黄炒炭后的止血机理,则有待于进一步研究。

[化学成分]

蒲黄主含黄酮类成分。线叶香蒲、宽叶香蒲、长苞香蒲、狭叶香蒲中含柚皮素(Naringenin)、异鼠李素(Isorhamnetin)、槲皮素(Quercetin)、异鼠李素-3-O-(2G-α-L-鼠李糖基)-芸香糖苷 [Isorhamnetin-3-O-(2G-α-L-rhamnopyranosyl)-rutinoside]、槲皮素-3-O-(2G-α-L-鼠李糖基)-芸香糖苷[Quercetin-3-O-(2G-α-L-rhamnopy-ranosyl)-rutinoside]、异鼠李素-3-O-芸香糖苷(Iso-rhamnetin-3-O-rutinoside)、异鼠李素-3-O-新橙皮糖苷(Isorhamnetin-3-O-neohesperido-side)、山柰酚-3-O-新橙皮糖苷(Kaempferol-3-O-neohesperidoside)等。亦含有甾醇类如α-香蒲甾醇(α-Typhasterol)、α-谷甾醇(α-Sitosterol)、β-谷甾醇(β-Sitosterol)、β-谷甾醇棕榈酸酯(β-Sitosterol palmitate)等。

此外,尚含有机酸类。长苞香蒲含棕榈酸(Palmitic acid)、硬脂酸(Stearic acid)、花生油烯酸(Arachidonic acid)、香草酸(Vanillic acid)、香蒲酸(Typhic acid)等。宽叶香蒲花粉中含甲酸(Formic acid)、乙酸(Acetic acid)、丙酮酸(Pyroracemic acid)、乳酸(Lactic acid)、苹果酸(Malic acid)、琥珀酸(Succinic acid)、柠檬酸(Citric acid)等。还含有 20 多种无机成分,如钾、磷、锌、硫、镁、钙等。

[药理作用]

1.对心血管系统的作用

蒲黄醇提取物对蟾蜍离体心脏,低浓度时增强其收缩力、高浓度时则抑制。且可使兔及豚鼠离体心脏心率减慢,较大剂量时抑制心脏并停搏于舒张期。略低于心肌抑制量的蒲黄醇提取物,能使未致纤颤或经电刺激至纤颤的离体兔心冠脉流量分别增加 35%~43%。注射脑垂体后叶素使冠脉收缩后,蒲黄的这一作用则更为明显,冠脉流量可增加 76%。同时,心电图亦有改善。蒲黄提取液对离体兔心有明显增加冠脉流量的作用,动物实验表明,蒲黄对家兔的心肌损害具有防护作用,能使心肌梗死范围缩小,病变减轻。有报告认为,蒲黄抗血小板凝聚作用可能是其抗心肌缺血的作用机制之一。蒲黄水煎剂及以蒲黄为主的复方心舒Ⅲ号水煎剂,均可使金黄地鼠夹囊微循环小动脉血流速度加快、毛细血管开放数增加。蒲黄能提高小鼠耐低气压缺氧的能力,改善心肌的营养性血流量,肌注效果优于口服。

蒲黄的水提、醇沉制剂在经阳离子树脂交换的部分(以下简称阳离子树脂处理部分),具有多方面的心血管作用,如使狗主动脉压升高、中心静脉压降低,心率增快,心电图 T 波改善,心功能指数提高,但其搏出量无明显变化。注入丙烯心得安以阻滞肾上腺素能 β—受体之后,使狗心肺制备心率增快的作用被取消,输出量仍明显增加,其他作用亦依然存在。此提示阳离子树脂处理部分具有正性肌力作用、及正性频率作用,后者与肾上腺素能 β—受体有关。静脉注射阳离子树脂处理部分,可使麻醉狗心率减慢,这一负性频率作用可被阿托品或六甲溴胺所取消。此提示阳离子树脂处理部分通过神经节、或中枢抑制心率,这一作用掩盖了阳离子树脂处理部分对心肌直接的正性频率作用。

股动脉注射蒲黄醇提取物 0.03g(生药)/kg,能使麻醉狗股动脉血流量增加,外周阻力系数平均下降 62.7%,6—氨基嘌呤为降外周阻力的成分之一。在整体狗后肢股动脉恒量灌流的情况下,股动脉注射阳离子树脂处理部分 0.05g/(10~15kg) 和股静脉注射 1.0g/(10~15kg),可使麻醉狗后肢血管阻力分别平均下降 30.9%~38.9%,从而认为,阳离子树脂处理部分有降低麻醉狗后肢血管阻力的作用。此外,蒲黄提取物对兔耳血管亦有扩张作用。

蒲黄煎剂、醇提取物及阳离子树脂处理部分,静脉注射均可使麻醉猫、兔、狗血压下降和心率减慢。在注入阿托品或六甲溴胺以阻滞 M—胆碱能受体或神经节之后,蒲黄的降压、减慢心率、降低后肢血管阻力等作用,均被部分或全部取消。

2.降低血脂和防治动脉粥样硬化的作用

动物实验表明,蒲黄具有降低血清胆固醇作用,在抑制动脉硬化斑块形成方面似有一定作用,蒲黄能防止高脂喂饲动物的血胆固醇水平增高。蒲黄对家兔胆道排出胆固醇的影响实验表明,口服蒲黄具有抗食饵性高胆固醇血症的作用,有抑制胆固醇从胆道排出的作用。实验结果提示,蒲黄的抗食饵性高胆固醇血症,是通过抑制食物中的胆固醇、和胆汁的胆固醇从肠道的吸收来实现,而不是通过增加胆固醇的排出量来实现的。观察蒲黄在防治家兔实验性动脉粥样硬化(As)中对前列腺素代谢的影响,结果表明,蒲黄不仅能有效地抑制家兔食饵性高胆固醇血症的形成,尚能提高血浆 6—酮—$PGF_1\alpha$ 水平。尽管蒲黄并不能抑制血小板聚集,亦不能降低血浆 MDA 水平,但 As 病变明显减轻。而阿司匹林虽能明显抑制血小板聚集和血浆 MDA 水平,但由于它同时抑制动脉壁 PG_{I2} 合成,该组病变明显加重。结果提示,动脉壁 PG_{I2} 生成的能力或 PG_{I2}/TXA_2 值,是防治动脉粥样硬化的关键性因素。实验同时证明,血浆和血小板 cAMP 水平并非决定血小板聚集的绝对因素。

蒲黄煎液及其提取物总黄酮、有机酸及多糖等,对 ADP、花生四烯酸及胶原诱导家兔体内、外血小板聚集功能,均具有明显抑制作用。其中,以总黄酮作用最强,说明黄酮类化合物为蒲黄抗血小板聚集的主要成分。有人认为,蒲黄总黄酮抗血小板聚集作用可能与抑制磷酸二酯酶活性、升高血小板内 cAMP,使细胞内钙离子浓度降低有关。

研究发现,蒲黄水提取物及其复方失笑散具有促纤溶作用,说明它能直接分解纤维蛋白,不依赖纤溶酶系统的存在,其促纤溶的活性成分可能是低分子物质。实验性颈静脉血栓模型的家兔口服蒲黄水浸液后,24h 血栓溶解率显著增加,血浆纤维蛋白原和血浆纤溶酶原含量无明显变化。代表血液优球蛋白溶解时间的血纤维溶解活力,在服药 2~5h 内显著增强。

体外实验表明,蒲黄浸膏或其有机酸粗制品,在 pH 值为 4 与 2 时具有较强的抗凝、促纤维溶解和溶血作用。当 pH 调至 6 时,这两种制剂的促纤溶和溶血作用消失、抗凝作用亦减弱,用多种有机酸作对比试验的结果亦与之类同。因此认为,蒲黄的抗凝、促纤溶作用可能是非特异性的,是氢离子影响血液蛋白质结构与功能的结果。

3.对平滑肌的作用

蒲黄煎剂、酊剂及乙醚浸液,对豚鼠、大白鼠、小白鼠的离体子宫均表现为兴奋作用,大剂量则可致痉挛性收缩。醇提取物可使家兔已孕离体子宫出现节律性收缩,使未孕离体子宫紧张性增强,蒲黄对未孕子宫比对已孕子宫作用明显,使产后子宫收缩力加强或紧张性增加。对麻醉狗、家兔的在位子宫及家兔子宫瘘管的试验表明,蒲黄制剂静脉注射亦有兴奋子宫的作用。蒲黄注射液对豚鼠、小白鼠中期引产有明显效果,腹腔注射最低有效量为 2~3g/kg。

蒲黄提取物可使离体兔肠蠕动增强,使兔、大白鼠及豚鼠离体十二指肠紧张度上升,节律收缩加强。但是,均可被阿托品所阻断。蒲黄中所含异鼠李素对小白鼠离体肠管有解痉作用,其强度为罂粟碱的 57%。

4.促凝血作用

体外实验表明,蒲黄煎剂对人血有促凝作用。蒲黄水浸液或 5%乙醇浸液给兔灌服,均能使凝血时间明显缩短。10%煎剂给兔灌胃,亦有缩短血液凝固时间的作用,在用药后第一天尤其明显。生蒲黄口服能缩短兔的凝血时间和小鼠的止血时间,如焙成炭药后口服,其作用较生品有所增强。蒲黄提取物给兔皮下注射,能使血小板数增加、凝血酶原时间缩短。蒲黄粉外用于创面,对麻醉犬实验性股动脉出血具有止血作用。有人认为,蒲黄中所含的异鼠李素是促凝和止血的生物活性成分。

5.抗炎作用

蒲黄水煎剂浓缩外敷,对大鼠下肢烫伤具有明显的消肿作用,亦可提高兔皮内注射伊文思蓝的消散速度。蒲黄水煎、醇沉制剂给大鼠腹腔注射,对蛋清性脚肿有一定的消肿作用,并能降低大、小鼠局部注射组胺引起的血管通透性。有报告认为,蒲黄的消肿原理是改善局部循环,促进重吸收和降低毛细血管的通透性所为。

6.其他作用

1:100的蒲黄制剂,在试管内有抑制结核杆菌生长的作用。100%煎剂给皮下注射接种结核菌的豚鼠灌胃,具有一定的治疗效果。蒲黄醇提取物静脉注射,对麻醉犬具有一定的利胆作用。

动物实验证明:蒲黄具有抑制免疫细胞的作用,对体液免疫亦有影响,尚有抑制抗体生成和抑制免疫器官生长的作用。蒲黄对吞噬功能的作用比较复杂,在对吞噬细胞吞噬功能的实验中发现,小剂量(25g/kg 体重)蒲黄,能使大鼠外周血嗜中性粒细胞吞噬指数明显降低,剂量增大时无此作用;中剂量(50g/kg)蒲黄,能显著抑制大鼠腹腔巨噬细胞吞噬百分率和吞噬指数;而大剂量(100g/kg)则显著增强吞噬功能。临床实验表明,蒲黄提取物对慢性特异性溃疡性结肠炎具有满意的疗效,此效果与蒲黄对体液免疫功能调节有关。

[性味归经]

甘,平。归肝、心包经。

[功能主治]

止血,化瘀,通淋。用于吐血,衄血,咯血,崩漏,外伤出血,经闭痛经,脘腹刺痛,跌仆肿痛,血淋涩痛等。生蒲黄偏于利小便,清心、腹之热;炒蒲黄止血散瘀;蒲黄炭性涩而收敛,止血作用更强。

[用法用量]

5~9g;外用适量,涂敷患处。孕妇慎用!

[处方用名]

蒲黄、香蒲、炒蒲黄,皆付炒蒲黄。注明"炭"付蒲黄炭,注明生付生蒲黄。

酸枣仁

Semen Ziziphi Spinosae

[来源]

本品为养心安神药。系鼠李科植物酸枣 Ziziphus spinosa Hu 的干燥成熟种子。

[炮制方法]

(1)酸枣仁:取原药加入清水适量连续搅拌,酸枣仁则随着水液的旋转而漂浮于水面之上,将之迅速捞出,弃去沉降于容器底部的破核及种皮。按上法反复操作,即得完整饱满的酸枣仁。如果还有核、皮混杂其中,可再行挑拣。干燥,即得。

(2)炒酸枣仁:将锅预热,投入净治酸枣仁,用文火加热拌炒,至药物微鼓起,表面呈紫棕色、且可嗅到固有的香气时,出锅,晾凉,即得。

(3)焦酸枣仁:将锅预热,投入酸枣仁,先用文火、后改为武火加热拌炒,至药物表面呈焦黑色,且可嗅到焦香气味时出锅晾凉,即得。

[操作要领]

(1)炒制酸枣仁过程中火力不需太强,拌炒要迅速,药料受热要均匀。药物炒至由紫红色变为紫棕色时即可。炮制成品规格以挂火色、鼓胀,无焦黑点为标准。

(2)焦酸枣仁炒至表面焦黑为度,避免炭化。炮制成品规格以焦黑色,鼓胀,外表带有焦黑点为标准。

[炮制研究]

《本草拾遗》载:"酸枣仁睡多生使,不得眠炒熟。"王好古曰:"治胆虚不眠,寒也,炒服;治胆实多睡,热也,生用。"今人临床遵循用之有效。生枣仁疏导胆热,使中焦和畅;炒枣仁收敛津液,治胆虚不眠及虚汗等症,可使胆气不约脾土,中焦和畅;焦枣仁苦味增强,焦苦入心,故治失眠更好。

现代研究表明,酸枣仁在清炒前、后,其安神镇静成分酸枣仁苷 A、酸枣仁苷 B 和酸枣仁黄酮等,其含量基本未发生变化。因此,在临床上生、炒酸枣仁均可用于养心安神。有人为了探讨生、熟酸枣仁的安神镇静作用,进行了相关实验研究,结果如下:

(1)生、炒酸枣仁对蛙无镇静安眠作用,对于咖啡因或士的宁中毒亦无拮抗作用。

(2)生、炒酸枣仁的水煎液给予动物口服,对于小白鼠、豚鼠、兔及犬均有镇静安眠作用,乙醚和氯仿提取后的残渣水煎液则无效果。

(3)生、炒酸枣仁对于实验性动物的癫痫无抑制作用。

(4)生、炒酸枣仁散用于治疗 87 例失眠患者,睡眠时间均有不同程度的延长。

(5)五例嗜睡患者服用生枣仁散无醒睡作用,未见有睡眠时间缩短。

综上所述,认为生、炒酸枣仁的疗效与作用基本相同。生、炒酸枣仁的水煎液成分与作用相同,其生物活性成分能溶于水。乙醚及氯仿提取后所剩余的残渣水煎出物,则无镇静催眠作用。

[化学成分]

酸枣仁含三萜类化合物,如白桦脂酸(Betulic acid)、白桦脂醇(Betulin),亦含酸枣仁皂苷(Jujuboside),苷元为酸枣仁苷元(Jujubogenin),水解得到香果灵内酯(Ebelin lactone),此为皂苷的第二步产物。从酸枣仁中尚得到胡萝卜苷(Daucosterol)、当药素(Swertisin)。酸枣仁中尚含有多量脂肪油、蛋白质和大量的 cGMP 样活性物质,并且提取出 cAMP。亦含阿魏酸(Ferulic acid)、植物甾醇(Phytosterol)和大量的维生素 C。

[药理作用]

1.镇静、催眠作用

酸枣仁对小鼠、大鼠、豚鼠、猫、兔及犬等,均具有镇静催眠作用。实验表明,酸枣仁煎剂给大鼠灌服或腹腔注射,无论在白天或夜间、无论是正常状态或是咖啡因引起的兴奋状态,均可表现出镇静催眠作用。酸枣仁对动物自发活动或被动运动均有明显抑制作用,其作用随剂量加大而增强。酸枣仁与多种镇静催眠药有明显的协同作用,灌服酸枣仁煎剂可明显延长戊巴比妥钠所致小鼠的睡眠时间,增加阈下剂量戊巴比妥钠所致小鼠翻正反射消失动物数。给兔皮下注射能协同硫喷妥钠的麻醉作用,使阈下剂量的硫喷妥钠产生麻醉等。给猫腹腔注射酸枣仁煎剂 3g/kg,对吗啡引起的狂躁症状具有对抗作用。此外,酸枣仁尚可显著减少小鼠防御性条件反射的反应次数。有报告指出,酸枣仁皂苷为其镇静的生物活性成分,其中的黄酮亦是酸枣仁的活性成分之一。

酸枣仁虽具有明显的镇静催眠作用,但其本身即使在很大剂量下也不能引起动物麻醉。连续服用酸枣仁 6d,可使小鼠睡眠逐渐变浅、维持时间缩短。至第 6d 时已不能使动物进入睡眠,提示长期连续应用时可出现耐受性,但此耐受性与异戊巴比妥无交叉耐受现象,所形成的耐受性在停药 1 周后即可消失。实验证明,生酸枣仁对鼠无兴奋作用,生及炒熟的酸枣仁均能抑制中枢神经系统而发挥镇静作用。然而,炒后能使角质化或木栓化的种皮受热炸裂或变得疏松,水分易于渗入,生物活性成分易于浸出。但亦有报告指出,酸枣仁久炒油枯后其镇静作用即消失。

2.抗惊厥、镇痛及降温作用

酸枣仁水溶提取物能明显降低戊四氮引起的惊厥率和死亡率;对士的宁所致惊厥则仅能延长惊厥的潜伏期和死亡时间,对死亡率无明显影响。但亦有报告认为,酸枣仁煎剂 5g/kg 给小鼠腹腔注射,可明显降低士的宁的致死率。酸枣仁对兔因咖啡因或电击所致惊厥,无明显保护作用。实验表明,酸枣仁煎剂 5g/kg 对小鼠具有明显镇痛作用(热板法)。酸枣仁煎剂 2.5g/kg、5g/kg 给大鼠腹腔注射、或 40g/kg 给猫灌服,均具有降低体温作用。

3.对心血管系统的作用

酸枣仁水提取物对乌头碱、氯仿、氯化钡诱发的实验动物心律失常具有对抗作用,尤其对乌头碱所致心律失常既有预防、亦有治疗作用。对在体兔心率亦有抑制作用,切断家兔迷走神经不能消除酸枣仁水提取物减慢心率的作用。对异丙肾上腺素兴奋豚鼠心功能的影响实验中,未发现酸枣仁水提取物对 β_1-受体有阻断作用,提示酸枣仁水提取物不通过兴奋迷走神经或阻断 β_1-受体而起作用。酸枣仁水提取物能明显抑制离体蛙心率和收缩力,说明酸枣仁可能对心脏具有直接作用。

4.抗高血压及降血脂作用

酸枣仁总苷能显著降低正常、及高脂饲养大鼠的血清胆固醇,升高高密度脂蛋白,表明其通过降低血脂和调理血脂蛋白,可能对动脉硬化形成和发展具有抑制作用。以炒熟的酸枣仁饲喂大鼠,每日 20~30g/kg,术前、术后各给 1d,对大鼠肾型高血压形成有抑制作用。酸枣果肉粉 10g/kg 喂饲 3 个月,对家兔实验性动脉硬化有明显减轻作用,并降低血清总胆固醇、低密度脂蛋白和甘油酯。酸枣仁总苷 64mg/kg 腹腔注射,连续 20d,能显著降低正常及高脂饲养大鼠的血清胆固醇,升高高密度脂蛋白。表明其可能通过降低血脂和调理血脂蛋白,对动脉硬化形成和发展起抑制作用。

5.治疗烫伤作用

酸枣仁乙醇提取液 5g/kg 腹腔注射,能提高烫伤小鼠的存活率,并延长其存活时间。

[性味归经]

甘、酸,平。归肝、胆、心经。

[功能主治]

补肝宁心,敛汗生津。用于虚烦不眠,惊悸多梦,体虚多汗,津伤口渴。炒酸枣仁收敛津液,用于治疗胆虚不眠及虚汗等症;焦酸枣仁焦苦入心,主治失眠。

[用法用量]

9~15g。

[处方用名]

酸枣仁、炒枣仁,皆付炒酸枣仁。注明"生"付未经炒制的酸枣仁,注明"焦"付焦酸枣仁。

马钱子

Semen strychni

[来源]

本品为通络止痛药。系马钱科植物马钱 Strychnos nux-vomica L.的干燥成熟种子。

[炮制方法]

(1)烫马钱子:去净原药材中的杂质,备用。将细砂土置于锅内,用武火加热拌炒至灵活滑利状态时投入马钱子连续拌炒,烫至马钱子体积膨胀、表面绒毛由灰白色变为棕褐色,外表呈现裂纹时出锅,筛去砂土,晾凉,刮除绒毛,即得。

(2)油炸马钱子:将马钱子置于容器中加清水适量浸泡,待被泡胀后刮去表面绒毛,切片,晒干,备用。取麻油适量,置锅内加热至沸腾,投入马钱子进行煎炸,待马钱子外表呈棕红色、质膨松时捞出,晾凉,即得。

[操作要领]

(1)烫制马钱子时火力要掌握适中,勤加搅拌,以免焦化。如果砂土温度过高,可酌加适量新砂土以调整温度。炮制成品规格以药物膨胀,呈棕褐色,外表有部分裂纹为标准。

(2)油炸制马钱子的过程中宜用文火慢炸,以免油温过高而致药物外焦而内生。麻油煎炸用量为药料量的 1/2 为宜。炮制成品规格以药物鼓起、外表呈棕褐色,并有部分裂纹为标准。

[炮制研究]

马钱子中含有多种生物碱,其主要成分为番木鳖碱(士的宁),具有极强的毒性。内服一般多入丸、散,例如"九分散"、"跌打丸"、"疏风定痛丸"中均含该品。传统炮制用砂烫或油炸以减低其毒性;也有用童尿泡、甘草水泡等方法,旨在通过长时间浸泡以降低药物中番木鳖碱的含量。有人采用醋酸水代替传统浸泡法,使生物碱与有机酸结合生成醋酸盐,以增强番木鳖碱的水溶解度,从而达到降低药物毒性的目的。另外,有人认为绒毛的毒性大,经查考历代本草有关马钱子去皮、毛的记载很少,仅《本草纲目》载"仁无毒"。清《串雅》有用泉水浸胀,然后刮去皮毛的记载。相关试验研究曾对马钱子皮毛、去皮毛、带皮毛药物中番木鳖碱含量进行了测定,结果如下:

(1)马钱子皮毛含番木鳖碱为 0.793%,去皮、毛种仁经 240℃~250℃砂烫100s,番木鳖碱含量为 1.853%。实验证明,马钱子皮毛毒性大的说法不成立。

(2)炮制温度与马钱子中番木鳖碱含量多寡有关,将带有皮毛的马钱子与去皮毛的马钱子种仁,同置于 230℃~240℃砂烫 160s,其番木鳖碱含量分别为1.573%和 1.571%;将带皮毛的马钱子烫制温度升高到 275℃~300℃、烫160s,番木鳖碱含量为 1.487%。

为了说明不同炮制方法对马钱子中番木鳖碱含量的影响,有人对生品和4 种炮制品分别进行了番木鳖碱的定量分析,结果如下:

品种	炮制方法	番木鳖碱含量
生品		1.579%
炮制品 I	将马钱子用清水浸泡 10d,每日换水 1 次。刮去毛,用香油炸至一敲即开,药物内部呈淡黄色为度,再用麸皮吸附去油,即得。	1.344%
炮制品 II	将马钱子用清水浸泡 5d,每日换一次水。刮去毛,晾干,砂土炒 30min,至一砸即裂,外皮焦黑、内部棕黄色,即得。	1.066%
炮制品 III	将马钱子用温水浸泡 7d,每天换水 1 次。刮去毛,切为薄片,晾干,用香油炸为棕色,每日换 1 次草纸,吸尽油,即得。	1.022%
制品 IV	将马钱子用清水浸泡 7d 天,每天换水 1 次,刮去毛。切成细条片状,晒干,用香油炸为棕红色,麦麸皮吸去油,呈干燥状态,即得。	0.549%

上述结果说明,水浸泡时间、水温、油炸时间,以及油温、炮制品规格等条件不同,各炮制品中番木鳖碱的含量差异较大。因此,对于马钱子的加工炮制方法应制定统一的操作标准,并制定出炮制品中番木鳖碱的最佳治疗量和最低毒性剂量标准。

表中所列第 4 种炮制品,番木鳖碱是符合药用含量限度的,但在炮制过程中如何掌握恰到好处才能符合标准限度,尚需进一步深入探讨。

马钱子经炮制后,士的宁和马钱子碱的含量显著减少,而转变生成的异士的宁及其氮氧化合物、异马钱子碱及其氮氧化合物的含量显著增加。这是由于士的宁和马钱子碱在加热过程中醚键断裂开环,转变成其异型结构和氮氧化合物,被转化的这些生物碱毒性变小、且保留或增强了某些生物活性,从而降低了马钱子的毒性。

[化学成分]

马钱子主要成分为生物碱,其中含番木鳖碱(Strychnine 士的宁)、伪番木鳖碱（Pseudostrychnine）、马钱子碱（Brucine 布鲁生）、伪马钱子碱(Pseudo-brucine)、番木鳖次碱(Vomi- cine)、奴伐新碱(Novacine)、α-可鲁勃林(α-Colubrine)、β-可鲁勃林(β-Colubrine)、土屈新碱(Struxine)等。尚含异番木鳖碱(Isostrychnine)、番木鳖碱氮氧化物(Strychnine N-oxide)、异番木鳖碱氮氧化物(Isostrychnine N-oxide)、异马钱子碱(Iso- brucine)、马钱子碱氮氧化物(Brucine N-oxide)、4-羟基-3-甲氧基番木鳖碱（4-Hydroxy -3-methoxys-trychnine)、4-羟基-番木鳖碱(4-Hydroxy-strychnine)、异马钱子碱氮氧化物(Isobrucine N-oxide)、2-羟基-3-甲氧基番木鳖碱(2-Hydroxy-3-methoxys-trychnine)、15-羟基番木鳖碱（15-Hydroxystrychnine）、原番木鳖碱(Proto-strychnine）等。此外，还含有番木鳖苷（Loganin 或 Loganoside）、绿原酸（Chlorogenic acid)等。

士的宁、马钱子碱在高温下容易氧化分解,且随炮制温度的增高及时间的延长而降低。因此,在炮制品中士的宁和马钱子碱的含量均较生品为低。但是,在相同的条件下马钱子碱较士的宁更易分解破坏。加热后士的宁、马钱子碱及其 N-氧化物,均转变成为相应的异构体。

[药理作用]

1.对中枢神经系统的作用

马钱子所含的士的宁对整个中枢神经系统都有兴奋作用,首先兴奋脊髓的反射机能,其次兴奋延髓的呼吸中枢及血管运动中枢,并能提高大脑皮层感觉中枢的机能,特别是对脊髓有高度选择性。

研究表明,士的宁能兴奋脊髓的反射机能。脊髓对士的宁有高度的敏感性,治疗剂量士的宁不仅能阻断脊髓中润绍细胞(Renshaw Cell)对运动神经元的抑制,亦能阻断中枢抑制性递质甘氨酸对脊髓中间神经元、及运动神经元的突触后抑制,从而使神经冲动在脊髓和神经元中易于传导,并能提高脊髓反射兴奋性。因此,可缩短脊髓反射时间、增高反射强度,且不破坏脊髓中枢的交互抑制过程。给蛙皮下注射0.02%硝酸士的宁溶液0.5ml,可见其反射兴奋提高,轻触皮肤即可引起动物震颤。给截除大脑的猫静脉注射0.01%硝酸士的宁0.2mg/kg,也可见其反射性增高。但中毒剂量的士的宁能破坏脊髓中枢的交互抑制过程,可出现强直性惊厥。由于脊髓兴奋性的提高,故亦增加骨骼肌和内脏平滑肌的紧张度。因此,对肌无力、遗尿症以及性衰弱等均有效。

士的宁对延髓具有兴奋作用,士的宁能提高血管运动中枢的兴奋性。给箭毒麻醉的犬静脉注射硝酸士的宁2mg/kg,血压立刻升高并长时间持续在高水平,但若破坏动物的延髓,则血压随即下降,增大士的宁剂量血压亦不再上升。士的宁能提高呼吸中枢的兴奋性,使呼吸加深、加快,在上述中枢被抑制时,其作用更加明显。士的宁尚可兴奋迷走神经中枢而使心动徐缓,对咳嗽中枢也有一定的兴奋作用。

士的宁能增强大脑皮层的兴奋和抑制过程,小剂量的士的宁能加强皮质的兴奋过程,促使处于抑制状态的患者苏醒。且能提高味觉、触觉、听觉及视觉等感受器官的功能。对于实验性神经官能症的狗和猴,治疗剂量的士的宁能促使其兴奋和抑制过程之间的正常关系恢复。而接近中毒剂量的士的宁,则在短暂的提高兴奋过程后即发生超限抑制现象。此外,士的宁尚可兴奋植物神经中枢,增进胃肠蠕动和食欲,刺激骨髓活跃造血机能,故可缓解再生障碍性贫血。

2.镇痛作用

马钱子碱具有显著的镇痛作用,小鼠醋酸扭体法表明,其镇痛作用弱于哌替啶,但持续时间却较之长约4倍。小鼠热板法亦表明,马钱子碱在一定剂量和时限内均有明显镇痛作用,而士的宁则无明显镇痛作用。

3.对消化系统的影响

病人肠瘘管直接测验证明,士的宁对人体胃肠平滑肌无兴奋作用,但因其具有强烈苦味,可刺激味觉感受器反射性的增加胃液分泌,故可促进消化机能及增进食欲。动物(羊)实验表明,适量马钱子粉内服可兴奋瘤胃,能治疗前胃弛缓,而用量过大则抑制瘤胃蠕动,使前胃弛缓加重。

4.对呼吸系统的作用

马钱子碱的作用为士的宁的1/8。据报道,马钱子碱对氨水及二氧化硫引起的小鼠咳嗽具有较强的镇咳作用,其强度超过可待因,且口服较腹腔注射作用显著。小鼠酚红排泌法证明,马钱子碱40mg/kg有明显的祛痰作用,强度与氯化铵无显著差别,平喘作用较弱。动物实验表明,当用药时间延长、用量增加时能加强家兔抗组胺的作用。

5.对病原微生物的作用

马钱子水煎剂(1:2)在试管内对许兰黄癣菌、奥杜盎小芽孢癣菌等皮肤真菌,均有不同程度的抑制作用。体外实验表明,0.1%的马钱子碱能完全抑制流感嗜血杆菌、肺炎双球菌、甲型链球菌和卡他球菌的生长。

6.其他作用

高浓度马钱子煎剂能抑制淋巴细胞的有丝分裂,而低浓度时则能促进细胞的有丝分裂。

马钱子碱对感觉神经末梢有麻痹作用,5%~10%马钱子碱溶液可使口腔黏膜麻醉。在离体肌肉神经标本上,极大剂量的马钱子碱和士的宁均可阻断神经肌肉传导而呈现箭毒样作用,在整体动物上此种作用被全身性惊厥所掩盖。

[性味归经]

苦,温;有大毒。归肝、脾经。

[功能主治]

通络止痛,散结消肿。用于风湿顽痹,麻木瘫痪,跌打损伤,痈疽肿痛,小儿麻痹后遗症,类风湿性关节炎等。

[用法用量]

0.3~0.6g,炮制后入丸、散。不宜生用或者多服、久服!孕妇禁用!

[处方用名]

马钱子、番木鳖、马前子,皆付烫制马钱子或油炸马钱子。生品一般不入药。

青　皮

Fructus Aurantii Immaturus

[来源]

本品为理气药。系芸香科植物橘 Citrus reticulata Blanco.及其栽培变种的干燥幼果或未成熟果实的果皮。5~6月收集自落的幼果,晒干,习称"个青皮";7~8月采收的未成熟果实在果皮上纵剖成四瓣延至基部,晒干,习称"四花青皮"。

[炮制方法]

(1)取中等个子的青皮,拣去杂质,加入清水适量浸泡,春、秋季节浸泡约4h,夏季浸泡约 2h,冬季浸泡约 8h。捞出,闷润,春、夏、秋季节闷润 3~4h,冬季闷润约 10h(可根据季节、气温以及药物个子大、小不同,灵活掌握闷润时间)。

待药料中水分内、外滋润一致,切厚片,干燥,即得。

(2)醋青皮:取米醋适量淋入饮片中,搅拌均匀,浸润约 2h,至醋被药物吸尽为度。将锅预热后投入青皮饮片,用文火加热拌炒至显火色、并嗅到青皮与米醋的混合气味时出锅,晾凉,即得。

(3)青皮炭:将锅预热投入青皮饮片,先用文火、后用武火加热拌炒,至药物表面呈焦黑、内部焦褐色时喷淋清水适量,略加拌炒,出锅,干燥,即得。

[操作要领]

(1)炒制醋青皮时宜用微火,炒制时间不可太长,药物至微干即出锅。每100kg 青皮用米醋 15kg。炮制成品规格以挂火色,外表无焦黑点为标准。

(2)炒制青皮炭时火力不宜太强,炮制品须存性。炮制成品规格以外表乌黑、断面焦褐色,存性为标准。

[炮制研究]

中医传统经验认为,青皮生用性烈,辛散破气,疏肝兼有发汗作用,体虚而多汗者不宜使用。经醋炒制后则缓和了其辛烈之性,减弱了发汗之力,从而不致于损伤人体正气。醋炒青皮味酸、入肝,可泻肝木过旺,增强疏肝止痛,消积化滞之功;炒炭后入血分,以黑胜红,具有止血之效。

药化分析研究表明,青皮主要含有挥发油以及黄酮苷类成分。其中,挥发油具有发汗解表,驱风、理气、止痛作用。中医所谓青皮的"燥性",可能是指挥发油而言的。青皮经用米醋炒制可降低其挥发油的含量,从而既降低了药物的副作用、又保持了其治疗作用,米醋还可起到协同药效的作用。青皮经炒为炭品后具有炭素的吸附样作用,故可加强黄酮苷类成分降低毛细血管通透作用和止血效果。另外,关于青皮炭的止血效果强弱和临床药用价值尚有待于深入研究。

[化学成分]

青皮含升压生物活性成分左旋辛弗林乙酸盐(synephrine acetate),尚含天冬氨酸(aspartic acid)、谷氨酸(glutamic acid)、脯氨酸(proline)、甘氨酸(glycine)、丙氨酸(alanine)、胱氨酸(cystine)、缬氨酸(valine)、亮氨酸(leucine)、异亮氨酸(isoleucine)、苯丙氨酸(phenylalanine)、组氨酸(histidine)、精氨酸(arginine)、酪氨酸(tyrosine)等。橘及其栽培变种的干燥成熟果皮含挥发油 1.198%~3.187%,其中主要成分为柠檬烯 (limonene),尚含 β-月桂烯 (β-myrcene)、a 及 β-蒎烯(Pinene)、a-松油烯(a-terpinene)、a-侧柏烯(a-thujene)、香桧烯(sabiene)、辛醛(octanal)、a-水芹烯(a-phellandrene)、对-聚伞花素(p-cymene)、a-罗勒烯(a-ocimene)、γ-松油烯 (γ-terpinene)、异松油烯(terpinolene)、芳樟醇(linalool)、

3,7-二甲基-7-辛烯醛(3,7-dimethyl-7-octenal)、4-松油醇(4-terpineol)、a-松油醇(a-terpineol)、癸醛(decanal)、香茅醇(citronellol)、4-叔丁基苯甲醇[4-(1,1-dimethylethyl)-benzene-emethanol]、紫苏醛（perillaldehyde）、香荆芥酚（carvacrol）、a-金合欢烯(a-farnesene)以及苯甲醇(benzyl alcohol)、橙花醇(nerol)、橙花醛(neral)、辛酸(octanol)、百里香酚(thymol)、香茅醛(citronellal)、水化香桧烯(sabinenehydrate)等。还含黄酮类成分 5,7,4′-三甲氧基黄酮(5,7,4′-trimethoxy flavone)、5,7,8,3′,4′-五甲氧基黄酮（5,7,8,3′,4′-pentamethoxyflavone）、5,7,8,4′-四甲氧基黄酮(5,7,8,4′-tetramethoxy flavone)、5-羟基-7,8,4′-三甲氧基黄酮（5-hydroxy-7,8,4′-trimethoxy flavone）、5,4′-二羟基-7,8-二甲氧基黄酮（5,4′-dihydroxy-7,8-dimethoxy flavone)、5,6,7,3′,4′-五甲氧基黄酮(5,6,7,3′,4′-pentamethoxy flavone 甜橙素）、5-羟基-6,7,3′,4′-四甲氧基黄酮(5-hydroxy-6,7,3′,4′-tetramethoxy flavone)、5,6,7,8,3′,4′-六甲氧基黄酮(5,6,7,8,3′,4′-hexamethoxy flavone)，以及川陈皮素（nobiletin)、5-羟基-6,7,8,3′,4′-五甲氧基黄酮（5-hydroxy-6,7,8,3′,4′-pen-tamethoxy flavone)、5,7,4′-三羟基-6,8,3′-三甲氧基黄酮（5,7,4′-trihydroxy-6,8,3′-trimethoxy flavone 苏达齐黄酮)、5,6,7,8,4′-五甲氧基黄酮（5,6,7,8,4′-pen-tamethoxy flavone 福橘素)、5-羟基-6,7,8,4-四甲氧基黄酮（5-hydroxy-6,7,8,4′-tetram-ethoxy flavone)、4′-羟基-5,6,7,8-四甲氧基黄酮（4′-hydroxy-5,6,7,8-tetram-ethoxy flavone)、5,4′-二羟基-6,7,8-三甲氧基黄酮（5,4′-dihydroxy-6,7,8-trimethoxy flavone 黄姜味草酸)、橙皮苷(hesperidin)、新橙皮苷(neohesperidin)、米橘素(citromitin)、5-O-去甲米橘素(5-O-desmethyl citromitin)。另含 β-谷甾醇(β-sitosterol)、柠檬苦素(limonin)、阿魏酸(ferulic acid)、5,5′-氧联二亚甲基-双-(2-呋喃甲醛)[5,5′-oxydimethylene-bis(2-furaldehyde)]。

[药理作用]

1.祛痰、平喘作用

青皮所含挥发油具有祛痰作用,其生物活性成分为柠檬烯。给麻醉猫静脉注射自青皮甲醇浸膏中分离的对羟福林草酸盐 1mg/kg,可完全对抗组胺引起的支气管收缩,作用持续约 1h。对豚鼠离体气管也有较强的松弛作用,具有对抗组胺收缩气管的作用,但持续时间均较短。

2.对平滑肌的作用

青皮注射液能降低离体豚鼠胃、肠、胆囊及小鼠子宫的紧张性收缩,并使膀胱平滑肌兴奋。对于乙酰胆碱引起的豚鼠离体胃肠、家兔在体胃平滑肌以及氨甲酰胆碱引起的胆囊收缩具有显著的解痉作用。对组胺引起的豚鼠离体肠、和水杨酸毒扁豆碱引起的家兔在体肠紧张性收缩具有显著的抑制作用,并能对抗脑垂体后叶素引起的小鼠子宫紧张性收缩。对豚鼠在体膀胱及家兔主动脉条的兴奋效应,主要通过兴奋肾上腺素能 α 受体,且对主动脉的兴奋作用比去甲肾上腺素弱。可显著拮抗豚鼠肺因组胺引起的灌流量减少,并能解除组胺对支气管链的痉挛作用。亦能显著增加大鼠的胆汁流量,并使胆道张力增加。

3.升压作用

青皮水煎醇沉液给麻醉猫、兔、大鼠静脉注射,均有显著的升压作用,且能兴奋呼吸,短时间内反复给药可产生快速耐受性,其他途径给药则升压作用不明显。(中药)1g/kg 青皮注射液的升压性质及强度,大致与 10mg/kg 去甲肾上腺素相似,但维持时间较长。以此剂量静脉注射,对多种实验性休克如失血性休克、外伤性休克、大肠杆菌内毒素休克、戊巴比妥钠或粉叶轮环藤总碱中毒性休克,以及犬因输入抗凝兔血引起的休克等均具有治疗作用。对兔组胺性休克、兔和豚鼠马血清过敏性休克虽无治疗效果,但预先给药也有一定的保护作用。从乙酸乙酯提得的成分 15mg/kg 静脉注射,亦有类似注射剂的升压效果。预先给予六烃季铵、利血平或心得安,不影响其升压作用,但可被妥拉苏林或酚苄明所阻断,表明青皮提取物为一种 α-受体兴奋药。

4.抗休克作用

对犬、猫、兔及大白鼠等多种动物造成创伤性休克、输血性休克、中草药肌松剂(粉叶轮环藤总碱)过量引起的休克、内毒素休克以及麻醉意外和催眠药中毒等,用青皮注射液均取得显著疗效。对豚鼠和家兔的急性过敏性休克及组胺性休克,均具有一定的保护和预防作用。

[性味归经]

苦、辛,温。归肝、胆、胃经。

[功能主治]

疏肝破气,消积化滞。用于胸胁胀痛,疝气,乳核,乳痈,食积腹痛。醋炒去其燥性以缓和药性,炒炭用于止血。

[用法用量]

3~9g。

[处方用名]

青皮、个青皮、四花青皮、均青皮、醋青皮,皆付醋炒青皮。注明"生"付未经炮制的青皮,注明"炭"或"焦"付青皮炭。

巴 豆

Fructus Crotonis

[来源]

本品为峻下药。系大戟科植物巴豆 Croton tiglium L.的干燥成熟果实。

[炮制方法]

(1)巴豆仁:将带皮的巴豆置于容器内,倾倒入煮熟的热米汤适量与巴豆搅拌均匀,捞出,置于强日光下进行曝晒、或者用火烘烤,待巴豆外皮收缩并开裂后将之移入簸箕内,取木板一块,置于巴豆上面反复进行推搓,使巴豆外皮全部脱落,簸去巴豆皮,即得净仁。

(2)巴豆霜:将净巴豆仁碾压成碎末,用吸油纸(呈文纸)包裹,其外再包一层粗麻布,置于压榨机内在温度较高的环境中压榨去油。重复压榨操作 2~3次,至药物呈粉状,取出。然后除去麻布及吸油纸,取洁净吸油纸将药粉分别包裹数袋,放置于 35℃~45℃热源处进行烘烤,以使吸油纸吸附渗出的油液,至巴豆粉中脂肪油含量为 18%~20%时,将粉末过筛,即得巴豆霜。

[操作要领]

(1) 手工操作去巴豆皮后需用冷水洗净手,以免巴豆油中的毒性成分对皮肤造成刺激性伤害。切忌热水洗手,否则会增强巴豆油对皮肤的刺激作用。

(2)在第一次压榨去油的过程中压力不要太大,以免脂肪油溅出而伤害人体。

(3)巴豆霜制备时间宜在每年 3~4 月份、或者 7~8 月份左右。

(4)压榨去油之前,需将榨油器烘烤热后再行压榨。第一遍榨油之前将榨油器烘烤至微热即可;第二、三遍逐渐升高温度,待榨油器被烤至滴上水珠嘶嘶作响时,即可放入巴豆施行压榨。

(5)烘烤榨油器的过程中应保持室内空气流通,以避免对人体呼吸道黏膜及其他器官造成刺激性损害。

[炮制研究]

巴豆仁中含 50%~60%的巴豆油,具有很强的峻下作用和刺激性,尚含有溶解红血球及促使局部组织细胞坏死的巴豆毒蛋白。巴豆油毒性较强,人口服 20 滴即可导致死亡。在压榨成霜的过程中由于处在高温条件下,不仅能使巴豆毒蛋白发生变性,又可促使大部分油脂渗出而被吸附,从而达到降低药物毒副作用之目的。南北朝医药学家陶弘景曾曰:"巴豆能泻人,新者佳,用之去皮心,熬令黄黑,捣如膏,乃和丸散。"其含义即加热可以破坏毒性成分,使药物的泻下作用减弱。如果与其他药料粉末混合将之稀释,可进一步降低其毒副作用。这里需要强调的是,熬炼巴豆的炮制方法不易控制巴豆油的含量。唐代《千金方》中记载:"以汤熟洗巴豆,研,新布绞去油。""巴豆霜"一词始见于金代医学家李杲的《兰室秘藏》一书,有"研烂以纸包压去油者,谓之巴豆霜"。目前,制备小剂量巴豆霜时仍然采用李氏记载的方法。

对不同炮制方法所得巴豆霜,有人做了巴豆油的含量测定,其方法和结果如下:

(1)炮制方法:①将巴豆去壳,粉碎,蒸制后研为细末,置于压榨机内反复压榨三次,直至油尽,取出,自然干燥,即得。②将巴豆直接置于压榨器内压榨4~5d,取出,即得。③将巴豆粉碎后直接压榨去油,置于火炕上用砖块压榨3~4h,期间更换吸油纸3~4次,再蒸制一次,然后置于压榨器压榨至油尽为度。

(2)结果:①经含量测定,所采取的炮制方法不同,得到的巴豆霜含油量各异。一法巴豆霜含油量为23.55%,二法为18.4%,三法为18.01%。②根据2010年版《中国药典》一部巴豆含油量项下的规定,除一法外,二法和三法均符合巴豆霜含油量应为18%~20%的标准。

[化学成分]

巴豆种子含巴豆油(Croton oil)34%~57%,其中含巴豆油酸(Crotonic acid)、巴豆酸(Tiglic acid)以及由棕榈酸(Palmitic acid)、硬脂酸(Stearic acid)、油酸(Oleic acid)、巴豆油酸(Crotonic acid)、巴豆酸(Tiglic acid)、亚麻酸(Linolenic acid)、肉豆蔻酸(Myristic acid)、花生酸(Arachidic acid)、月桂酸(Lauric acid)等组成的甘油酯。所含巴豆醇-12, 13-二酯约占巴豆油含量的4%,巴豆醇三酯含量约占巴豆油的4%。从油中亲水性巴豆醇二酯化合物中已分离得11种辅致癌物质(Cocarcinogen),称之为巴豆辅致癌物 A_1~A_4(A组)及 B_1~B_7(B组),巴豆醇酯是巴豆树脂中的主要成分。种子中尚含一种毒性球蛋白,称之为巴豆毒素(Crotin)。另含巴豆苷(Crotonoside, 2-羟基-6-氨基嘌呤核糖苷)、生物碱、β-谷甾醇、氨基酸和酶等成分。

[药理作用]

1.对消化系统的作用

口服巴豆油半滴至一滴,即能产生口腔、咽部及胃部的灼热感,并有催吐作用。巴豆油至肠内遇碱性肠液水解后释放出巴豆酸,刺激肠黏膜使之发炎,增加分泌,促进蠕动,于 0.5~3h 内产生剧烈腹泻,且伴有剧烈腹痛和里急后重感。巴豆油能直接作用于肠肌,低浓度巴豆油乳剂使在位或离体兔小肠兴奋,浓度加大则主要表现为抑制作用。巴豆油酸给动物内服亦可促进肠蠕动,使肠黏膜充血,甚至引起肠坏疽,若直接注入肠腔,可收集到血性渗出液。将巴豆燃烟吸入能促进胃肠蠕动和消除胀气;巴豆水剂由兔耳静脉给药能中强度增加胆汁和胰液的分泌。

2.抗病原微生物及对其他生物的作用

体外抑菌实验证明,巴豆煎剂对金黄色葡萄球菌、白喉杆菌具有较强的抑制作用,对绿脓杆菌、流感杆菌亦有一定的抑制作用。给感染流行性乙型脑炎的小鼠皮下注射巴豆油制剂,能降低小鼠死亡率并延长存其活时间。巴豆酒浸后的水煎剂,对实验性鼠疟的发育具有抑制作用。巴豆浸出液能杀灭血吸虫的中间寄主钉螺,以及姜片虫的中间寄主扁卷螺。此外,对田螺、鱼、虾、蚯蚓等生物亦有毒性作用。

[性味归经]

辛,热;有大毒。归胃、大肠经。

[功能主治]

峻下积滞,逐水消肿,豁痰利咽。用于寒积便秘,乳食停滞,下腹水肿,二便不通,喉风及喉痹等。

[用法用量]

0.1~0.3g,多入丸、散。孕妇禁用! 不宜和牵牛子同用!

[处方用名]

巴豆、江子、刚子、肥江子,皆付未去油的巴豆仁。注明"霜"付巴豆霜。

栀 子

Fructus Gardeniae

[来源]

本品为清热泻火药。系茜草科植物栀子 Gardenia jasminoides Ellis.的干燥成熟果实。

[炮制方法]

(1)生栀子:除尽原药材杂质,用碾子串碎,即得。

(2)姜栀子:将串碎的栀子过筛,粗、细分开置热锅内用文火加热拌炒,至药物颜色加深、挂火色时喷洒姜液适量,随喷随拌炒,至药物略干燥,出锅,干燥,即得。

(3)炒栀子:将粗、细分档的碎栀子投入热锅内,用文火加热拌炒至微挂火色,出锅,晾凉,即得。

(4)焦栀子:将粗、细分档的碎栀子投入热锅内,初用文火、逐渐改用中火加热拌炒,待栀子皮呈焦黑色、仁呈焦褐色时喷洒姜液适量,边喷淋边搅拌,略干出锅,干燥,即得。

[操作要领]

(1)栀子被串碎后应粗、细分档,再行炒制,待炒制后将二者加以混合。

(2)姜栀子和炒栀子须用文火炒制,以免焦化;炒制姜栀子时姜液要喷洒均匀。姜栀子炮制成品规格以颜色加深,挂火色,辅料均匀为标准。每100kg栀子用鲜姜6kg,加水适量煎煮2次,弃去姜渣,约得姜液15kg(姜液与栀子先混合拌匀进行闷润,然后入锅拌炒亦可。)。炒栀子炮制成品规格以药物颜色加深,微挂火色为标准。

(3)炒制焦栀子时火力不宜太强,以免炭化。炮制成品规格以皮呈焦黑色、仁呈焦褐色,火色一致为标准,每100kg栀子用鲜姜6kg。姜汁制法及用量同姜栀子。

[炮制研究]

栀子苦、寒,归三焦经,故可泻三焦之火。一般治疗上焦和中焦之热多生用,清下焦之火多炒用。泻火多生用,止血多炒用。去心胸之热用栀子仁,去肌表之热则用皮,祛烦止呕用姜汁制。

有关实验研究以抑菌作为指标,以生栀子与焦栀子水煎浓缩液进行药理实验比较,其结果如下:

(1)栀子对兔结扎总输胆管后血液中胆色素有轻度抑制作用,生栀子与焦栀子作用差别不大。

(2)给兔子腹腔分别注射1.5g生栀子和焦栀子水煎液,进行对照实验,二者均有显著缩短凝血时间的作用。注射0.75g剂量时,生栀子仍然具有上述作用,而焦栀子则失去作用。

(3)生栀子对因注射酵母液而引起发热的兔具有明显的解热作用,而焦栀子则无此作用。

(4)生栀子和焦栀子对金黄色葡萄球菌、绿色链球菌以及白喉杆菌的抑菌作用相似,对溶血性链球菌、肺炎球菌、伤寒杆菌和副伤寒杆菌的抑菌作用生栀子较焦栀子强,焦栀子对于痢疾杆菌的抑菌作用较生栀子略强。

上述结果证明,生栀子无论凝血作用、还是抑菌效果均优于焦栀子。因此,对于栀子炮制规格的药用价值,有必要从实际效果和基础理论方面作进一步研究。

[化学成分]

栀子含黄酮类成分栀子素(Gardenin),三萜类化合物藏红花素(Crocin)、藏红花酸(Crocetin)及 α-藏红花苷元(α-Crocetin)。尚含环烯醚萜苷类,如栀子苷(Jasminoidin)、异栀子苷(Gardenoside)、去羟栀子苷(京尼平苷、Geniposide)、京尼平龙胆二糖苷(Genipingentiobioside)、山栀子苷(Shan-zhiside)、栀子酮苷(Gardoside)、鸡屎藤次苷甲酯(Scandoside methyl ester)、脱乙酰车叶草苷酸甲酯(Deacetylasperulosidic acid methyl ester)、京尼平苷酸(Geniposidic acid)等。此外,亦含有 D-甘露醇(D-mannitol)、β-谷甾醇(β-sitosterol)、二十九烷(Nonacosane)、熊果酸(Ursolic acid)等。

[药理作用]

1.利胆作用

栀子及所含环烯醚萜苷等具有利胆作用。其醇提取物和藏红花苷、藏红花酸可使胆汁分泌量增加;其水提取物及醇提取物给家兔口服,对输胆管导出的胆汁量及固形成分无影响,但用同样制剂注射于家兔 15~30min,胆汁分泌开始增加,持续 1h 以上。给兔静脉注射藏红花素和藏红花酸钠后,其胆汁分泌量增加。对栀子主要成分京尼平苷利胆机制的研究表明,京尼平苷在消化道内给药时,因水解而生成京尼平。京尼平苷在门脉内给药时不呈利胆作用,这说明京尼平苷的利胆作用是通过所生成的京尼平而起效。京尼平在显著增加胆汁流量时,能使胆汁中胆汁酸浓度下降,但对胆汁酸的排泄量基本无影响。

栀子水煎剂或冲服剂给人口服后胆囊拍片证明,服药后 20、40min 胆囊有明显的收缩作用。栀子能降低血清胆红素的含量,家兔总输胆管结扎后口服栀子水提取液,则血中胆红素减少,用药愈多、减少愈显著。醇提取液亦有相同的作用,但较水提取液作用稍弱。栀子醇提取液注射于家兔,2h 血中胆红素较对照组稍增加,6h 后较对照组低,24~48min 后明显减少,藏红花素及藏红花酸钠亦有同样作用。给总胆管结扎的家兔注射醇提取液,24h 末梢淋巴液中胆红素减少,藏红花素及藏红花酸钠亦有同样作用。栀子可用于胆道炎症引起的黄疸,其退黄机制比较复杂。研究表明,栀子提取物对肝细胞无毒性作用。栀子能降低血清胆红素含量,但与葡萄糖醛酸转移酶无关。此外,栀子亦能减轻四氯化碳引起的肝损害。

2.对胃肠道和胰腺的作用

京尼平对胃机能可产生抗胆碱能性的抑制作用。京尼平经十二指肠给药,对幽门结扎大鼠呈胃液分泌抑制,胃液总酸度减小,胃液 pH 值上升。京尼平同样剂量静脉给药,对大鼠在体胃的运动能一过性抑制其自发运动、及毛果芸香碱所致的亢进运动,并使胃张力减小。对于离体肠管京尼平对乙酰胆碱及毛果芸香碱所致的收缩,呈弱的竞争性拮抗作用。

栀子能促进胰腺分泌,京尼平苷具有显著降低胰淀粉酶的作用,而其酶解产物京尼平增加胰胆流量作用最强,持续时间较短。对于胰腺炎栀子具有提高机体抗病能力、改善肝脏和胃肠系统的功能,以及减轻胰腺炎等作用。

3.对中枢神经系统的作用

栀子醇提取物能减少小鼠自发活动,具有镇静作用。且与环己巴比妥钠有协同作用,能延长睡眠时间,尚能对抗戊四氮的惊厥,但不能对抗士的宁的惊厥,却能减少其死亡率。有报道称,给小鼠腹腔注射栀子醇提取物,1h 后体温平均降低 3℃,大鼠腹腔注射栀子 200mg/kg,体温下降可持续 7h 以上。有人认为,栀子镇静、降温作用的生物活性成分是熊果酸,其能提高戊四氮所致的小鼠半数惊厥剂量,具有明显的抗惊厥作用。实验表明,熊果酸具有明显的中枢抑制作用,能明显降低大白鼠的正常体温。对东莨菪碱具有一定的协同作用,能减少小鼠自发活动和协同阈下剂量戊巴比妥钠的睡眠,能明显对抗戊四氮引起的惊厥,但未见有明显的镇痛作用。这一实验结果提示,熊果酸与氯丙嗪有相似之处。亦有报道指出,栀子水提物及去羟栀子苷能抑制小鼠的醋酸扭体反应,故认为有镇痛作用。

4.抗病原微生物作用

栀子对金黄色葡萄球菌、脑膜炎双球菌、卡他球菌等具有抑制作用。煎剂具有杀死钩端螺旋体及血吸虫成虫的作用,水浸液在体外对多种皮肤真菌具有抑制作用。另外,栀子乙醇提取物、水提取物、乙酸乙酯部分和京尼平苷,均具有一定的抗炎和治疗软组织损伤的作用,其提取物制成油膏剂可加速软组织损伤的愈合。

5.对心血管系统的作用

栀子提取物能降低心肌收缩力,麻醉犬、鼠静注栀子提取物,可因心收缩容积及心输出量下降而导致血压下降。大鼠静注大剂量栀子甲醇提取物时,其心电图呈现心肌损伤和房室传导阻滞。

栀子的降血压作用部位在中枢系统,主要是加强了延脑副交感中枢紧张度所致,当切断两侧迷走神经后,栀子的降血压作用显著减弱或完全消失,阿托品亦可取消其降压作用。动物实验表明,栀子煎剂和醇提取物不论何种途径给药都具有降压作用,静脉给药降压迅速,维持时间亦短暂。栀子的降血压作用对肾上腺素升压作用、及阻断颈动脉血流的加压反射无影响,亦无加强乙酰胆碱的作用。栀子的降血压作用不是因组胺释放所引起,亦与传入神经纤维无关,对神经节无阻断作用。所以,给予抗组胺药如苯海拉明或静注普鲁卡因,都不能改变栀子的降血压效果。

6.其他作用

栀子具有一定的止血作用,生栀子的止血作用较焦栀子强。另外,去羟栀子苷对小鼠具有泻下作用。

[性味归经]

苦,寒。归心、肺、三焦经。

[功能主治]

泻火除烦,清热利尿,凉血解毒。用于热病心烦,血淋涩痛,血热吐衄,目赤肿痛,火毒疮疡,外治扭挫伤痛等。姜栀子除烦止呕;焦栀子凉血止血,用于血热吐衄,尿血及崩漏等。

[用法用量]

6~9g。生品外用适量,研末调敷患处。

[处方用名]

栀子、枝子、山栀子,均付炒栀子。注明"姜"付姜栀子,注明"生"付生栀子,注明"焦"付焦栀子。

槟 榔

Semen Arecae

[来源]

本品为驱虫药。系棕榈科植物槟榔 Areca catechu L.的干燥成熟种子。

[炮制方法]

(1)槟榔炮制方法一:将槟榔个子置于缸中,加入清水适量浸泡。根据药材个子大小灵活掌握浸泡时间,通常春、秋季浸泡 15d 左右,夏季浸泡 10d 左右,冬季浸泡 20~30d。待泡透后捞出,阴至半干且软硬适中时切为薄片,压平整,晾干,即得。槟榔炮制方法二:取槟榔个子,将之掩埋于阴凉处湿润的细砂土中浸润,至水分将槟榔组织内部润透,取出,洗净砂土,切制为薄片,压平,晾干,即得。

(2)炒槟榔:将锅预热后投入槟榔片,用文火加热拌炒,待饮片表面花纹由红黄色变为紫棕色时出锅,晾凉,即得。

(3)焦槟榔:将锅预热投入槟榔片,先用文火、后改为中火加热拌炒,至饮片呈焦黄色时喷淋适量蜂蜜水,略加拌炒,待饮片显焦黄色光泽时出锅,晾干,即得。

[操作要领]

(1)浸泡槟榔过程中无需换水,以避免药物变色。夏季浸泡过程中水液易酸败,故通常不宜在夏季节操作。

(2)炒槟榔宜用微火加热,以免炒焦。炮制成品规格以挂火色,无焦黑点为标准。

(3)焦槟榔须先炒焦,再均匀喷淋入蜂蜜水。炒制过程中火力不宜太强,以免药物炭化。炮制成品规格以焦黄色、润泽,有焦黑点为标准。每100kg槟榔片用炼蜜5kg,加入沸水适量溶解。

[炮制研究]

槟榔消导之力较猛,气虚或中气下陷患者服用后会导致克伐太过,有损伤正气之弊,故应慎用! 本草载"经火热"则无作用。本品生用杀虫消积;炒制后可缓和药性,适用于体虚患者;炒焦则减弱了其沉降下坠之力,加之蜜制"甘缓益元",故用于治疗痢疾所致之里急后重、腹中胀痛等症。

槟榔主含生物碱和鞣质类成分,其药理作用主要为槟榔碱所具有的驱虫效果,故生物碱含量的高低,直接影响到槟榔的驱虫作用。中国药典2010年版一部槟榔项下规定:以干品含醚溶性生物碱以槟榔碱($C_8H_{13}NO_2$)计算,不得少于0.30%。生物碱含量除与槟榔果实成熟情况、药材品种以及品质等有关外,尚与药材的加工炮制方法相关。有人曾对生品和传统炮制品(水浸泡切片)分别作了醚溶性生物碱含量测定,结果为:水浸泡切片所含醚溶性生物碱为生品的75.3%。也就是说经过水浸泡切片后,槟榔中24.7%的生物碱已随水流失。因此,改用湿沙埋润法或冷压法软化切片,是较为合理的操作方法。

此外有人认为,浸泡槟榔用水量不多,药物种皮又系坚厚的石细胞组成,加之槟榔碱与鞣质结合成为难溶性复盐形式存在于药材组织内,故水浸泡对于槟榔碱的损失影响不大。另外,如果将槟榔直接粉碎为粗末入药,其驱虫作用则强于水浸润切制的饮片。

[化学成分]

槟榔含生物碱约 0.3%~0.6%,另含缩合性鞣质 15%、脂肪 14 %及槟榔红色素(Areca red)等。生物碱主要为槟榔碱(Arecoline),含量约 0.1%~0.5%。其次为槟榔次碱(Arecaidine)、去甲基槟榔次碱(Guvacine)、去甲基槟榔碱(Guvacoline)、槟榔副碱(Arecolidine)、高槟榔碱(Homoarecoline)等。

另外,槟榔含脂肪油约 14%,槟榔油的组成为月桂酸(Lauric acid)19.5%,肉豆蔻酸(Myristic acid)46.2%,棕榈酸(Palmitic acid)12.7%,硬脂酸(Stearic acid)1.6%,癸酸(Capric acid)0.3%,油酸(Oleic acid)6.2%,亚油酸(Linoleic acid)5.4%,十二碳烯酸(Dodecenoic acid)0.3%,十四碳烯酸(Tetradecenoic acid)7.2%。槟榔所含自由氨基酸中脯氨酸(Proline)超过 15%,酪氨酸(Tyrosine)、苯丙氨酸(Phenylalanine)和精氨酸(Arginine)超过 10%,槟榔成熟后则非蛋白氮含量减少。槟榔内胚乳(Endosperm)尚含儿茶精(Cate- chin)、花白素(Leucoanthocyanidin)及其聚合物等。

[药理作用]

1.驱虫作用

槟榔碱是驱虫的生物活性成分,对猪肉绦虫有较强的瘫痪作用,能使全虫各部瘫痪。对牛肉绦虫则能使头部未成熟节片完全瘫痪,而对中段和后段的孕卵节片则影响不大。在体外实验中,30%槟榔煎剂 40min 可使犬短小绦虫强直乃至死亡。口服 48.5mg 槟榔碱铋碘化合物,对猫带形绦虫与犬复殖孔绦虫亦有驱虫作用。槟榔煎剂在小鼠驱出短小膜壳绦虫时,曾见驱出绦虫。此外,槟榔煎剂对鼠蛲虫也具有麻痹作用。槟榔与南瓜子均能引起绦虫瘫痪,配合使用具有协同作用。体外观察表明,槟榔对肝吸虫具有显著的麻痹作用,其抑虫的药理作用在于干扰肝吸虫的神经功能系统,属于外源增强抑制性神经递质作用,即拟胆碱作用。亦有报告指出,槟榔对猪蛔虫有杀灭作用。

2.抗病原微生物作用

槟榔水浸液(1:1)在试管内对堇色毛癣菌、许兰黄癣菌等皮肤真菌具有不同程度的抑制作用。煎剂和水浸剂对流感病毒甲型有一定的抑制作用,抗病毒的作用可能与其中所含的鞣质有关。

3.对胆碱受体的作用

槟榔碱与毛果芸香碱相似,可兴奋 M-胆碱受体引起腺体分泌增加,特别是唾液分泌增加,滴眼时可使瞳孔缩小。可增加胃肠平滑肌张力,增加肠蠕动,使消化液分泌旺盛,食欲增加。可收缩支气管,减慢心率,并能引起血管扩张,血压下降。给兔侧脑室注射槟榔碱则出现抽搐,流涎,咀嚼,心率减慢,呼吸兴奋,但维持时间短暂。多数兔脑电呈双向反应,若与阿托品合用则脑电显示低幅快波并伴有痫样放电,而与东莨菪碱合用脑电则完全显示高峰慢波。槟榔碱对中枢神经系统尚有拟胆碱作用,小鼠皮下注射 10mg/kg 氢溴酸槟榔碱衍生物,可引起流涎与震颤。猫注射小量槟榔碱可引起皮层惊醒反应,阿托品可减少或阻断这一作用。槟榔注射液对犬或猫的离体或在体胆囊,均具有明显收缩作用。若与大黄注射液合用,能增强总胆管收缩力,加速胆汁排出,提示有利于总胆管内结石的排出。槟榔对人体胆囊有一定的收缩作用,能促进胆囊的胆汁排出,不过其收缩作用的强度不很显著。槟榔可使兔心率减慢,亦能使冠状动脉和子宫平滑肌收缩,尚可增强阿托品对小鼠下肢血管的收缩作用。

4.其他作用

从槟榔中分离出来的聚酚化合物给小鼠腹腔注射,对移植性艾氏腹水癌具有显著抑制作用。给小鼠皮下注射槟榔碱可抑制其一般活动,可改善氯丙嗪引起活动减少及记忆力损害。从槟榔中分离的多种酚性化合物,能够防止龋齿及牙龈炎的发生。此外,槟榔乙酸乙酯提取液对大鼠妊娠子宫能引起痉挛。亦有研究表明,槟榔对小鼠胚胎具有一定毒性,可延缓胎鼠的发育,特别是未经加工的槟榔影响更甚。连续服用槟榔可增强致癌物质 4-硝基喹啉-1-氧化物,以及芴基乙酰胺引起大鼠的癌变作用。

[性味归经]

苦、辛,温。归胃、大肠经。

[功能主治]

杀虫消积,降气行水,截疟。用于绦虫、蛔虫及姜片虫病,虫积腹痛,积滞泻痢,里急后重,水肿脚气,疟疾等。

[用法用量]

3~9g,驱绦虫、姜片虫 30~60g。

[处方用名]

玉片、槟榔、大腹子、大白,皆付槟榔片。注明"炒"付炒槟榔,注明"焦"付焦槟榔。

[备注]

槟榔的果皮称之为大腹皮,系利尿药。此外,槟榔尚有枣槟榔和马槟榔品种。前者为棕榈科植物槟榔未成熟的果实,将之置于木甑中隔水蒸透(蒸 4h

左右),然后点燃半干的柴火将之熏干,谓之"软榔干";在 2~3 月份采摘的果实按上法炮制而成的谓之"硬榔干"。后者系白花菜科植物马槟榔的种子,为消导药。加工时击破硬壳,取出种仁,晒干,用时捣碎。马槟榔具有生津止渴功效,亦可单独含服。

麦　芽
Fructus Hordei Germinatus

[来源]

本品为消导药。系禾本科植物大麦 Hordeum vulgare L.的成熟果实经发芽干燥而成。

[炮制方法]

(1)麦芽:将大麦去净杂质,置于容器内加水适量浸泡,春、秋季浸泡约10h,夏季浸泡 6~7h(冬季一般不生产)。捞出,倾入竹篓或其他带有网孔的盛器中,上复以湿物并盖严,每日进行察看,如干燥时可淋洒清水适量,使之保持湿润。春、秋季约 36h、夏季约 24h 即可发芽,待芽(须根)生长约 0.5cm 时,取出干燥,即得。

(2)炒麦芽:将锅预热,投入大麦芽,用文火徐徐加热拌炒,至麦芽由浅黄色转变为深黄色并膨胀且透出焦香气味时出锅,晾凉,即得。

(3)焦麦芽:将锅预热,投入大麦芽,先用文火、后改用中火拌炒,至麦芽鼓起、由浅黄色变为焦黄色并透出焦香气味时,喷淋少量清水,出锅,干燥,即得。

[操作要领]

(1)麦在发芽过程中应经常察看,芽不能生长的过长,否则会影响其药用效果。

(2)炒麦芽时火力要弱,勤加搅拌,以免受热不均而焦、生不一。炮制成品规格以挂火色、鼓胀,无焦黑点为标准。

(3)炒制焦麦芽时应注意火候,避免炭化。炮制成品规格以焦黄色、鼓胀,有焦黑点为标准。

[炮制研究]

清·张锡纯经验认为,麦芽味咸入肾,而肾为肝母,麦芽发芽后生发之力正旺,故生麦芽可疏肝气以令条达。中医常用炒黄和炒焦品消导米面食积,而其消导作用当系淀粉酶。有人测定了麦芽炮制前、后淀粉酶分解淀粉的效力,

以说明炒制程度对淀粉酶活力的影响,其结果如下:

(1)大麦出芽与不出芽产品淀粉分解效力的比较:出芽完全的麦芽粉1.8g,20min 将 3g 淀粉完全分解;未出芽的麦芽粉 1.8g,100min 未将 3g 淀粉全部分解。

(2)麦芽炮制前、后淀粉活力的变化和比较:麦芽通常有 3 种炮制品规格,即生品、炒黄品、炒焦品。淀粉酶本身是一种含蛋白质的活性成分,在高温条件下会丧失活力。因此,炒黄、炒焦或用沸水煎煮,均对淀粉酶具有灭活作用。经测定炮制前、后麦芽及其粉剂与煎剂对淀粉的分解力,以比较淀粉的活力,结果为:1g 麦芽粉可分解 1.5g 淀粉,而 1g 麦芽煎剂仅分解 0.5g 淀粉。1g 生品麦芽可分解 1.5g 淀粉,炒黄品与生品分解淀粉力相同,而 1g 炒焦品其淀粉分解力在 0.25g 以下。

上述试验结果说明:

(1)出芽产品对于淀粉的分解力较未出芽产品强,故未出芽产品消导食积的作用较出芽产品弱。因此,出芽产品符合药用标准。

(2)麦芽粉剂分解淀粉的效力较煎剂高,故采取粉剂直接冲服的方法其效果更佳。

(3)生品与炒品作用基本相同,焦品则由于淀粉酶被破坏,使淀粉分解力显著降低。因此,传统炮制经验认为消米面食积生用或者炒用是有一定道理的。清·尤乘增著《药品辨义》中载:大麦芽"炒香开胃,以除烦闷,生用力猛,主消面食积滞……"然而传统经验认为,焦麦芽的消导作用较生品和炒品强,这与现代研究结果不符,将有待于进一步加以论证。

[化学成分]

麦芽主要含 α- 及 β-淀粉酶(amylase)、催化酶(catalyticase)、过氧化异构酶(peroxidisomerase)等。另含大麦芽碱(hordenine)、大麦芽胍碱(hordatine)A、B,白栝楼碱(candici-ne)、腺嘌呤(ade-nine)、胆碱(choline)、细胞色素(cy-tochrome)、蛋白质、氨基酸以及维生素等。

[药理作用]

1.助消化作用

麦芽含 α 和 β 淀粉酶,而淀粉是糖淀粉与胶淀粉的混合物。组成糖淀粉的葡萄糖分子以 α-1,4 苷键相连,且呈直链排列。胶淀粉是由若干个短直链缩合葡萄糖交叉排列。支链淀粉分子中除 α-1,4 苷键外、还有 α-1,6 苷键。α 与 β 淀粉酶可水解 α-1,4 苷键,对 α-1,6 苷键无作用。β 淀粉酶能将糖淀粉完全水解成麦芽糖,α淀粉酶则使之分解成短直键缩合葡萄糖(即糊精),后者可再被β淀粉酶水解成麦芽糖。因此,淀粉在α和β淀粉酶的作用下,可分解成麦芽糖与糊精。麦芽煎剂对胃酸与胃蛋白酶的分泌,似具有轻度促进作用。

2.降血糖作用

麦芽浸剂口服可使家兔与正常人血糖降低。麦芽渣水提醇沉精制品制成的5%注射液给兔注射200mg,可使血糖降低40%或更多,大多在7h后才恢复。

3.抗真菌作用

据报道,麦芽所含的大麦碱A和B具有抗真菌活性。

4.抑制催乳素释放

生麦芽煎剂100~200g/d口服,可使健康人睡眠、或灭吐灵试验时催乳素释放高峰受到抑制,这可能与妇女服用生麦芽汤回乳作用有关。对单纯性乳溢症患者可使乳溢消失或缓解,但灭吐灵试验反应高峰不受抑制。对有垂体催乳素瘤器质性病变的闭经,即乳溢综合征则无效。

5.其他作用

麦芽所含的大麦碱其药理作用类似麻黄碱,1.0mg/kg剂量即能增强豚鼠子宫的紧张和运动,且随着剂量的增加而增加。对新斯的明引起的猫支气管痉挛具有扩张作用,有效剂量为0.5~1.0mg/kg,但对正常猫的作用很小。此外,尚具有对放射性的防护作用。

[性味归经]

甘、平。归脾、胃经。

[功能主治]

行气消食,健脾开胃,回乳催生。用于食积不消,脘腹胀痛,脾虚食少,乳汁郁积,乳房胀痛,妇女断乳等。生麦芽健脾和胃、通乳,用于脾虚食少,乳汁郁积;炒麦芽行气,消食,回乳,用于食积不消,妇女断乳;焦麦芽消食化滞,用于食积不消,脘腹胀痛。

[用法用量]

9~15g,回乳炒用60g。

[处方用名]

大麦芽、麦芽,皆付炒麦芽。注明"生"付生麦芽,注明"焦"付焦麦芽。

枳 实
Fructus Aurantii Lmmaturus

[来源]

本品为理气药。系芸香科植物酸橙 Citrus aurantium L.的干燥幼果。

[炮制方法]

（1）枳实:除去原药材杂质,清水洗净,闷润至透,切片,晾干,即得。

（2）麸炒枳实:将锅预热,投入适量麦麸皮连续拌炒,待麸皮起浓烟时投入饮片拌炒至饮片呈黄色,出锅,筛去麸皮,晾凉,即得。

（3）烫枳实:将锅预热,投入洁净的细砂土以武火加热拌炒,至砂土呈灵活状态时投入净选的小枳实(鹅枳实)连续搅拌,烫至枳实个子全部鼓起、表面出现小泡及细小裂纹、且可嗅到药物固有香气时出锅,筛除砂土,晾凉,即得。

[操作要领]

（1）麸炒枳实时火力须先强、后弱,操作要迅速,时间要短。饮片炒至黄色为度,避免焦化。炮制成品规格以挂火色,饮片呈黄色,无焦黑点为标准。每100kg 饮片用麦麸皮 10kg。

（2）烫制枳实时宜用文火,并勤加搅拌,如果砂土温度过高可添加新砂调整砂温,避免焦化。炮制成品规格以体质膨胀且有部分裂隙,未焦糊为标准。

[炮制研究]

枳实苦、辛,主降。为行气、破气、消积之品,药力甚猛,故体虚患者慎用,以免损伤元气。麸炒可缓和其破损元气之力,即陈嘉谟所曰"麦麸皮抑制酷性勿伤上膈","膈"乃上气海,宗气在此鼓动心、肺通行荣卫于周身,宗气若受伤则元气亦受损,故麸炒枳实可缓解其弊。另外,砂烫法多用于炮制小枳实,枳实经烫制不仅缓和了其行气、破气之力,并且易于粉碎和提高成分的水煎出率。

枳实主含挥发油,具有发汗解表,理气、驱风及开窍作用,这可能就是传统医学所谓行气、破气作用吧? 由于挥发油在常温下则自行挥发,枳实经过加热麸炒或砂土烫制后,不仅可使挥发油挥发量增高,还会对部分挥发性成分造成破坏作用。此外,麸皮或砂土也可吸收部分挥发性成分,于是可达到缓和药性之目的。

[化学成分]

枳实果实含挥发油,主要成分为 d-柠檬烯约 90%,并含有 d-芳樟醇和邻氨基苯甲酸甲酯等。另含黄酮类约 1%,主要为酸橙素(auranetin)、苦橙苷(aurantiamarin)、橙皮苷(hesperidin)、新橙皮苷(neohesperidin)、柚皮苷(naringin)、苦橙丁(aurantin)。另含辛弗林(synephri ne)、苦橙酸(aurantiamaric acid)、柠檬苦素(limonin)、N-甲基酪胺(N-methyltyramine)、维生素 A、B、C 及枸橼酸等。

[药理作用]

1.对心血管系统的作用

枳实提取物、枳实注射液,及其生物活性成分羟福林(辛福林)和 N-甲基酪胺等,具有强心,增加心输出量,收缩血管,提高总外周阻力,而使左室压力和动脉血压上升的作用。枳实和枳壳煎剂对离体蟾蜍心脏低浓度时使其收缩增强,高浓度时使之收缩减弱,N-甲基酪胺亦能加强离体和在体心脏的收缩力。枳实、枳壳煎剂及枳壳乙醇提取液,给麻醉兔和犬静脉注射,具有明显的升压作用。对-羟福林和 N-甲基酪胺,系从枳实注射液中分离出的两种具有升压作用的生物活性成分。对-羟福林是直接 α-受体兴奋剂,对于心脏 β-受体也具有一定兴奋作用,而 N-甲基酪胺的升压作用是通过释放体内儿茶酚胺的间接机制实现的,故说明枳实注射剂同时兼有直接与间接作用两种升压机制。枳实注射液 1.5g/kg、与去甲肾上腺素 0.1mg/kg 的升压幅度大致相当,但枳实注射液升压持续时间比较长,并出现双峰形上升,然后徐缓下降,无肾上腺素之"后降压"作用,在升压的同时未出现去甲肾上腺素的暂时性呼吸抑制、及心率加快作用,连续用药无快速耐受现象。但是,N-甲基酪胺则可产生升压快速耐受性。

有报告指出,枳实对脑、肾及冠脉血流量有影响。在比较显著的增加冠脉血流量的同时,心肌耗氧量略有增加但不明显,不与冠脉血流量的显著增加相平行。其具有较强和较持久的升压、收缩周围血管和减少周围血循环量作用,且有选择性的降低脑、肾及冠脉阻力,增加主要生命器官血流量的作用,并有一定程度的缩小脾容积现象。在增加肾血流量的同时,尿量略有增加。枳实静脉给药后心率略有增加,异位心律失常现象一般出现不多。尚具有改善心肌代谢,加强心肌收缩功能、提高血压及增加脉压的作用。这些特点,对于治疗心源性休克具有一定意义。有研究证明,枳实注射液用于各种休克状态具有较满意的升压抗休克疗效。其中,生物活性成分 N-甲基酪胺较低浓度静脉灌注时,在不明显增快心率的情况下可使冠脉流量显著增加,冠脉阻力显著降低。同时,使心肌的耗氧量降低,尚可增加肾血流量,降低肾血管阻力,并且具有显著的利尿效应。这些作用对于抗休克都是十分有利的。研究表明,枳实及其生物活性成分对心血管系统的作用（强心、升压及对外周血管的作用），与其兴奋肾上腺素能 α-受体、β-受体以及促使内源性交感介质释放有关。而其中所含的对-羟福林与 N-甲基酪胺，均具有直接和间接兴奋 α-受体和 β-受体的作用，相互配合可减少其升压快速耐受性。

对-羟福林作为拟肾上腺素药可直接兴奋 α-受体，对心脏 β_1-受体亦有一定兴奋作用，其活性约为肾上腺素的 1/10~1/5。N-甲基酪胺是生物体内的一种代谢产物，其与酪胺相似，是通过促进释放内源性去甲肾上腺素的间接机制而产生效应的。将其静脉注射或动脉注射于麻醉犬，能显著增加肾、脑血管阻力，并可被酚妥拉明所减弱，提示此作用是通过兴奋血管 α-受体实现的。而其对下肢血管阻力呈先降后升、以升为主的双相反应，当血管 α-受体和 β-受体被酚妥拉明与心得舒阻断后，则作用明显减弱。此表明降低和增加下肢血管阻力的作用，分别由兴奋 β_2-受体和 α-受体所引起。而其增强离体豚鼠心及在体兔心收缩力的作用，则可被心得舒拮抗，说明此作用是通过兴奋 β_1-受体产生的。

2.对胃肠的作用

枳实与枳壳的水煎剂、酊剂及流浸膏，对小鼠和家兔的离体肠管、及家兔的在体肠管均有抑制作用。水煎液使瘘狗的胃肠收缩节律有力，呈兴奋作用，但抑制狗在体胃肠运动。另外，枳实提取物对乙酰胆碱和组胺所致肠管收缩具有明显的拮抗作用。

3.对子宫的作用

枳实与枳壳煎剂，对小鼠离体子宫不论已孕或未孕，主要呈抑制作用。对家兔离体或在体子宫，不论已孕或未孕，均呈兴奋作用。对子宫瘘亦有显著的兴奋作用，能使子宫收缩有力，紧张性加强，甚至出现强直性收缩。枳实热水提取物对 5-羟色胺引起的大鼠离体子宫收缩具有拮抗作用。

4.对中枢神经的作用

枳实提取物具有明显的镇静作用，能使小鼠安静少动，其无催眠作用，但与戊巴比妥催眠有协同作用。枳实提取物能使小鼠因醋酸引起的疼痛反应减轻，能降低家兔由伤寒菌苗引起的体温升高。亦有报告指出，d-柠檬烯具有中枢抑制作用。

5.利尿作用

枳实和 N-甲基酪胺给犬静脉注射，均有明显增加尿量的作用。同时，血压与肾血管阻力明显增高。该利尿作用可能是通过抑制肾小管重吸收等作用而产生，与肾血流量及肾滤过量的变化无关。亦有报告认为，枳实通过强心、收缩肾血管及增高滤过压等，从而发挥排钠利尿的作用。

6.其他作用

研究表明,枳实中的新橙皮苷、柑橘苷具有抗炎症作用。枳实中的 d-柠檬烯对离体大肠、子宫和末梢血管具有收缩作用,对黏膜局部有刺激作用。尚能升高在体胆囊内压,促进胆汁分泌和奥狄氏括约肌亢进。

[性味归经]

苦、辛、酸,温。归脾、胃经。

[功能主治]

破气消积,化痰散结。用于积滞内停,痞满胀痛,泻痢后重,大便不通,痰滞气阻,胸痹,结胸,胃下垂,脱肛,子宫脱垂等。

[用法用量]

3~9g。

[处方用名]

枳实、小枳实、鹅枳实、炒枳实,皆付砂烫小枳实。注明"生"付生枳实,注明"麸炒"付麸炒枳实。

[备注]

商品枳实另有香圆枳实,为香橼 Citrus wilsonii Tanaka 的幼果。绿衣枳实,为枸橘 Poncirus trifoliate(L.)Raf.的幼果。

薏苡仁

Semen Coicis

[来源]

本品为渗湿利尿药。系禾本科植物薏苡 Coix lachryma-jobi L.var.mayuen(Roman)Stapf.的干燥成熟种仁。

[炮制方法]

(1)薏苡仁:将原药筛去灰屑及杂质,用清水洗净,干燥,即得。

(2)麸炒薏苡仁:火力先强、后弱将锅预热,然后均匀撒入麦麸皮适量连续拌炒,待麸皮呈焦黑色、散发出灰白色烟雾时,投入薏苡仁迅速拌炒,至药物被烟熏染、表面微黄色时出锅,筛去麸皮,晾凉,即得。

(3)土炒薏苡仁:将锅预热,倾入伏龙肝(灶心土)细粉,用文火加热拌炒,待炒至灵活状态时投入薏苡仁迅速拌炒,至药物表面挂土色、外表呈杏黄色时出锅,筛去土,晾凉,即得。

（4）焦薏苡仁：将锅预热，投入薏苡仁用中火加热拌炒，至药物呈焦黄色时喷淋清水少许，出锅，干燥，即得。

[操作要领]

（1）麸炒薏苡仁时火力应先强、后弱，操作要迅速，炒制时间宜短。炮制品须被麦麸烟雾均匀熏黄，避免焦化。炮制成品规格以挂火色、微黄，散发香气，无焦黑点为标准。每 100kg 薏苡仁用麦麸皮 10kg。

（2）土炒薏苡仁时火力宜微，伏龙肝粉经加热后应保持恒温，如果温度较低则药物表面挂不上土层，温度过高则易使药物焦化。炮制成品规格以挂土色，无焦黑点为标准。每 100kg 薏苡仁用灶心土 20kg。

（3）焦薏苡仁炮制成品规格以外表焦黄色、鼓胀，有焦斑为标准。

[炮制研究]

传统医学认为，薏苡仁具有渗湿健脾之功，用麦麸皮或灶心土炒制可去其寒凉之性，缓和药性。同时，可增强醒脾健脾之功，用于治疗脾虚泄泻。炒焦其苦味增强，用于治疗脾虚便血。治疗肺痈、肠痈、五淋尿涩及热毒蕴盛者，则以生品为佳。

薏苡仁主含碳水化合物、薏苡仁内酯及薏苡仁油等，用麦麸皮炒制不仅可吸附并除去部分油酯类成分，缓和药物燥性。且可增强薏苡仁之谷香气，用于调理脾、肺气虚，治疗肺痿久咳等症。使用含硅酸盐、钙盐及多种碱性氧化物的灶心土炒制，既可吸收药物中部分油酯类成分，还可起到中和药性作用，从而降低药物的刺激性。

[化学成分]

薏米种仁含薏苡仁酯（coixenolide）、粗蛋白（约 13%~14%）、脂类（约 2%~8%）。其中，脂类中含三酰甘油（约 61%~64%）、二酰甘油（约 6%~7%）、一酰甘油（约 4%）、甾醇酯约 9%、游离脂肪酸（约 17%~18%）。在三酰甘油中亚油酸（linoleic acid）含量达 25%~28%，在游离脂肪酸中亚油酸含量约 27%~28%。游离脂肪酸还含有棕榈酸（palmitic acid）、硬脂酸（stearic acid）、顺-8-十八碳烯酸（cis-8-oc-tadecenoic acid 油酸）等。一酰甘油中含有抗肿瘤作用的α-单油酸甘油酯（α-monoolein），甾醇酯中含有促排卵作用的顺式和反式阿魏酰豆甾醇（cis-、trans-feruloylstigmasterol）、顺式与反式阿魏酰菜油甾醇（cis-、trans-feruloylcampesterol）等。种仁尚含葡聚糖和酸性多糖 CA-1、CA-2，以及降血糖成分薏苡多糖（coixan）A、B、C。种子含 69 种挥发油成分，其中主要成分为己醛（hexanal）、己酸（hexanoic acid）、2-乙基-3-羟基丁酸己酯（2-ethyl-3-

hydroxy-hexylbutrate)、γ-壬内酯(γ-nonalactone)、壬酸(nonanoic acid)、辛酸(octanoic aid)、棕榈酸乙酯(ethylpalmitate)、亚油酸甲酯(methyllinoleate)、香草醛(vanillin)及亚油酸乙酯(ethyllinoleate)等。

[药理作用]

1.镇静、镇痛及解热作用

薏苡素具有较弱的中枢抑制作用,对小鼠和大鼠有镇静作用,并能与咖啡因相拮抗。给大鼠尾部电刺激法试验中,具有镇痛作用,强度与氨基比林相似。尚有解热作用,对 T.T.G.细菌制剂精制复合多糖类型发热的解热作用较好,对二硝基酚引起的发热则无明显作用。对多突触反射有暂时性的抑制作用,但不能降低士的宁或戊四氮的致死作用。

2.对呼吸功能的影响

薏苡仁油中所含棕榈酸及其酯,小剂量对于呼吸中枢产生兴奋,大剂量则呈麻痹,能使肺血管显著扩张。

3.对心血管的作用

薏苡仁油低浓度对蛙的离体心脏呈兴奋作用, 高浓度则呈麻痹作用。对兔耳壳血管灌流, 低浓度时使血管收缩, 高浓度则使之扩张。给家兔静脉注射, 能使之血压下降。薏苡素对离体蟾蜍心脏具有抑制作用, 使其收缩振幅减低, 频率减慢, 但对兔耳血管无影响。给家兔静脉注射, 能引起血压下降。

4.对肌肉的作用

薏苡仁油低浓度对蛙的骨骼肌、和运动神经末梢具有兴奋作用,高浓度则呈麻痹作用。亦能减少在体及离体蛙肌肉的挛缩,并缩短其疲劳曲线。薏苡素对横纹肌具有抑制作用,能抑制蛙神经肌肉标本的电刺激所引起的收缩反应,以及大鼠膈肌的氧摄取和无氧糖酵解,并能抑制肌动球蛋白-三磷酸腺苷系统的反应。

5.对肠管及子宫的作用

薏苡仁油低浓度时对家兔离体肠管呈兴奋作用,高浓度时先呈一时性兴奋而后麻痹。能使家兔及豚鼠的子宫紧张度增加,振幅增大,此兴奋作用可被肾上腺素所翻转。另外,薏苡素对家兔肠管的运动具有抑制作用。

6.其他作用

薏苡素皮下注射可使血糖略有下降。实验证明,薏苡仁对癌细胞具有抑制作用。

[性味归经]

凉,甘、淡,归脾、胃经。

[功能主治]

健脾渗湿,蠲痹止泻。用于水肿,脚气,小便不利,湿痹拘挛,脾虚泄泻,肺痈、肠痈,扁平疣等。

[用法用量]

9~30g。

[处方用名]

薏苡仁、薏米、苡仁,皆付麸炒薏苡仁。注明"生"付生薏苡仁,注明"土炒"付土炒薏苡仁,注明"焦"付焦薏苡仁。

白扁豆

Semen Lablab Album

[来源]

本品为补气药。系豆科植物扁豆 Dolichos lablab L.的干燥成熟种子。

[炮制方法]

(1)白扁豆:除去原药材杂质,洗净,干燥,捣碎,即可。

(2)炒扁豆:将锅预热,投入净扁豆用文火加热拌炒,至药物呈微黄、挂火色时出锅,晾凉,即得。

(3)扁豆仁(光扁豆):取净白扁豆,投入温水浸泡 15~30min、或置于沸水中浸煮,待扁豆皮被浸胀与种仁分离时捞出,投入凉水中片刻,然后捞出置于簸箕内,用扁圆形的洁净瓦片往复推压搓动,使扁豆种皮与仁分离,簸去种皮,干燥,即得。

(4)扁豆皮(扁豆衣):取上述分离的扁豆种皮,干燥,即可。

(5)土炒扁豆:取伏龙肝(灶心土)细粉,入锅内用中火加热拌炒,待土呈灵活滑利状态时投入净扁豆,用文火加热拌炒,至药物表面呈黄色、挂土时出锅,筛去土,晾凉,即得。

[操作要领]

(1)扁豆去皮操作在浸泡或煎煮中应掌握浸、煮程度,以种仁与种皮能够相互分离为度。

(2)清炒或土炒扁豆时宜用文火,勤加搅拌,避免焦煳。清炒扁豆成品规格以挂火色,无焦斑为标准。土炒扁豆成品规格以深黄、挂土色,不焦煳为标准。每100kg白扁豆用灶心土25kg。

[炮制研究]

白扁豆甘、温。补脾而不滋腻,芳香化湿而不燥烈,为和中、消暑、除湿之上品。中医经验认为,治暑湿宜生用,补脾胃宜炒用,化湿浊用扁豆衣,清暑热、止泻痢、治妇女带下用扁豆花,土炒则可增强健脾之功。明·缪希雍在《炮制大法》中曰:"扁豆紫花者良,炒去壳打碎,解酒、河豚鱼及一切草木毒,生嚼及煮汁饮。"说明扁豆专长于解毒,尤其对酒、鱼、及植物中毒有效。

扁豆主要含蛋白质、碳水化合物、无机元素以及酶抑制物和血球凝集素A、B等成分。药理实验证明,血球凝集素A混于食物中饲养大白鼠会抑制其生长、甚至引起肝脏区域性坏死。因此,血球凝集素A是白扁豆中的毒性成分。但是,经过加热其毒性则明显下降。故清炒扁豆、尤其是土炒扁豆的炮制方法,对于破坏血球凝集素A、降低药物毒副作用具有重要的作用。

[化学成分]

白扁豆种子含油约0.62%,其中主要成分为棕榈酸(palmitic acid)约含8.33%,亚油酸(linoleic acid)约含57.95%,反式油酸(elaidic acid)约含15.05%,油酸(oleic acid)约含5.65%,硬脂酸(stearic acid)约含11.26%,花生酸(arachidic acid)约含0.58%,山萮酸(behenic acid)约含10.40%。尚含葫芦巴碱(trigonelline)、蛋氨酸(methionone)、亮氨酸(leucine)、苏氨酸(threonine)、维生素(vitamin)B_1及C、胡萝卜素(carotene)、蔗糖(sucrose)、葡萄糖(glucose)、水苏糖(stachyose)、麦芽糖(maltose)、棉子糖(raffinose)、L-2-哌啶酸(L-pipecolic acid)、毒性植物凝集素(phytoagglutinin)以及甾体化合物等。

[药理作用]

1.抗菌、抗病毒作用

用100%的白扁豆煎剂,以平板纸片法试验,证明对痢疾杆菌具有抑制作用。对食物中毒引起的呕吐、急性胃肠炎等,具有解毒作用。此外,白扁豆水提物对小鼠Columbia SK病毒具有抑制作用。

2.对免疫功能的影响

实验研究证明,20%的白扁豆冷盐浸液0.3ml,对活性E-玫瑰花结的形成具有促进作用,可增强T淋巴细胞的活性,提高细胞的免疫功能。

3.毒副作用

白扁豆中含有红细胞非特异性植物凝集素(phytoagglutinin),系难溶于水的凝集素,具有抗胰蛋白酶活性的作用,可抑制实验动物生长。另外,尚含一种酶,具有非竞争性抑制胰蛋白酶的活性,加热可降低其活性。在 10mg/kg 浓度时,由于抑制了凝血酶(thrombin),可使枸橼酸血浆的凝固时间由 20s 延长至 60s。

[性味归经]

甘,微温。归脾、胃经。

[功能主治]

健脾化湿,和中清暑。用于脾胃虚弱,食欲不振,大便溏泻,湿浊带下,暑湿吐泻,胸闷腹胀等。炒扁豆健脾化湿,用于脾虚泄泻,妇人白带等。

[用法用量]

9~15g。

[处方用名]

白扁豆、扁豆,皆付未经炮制的扁豆。注明"仁"付扁豆仁,注明"皮"或"衣"付扁豆衣,注明"花"付扁豆花,注明"炒"付清炒扁豆,注明"土炒"付土炒扁豆。

肖正国　李秀娟　张宏武　撰

第四章 动物矿物及其他类药材

血余炭

Crinis Carbonisatus

[来源]

本品为止血药。系用人发制成的炭化物。

[炮制方法]

取人头发除净杂质,用清水洗涤后浸入碳酸氢钠水溶液中煎煮 1~2h,除去油垢,然后入清水中洗净,干燥,备用。将上述洁净的人发置于锅内,上反扣以较小的铁锅,两锅口结合处垫以数层纸,再用黄泥封固,在上锅背压以重物或贴附白纸数条。先用文火、其后改为武火加热煅制 3~4h,至水滴于锅上立即沸腾汽化、或贴附的白纸条呈焦黄色时即为煅透,停止加热,冷却后取出,即得。

[操作要领]

加热煅制过程中如果出现漏气,应立即用黄泥补封,以免空气倒流入锅造成药料灰化。炮制成品规格以焦黑色、质轻、呈蜂窝状为标准。

[炮制研究]

李时珍《本草纲目》中载:"发者,血之余……故方家呼发为血余。"人发中含角质蛋白和脂类等成分,传统医学将之制为炭品用于止血。有关炮制实验研究对血余炭的止血作用以及所含成分进行了分析,其结果如下:

(1)用血余炭煎剂给狗和兔灌服,测定其血凝时间。狗由 7min 缩短为 90s,兔由平均 90s 缩短为 20s。

(2)将煎液滴于犬和兔眼内,可观察到黏膜由红变白,血管收缩。

(3)测定血余炭煎剂中含有大量的钙和铁离子,如果将钙和铁离子从中除去,其凝血作用则减弱。

(4)相关报告指出,由于炮制条件不同,血余炭药理活性和理化性质亦有变化,血余炭(350℃炮制品)口服止血作用最强,而煎剂(300℃以下炮制品)用于注射则表现为中枢兴奋作用。

以上实验结果说明,血余炭确有缩短凝血时间的作用,可使黏膜毛细血管收缩。其止血作用除与炭素的吸附有关外,炭品中的凝血因子钙及铁离子起着主要的作用。

[化学成分]

血余中的主要成分为一种优角蛋白(Eukeratin)。含水分 12%~15%, 灰分 0.3%, 脂肪 3.4%~5.8%, 氮 17.4%, 硫 5.0%,亦含黑色素。灰分中含有金属元素,含量依次为钙>钠>钾>锌>铜>铁>锰>砷。将血余炮制为血余炭后,其中有机成分破坏炭化, 无机成分同于原药料。

[药理作用]

1.止血作用

实验研究表明,血余炭具有一定的止血作用,血余炭水煎液或醇提取液对大鼠及小鼠腹腔给药, 能明显缩短出血时间。血余炭粗晶液对大鼠腹腔给药可加速大鼠的血凝作用,并可诱发大鼠血小板聚集,缩短狗和兔的凝血时间。有报告指出, 血余炭粗晶对 ADP 诱导的大鼠血小板聚集具有增强作用,尚能明显降低大鼠血浆 cAMP 的含量,提示血余炭粗晶具有促内源性系统凝血功能, 其止血原理与血浆中 cAMP 含量有关。亦有报告指出, 血余炭粗晶液对 ADP 诱导的大鼠血小板聚集有增强作用, 对血小板黏附率有增加趋势,可明显降低血小板内环核苷酸含量,并具有一定的抗炎作用。

2.抗菌作用

血余炭煎剂对金黄色葡萄球菌、伤寒杆菌、甲型副伤寒杆菌及福氏痢疾杆菌等,均具有较强的抑制作用。

[性味归经]

苦,平。归肝、胃经。

[功能主治]

止血,化瘀。用于吐血,咯血,衄血,尿血,崩漏下血,外伤出血等。

[用法用量]

4.5~9g。

[处方用名]

血余、血余炭、发炭,皆付血余炭,本品不生用。

龟 板
Plastrum Testudinis

[来源]

本品为养阴药。系龟科动物乌龟 Chinemys（Geoclemys）reevesii（Gray）的腹甲。

[炮制方法]

（1）龟板炮制方法一：将乌龟宰杀，把带有残肉的龟甲置于水缸内，加入米汤或面汤淹没龟甲块，盖严缸口，然后置于空旷之处浸泡。夏季浸泡30天，春、秋季节浸泡时间适当延长。待浸泡至皮、骨分离，甲表面皮膜脱落时捞出，用清水冲洗干净（最好利用下雨天，置于屋檐下用雨水冲洗干净。），除净皮膜，干燥，即得。龟板炮制方法二：将带有残肉的龟板置于地下挖掘的坑内，铺一层龟板、再覆盖一层土，如此反复铺置数层，最后覆土掩埋，在地面上圈土为池，每日灌水沤制。夏季沤约30d即可使骨、肉分离。取出，用清水冲洗干净，干燥，即得。

（2）炙龟板：取细砂土，过筛，除去较大的石子及杂质，置于锅内用武火加热到100℃以上，待砂土呈灵活滑利状态时投入净治龟板，加热拌炒。至砂温升到200℃左右、龟板烫至浅黄且挂火色时出锅，筛除砂土，将龟板乘热投入米醋中淬制5~10min，捞出，干燥，即得。

[操作要领]

（1）浸泡龟板过程中会产生腐败异味，对环境造成污染，因此需在空旷人稀之处进行操作。

（2）炙龟板前应将板甲大、小分档，以免炒制不均匀。开始炒制时火力要小，勤加拌炒，以免焦边，若砂土过热可添加新砂以调整温度。炮制成品规格以微黄色，折之酥脆，无焦黑斑为标准。每100kg龟板用米醋30kg，砂烫后入醋淬。

[炮制研究]

龟板含碳酸钙、蛋白质及骨胶原等成分，质地坚硬且有腥味。经过砂烫和醋淬后不仅可提高其所含成分的水煎出率，还可起到矫味、矫臭的作用。未炮制的龟板带有大量残肉、筋膜，炮制之前必须将之除尽。相关实验研究采用蛋白酶和酵母菌酶解去肉法，其操作如下：

（1）蛋白酶法：取带有皮肉的龟板250g，加入清水没过龟板浸泡5d，然后放出浸液，加入蛋白酶水溶液（8.3g/1000ml）浸没药面，置于35℃~37℃之间的环境中,每隔 1~2h 搅拌一次,放置 16h 后捞出,用清水将皮肉冲洗干净,晒干至无异臭,即可。

(2)酵母菌法:取带皮肉的龟板 250g,加水浸泡 2d,放出浸液,加入卡氏罐酵母菌 300ml,再添加清水没过药面,放置 5d 将龟板捞出,用水冲洗干净残肉,晒干至无臭,即可。

通过上述试验证明,采用蛋白酶法操作时间较短,但温度较难控制,对于龟板所含骨胶质成分也会造成破坏,故该法不太理想。采用酵母菌法去除皮肉较彻底,全部操作过程需 7~8d,较之传统操作时间明显缩短,对龟板成分亦无明显影响,且设备简单,适合于大生产。

[化学成分]

龟板含动物胶、角蛋白(Keratin)、脂肪(Fat)、钙和磷等,亦含天门冬氨酸(Asparagic acid)、苏氨酸(Threonine)、丝氨酸(Serine)、谷氨酸(Glutamic acid)、脯氨酸(Proline)、甘氨酸(Glycine)、丙氨酸(Alanine)、半胱氨酸(Cysteine)、缬氨酸(Valine)、蛋氨酸(Methionine)、异亮氨酸(Isoleucine)、亮氨酸(Leucine)、酪氨酸(Tyrosine)、苯丙氨酸(Phenylalanine)、赖氨酸(Lysine)、组氨酸(Histidine)、精氨酸(Arginine)、色氨酸(Tryptophane)等 18 种氨基酸。尚含蛋白质(Protein)、碳酸钙(Calcium carbo－nate)、氧化钙(Calcium oxide)、氧化镁(Magnesium oxide)、五氧化二磷(Phosphorus pentoxide)以及钠、钾和铁的氧化物,微量元素锶、铜等。其中,二氧化硅(Silicon dioxide)的含量最高。另外,研究证明龟上甲总氨基酸的含量相对低于龟下甲。

[药理作用]

1.对免疫功能的作用

实验证明,龟鹿补肾口服液及丸剂给小鼠口服,可提高其网状内皮系统的吞噬功能,显著增加吞噬指数和吞噬系数。亦有使正常及免疫抑制状态下小鼠的脾脏、胸腺增重的作用,对环磷酰胺引起的末梢白细胞减少具有一定的保护作用。

2.抗肿瘤作用

具有提高机体抗肿瘤的免疫能力,其提取物对肉瘤 S_{180}、艾氏腹水瘤和腹水型肝癌均具有抑制作用。

3.对生殖系统的作用

实验证明,龟板对大鼠、豚鼠、家兔及人的离体子宫,均具有明显的兴奋作用。对家兔的在体子宫亦有兴奋作用,可使子宫收缩加强。龟板兴奋子宫的特点是对子宫角和子宫体有明显的选择性,主要增强子宫收缩力。随着剂量的增加,在一定程度上亦增加子宫收缩频率和张力。子宫一般呈节律性收缩,不易引起强直性收缩。此外,龟鹿补肾口服液及丸剂给小鼠口服,可显著增加幼鼠睾丸、子宫的重量,促进小鼠的生长发育,亦能明显增加去势雄鼠前列腺、包皮腺及精囊腺的重量。对"肾阳虚"小鼠的体重减轻、肾上腺及胸腺的萎缩,均具有明显的预防作用。

4.对动物"阴虚"症候群病理模型的作用

对甲亢动物模型的耗氧量增加,以及异丙肾上腺素引起的血浆 cAMP 峰值明显升高的实验证明,用龟板、生地合剂灌胃,可使小鼠耗氧量及 cAMP 值的升高或降低接近正常范围。龟上、下甲煎液(100%)给大鼠灌胃,可使甲亢型阴虚大鼠体重增加,饮水量减少,尿量增加,血浆黏度及血清 T_3、T_4 含量均降低。并具有对抗大剂量 T_3 造成的甲亢阴虚大鼠胸腺明显萎缩,及甲状腺、肾上腺、脾脏重量减轻的作用。

5.其他作用

龟鹿补肾口服液与丸剂给小鼠灌胃,均可显著延长小鼠常压下耐缺氧的存活时间,并能明显延长戊巴比妥钠所致之睡眠时间。

[性味归经]

咸、甘、微寒。归肝、肾、心经。

[功能主治]

滋阴潜阳,益肾强骨,养血补心。用于阴虚潮热,骨蒸盗汗,头晕目眩,虚风内动,筋骨痿软,心虚健忘等。

[用法用量]

9~24g。先煎。

[处方用名]

龟板、败龟板、玄武板、炙龟板、龟甲,皆付炙龟板。注明"生"付去净皮肉的生龟板。

[备注]

龟板和鳖甲的加工炮制方法相同,故二者可同时交叉操作。

蟾 酥
Venenum Bufonis

[来源]

本品为外用药。系蟾蜍科动物中华大蟾蜍 Bufo bufo gargarizans Cantor 或黑眶蟾蜍 Bufo melanostictus Schneider 的干燥分泌物。

[炮制方法]

（1）酒蟾酥：将蟾酥去净杂质，捣碎，置于碗或瓷盆内，加入白酒适量浸泡，经常搅拌，待蟾酥溶为稠糊状时取出，摊开晾干，研为细粉，即得。

（2）乳蟾酥：将捣碎的蟾酥置于瓷盆内，加入适量鲜牛乳，搅拌混匀，然后于温暖处放置 5~7d，每天搅拌 2 次，待牛乳被蟾酥全部吸收、呈稠膏状时取出晒至半干，低温烘干，研为细粉，即得。

[操作要领]

酒制或者乳制蟾酥处在低温环境时应放置于温暖处使之发酵；牛乳制蟾酥容易产生酸败现象，应勤加搅拌和检查，待药物呈灰白色稠膏状时即为发酵完全。每 10kg 蟾酥用白酒或牛乳 20kg。

[炮制研究]

蟾酥有毒，作用峻烈，对于皮肤和黏膜具有强烈刺激作用，故李时珍有"其汁不能入目，令人赤肿盲。"之说。雷敩《炮炙论》中载："每修事一个，用牛酥一分，炙尽为度。"根据蟾酥的性质分析，其质地坚韧，不仅难以粉碎、且在粉碎过程中容易造成粉尘飞扬，伤害操作者的身体健康。因此，采用可以溶解蟾酥的乙醇或牛乳进行浸润，可使药物组织结构变得松软且易于粉碎，并可减少药料粉尘飞扬。

[化学成分]

蟾酥中含有大量的蟾蜍毒素类物质，该类物质均有强心活性，在化学上属甾族化合物（Steroids）。其 C_{17} 上再接一 α-吡喃酮基，则凡具有此种骨架的物质，总称为蟾蜍二烯内酯（Bufadienolide），系蟾蜍浆液，为蟾酥的主要生物活性成分。蟾酥中所含的蟾蜍二烯内酯有蟾蜍它灵（Bufotalin）、华蟾蜍精（Cinobufagin）、华蟾蜍它灵（Cinobufotalin）、蟾蜍灵（Bufalin）、远华蟾蜍精（Telocinobufagin）、日本蟾蜍它灵（Gamabufotalin，亦名日本蟾蜍苷元 Gamabufogenin）、去乙酰华蟾蜍它灵（Desacetyl cinobufotalin）、惹斯蟾蜍苷元（Resibu fogenin）、华蟾蜍它里定（Cinobufotalidin）、蟾蜍它里宁（Bufotalinin）、华蟾蜍精醇

（Cinobufaginol）、沙蟾蜍精（Arenobufagin）、异沙蟾蜍精（Bufarenogin）、去乙酰华蟾蜍精（Desacetyl cinobufagin）、去乙酰蟾蜍它灵（Desacetyl bufotalin）、蟾蜍它里定（Bufotalidin，即嚏根草苷元 Hellebrigenin）、惹斯蟾蜍精（Resibufagin）等。中国蟾蜍中分离出的华蟾蜍毒素（Cinobu- fotoxin）经酸水解后产生华蟾蜍精、辛二酸（Suberic acid）和精氨酸，辛二酸可与蟾蜍苷元结合。从蟾酥中曾分离出华蟾蜍精、惹斯蟾蜍苷元、蟾蜍灵和日本蟾蜍它灵的 3-辛二酸酯。

蟾蜍浆液及蟾酥中的苷元，都是具有强烈药理作用的甾族化合物。然而浆液及蟾酥中尚有不少药理作用不明显的甾族化合物，如胆甾醇（Cholesterol）、7α-羟基胆甾醇（7α-Hydroxy- cholesterol）、β-谷甾醇（β-Sitosterol）、菜油甾醇（Campesterol）等，通常它们亦与蟾蜍苷元合称为蟾蜍甾族化合物（Bufosteroids）。蟾蜍浆液及蟾酥中尚含有一定药理作用的吲哚系碱类成分，如5-羟色胺（Seroto-nine）、蟾蜍色胺（Bufotenine）、华蟾蜍色胺（Cinobufotenine）、蟾蜍特尼定（Bu-fotenidine）、蟾蜍硫堇（Bufothionine）、去氢蟾蜍色胺（Dehydrobufo- tenine）、色胺（Try ptamine）。此外，蟾蜍尚含有肾上腺素（Adrenaline）、γ-氨基丁酸（γ-Aminobutyric acid）、辛二酸等，从蟾酥中还分离出吗啡（Morphine）成分。

[药理作用]

1.强心作用

蟾毒配基类和蟾蜍毒素类化合物均具有强心作用，但蟾毒配基类化合物作用更为明显，其化学结构与强心作用有一定的关系。对猫离体心脏乳头肌标本蟾毒灵及日蟾毒它灵的强心作用，其最低有效浓度为 $10(-8)$g/ml。脂蟾毒配基、华蟾毒精的强心作用，其最低有效浓度为 $10(-7)$g/ml。华蟾毒与化蟾毒精的作用相似，以适宜浓度灌注蛙心可使其停止于收缩期，给麻醉猫、狗静脉注射引起心搏减慢，收缩振幅变大，心律不齐，继而心动过速而死亡。对麻醉狗所得的心电图呈现 P-R 间期延长，心室率变慢，异性节律，期外收缩，束枝传导阻滞以及 T 波变平或倒置，继而因室性心动过速、室性纤颤而死亡。故认为蟾毒配基对心脏的作用系通过迷走神经中枢或末梢，并可直接作用于心肌。与洋地黄相比可能因无糖基存在，蟾毒配基与蟾毒的强心作用较弱并缺乏持久性，因此无积蓄作用，亦有报告精氨酸能延长其强心作用。六神丸的强心作用提示，它能加强心肌功能，随着剂量的变化而呈现反向转向的调节效应，对改善局部组织和修复是有益的。实验证明，蟾毒配基及蟾毒的强心作用主要表现在增大心肌收缩力，增加心搏出量，减低心率，消除水肿与呼吸道困难。在日本它主要作为呼吸兴奋剂用于临床，而在中国则以兴奋呼吸、升压药物用于临床。其增强心肌收缩力的作用不是反射性的，而是直接作用于心肌细胞的结果。多数研究者认为，蟾毒配基能加强心肌收缩力是由于蟾毒配基抑制心肌细胞膜上的 Na^+-K^+-ATP 酶，从而使心肌细胞内的 Na^+ 浓度相对增高，钙离子则通过 Na^+-Ca^{2+} 交换而进入心肌细胞，结果使心肌收缩力加大。亦有实验证明，蟾酥能增加人体单核白细胞的环磷腺苷的水平，而由于环磷腺苷的增加，提高心肌磷酸化酶激酶的活性，在磷酸化酶激酶的作用下，使无活性的磷酸化酶 b 转变成有活性的磷酸化酶 a。因此，促进糖原分解，促使产生更多的 ATP，ATP 作为心肌收缩的原动力，使心肌充分发挥作用。

2.对呼吸、血压的作用

蟾蜍灵、华蟾蜍精、惹斯蟾蜍苷元、华蟾蜍它灵及日本蟾蜍它灵静脉注射（0.05 毫克/公斤），均可引起麻醉兔的呼吸兴奋和血压上升，其呼吸兴奋是中枢性的。惹斯蟾蜍苷元除对兔外，对猫也能兴奋呼吸，其作用比尼可刹米、戊四氮、洛贝林等强，并能拮抗吗啡的呼吸抑制。其升高血压的作用以蟾蜍灵最强，次之为华蟾蜍精、惹斯蟾蜍苷元、华蟾蜍它灵，而以日本蟾蜍它灵最差。惹斯蟾蜍苷元的升压作用主要是末梢性的，但亦有中枢性成分。正常人静脉注射蟾蜍它灵 0.25~0.5mg，升高收缩压而不影响舒张压，说明主要由于心脏兴奋。在麻醉狗还可看到在血压上升时内脏血管收缩，此作用不受肾上腺素阻断剂的影响。蟾蜍色胺与上者不同，它能引起肾上腺素释放，且使动物对肾上腺素更加敏感。蟾蜍特尼定与其相似，但由于其毒性很强，超过 $5\mu g/kg$ 即可引起兔血压下降。在蛙腹直肌、脊髓猫、竖毛肌轴索反射、离体兔肠标本上，均可证明其具有烟碱样作用，而且比烟碱本身还强。华蟾蜍色胺能兴奋神经节，故能升高麻醉猫及去脑狗的血压。

3.对 Na^+、K^+ -ATP 酶的抑制作用

蟾蜍皮肤分泌液对 Na^+、K^+ -ATP 酶具有强烈的抑制作用，这是由于 Na^+ 和 K^+ -ATP 酶位于细胞膜上，Na^+ 在膜内侧与酶结合促进酶与 ATP 反应，使酶在膜内侧磷酸化，这时酶产生构象变化，与钠结合的部位转向膜外侧。磷酸化的酶对 Na^+ 亲和力降低，而对 K^+ 亲和力增高，因而在膜外侧释放 Na^+，而与 K^+ 结合。K^+ 与磷酸化的酶结合后促进酶的脱磷酸化，因而酶的构象又产生变化，与 K^+ 结合的部位转向膜内侧，使 K^+ 在膜内侧被释放。这样，在 Na^+、K^+、Mg^{2+} 的参与下，Na^+ 被排出、K^+ 被带入细胞。此外，蟾酥的表面麻醉作用机理也可能与其抑制 Na^+、K^+ -ATP 酶有关。

4.对中枢神经系统的兴奋作用

蟾酥在短暂的降压之后引起血压升高,实验证明,短暂降压作用是由于对迷走神经的兴奋,而升压作用则系直接作用于心肌。脂蟾毒配基、蟾毒灵及华蟾毒精,均具有显著的呼吸兴奋和升压等中枢兴奋作用。其中,脂蟾毒配基已作为呼吸兴奋剂使用,商品名 Respigon。脂蟾毒配基对小鼠的半数惊厥剂量(CD_{50})、及半数致死量分别为 10.52mg/kg 及 20.80mg/kg(LD/CD=1.98),脂蟾毒配基的 LD/CD 值高于其他呼吸兴奋剂如尼可刹米、戊四氮及山梗菜碱等。脂蟾毒配基对患者的呼吸中枢及血管运动中枢有直接的兴奋作用,还具有强心、升高血压的持久作用。因此,可用于中毒、溺水、昏迷引起的呼吸衰竭、休克、呼吸困难及气逆等。

5.升压作用

以前认为,蟾酥的升压作用主要来自于蟾酥的强心作用,即对心脏的直接作用。而现在认为,蟾酥的升压作用主要来自于周围血管的收缩,部分来自于它的强心作用。从蟾毒色胺静脉注射能提升血压,局部应用时对血管无收缩作用这一点来看,说明其作用是通过儿茶酚胺的释放来实现的。有实验表明,蟾酥与山莨菪碱适当合用对血管阻力基本不变,血压仍然升高,并可使脉压变大。提示升压作用除血管因素外,还可能与心搏输出量有关。

6.局麻作用

蟾酥及所含成分具有局麻作用,80%蟾酥醇提物具有表面麻醉作用,经兔角膜及人舌试验,作用比地卡因慢而持久。其中,以蟾毒灵局麻作用最强,较可卡因大 30~60 倍,且无刺激作用。华蟾毒精及华蟾毒它灵约为蟾毒灵的 1/6,日蟾毒它灵约为 1/20。0.1%~0.5%华蟾毒精溶液局部应用能引起舌头麻木,其局麻作用点可能为感觉神经末梢感受器,对神经纤维作用很弱,不饱和内酯环的存在和 C_3 位的羟基对局麻作用似乎是必需的。蟾酥水剂表面麻醉的最低有效浓度为 0.5%,其麻醉时间比同浓度地卡因强 1 倍,局麻作用机理与肌细胞的缓慢除极、和释放乙酰胆碱的机理有关。

7.抗肿瘤与抗辐射作用

蟾毒内酯类物质对小鼠肉瘤 180、兔 BP 瘤、子宫颈癌 14 腹水型肝癌等均有抑制作用。在机体能抑制人的颧上、下颌未分化癌,以及间皮癌、胃癌、脾肉瘤和肝瘤等肿瘤细胞的呼吸。延长患精原细胞瘤、腹水癌和肝癌小鼠的生存期,试管中对白血病细胞有抑制作用。据相关实验报告,华蟾素对动物移植性肿瘤具有抑制作用,尤其是对小鼠肝癌有较明显的抑制作用。蟾酥能不同程度的防治化疗和放疗引起的白细胞下降，对已下降者应用蟾酥可回升，且不再下降。蟾酥制剂具有类似肾上腺素作用，能增强机体对放疗和化疗的耐受力，对 X 线局部照射具有保护作用，可能是该品抗肿瘤的重要机制之一。蟾毒配基的抗肿癌作用以嚏根草苷元-3 醋酸对大鼠 W_{256} 抑制率达 75%，但治疗指数低。利用美兰氏试管法与细胞呼吸器法，研究了蟾酥与蟾皮制剂对体外白血病细胞的作用，观察到能抑制糖酵解和细胞呼吸过程。另有报道称，从植物分离出与蟾毒内酯结构相似的强心苷和苷元对 Hala-S$_3$ 肿瘤细胞、和乌本苷对艾氏腹水癌具有抑制作用，这种抗肿瘤作用认为是抑制 $Na^+ - K^+ - ATP$ 酶使细胞内 K^+ 浓度下降，从而不能维持核酸合成所必需的 K^+ 浓度所致。有人通过溶血空斑形成细胞(PFC)试验，E-花环形成细胞(E-RFC)试验，聚集 IgG 抑制 E — RFC 恢复试验，以及单核、巨噬细胞吞噬功能试验，发现蟾酥制剂具有增高小鼠脾脏溶血空斑形成细胞(PFC)活性率，促进巨噬功能以及增高血清溶菌酶浓度等作用。此种增加 B 细胞的作用，可能是蟾酥抗肿瘤的重要机制。蟾酥水溶性总成分在体外培养下，对恶性神经胶质瘤细胞 $1\mu g/ml$ 浓度时仍有抑制作用。$10\mu g/ml$ 浓度以上，对中国金仓鼠恶性转化细胞(BHLB$_4$)有明显抑制作用。$1\mu g/ml$ 在初加入时对 BHLB$_4$ 细胞具有抑制作用，但很快 BHLB$_4$ 细胞就适应生长。急性毒性试验半数致死量为 60.71mg，无刺激性，不溶血，亚急性毒性试验未见病变。因此，认为该品可能通过人体必需微量元素及肽类而起作用。该品优于全蟾酥及其脂溶性成分，安全无毒。在临床上对抗炎、抗结核和抗癌方面起到明显疗效，可代替全蟾酥。

8.抗炎作用

蟾酥甾醇类物质能抑制血管通透性，对金黄色葡萄球菌和甲型溶血性链球菌感染的家兔，皮下注射蟾酥注射液 9mg/kg 能阻止病灶扩散，使周围红肿消退，抑菌效果明显、迅速。对一些抗生素不敏感、或对抗生素已产生耐药性的化脓性疾患，该品亦有抑制效果。用甲醛液滤纸片法观察到蟾酥有抑制肉芽形成的效果，其皮下注射的半效抑制量(ID$_{50}$)为 159mg/kg，醋酸氢化可的松的 ID$_{50}$ 为 35.7mg/kg，对受醋酸刺激的组织血管通透性亢进具有抑制作用。强心配糖体可使血管收缩，故对烧伤及创伤等外科疾患，与抗感染药合用可收到良好的抗炎效果，且能抑制毛细血管通透性增高，减少炎性渗出，有益于消除肿胀。另据报导，蟾酥制剂能激活小鼠腹腔游走巨噬细胞，提高其吞噬能力，抑制被激活的巨噬细胞和处理抗原，又能直接杀死细菌和抑制细菌生长。

9.对平滑肌的作用

蟾酥能收缩冠状动脉血管,减少冠脉血流量,兴奋肠管平滑肌,使其收缩振幅增大,频率加快,阿托品与吗啡可对抗此种作用。蟾毒精类(Bufagins)和水溶性吲哚胺类化合物,能兴奋兔、豚鼠离体肠管和子宫平滑肌,用国产蟾酥制剂作抗炎试验时,曾使孕兔流产。蟾酥水提液对豚鼠在体、和离体支气管均呈收缩作用,但蟾蜍季胺对狗支气管无影响。

10.对心肌缺血的影响

体外实验证明,蟾酥可使纤维蛋白原液的凝固时间延长,其抗凝血作用与尿激酶类似,可使纤维蛋白溶酶活性化,从而增加冠状动脉灌流量。蟾酥对血栓形成导致的冠状血管狭窄所引起的心肌梗塞等,能增加心肌营养性血流量,改善微循环,增加心肌供氧。蟾酥制剂和毒毛旋花子苷K,均能增进麻醉犬的心肌收缩力及作用时间,在给药早期蟾酥组中各项参数上升率比毒K组明显提高。结果提示,蟾酥对心肌具有双重正性变力效应。实验结果表明,蟾酥对急性心肌缺血具有一定保护作用,故可用于血栓诱发的缺血性心脏障碍预防和治疗。

11.抗病原微生物作用

甾醇类物质能抑制血管通透性,对金黄色葡萄球菌和甲型溶血性链球菌感染的家兔,皮下注射蟾酥注射液能够阻止病灶扩散,使周围红肿消退,抑菌效果明显、迅速。对一些抗生素不敏感、或对抗生素已产生耐药性的化脓性疾患,该品亦有抑制效果。用甲醛液滤纸片法观察到蟾酥有抑制肉芽形成的效果,对受醋酸刺激的组织血管通透性亢进具有抑制作用。

12.抗内毒素休克作用

用大剂量大肠杆菌内毒素粗制品,注入狗静脉内造成内毒素休克,蟾酥与山莨菪碱均有一定的抗休克作用,二者合用可使疗效明显提高。疗效可能系两者共同作用,从而较好的抑制弥散性血管内凝血,减少纤维连结素消耗,改善血液流变性及红细胞膜功能。在内毒素注后 1~6h 内,三个实验组对动脉压均有较好的恢复作用,但至 9h 后仅有蟾山合液组明显的高于盐水组（P<0.05）。根据家兔与狗内毒素休克实验,无论从动物存活率、存活时间、输液滴药后动脉血压维持程度以及股动脉血流速度来看,都是蟾山合液的疗效优于单纯蟾酥、或单纯山莨菪碱。蟾酥对内毒素休克犬的血浆纤维素与总补体的含量有明显影响,发现内毒素休克犬存活时间与纤维素的基础水平具有非常显著意义。内毒素注射后 10h 血浆纤维素和总补体含量均减少,其中血浆纤维素减少程度与空白对照之间差异具有显著意义。

13.对免疫功能的影响

动物实验证明,蟾酥制剂具有增高小鼠脾脏溶血空斑形成细胞(PFC)活性率,促进巨噬细胞吞噬功能以及增高血清溶菌酶浓度的作用。对细胞免疫皮试、巨噬细胞活力测定、玫瑰花结试验及淋巴细胞转化率等,均有不同程度提高。蟾酥水溶性总成分具有增强网状内皮系统吞噬功能,提高机体的非特异性免疫的作用。蟾酥具有类似免疫或提高免疫功能的作用,可能在于整个机体功能的调节,表明该品抗结核机制似与通过细胞免疫调节有关。但是,血清免疫球蛋白 G 及 M 含量变化无明显规律性。

14.镇咳作用

预先皮下注射蟾蜍色胺,对 5-羟色胺喷雾引起的豚鼠气管痉挛具有明显保护作用。对于蛋清致敏的豚鼠离体子宫或回肠,蟾蜍色胺具有抗过敏作用。蟾酥煎剂对小白鼠 SO_2 所致的实验性咳嗽具有镇咳作用,但祛痰效果较差。

15.对血小板聚集功能的影响

给实验性家兔 IP 蟾酥,盐水组注入前、后微量分析试剂与标准均无明显改变($P>0.05$),但蟾酥注入后较注入前具有显著差异($P<0.05$),并且最大聚集抑制率和聚集速度抑制率均是蟾酥组高于盐水组,说明蟾酥对血小板聚集程度与速度具有抑制作用。据国外报道,蟾酥能减轻弥漫性血管内凝血发生,或许也与血小板聚集释放受到抑制有关。

16.吸收与排泄

蟾蜍类强心成分蟾蜍它灵和去乙基蟾蜍它灵口服容易吸收,口腔黏膜及胃中亦能吸收。其作用的出现与消失都较洋地黄快,蓄积性很少,猫经口给予与静脉注射的致死量之比为 4:1。蟾蜍特尼定在体内的解毒相当快,蟾蜍灵引起房室阻断的作用比洋地黄毒苷消失得快,惹斯蟾蜍苷元则更快。

[性味归经]

辛、温,有毒。归心经。

[功能主治]

解毒止痛,开窍醒神。用于痈疽疔疮,咽喉肿痛,中暑吐泻,腹痛,神昏,手术麻醉等。

[用法用量]

0.015~0.03g,多入丸、散,外用适量。孕妇慎用!

[处方用名]

蟾酥、光蟾酥、明蟾酥,皆付酒制或乳制蟾酥粉。注明"生"付未经炮制的蟾酥,但生品一般很少入药。

[备注]

小量蟾酥可采用酒制的方法,浸泡软化较为迅速。如果蟾酥量较大,则可采取乳制的方法。如果蟾酥粉尘对人黏膜组织造成伤害,不妨试用李时珍所曰"以紫草汁洗点即消"的方法。

紫河车
Placenta Hominis

[来源]

本品为助阳药。系健康人的干燥胎盘。

[炮制方法]

取新鲜呈紫红色的胎盘,用清水反复冲洗干净表面的污血和杂质,用尖锐的皂刺或针将胎盘上的血管刺破,用水揉搓冲洗数次。然后,入清水中浸泡,反复换水,直至血液全部溶出,胎盘呈乳白色且不易看到红色血丝时,即可。

另取花椒、或碾碎的皂角刺和金银花,用纱布包裹加水煎煮,过滤,将胎盘置于滤液中浸泡 12~24h,捞出,用清水冲洗干净,淋去水分,绷在竹圈上悬挂于阴凉通风处晾干。入药前拌入黄酒适量,置笼内蒸 30min,待胎盘收缩如圆饼状、呈黄白色时取出,干燥,即得。

[操作要领]

胎盘漂泡时间一般需要 1~2d,每 100 具胎盘用花椒 150g、或皂刺和金银花各 500g,蒸制用黄酒 1.5kg。

[炮制研究]

紫河车主要由蛋白类成分构成,具腥味,因此有碍服用。在用于配制丸、散时亦难粉碎。经过反复漂洗、药液浸泡和黄酒蒸制后,不仅消除了部分异味,达到了矫味、矫臭的效果,并使蛋白脱水、脱脂而完全固化,从而易于干燥及粉碎。

[化学成分]

紫河车中含有干扰素(Interferon)以及巨球蛋白(β-抑制因子),亦含有与血液凝固的有关成分。其中,有类似凝血因子XII的纤维蛋白稳定因子、尿激酶(Urokinase)抑制物和纤维蛋白溶酶原活化物。紫河车中含有的激素为促性腺激素 A 与 B、催乳素、促甲状腺激素、催产素样物质,多种甾体激素如雌酮、雌二醇、雌三醇、孕甾酮、雄甾酮、去氧皮质甾酮、11-去氢皮质甾酮(化合物 A)、可的松(化合物 E)、17-羟皮质甾酮(化合物 F)等。紫河车催乳素与人垂体生长素的化学结构相关,有免疫交叉反应。有报告认为,紫河车催乳素具生长激素样作用。亦有报告指出,胎盘激素对垂体切除大鼠无生长激素样作用。人胎盘中还含有多种有应用价值的酶,如溶菌酶(Lysozyme)、激肽酶(Kininase)、组胺酶(Histaminase)、催产素酶(Oxytocinase)等。另外,还含有红细胞生成素、磷脂及数种多糖。从紫河车的酸性抽提物中,还得到较多量的松弛大鼠十二指肠和降大鼠血压的成分,其性质与前列腺素 E_1(Prostaglandin E_1)相同。

[药理作用]

1.抗感染作用

胎盘 γ-球蛋白含有麻疹、流感等抗体以及白喉抗毒素等,可用于预防或减轻麻疹等传染病。因系蛋白质,故口服无效,必须注射。胎盘 γ-球蛋白中还含有干扰素,可用于预防或控制病毒感染。胎盘中尚含有溶菌酶,可防止小鼠(腹腔注射)由肠炎沙门氏菌、鼠伤寒沙门氏菌、弗氏痢疾杆菌的内毒素所引起的死亡,对内毒素造成大鼠的伤害也具有一定的保护作用。但是,对大肠杆菌引起的内毒素血症无作用。

2.增强机体抵抗作用

给小鼠口服紫河车粉,能减轻其结核病变,而在试管中反能促进结核杆菌的生长,故认为其作用主要在于增加机体抵抗力。脱脂后紫河车的盐酸水解产物给大鼠腹腔注射,对四氯化碳及乙硫基丁氨酸(Ethionin)引起的肝脂肪沉着具有明显的抑制作用。给小鼠皮下注射紫河车提取物,可使其游泳时间延长。对大鼠肌内注射,对某些实验类型(利血平性、紧张性、结扎幽门下部等)的实验性胃溃疡,亦具有预防及治疗作用。

3.激素样作用

紫河车在生理上能产生绒毛膜促性腺激素,对卵巢作用很小,但对睾丸则有兴奋作用。此外,也能产生雌激素及孕激素。紫河车中可能含有此类激素,因而具有这些激素样的药理作用。绒毛膜促性腺激素是蛋白质类物质,口服无效,需要注射。哺乳期幼兔注射紫河车提取物,似有促进其发育的作用。对胸腺、脾脏、子宫、阴道、乳腺等,均能显著促进其发育,对甲状腺、睾丸等也有促进作用。然而,对脑垂体、肾上腺、卵巢、胰腺、肝、肾等几无影响。紫河车中含有多种酶系统参与甾体激素的代谢,例如对雌激素及黄体酮的代谢。紫河车分泌的绒毛膜促性腺激素,具有促进乳腺和女性生殖器官发育的功能。

4.对血凝的影响

紫河车中含有所谓尿激酶抑制物,能抑制尿激酶对纤维蛋白溶酶元的活化作用,此可解释妊娠时纤溶活性之降低。据测定,妊娠时子宫肌层中纤维蛋白溶酶元活化物、与尿激酶抑制物的比例为 1:3.4,而胎盘中二者之比例则高达 1:1197。紫河车中含有低分子量的凝血因子XII(一种糖蛋白),故可用于治疗由于XII因子缺乏的出血患者。此种凝血因子不仅能稳定纤维蛋白凝块、促进创伤愈合,在动物实验中还具有抗组织胺的作用。

5.其他作用

在动物离体试验中,紫河车提取物能促进受抑制心脏的恢复。胎盘蛋白中含有肾素样的升压物质,在血液循环的调节上其意义尚待进一步阐明。紫河车中尚含某种糖蛋白成分,在体外试验中能抑制淋巴细胞中 DNA 的合成,但不影响细胞的活力。另外,大剂量紫河车提取物则能抑制去氧麻黄碱引起的发热。冷藏紫河车的胃蛋白酶消化液、水提取液及 70%丙酮提取物,用瓦氏呼吸器测知能促进肝、心、脑等数种组织的呼吸及酵母菌的呼吸,冷藏者较非冷藏者作用强。紫河车血清对离体豚鼠子宫具有兴奋作用,类似垂体后叶激素。紫河车绒毛膜抽出液对癌症患者皮内反应较健康人显著,具有一定的诊断价值。

[性味归经]

甘、咸,温。归心、肺、肾经。

[功能主治]

温肾补精,益气养血。用于虚劳羸瘦,骨蒸盗汗,咳嗽气喘,食少气短,阳痿遗精,不孕及少乳等。

[用法用量]

2~3g,研末吞服。

[处方用名]

紫河车、人胞、胎盘、混元衣,皆付经加工炮制的紫河车。

鹿角霜

Cornu Cervi Pantotrichum

[来源]

本品为助阳药。系鹿科动物梅花鹿 Cervus Nippon Temminck 或马鹿 C. elaphus L.雄鹿已骨化的角熬制鹿角胶后所剩余的角块。

[炮制方法]

将鹿角用水洗净,截为小段,置铜锅内加清水适量煎煮,并随时添加水液以补充蒸发的水分,待煎液稠厚时过滤。在锅内加入清水重复煎煮约48h,直至鹿角中胶质及其他水溶性成分完全溶出,过滤,合并滤液,加热浓缩,添加辅料制备鹿角胶。残存质轻而松脆、色灰白的鹿角渣,则为鹿角霜,干燥,即可。

[操作要领]

炮制成品规格以灰白色、质轻、疏松的块状物,触舌具有吸湿性为标准。

[炮制研究]

有关鹿角霜的炮制方法,早在唐代孟诜所著《食疗本草》一书中就有记载:"鹿角寸断,泥裹于器中,大火烧一日,如玉粉也。"所得成品即鹿角霜。元代释断洪《澹寮集验秘方》中的"斑龙丸"所用鹿角霜,系将鹿角"煅红"后的炮制品。利用提取鹿角胶所剩余的角渣制取鹿角霜,最早始于元代和明代。胡濙的《卫生易简方》一书中曰:"鹿角……以东流水桑柴火煮七日,旋旋添水,入醋少许,捣成霜用,其汁加无灰酒熬成胶用。"这里所指的鹿角霜,是制取鹿角胶后所剩余的固体残渣(副产品)。鹿角霜、鹿角及鹿茸虽然皆系鹿角类产品,但其所含成分不尽相同,故功效迥异。

鹿角主要成分为碳酸钙、胶质、磷酸钙以及氮化物等,经水煎煮其所含有机类成分基本均溶解于水液中。所剩余的骨渣中主要为磷酸盐和碳酸盐,故其味咸、微苦涩,具有粘舌感。其中钙离子作为凝血因子具有止血和收敛作用,因之传统医学将此多用于固崩止血和涩精,这亦符合制霜药用之目的。

[化学成分]

鹿角霜主要含磷酸钙、碳酸钙、氮化物及胶质等。尚含天冬氨酸(aspartic acid)、苏氨酸(threonine)、丝氨酸(serine)、谷氨酸(glutamic acid)、脯氨酸(proline)、甘氨酸(glycine)、丙氨酸(alanine)、缬氨酸(valine)、异亮氨酸(isoleucine)、亮氨酸(leucine)、苯丙氨酸(phenylalanine)、赖氨酸(lysine)、组氨酸(histidine)、精氨酸(arbvginine)等174种氨基酸。

[药理作用]

1.对心功能及心肌细胞的作用

有人通过观察鹿角复方对心脏病患者的影响,发现其水煎剂对心脏疾患的心电图显示有改善,ST段及T波回复至正常,心肌耗氧量下降,与单独用正性肌力药物比较,没有使心脏因做工增加而诱发或者加重心绞痛的副作用。以鹿角方给鼠灌胃后分离其药物血清,用不同浓度的药物血清培养心肌细胞,发现鹿角方药物血清可升高乳鼠心肌细胞[Ca^{2+}]i。用10%鹿角方血清培养心肌24h,其静息[Ca^{2+}]i与对照组提高64%,当药物血清在5%~10%时,细胞内[Ca^{2+}]i逐渐增高,超过10%[Ca^{2+}]i则进一步增高。以上结果提示,鹿角方正性肌力作用可能与升高心肌细胞内的[Ca^{2+}]i有关。

2.对体内激素含量及性器官的作用

鹿角在中医临床应用中常取其"温肾壮阳"作用,而现代药理研究从微观的角度证实了这一点。经过水提纯的鹿角多肽是一高度纯化的活性多肽,该肽由34个氨基酸组成。鹿角多肽能显著增加雄鼠血浆和腺垂体细胞培养液中LH的含量,还能显著增加雄鼠血浆中T的含量,降低雌鼠血浆和雌鼠腺垂体细胞培养液中PRL含量,此说明鹿角多肽可能是影响性功能的生物活性成分之一。并且,可能是直接作用于腺垂体细胞促进LH和T的释放,抑制PRL的释放。用氢化可的松造成小鼠阳虚模型,然后给予不同剂量的复方鹿角冲剂14d,给药后小鼠的前列腺、子宫重量明显高于模型组。鹿角及其复方可能是通过多重环节来平衡体内激素的水平,影响性器官的重量。用现代医学的标准,更科学合理地证实中医学对鹿角的"兴阳而不伤阴"的观点,显示出其性温而不燥烈的特性,从而使机体达到"阴平阳密"的境界,是中医理论通过现代医学落实到医疗的具体表现。

3.对骨钙质及骨质疏松的作用

骨质疏松是一种全身骨量减少、骨强度降低以及骨脆性增加,易于发生骨折的疾病,而造成骨质疏松的关键是骨钙质的大量的流失。通过复方鹿角冲剂对正常小鼠血清钙含量的观察表明,复方鹿角冲剂中大剂量(5.4g/kg,10.8g/kg)可明显增加血清钙含量浓度。Ns组(2.34±0.09)mmol/L,给药组分别为(2.49±0.11)mmol/L,(2.46±0.08)mmol/L,P<0.05。而对于骨质疏松,鹿角冲剂使ALP从模型组(216.50±27.48)mmol/L降为(174.40±29.17)mmol/L(中剂量),(156.30±29.04)mmol/L(大剂量)P<0.01。血钙从模型组的(1.82±0.17)mmol/L增为(2.0±30.09)mmol/L,(2.52±0.62)mmol/L,(3.18±0.51)mmol/L,P<0.0l。实验研究表明,复方鹿角冲剂中、大剂量可明显增加正常小鼠血清钙含量浓度。对于骨质疏松模型,复方鹿角冲剂亦显著降低ALP含量,增高血清钙含量浓度。

[性味归经]

咸,温。归肝、肾经。

[功能主治]

温肾助阳,收敛止血。用于脾肾阳虚,食少吐泻,白带,遗尿、尿频,崩漏下血,痈疽痰核。

[用法用量]

9~15g。

[处方用名]

鹿角霜、鹿角白霜,付"鹿角霜"。

[备注]

现代药用鹿角霜均为提取鹿角胶后所剩余的残渣,而古代在制备鹿角霜时亦有不提取胶质者,有些则还加入其他辅料制备鹿角霜。例如,《圣惠方》中载:"取鹿角嫩实处五斤,先用水煮三、五十沸,洗刷令净。即以大麻仁研取浓汁,煮角约一复时便软,后又须刷洗锅器令净,更用真牛乳五斤炼,至如玉色即住。"又《济急仙方》载:"用新角三对,寸截,盛于长流水浸三日,刮净,入楮实子、桑白皮、黄蜡各二两,铁锅中水煮三日夜,不可少停,水少即添汤。日足取出刮净,晒研为霜。"

鹿角分砍角和退角两种,砍角系于10月至翌年2月间将鹿杀死后连同脑盖骨砍下,除去残肉,洗净风干后的产品。退角又称"解角"、"掉角"或"脱角",系雄鹿换角期自然脱落者,因此不带脑骨,于3~4月采收。

鹿 茸

Corun Cervi Pantotrichum

[来源]

本品为助阳药。系鹿科动物梅花鹿 Cervus Nippon Temminck 或马鹿 C. elaphus L.雄鹿未骨化密生茸毛的幼角。 前者习称"花鹿茸",后者习称"马鹿茸"。

[炮制方法]

用酒精火焰燎焦鹿茸表面的茸毛,刮净,以布带扎缠,然后取热酒从鹿角底部锯口处小孔内将酒缓慢灌入,至灌满润透(亦可灌酒后入笼稍蒸片刻)将之切制为薄横片,压平,干燥,即得。如果系整架鹿茸,去除茸毛时须放置于炉火上燎焦细毛,以不伤及鹿茸外皮为原则,待茸毛被燎至卷酥时再进行刷除,如此反复燎、刷,直至茸毛被除净为止。另取白酒适量盛于容器内将之点燃,投入除净茸毛的鹿茸,在白酒的浮火中进行熏燎,酒燃烧后所蒸发的气体随之进入鹿茸断裂处的血孔内。该方法谓之"酥炙去毛法",利于鹿茸久贮和防虫蛀。

[操作要领]

(1)用酒精燎毛的方法一般适用于"锯茸",酥炙去毛的方法通常适用于"砍茸"。

(2)燎去茸毛的梅花鹿茸用白酒灌注润透,切制成"蜡片"者为佳。马鹿茸用黄酒灌注润透,切制成薄横"血片"者为上。

[炮制研究]

鹿茸表面密生的茸毛系非药用部分,故用酒燎除之。鹿茸为未骨化的幼角,使用含乙醇的有机溶剂灌注润制较易渗入药材组织内部,且可起到矫味、矫臭的作用。乙醇溶液具有极性和非极性溶剂的特性,系两性溶剂,故对鹿茸所含的水溶性成分和脂溶性成分均具有良好的溶解作用,便于人体对药物的有效吸收利用。

[化学成分]

梅花鹿的鹿茸含有多种化学成分,其中总氨基酸含量达50.13%,分别为甘氨酸(glycine)、赖氨酸(lysine)、精氨酸(arginine)、天冬氨酸(aspartic?acid)、谷氨酸(glutamicacid)、脯氨酸(proine)、丙氨酸(alanine)、亮氨酸(leucine)等17种以上。对鹿茸的抑制 MAO 活性成分进行分离,从乙醚提取物中得到了9种化合物,有胆甾醇肉豆蔻酸酯(cholesteryl?cyristate)、胆甾醇棕榈酸酯(cndesteded-whtate)、胆甾醇硬脂酸酯(cholesteryl stearate)、对一羟基苯甲醛(p-hydroxy-benzaldehyde)、胆甾醇(cholesterol)、胆甾5-烯-3B-醇-酮(cholest-5-en-3βol-one)、胆甾-5-烯-3β,7α-二醇(cholest-5-en-3β,7α-diol)、胆甾5-烯-β,7β-二醇(cholest-5-en-3β,7β-diol)。从正丁醇提取物中得到次黄嘌呤、尿素(urea)、尿嘧啶核苷(uridine)、烟酸(nicotinic?acid)、肌酐(creatinine)等。其中,次黄嘌呤具有抑制 MAO-B 活性的作用。另外,从乙醚提取液中还分离得脂肪酸(fatty acid)、三酸甘油(triglycerides)和单酸甘油酯(monoglyc-eride)。其中,脂肪酸由月桂酸(lauric acid)、棕榈酸(palmitic acid)、棕榈油酸(palmitoleic acid)、油酸(Leic acid)和亚油酸(linoticacid)等组成。

鹿茸尖部多胺含量较高,在精眯、精胺中,以精眯的含量最高。鹿茸的中部和根部由于骨化程度的增强,精眯含量逐渐减少,而腐胺和精胺含量则逐渐增加。在整个鹿茸中由于尖部所占重量百分比较少,所以整个鹿茸总多胺中腐胺含量最多,精眯次之,精胺最少。此外,鹿茸中尚含有硫酸软骨素A、雌酮(esrone)、神经髓鞘磷脂(sphingomyeline)、雌二醇(estradiol)、前列腺素 PGE_1、前列腺素 PGE_2、前列腺素 PGF_1a、前列腺素 PGF_1B、神经酰胺(ceramide)，以及钙、磷、镁等多种元素。

马鹿的鹿茸含胆甾醇肉豆蔻酸酯、胆甾醇油酸酯、胆甾醇棕榈酸酯、胆甾醇硬脂酸酯、胆甾醇(cholesterol)、胆甾-5-烯-3β-醇-7 酮、胆甾-5-烯-3β，7α-二醇、胆甾-5-烯-3β,7β-二醇、尿嘧啶、次黄嘌呤、肌酐(creatinine)、烟酸、尿素、对羟基苯甲醛(p-hydroxybenzaldehyde)、对-羟基苯甲酸(p-hydrox-ybenzoic acid)、尿苷(uridine)等。马鹿茸中尚含 2 种降压成分，一种已确定为溶血磷脂酰胆碱(lysophosphatidylcholine,LPC)。LPC 中含有 8 种脂肪酸,肉豆蔻酸、十五烷酸(pentadecanoic acid)、棕榈酸、棕榈油酸、十七烷酸(heptade-canoic acid)、硬脂酸(stearic acid)、油酸、亚油酸。此外,还含有氨基酸、无机元素、神经酰胺及少量雌酮等。

白鹿的鹿茸含大量蛋白质和多种氨基酸,如色氨酸(tryptophane)、赖氨酸、组氨酸(histidine)、精氨酸、天冬氨酸、苏氨酸(toreonine)等。此外,还含有核糖核酸、三磷酸腺苷(adenosine triphosphate)、雌二醇、维生素 A、胆固醇。尚含有钙、磷、铜、铁、锰、锌、硅等十多种无机元素,以及油酸、棕榈酸、月桂酸、硬脂酸、棕榈油酸、肉豆蔻酸、癸酸(decanoic?acid)等脂肪酸。

[药理作用]

1.对心血管系统的作用

对多种动物的血压、离体心脏和血管的药理实验证明,大剂量鹿茸精使心缩幅度变小、心率减慢,并使外周血管扩张,血压降低。中等剂量鹿茸精引起离体心脏活动明显增强,心缩幅度增大,心率加快,结果使心每搏输出量和每分钟输出量都增加,对疲劳心脏的恢复更为明显,对节律不齐的离体心脏能使节律恢复正常。但是,小剂量鹿茸精对心血管系统无明显作用。鹿茸精口服对伴有低血压的慢性循环障碍,可使脉搏充盈、血压上升,心音更有力。离体实验表明,当灌流液中鹿茸精浓度为 10~5g/kg,对豚鼠心房收缩有轻度抑制作用。当剂量为 100μm/kg 时对离体家兔心脏运动、和心搏动数均有一过性轻度抑制,而对冠脉流量无明显影响。亦有报告用含 0.5%~1%鹿茸精洛氏液灌流离体大鼠心脏时可使冠脉流量增加,心缩幅度增大,心率减慢。整体实验表明,给麻醉猫注射鹿茸精 0.5~5mg/kg 可引起血压一过性降低,2min 后血压恢复。

2.对神经系统的作用

给麻醉猫舌动脉注射鹿茸精 5mg/kg、或乙酰胆碱 100μm/kg,引起同等程度的瞬膜收缩作用,这种对颈上交感神经节的直接作用可被神经节阻断剂六烃季胺所抑制。家兔耳静脉注射鹿茸精 3mg/kg 后 5~10min,其皮质运动区、皮质视觉区及扁桃核均出现快波，而海马区则出现持续的高幅波。剂量增至 5mg/kg,给药后40min,其皮质运动区,视觉区及扁桃核出现快波,而海马区则出现高振幅的觉醒波,下丘脑区脑电变化不明显。

3.对单胺氧化酶(MAO)活性的影响

给加速老化小鼠和正常小鼠灌胃,给予鹿茸提取物100~200mg/kg,对小鼠肝和脑组织线粒体B型MAO具有明显的抑制。离体实验证明,鹿茸的正丁醇和乙醚提取物具有抑制MAO的作用。正丁醇提取物抑制MAO的主要成分为次黄嘌呤。鹿茸的磷脂类化合物也有MAO抑制活性,对MAO-B的抑制强度顺序为：磷脂酰乙醇胺>神节鞘磷脂>磷脂酰胆碱>溶血磷脂酰胆碱>磷脂酰肌醇。

4.强壮作用

鹿茸精能提高机体的工作能力,改善睡眠和食欲,并能降低肌肉的疲劳。鹿茸能显著提高大白鼠脑、肝、肾等组织的耗氧量。加25%或50%的鹿茸于饲料中,可使小鼠的体重增加较快,对健康成熟的家兔口服一定量鹿茸粉或注射鹿茸浸膏,经过一定时间可见红细胞、血色素及网状红细胞增加,较大剂量则能促进血细胞、特别是红细胞的新生。大鼠灌胃马鹿茸0.4、0.5、2.0g/kg,14~15d,具有明显增加体重的作用。对机体虚弱、久病之后及疲劳等,口服鹿茸精具有一定的强壮作用。

5.对创伤的影响

鹿茸精对长期不易愈合和新生不良的溃疡、伤口,能增强再生过程,并能促进骨折的愈合。鹿茸精可使头、颈部受伤家兔的异常脑电波、受抑制的糖酵解及降低的颈髓部已糖磷酸激酶、甘油磷酸激酶、转氨酶等得以改善。鹿茸精对受伤家兔间脑、脑干网状结构、颈部和胸部脊髓的无氧酵解具有明显的增强作用,对受伤家兔上述部位的三羧酸循环也有加速恢复的作用。

6.对性功能的影响

用马鹿茸片配成生理盐水浸液,对去睾丸大鼠和小鼠前列腺及精囊称重法、去卵巢小鼠阴道涂片法试验,证明鹿茸无雄性激素或雌性激素样作用,亦不能使未孕家兔的卵巢出现血斑,也不能促使雄蟾蜍排精。因此,鹿茸无促性腺激素样作用。但俄罗斯制鹿茸酊对未成年大鼠的前列腺和精囊的生长具有促进作用,其作用强度介于丙酸睾丸酮和对照组之间,而鹿茸精1ml/100g给予去势雄鼠则无上述作用。实验研究证明,鹿茸中具有促性激素样作用的成分为磷脂类物质。小鼠每天口服鹿茸乙醇提取物100~200mg/kg,可使加速老化小鼠明显低于正常同龄小鼠的血浆睾丸酮含量增加,但对正常小鼠血浆睾丸酮影响不明显。

7.代谢作用

鹿茸精可增加大鼠离体脊神经组织的氧消耗,使呼吸商值增加,促进糖酵解,但对三羧酸循环无影响。鹿茸精对肝组织糖代谢影响不明显,仅有使氧消耗增加的趋势,大鼠口服鹿茸精 5ml/kg,也可使糖酵解增强。对加速老化小鼠口服 100~200mg/kg 鹿茸水提物,可明显增加肝脏的蛋白质含量。鹿茸乙醇提取物能明显促进亮氨酸和尿嘧啶核苷、掺入加速老化小鼠肝和肾组织的蛋白质和 RNA 合成,肝细胞核的 RNA 合成也明显增加,鹿茸促进 RNA 和蛋白质合成主要是由于其刺激 RNA-聚合酶 II 活性之故。

8.抗氧化作用

对加速老化小鼠口服鹿茸乙醇提取物,可明显降低脑和肝组织的丙二醛含量,而对正常小鼠组织的丙二醛含量无明显影响。鹿茸乙醇提取物可明显抑制四氯化碳和乙醇中毒所引起的小鼠和大鼠肝、及血浆的丙二醛含量。鹿茸乙醇提取物可使加速老化小鼠肝线粒体的总 SOD、Cu/Zn-SOD 及 Mn-SOD 活性明显升高,且呈量效关系,但对正常小鼠 SOD 活性影响不明显。另外,鹿茸乙醇提取物对丙二醛的生成具有明显的抑制作用。

9.对实验性溃疡的作用

鹿茸多糖对大鼠应激性溃疡和结扎胃幽门引起的胃溃疡均有明显的抑制作用,但对消炎痛所致胃溃疡无效。然而,鹿茸多糖的抗溃疡作用主要是由于其促进 PGE2 合成作用所致。

10.抗应激作用

腹腔注射鹿茸精 4ml/kg 可明显延长小鼠游泳时间,增强小鼠耐低温能力。鹿茸精的抗应激作用可能与其增强肾上腺皮质功能有关,因为鹿茸精可引起小鼠和大鼠肾上腺重量增加、维生素 C 含量降低,表明鹿茸精对肾上腺皮质具有刺激作用。

11.对免疫功能的作用

腹腔注射 0.5~2.0mg/kg 鹿茸精,对正常小鼠和氢化可的松及环磷酰胺所致免疫功能低下小鼠巨噬细胞吞噬功能具有刺激作用。此外,鹿茸多糖也可明显增强小鼠的网状内皮系统的吞噬功能。

12.对学习和记忆功能的作用

鹿茸磷脂类化合物对小鼠的学习记忆能力具有良好的影响。用跳台逃避反射和食物迷宫等实验方法证明,每次按 100 和 200mg/kg 给小鼠腹腔注射,可增强其学习和记忆能力,加速条件反射的建立。对乙醇和樟柳碱引起的小鼠学习和记忆功能障碍,鹿茸磷脂亦有明显的恢复作用。

13.抗炎作用

鹿茸多糖对右旋糖酐和新鲜鸡蛋清引起的小鼠足肿胀,具有明显的抑制作用,其 100mg/kg 的抗炎作用强度与 30mg/kg 强的松的作用相近。鹿茸多肽对大鼠右旋糖酐性足肿胀及棉球肉芽肿炎症等,均具有明显的抑制作用。

14.其他作用

鹿茸多糖对小鼠肉瘤 S_{180} 具有明显的抑制作用,但对 Walker256 瘤无抑制作用。鹿茸能增强肾脏的利尿机能和胃肠道的运动及分泌机能,能提高离体子宫的张力并加强其节律性收缩。

[性味归经]

甘、咸,温。归肾、肝经。

[功能主治]

壮肾阳,益肾精,强筋骨,调冲任,托疮毒。用于阳痿滑精,宫冷不孕,羸瘦神疲,畏寒肢冷,眩晕耳鸣,腰脊冷痛,筋骨痿软,崩漏带下,阴疽不敛等。

[用法用量]

1~2g,研末冲服或入丸、散。

[处方用名]

梅花鹿茸、马鹿茸、黄鹿茸、青毛茸、鹿茸,皆付制鹿茸。

[备注]

鹿茸分为锯茸和砍茸两种, 锯茸是将生长 3 年后的雄鹿角剧断所得之品,每年采收 2~3 次。采两次者,第一次采收在清明节前后 40~50 天,习称"头茬茸";第二次采收在立秋前后,习称"二茬茸"。另外,梅花鹿茸又称为"黄毛绒"或"花茸"。锯茸为 1 分枝者习称" 二杠",主枝习称"大挺",具有 2 分枝者习称"三岔"。马鹿茸又名"青毛茸",分枝亦较多,侧枝一个者习称"单门"、二个者称之为"莲花"、三个者称为"三岔"、四个者称为"四岔",以此类推。产自东北的鹿茸称之为"东马茸"、"关马茸",品质较优;产自于西北的鹿茸称为"西马茸",品质较次。

鸡内金

Endothelium Corneum Gigeriae Galli

[来源]

本品为消导药。系雉鸡科动物家鸡 Gallus gallus domesticus Brisson 的干燥沙囊内壁。

[炮制方法]

(1)鸡内金：取整块鸡内金，拣除杂质，用清水洗净，晒干，搓碎，即得。

(2)炒鸡内金方法一：将锅预热，投入搓碎的鸡内金用微火加热拌炒，至药物全部鼓起、边缘向内卷缩，呈黄褐色时喷入米醋适量，边喷边搅拌，待嗅到鸡内金与米醋的混合气味时出锅，干燥，即得。炒鸡内金方法二：取细砂适量置于锅中，加热拌炒至滑利状态后投入整块鸡内金，用文火迅速拌炒至卷曲发泡，出锅，筛除砂土，搓碎，即得。

(3)焦鸡内金：将锅预热，投入搓碎的鸡内金先用文火、后改为中火加热拌炒，待药物外表呈焦黄色、鼓起卷缩时，喷入米醋适量，待拌炒至散发出鸡内金和米醋混合气味时出锅，晾凉，即得。此外，有些地方炮制则不加醋，直接清炒为焦黄色。

[操作要领]

(1)炒鸡内金过程中宜用文火，操作要迅速，以免焦化。每 100kg 鸡内金用米醋 10kg。炮制成品规格以鼓胀卷曲、无焦斑为标准。

(2)炒制焦鸡内金时火力不要太强，以药物全部鼓起卷缩、外表呈焦黄色为宜。每 100kg 鸡内金用米醋 10kg。炮制成品规格以焦黄、鼓胀卷曲，有焦黑点为标准。

[炮制研究]

鸡内金质致密，断面呈胶质状，气味腥浊，直接入煎剂其成分溶出率低，且有异味不便于服用。通过炒、烫及醋制后，可使鸡内金的组织结构变得疏松，易于煎出其中成分。此外，在炒制或烫制的同时，可使鸡内金的腥浊之气得以挥散，且增加了焦香气味而便于服用。米醋炒制鸡内金不仅可消除其固有的浊气，还可提高胃液的酸度，并协同鸡内金促进胃液的分泌量，从而增强了鸡内金的消食健脾作用。

相关实验研究表明，用鸡内金生品、清炒品、砂烫品、醋制品及烘制品，分别给小鼠灌胃(0.2ml/10g)，对小鼠肠胃推进功能情况与生理盐水做比较。虽然各种炮制品的推进功能有增强的趋势，但是均不显著($P<0.05$)。结果提示，鸡内金

的消食作用并不是药物在胃内的局部作用、或直接刺激肠胃运动引起,可能是药物消化后进入血液刺激胃腺分泌增加,从而起到间接的助消化作用。

[化学成分]

鸡内金含有胃激素(ventriculin)、角蛋白(keratin)、微量胃蛋白酶(pepsin)、淀粉酶(diastase)、多种维生素等。出生 4~8 星期的小鸡砂囊内膜尚含有胆汁三烯(bilatriene)和胆绿素的黄色衍生物,并含赖氨酸(lysaine)、组氨酸(histidine)、精氨酸(arginine)、谷氨酸(glutamic acid)、天冬氨酸(aspartic acid)、亮氨酸(leucine)、苏氨酸(threonine)、丝氨酸(serine)、甘氨酸(glycine)、丙氨酸(methionine)、异亮氨酸(isoleucine)、酪氨酸(tyrosine)、苯丙氨酸(phenylalanine)、脯氨酸(proline)、色氨酸(tryptophane)等 18 种氨基酸,以及铝、钙、铬、钴、铜、铁、镁、锰、钼、铅、锌等微量元素。组织化学方法显示,砂囊的角蛋白含一种糖蛋白,它的半胱氨酸的含率低于一般上皮角蛋白。出生 3~4 星期的小鸡砂囊内膜含蓝绿色素和黄色素,分别为胆汁三烯和胆绿素的黄色衍生物。砂囊含维生素 B_1、B_2 尼克酸和抗坏血酸等。

[药理作用]

1.对胃功能的作用

健康人口服炙鸡内金粉末 5g,约 45~60min 后,胃液分泌量比对照值增高30%~37%,2h 内恢复正常,其胃液酸度也明显增高。游离酸或总酸度在服药 1h后一般开始上升,于 1~2h 达到最高值,以后逐渐下降,3h 后恢复正常。其中,游离酸的最高值为 0.19%~0.24%,比对照值增加 32%~113%。总酸度的最高值为0.2%~0.32%,比正常值增加 25%~75%。消化力的增强虽较迟缓,但维持时间较久。胃运动机能明显增强,表现在胃运动延长及蠕动波增强,因此胃排空速率加快。鸡内金本身只含微量的胃蛋白酶和淀粉酶,服后能使胃液的分泌量增加并使胃运动增强,认为可能是鸡内金消化吸收后通过体液因素兴奋胃壁的神经肌肉所致,亦有人认为是胃激素促进了胃分泌机能。

2.加速放射性锶的排泄作用

实验表明,鸡内金水煎剂对加速排除放射性锶具有一定的作用,其酸提取物效果较煎剂为好,尿中排出的锶比对照高 2~3 倍。同时认为,鸡内金中的氯化铵为促进锶排出的生物活性成分之一。

3.抗癌作用

体外试验表明,鸡内金具有抑制肿瘤细胞的作用。口服本品后胃液分泌量、酸度和消化能力均提高,胃运动加强,排空率加快,催泌作用甚至强于肉粉。其作用途径似经消化吸收后进入血液,通过体液因素而兴奋胃壁的神经肌肉装置所致。

[性味归经]

甘,平。归脾、胃、小肠、膀胱经。

[功能主治]

健脾消食,涩精止遗。用于食积不消,呕吐泻痢,小儿疳积,遗尿、遗精等。

[用法用量]

3~9g。

[处方用名]

鸡内金、鸡肫皮,皆付醋炒鸡内金。注明"生"付未经炮制的鸡内金,注明"焦"付焦鸡内金。

[备注]

李时珍《本草纲目》附方中,鸡内金不论内服或外用皆以焙炒或炒焦后入药,其仅在治疗消渴症时则洗净生用。

石 膏
Gypsum Fibrosum

[来源]

本品为清热泻火药。系硫酸盐类矿物硬石膏族石膏,主要成分为含水硫酸钙($CaSO_4 \cdot 2H_2O$)。

[炮制方法]

(1)生石膏:将原药材去净杂质,拣除杂石,洗净晒干,碾为细粉,即可。

(2)煅石膏:将净石膏块置于无烟火焰上,在其上扣以铁锅,加热煅烧 1h 左右,待石膏质疏松、颜色洁白无光泽,所含结晶水完全失去时取出,晾凉,除净表面黑色杂质,碾碎,即得。

[操作要领]

煅制石膏前,取一块带有网孔的薄铁板覆盖于火焰之上,再将石膏置于铁板之上进行煅制。此操作能够使药物受热均匀,且燃料燃烧时间持久。另外,煅烧过程中在药料上需覆盖一口铁锅,这样可使煅烧火焰集中,温度迅速升高。炮制成品规格以洁白,折之疏松易碎,无杂质为标准。

[炮制研究]

东汉医家张仲景《伤寒论》载方中多用石膏,例如"白虎汤"、"竹叶石膏汤"等。明代李时珍认为石膏"火煅过用,或糖炒过用不碍脾气。"中医传统经验认为,生石膏具有清热降火,除烦止渴之功,是治疗乙型脑膜炎的主要药物。而煅石膏则以外用为主,适用于生肌敛疮。

有关实验研究以生石膏和煅石膏水浸液分别给家兔灌胃,结果生、煅石膏对正常家兔的体温均无明显影响。但是,对于人工发热家兔具有较相似的降温作用,生、煅石膏药理作用无明显差别。石膏主要成分为硫酸钙,尚混杂有黏土、砂粒、有机物、硫化物和微量的 Fe^{2+}、Mg^{2+}等杂质。生石膏经煅烧后失去 2 分子结晶水,无其他化学变化。有人推测,生、煅石膏具有解热作用的成分不是硫酸钙,而是其中所含的某些杂质。至于硫酸钙成分与降温效果有何间接药效学关系,尚有待于进一步研究。

根据生、煅石膏均有相似的解热作用,所含主要成分也基本一致的情况,认为二者之间药理作用也可能基本相似。按照传统用药习惯,入煎剂内服用生石膏,外治溃疡用煅石膏则其收敛黏膜、减少创面分泌物的效果更佳。

[化学成分]

石膏主要成分为含水硫酸钙($CaSO_4 \cdot 2H_2O$),尚夹杂微量的铝、硅、镁、铁、锶、钡等元素,有些石膏中还混有黏土、有机物、砂粒等杂质。煅石膏为无水硫酸钙($CaSO_4$)。

[药理作用]

1.解热作用

生石膏对正常体温无降温作用, 而对人工发热动物具有一定的解热作用,对人工发热家兔具有明显的退热作用, 其退热作用可能与其主要成分钙的作用无关。生石膏煎剂 15g/kg 灌胃,对注射伤寒五联菌苗所致的发热家兔无退热作用。如果先给兔灌胃生石膏煎剂 15g/kg, 再注射伤寒五联菌苗,则不能引起体温大幅度升高。石膏具有迅速、但维持时间较短的解热作用, 对伤寒菌苗引起的发热兔,5g/kg 生石膏的降温效果与 0.2g/kg 安替比林相似,以服药后半小时体温下降为显著。

白虎汤和单味石膏煎剂,对实验性致热家兔都具有一定的退热作用。不含石膏的知母甘草合剂和去钙白虎汤等,均未见明显退热效果。可以认为,石膏是白虎汤退热作用的主要药物,石膏作用可被处方中的其他药物所加强,但不随石膏的用量增加而增加。对实验动物给药前、后血钙水平进行测定,表明血钙升高水平与退热作用关系密切。有报道指出,石膏与知母合用的退热效果较单用为强, 知母的解热成分为芒果苷,而纯硫酸钙则无效,故推测石膏的解热作用为其所含硫酸钙以外成分所致。实验表明,麻杏石甘汤及石膏再用(煎煮后碾碎再次使用),麻杏石甘汤的退热作用均强于石膏,以及石膏再用水煎液。

亦有报道,以生石膏 1:1 煎液的上清液部分及上清液加生石膏粉,给予伤寒菌苗引致的发热家兔,未见有明显退热作用。国外用实验性发热大鼠的研究证明,石膏灌服、皮下注射或静脉注射,均未见有明显的解热作用,但当禁止饮水、内毒素引致发热、给予利尿剂、喂饲食盐以及以辐射热等,造成动物"口渴"状态时石膏可以减少大鼠的饮水量,即可减轻其"口渴"状态。

2.对心血管系统的作用

石膏浸液对蛙的在位心脏无影响,小剂量石膏浸液对于离体蟾蜍心及兔心有兴奋作用,大剂量则产生抑制作用,换液后心脏可恢复正常。静脉注射 4% 石膏上清液 0.1ml/kg,对家兔和猫的呼吸、血压及血流量无影响。而注射 1ml/kg 以上时则呈现呼吸抑制、血压下降、血流量减少以及心率减慢。静脉注射石膏液 0.2ml/kg,可使家兔和猫大腿动脉的血流量呈一时性减少,其后增加,并使冠状动脉血流量减少。

3.对平滑肌的作用

小剂量石膏上清液使家兔的离体小肠和子宫振幅增大, 大剂量则紧张性降低,振幅减小。石膏还可以使小鼠尿排出量增加,小肠推进功能减慢,并增加大鼠和猫的胆汁排泄。

4.对免疫系统的作用

石膏煎剂 1:4 浓度 4ml/只灌胃,可使烧伤大鼠脾与腹腔巨噬细胞 cAMP 含量增高,也使血浆环单磷酸腺苷及前列腺素 E_2 含量增高。对烧伤大鼠石膏煎剂尚可使 T 淋巴细胞数增加,淋转率增高,并使腹腔巨噬细胞吞噬功能加强。

5.收敛作用

煅石膏外用收敛黏膜,可减少患部渗出性分泌。

6.抗病毒作用

采用斑点杂交法试验, 石膏煎剂 25%~100%浓度具有降低乙型肝炎毒脱氧核糖核酸(HBV、DNA)含量的作用。鸡胚试验初步证明,麻杏石甘汤对流感病毒的抑制作用主要来自麻黄,而与石膏无关。

7.其他作用

石膏内服经胃酸作用,一部分变成可溶性钙盐,经肠吸收入血能增加血清内钙离子浓度,可抑制神经应激能力,包括中枢神经的体温调节功能,减低骨骼肌的兴奋性,缓解肌肉痉挛,还能减少血管通透性。

在体外培养实验中,1:1 的石膏 Hanks 液能明显增强兔肺泡巨噬细胞对白色葡萄球菌的吞噬能力,并能促进吞噬细胞的成熟。Ca^{2+} 可提高肺泡巨噬细胞的捕捉率,加强其吞噬活性、加速其对尘粒的清除,在维持巨噬细胞生理功能上具有重要意义。因此,可以认为 Ca^{2+} 在石膏的上述功能中起着重要作用。

长期喂饲石膏,可使大鼠垂体、肾上腺、颚下腺、胰脏及胸腺等的钙含量增高。而对摘除甲状腺、副甲状腺的大鼠,则可使胸腺钙含量增加、脾脏含量减少。

[性味归经]

甘、辛,大寒。归肺、胃经。

[功能主治]

清热泻火,除烦止渴。用于外感热病,高热烦渴,肺热咳嗽,胃火亢盛,头疼、牙痛等。

[用法用量]

15~60g,先煎。

[处方用名]

石膏、石羔皆付生石膏,注明"煅"或"熟"付煅石膏。

代赭石

Haematitum

[来源]

本品为平肝熄风药。系氧化类矿物刚玉族赤铁矿,主含三氧化二铁（Fe_2O_3）。

[炮制方法]

(1)代赭石:除净原药材杂质,洗净,碾为碎粒,即得。

(2)煅赭石:取代赭石碎粒,置于坩埚或嘟噜罐内,放入无烟煤火中进行煅烧。待容器与代赭石均被煅至内、外红透时取出,投入适量米醋中淬制。反复煅、淬 2~3 次,至药料变为黑褐色、手拈之大部分酥脆时捞出,干燥,即得。

大生产一般采用反射炉或平炉煅制,但用反射炉煅制过程中易将煤灰吹入药物中,污染药料而不便除去。用平炉煅制则克服了上述不足之处,其煅品洁净,质量较佳。

[操作要领]

采用坩埚或嘟噜罐煅制代赭石,每罐煅烧时间约需 2h。如果采用平炉或反射炉煅制,每次约需 40~50h。每 100kg 代赭石用米醋 30kg。炮制成品规格以黑褐色,用手拈之大部分呈酥脆为标准。

[炮制研究]

中医传统经验认为,代赭石苦寒重坠,用火煅及醋淬可缓和其寒烈之性,增强药物归肝经、平肝木之功。且药料质由坚硬变为酥脆,利于提高所含成分的水煎出率,从而可提高药物的吸收利用率。

代赭石药用历史由来已久,但将之生用还是煅制入药从古至今尚无定论。因此,有人对代赭石炮制前、后的砷含量进行了测定,结果表明,煅代赭石的砷含量较之生品为低。其中,生代赭石砷含量为 0.03%,煅代赭石砷含量为 0.01%。因此,建议将砷含量作为衡量煅制代赭石的炮制质量指标。

[化学成分]

代赭石主含三氧化二铁(Fe_2O_3),其中铁约占 70%,氧约为30%,尚含有硅、铝、钛、镁、锰、钙、铅、砷等元素。

[药理作用]

1.对心脏和血压的影响

动物实验证明,代赭石溶液大剂量时对离体蛙心具有抑制作用,但对麻醉兔的血压无明显影响。

2.对肠道平滑肌的作用

代赭石溶液注射于麻醉兔,可使其肠蠕动增强。另外,对离体豚鼠小肠亦有明显的兴奋作用。

3.其他作用

代赭石曾代替硫酸钡作为 X 线胃肠造影剂,并被认为无毒。但是,经测定代赭石中含砷盐的量约为 1/100 000 以上,已远超硫酸钡砷含量,亦超过了药典标准的限度。

[性味归经]

苦,寒。归肝、心经。

[功能主治]

平肝潜阳,降逆,止血。用于眩晕耳鸣,呕吐,噫气呃逆,喘息,吐血、衄血,崩漏带下等。

[用法用量]

9~30g,先煎。孕妇慎用!

[处方用名]

代赭石、赭石、煅赭石、钉头赭石,皆付煅代赭石。注明"生"付未经煅制的代赭石。

磁 石
Magntitum

[来源]

本品为重镇安神药。系氧化物类矿物尖晶石族磁铁矿。

[炮制方法]

（1）磁石：除净原药材杂质，洗净，干燥，粉为碎末，即得。

（2）煅磁石：取粉碎后的磁石，装入坩埚或嘟噜罐内至七八成满，然后置于无烟煤火内煅烧 2h 左右。待磁石微显红色时取出，趁热投入适量米醋中淬制。反复煅、淬 2~3 次，至药料颜色变黑、质酥脆易碎时捞出，干燥，即得。

[操作要领]

磁石中主要成分为 Fe_3O_4，经煅后投入米醋淬制，其生成物为含有部分醋酸铁的 Fe_2O_3，故煅烧时不宜灼烧至白热化。否则，温度过高会使氧化铁转化为还原铁，则不容易用米醋淬酥。每 100kg 磁石用米醋 30kg。炮制成品规格以黑色、质酥松，用手拈之易碎为标准。

[炮制研究]

祖国传统医学认为，金石重坠之药可以镇惊，这大概是由于含铁离子的矿物质如磁石等具有补血作用的缘故吧！因心主血，故心血足则心悸自止。煅、淬磁石的炮制目的，一是使之酥脆而易于加工粉碎，二是粉碎后其比表面积增大，可提高汤剂的煎出率及药物的生物利用度。

有人采用正交实验的方法，以煅磁石的全铁含量作为测定指标，对煅、淬磁石的最佳炮制工艺条件进行了优选。药料直径 2.5cm±0.2cm，温度 900℃，煅制 2h，取出，入米醋淬制，一次即可得到成品。结果，用该法炮制的磁石全铁含量最高，平均回收率为 98.33%，CV 为 1.24%。

相关实验研究表明，磁石炮制后其镇静及抗惊厥作用明显增强。用 100%的炮制品溶液 15g/kg 给小鼠灌胃，能显著延长异戊巴比妥钠睡眠时间。对士的宁引起的小鼠惊厥具有对抗作用，使惊厥潜伏期明显延长。

[化学成分]

磁石主含四氧化三铁（Fe_3O_4），其中含 FeO 约 31%、Fe_2O_3 约69%，并含有硅、铅、钛、磷、锰、钙、铬、钡、镁等元素，少数变种含氧化镁（MgO）约 10%、氧化铝（Al_2O_3）约 15%。另外，磁石中尚含一定量的砷，使用时需注意。

[药理作用]

1.对血液系统的影响

用超分散磁铁微粒 (ul-trodispersedferromagneticparticles)，大小约 0.2~1μm，以 50mg/kg 给大鼠静脉注射,可使动物血液中血红蛋白水平、红细胞和白细胞数增加,血液凝固时间延长,血浆纤维蛋白分解活性增加,中性粒细胞吞噬反应增加。但是,同样大小的磁石微粒(magnetiteparticles)以 50mg/kg 静脉注射,不出现上述变化,仅能增加中性粒细胞吞噬功能活性。

2.体内过程

磁石微粒(Magnetite，Fe_3O_4)直径在 0.1~0.5μm 之间,用 ^{99m}Tc 和 ^{111}In 标记磁石,在电镜和 Mossbaner 分光镜下识别,当这些磁石微粒注入大鼠体内后主要聚集于肝和肺两脏器。

[性味归经]

咸,寒。归肝、心、肾经。

[功能主治]

平肝潜阳,聪耳明目,镇惊安神,纳气平喘。用于头晕目眩,视物昏花,耳鸣、耳聋,惊悸失眠,肾虚气喘等。

[用法用量]

9~30g,先煎。

[处方用名]

磁石、灵磁石、吸铁石、煅磁石,皆付煅磁石。注明"生"付未经煅制的磁石。

芒 硝
Natrii Sulfas

[来源]

本品为泻下药。系将天然硫酸钠经过精制所得的结晶体。

[炮制方法]

(1)芒硝:将原药去净杂质,备用。取萝卜适量洗净切为厚片,置于铜锅内加水适量煎煮 20min,过滤,弃去萝卜渣。然后将芒硝投入滤液中充分搅拌使溶解,继之加热使微沸,过滤,静置沉淀 12h。待容器壁及其上部析出透明的针状结晶时将之分离出,置于避风阴凉处晾干,即得。所剩溶液可继续加热至微沸,静置,进行重结晶,直至无结晶析出时为止。

(2)元明粉:取重结晶后的芒硝,分别以每 500g 或者 1000g 为一包,用纸包裹捆扎严实,然后悬挂于通风阴凉处使之失去结晶水,自然风化成为白色、质轻的风化硝,数月后取下,过筛,即得。

[操作要领]

(1)静置重结晶过程中,须将芒硝溶液放置于阴凉处。每100kg芒硝用萝卜15kg,加水适量煎汤取滤液,将芒硝投入其中使溶化。炮制成品规格以白色透明,呈针锋条状结晶为标准。

(2)元明粉炮制成品规格以色洁白,呈细粉末状,无杂质为标准。

[炮制研究]

未精制的芒硝为不纯净的硫酸钠($Na_2SO_4 \cdot 10H_2O$),经过重结晶处理后则成为较纯净的结晶水硫酸钠。风化后的芒硝失去大部分结晶水,故呈白色粉状物。精制芒硝多选择于春、秋季节进行,夏季气温过高,重结晶物回收率较低,这是由于芒硝在32℃~38℃时水溶解度最大,而难以重结晶。

精制芒硝为何要用萝卜?经查阅古代有关文献记载,南宋医家陶弘景曰:"黄者伤人,赤者杀人。"这是由于未精制的芒硝中含有毒性的重金属盐类成分,用萝卜汤是为了解其毒性。明代李时珍曰:"须再以水煎化,澄去渣脚,入萝卜数枚同煮熟,去萝卜,浸入盆中,经宿则结成白消,如冰如蜡。"按此说法,芒硝用萝卜煮制是为了纯化,这与现代炮制目的是相吻合的。另外,古代所用元明粉与现代有所不同:古人将含水硫酸钠作为芒硝;芒硝风化后失去大部分结晶水者称之为风化硝;经过煅烧而被除去全部结晶水者称之为玄明粉(无水硫酸钠)。玄明粉一词源于唐代炼丹家刘玄真,其后由于炼丹术的逐渐衰退,风化硝与玄明粉二者之间的区别仅在于有、无结晶水存在,两者药效基本一致。因此,现代不再煅烧,于是两个名词也就互用了。

[化学成分]

芒硝主要含硫酸钠($Na_2SO_4 \cdot 10H_2O$),尚夹杂有氯化钠、硫酸钙、硫酸镁等。芒硝在大气中容易失去结晶水而呈白粉状,称之为风化硝,其中硫酸钠含率可超过44%以上。

[药理作用]

1.泻下作用

芒硝系含杂质的硫酸钠,玄明粉则系精制的硫酸钠,内服后其硫酸离子不易被肠黏膜吸收,存留肠内成为高渗溶液,使肠内水分增加,引起机械性刺激,促进肠蠕动而致泻。盐类对肠黏膜也具有化学刺激作用,但并不损害肠黏膜。芒硝的浓溶液到达十二指肠时可引起幽门痉挛,从而延迟全部药物从胃中排空。

同时,可将组织中的水分吸入肠管,故服用时应饮大量的水以稀释之。服后 4~6h 发生泻下作用,排出流体样粪便。如用以治疗组织水肿,则需少饮水。

2.抗炎作用

实验性阑尾炎和阑尾穿孔的家兔,腹部外敷大黄、芒硝、大蒜加适量食醋的糊剂,对阑尾及脾脏的网状内皮系统具有明显的刺激作用,使其增生现象与吞噬能力有所增强,阑尾炎症较对照组明显减轻。

3.肠道神经反射作用

正常家兔右下腹部外敷大蒜与芒硝糊剂,局部皮肤有发热、发红、起水疱等刺激症状,小肠及阑尾、袋状结肠运动增强。如用 1%普鲁卡因局部环封后,肠管运动则见减弱。因此,其作用是通过神经反射引起的。由于肠蠕动增强,血流供应丰富,网状内皮系统吞噬功能加强,从而调动了机体内在的抗病能力。

4.消肿止痛作用

感染性创伤用 10%~25%的硫酸钠溶液外敷,可以加快淋巴生成,具有消肿和止痛的作用。

5.利尿作用

将 4.3%的硫酸钠无菌溶液静脉滴入,可作为利尿剂,用以治疗无尿症和尿毒症。

[性味归经]

咸、苦,寒。归胃、大肠经。

[功能主治]

泻热通便,润燥软坚,清火消肿。用于实热便秘,大便燥结,积滞腹痛。外治咽喉肿痛,口舌生疮,牙龈肿痛,痈肿丹毒,目赤等。

[用法用量]

3~9g。外用适量,用水溶化后洗患处、或研末敷患处。孕妇禁用!

[处方用名]

芒硝、朴硝、皮硝、马牙硝,皆付精制芒硝。元明粉、玄明粉、风化硝,皆付元明粉。

炉甘石
Calamina

[来源]

本品为外用药。系碳酸盐类矿物方解石族菱锌矿。

[炮制方法]

(1)水飞炉甘石:将炉甘石原药料入炉火中煅红,趁热投入冷水中,待崩解后用棒加以搅动,随之将悬浮液倾入另一容器内,以接近透出原容器底部稠浊体时为止。再向原容器内注入清水并进行搅动,将悬浮液倾入第二个空容器内,待盛有悬浮液的两个容器内细粉完全沉淀后,将澄清的水溶液再倾倒入第一个容器中。按上法反复操作,收集悬浮液中的沉淀,滤除水分,干燥,即得。

(2)煅炉甘石:将净炉甘石碾为小块,装入坩埚或嘟噜罐内约七八成满,置于无烟煤火内煅烧 2h 左右,待煅至微红时取出,趁热投入清水中淬制,搅拌使淬液呈混悬状,倾出上层混悬液置入另一容器内。沉于底部的粗渣再进行煅烧之后倾入水中,搅拌后倾取混悬液。如上反复操作 4~5 次,弃去少量剩余的不溶性残渣,滤除水分,干燥,即得。

(3)黄连水飞炉甘石:取黄连将之捣碎,加水适量煎煮 2~3 次,过滤,合并滤液,弃去药渣。用黄连水煎液按照上述 1~2 法煅、飞炉甘石,即可。

另一种操作方法为:将黄连水煎液浓缩至适量,倾倒入已飞制的炉甘石细粉中,使煎液淹没药面,然后密封严实,放置干燥,研为细粉,即得。

(4)胆甘石:取干燥的熊胆块,研碎后注入 8 倍量的清水,微火加温使胆汁块溶解,过滤。滤渣再加少量热水溶解,过滤,弃去残渣。合并两次滤液,倾入经水飞制的炉甘石细粉中,搅拌混合均匀,60℃以下低温干燥,研细,即得。

[操作要领]

(1)水飞炉甘石每 100kg 药料,需用 500kg 清水进行飞制。炮制成品规格以色白,用手触之呈细腻的粉末状为标准。

(2)煅制炉甘石温度不宜过高,时间不应太长,煅至药料微红即可倾入水中淬制。如果药料未被煅透则可反复进行煅淬,直至最后剩余银灰色残渣时弃之即可。

(3)黄连水飞炉甘石每 100kg 炉甘石用黄连 12.5kg,用黄连 40 倍量的清水进行煎煮,滤取煎液,供飞制炉甘石用。炮制成品规格以黄白色,用手触之呈细腻粉末为标准。

(4)胆甘石每 1.5kg 水飞炉甘石用熊胆块 60g,加水适量将熊胆溶解。操作中忌用铁器! 可用砂锅、不锈钢以及铜制器皿。炮制成品规格以黄色,呈细腻粉末状为标准。

[炮制研究]

炉甘石主要成分为碳酸锌($ZnCO_3$),在 250℃加热煅烧分解生成为氧化锌,系外科以及眼科常用药物之一。炉甘石作为药用最早始于宋代,明代医药学家李时珍曾长期患有眼疾, 经用煅炉甘石亲身治疗体验后认为:"其效甚妙"。他所记载的炮制方法为:"炭火煅红……洗净研粉,水飞过筛用。"这与现代煅制炉甘石的操作方法基本相同。炉甘石煅制后水飞制粉过程中,其所含重金属化合物由于比重较大,则沉淀于容器底部而被分离除去;氧化锌成分则悬浮于水液中,以极细的微粒形态被浮选收集。黄连所含小檗碱具有较强的抗菌和消炎作用,炉甘石经用黄连水制后,可进一步增强清热明目及燥湿解毒之功。熊胆有平肝、明目、退翳之效,炉甘石经熊胆制后退翳祛障最妙。

[化学成分]

炉甘石主要成分为碳酸锌, 尚含约 0.27%的氧化钙、0.45%的氧化镁、0.58%的氧化铁及 0.01%的氧化锰等。另外,尚含少量钴、铜、镉、铅和痕量的锗与铟等元素。煅炉甘石的主要成分为氧化锌。

[药理作用]

炉甘石所含天然碳酸锌被广泛用于皮肤科,作为中度的防腐、收敛、保护剂,用于治疗皮肤炎症或表面创伤。一般制成 5%~10%的水混悬液(洗剂),亦有制为油膏剂者。有人认为,炉甘石对葡萄球菌具有抑制作用。有些炉甘石含有铅及镉,有相当大的毒性。炉甘石被口服后在胃内会生成氯化锌,可刺激和腐蚀胃肠道。

[性味归经]

甘,平。归胃经。

[功能主治]

明目退翳,解毒敛疮,收湿止痒。用于目赤肿痛,眼缘赤烂,翳膜胬肉,溃疡不敛,脓水淋漓,皮肤瘙痒,湿疮等。

[用法用量]

外用适量,撒敷患处。不宜内服!

[处方用名]

炉甘石、浮水甘石、龙脑甘石、飞炉甘石,皆付黄连水飞制炉甘石。注明"胆"付胆甘石,注明"生"付未经煅制的炉甘石。

乳 香
Olibanum

[来源]

本品为活血祛瘀药。系橄榄科植物卡氏乳香树 Boswellia carterii Birdw.及同属数种植物树干皮部渗出的油胶树脂。

[炮制方法]

（1）乳香：去除原药材杂质，碾为碎块，即得。

（2）醋制乳香：将锅预热投入净治乳香，用文火加热拌炒，待药物表面开始熔融时，喷入米醋适量，边喷边拌炒，至药物表面光亮、散发乳香固有的气味时出锅，晾凉，即得。

[操作要领]

炒制乳香过程中宜用微火，至药物表面稍融化，喷醋略炒即可出锅。炒制时间不宜过长，以免熔融粘连。药物出锅后应搅拌以使松散，防止结块粘连。每100kg乳香用米醋5kg。炮制成品规格以药物表面光亮，不粘连为标准。

[炮制研究]

李时珍在《本草纲目》中载乳香有微毒，经醋炒后可解其毒性，且能增强其活血散瘀，消肿止痛之功，故曰"入丸散微炒杀毒，则不粘。"乳香中主要成分为树脂、树胶及挥发油等。一般需经炮制后入药，生品性味辛烈，对于消化道黏膜具有较强烈的刺激作用，可导致恶心、呕吐等副作用。有人对纯乳香挥发油作了"鱼毒"试验，证明挥发油成分毒性最强，对家兔体亦可造成严重的刺激作用。用米醋炒制乳香的过程中可使部分挥发性成分分解散失，从而缓解药物的刺激性，起到矫味和矫臭的作用。同时，也保持了其活血止痛，消肿生肌之功效。

[化学成分]

乳香含树脂约60%~70%、树胶27%~35%、挥发油3%~8%。其中，树脂的主要成分为游离α-乳香脂酸（α-Boswellic acid）、β-乳香脂酸（β-Boswellic acid）、结合乳香脂酸、乳香树脂烃（Olibanoresene）等。树胶为阿糖酸（Arabic acid）的钙盐和镁盐、西黄芪胶粘素（Bassorin）和苦味质等。挥发油含蒎烯（Pinene）、莰烯（Camphene）、香桧烯（Sabinene）、榄香烯（Elemene）、消旋-柠檬烯（Dipentene）及α-水芹烯（α-Phellandrene）、β-水芹烯（β-Phellandrene）、1-壬烯（1-Nonene）、己醛（Hexanal）、庚醛（Heptanal）、辛醛（Octanal）、壬醛（Nonanal）、2,4-壬二烯醛（2, 4-Nonadional）、间-异丙基甲苯（1-Methyl-3-isopropyl benze- ne）、桉树脑（Cineole）、异辛醇（Isooctanol）、1-辛醇（1-Octanol）、1-壬醇（1-Nonanol）、乙酸正辛酯（Octyl acetate）、乙酸龙脑酯（Bornyl acetate）等。

[药理作用]

相关研究表明，乳香具有较显著的镇痛作用。以乳香为主药的子宫丸，较多种抗菌素具有更强烈的抑菌作用,且能有效地杀灭滴虫。

[性味归经]

辛、苦,温。归心、肝、脾经。

[功能主治]

活血止痛,消肿生肌。用于血瘀疼痛,筋脉拘挛,风湿痹痛,跌打损伤,痛经等。

[用法用量]

3~9g。

[处方用名]

乳香、滴乳香、明乳香、薰陆香、制乳香,皆付醋制乳香。注明"生"付未经炒制的乳香。

藤 黄

Garcinia morella Desv

[来源]

本品为外用药。系藤黄科植物藤黄 Garcinia morella Desv.的胶质树脂。

[炮制方法]

藤黄制法一:除去原药料中杂质,适当破碎,备用。取大块豆腐,中间挖一方形槽,将藤黄碎粒置于槽中,再将挖出的豆腐回填覆盖于槽口之上。然后,置于容器内入笼屉中加热蒸制 2~3 h,待藤黄溶化后取出,放置冷却凝固后除去豆腐,干燥,即得。藤黄制法二:将净选藤黄放入瓷罐内,加入藤黄 10 倍量的鲜荷叶水煎液,再将罐置于盛有热水的铁锅内,隔水浴热 40~60min,至罐内溶液呈紫红色时将之倾倒入铜锅内,加热浓缩为稠糊状,晒干,即得。藤黄制法三:将净选藤黄置铜锅内,加入新鲜山羊血及清水适量加热煎煮 5~6h,取出,除去血块,将药物晾干,即得。

[操作要领]

(1)用豆腐制藤黄的过程中宜文火加热蒸制,至药物完全溶化即可。每100kg 藤黄用豆腐 30kg,炮制成品规格以洁净无杂质为标准。

(2)荷叶汁制藤黄每 100kg 药料用荷叶 50kg,将荷叶煎汤滤取煎液适量。炮制成品规格以紫红色、洁净无杂质为标准。

(3)山羊血制藤黄每 100kg 药料用山羊血 50kg,加水适量稀释后与藤黄共煮。炮制成品规格以红色、洁净无杂质为标准。

[炮制研究]

藤黄属于剧毒药物,故有"抬头吃藤黄,低头见阎王。"的民间谚语。藤黄中主要成分为藤黄素和藤黄酸等,如超过治疗服用量就会导致腹泻等不良反应。豆腐所含蛋白质系两性化合物,可与藤黄素及藤黄酸等成分结合形成沉淀,加之豆腐经过煎煮后所形成的多孔性凝固蛋白,对于毒质亦有较好的吸附作用。因此,豆腐对藤黄的毒性成分起到了结合沉淀与吸附双重的解毒作用。此外,如果将盛有藤黄的豆腐块置于锅内,加入清水适量煎煮30min左右,待藤黄溶化后取出,晾凉,即得凝固之藤黄。该炮制方法的解毒效果则更优于蒸制法。有关用荷叶、山羊血炮制藤黄的解毒机理,尚有待于今后加以研究论证。

[化学成分]

黄树汁含藤黄素,已知结构的有 α-藤黄素(α-Gut-tiferin)和β-藤黄素(β- Guttiferin),另含藤黄酸(Morellic acid)、异藤黄酸(Isomorellic acid)。种子含藤黄宁 (Morellin)、异藤黄宁(Isomorellin)、二氢异藤黄宁(Dihydroisomorellin)、乙氧基二氢异藤黄宁(Eth-oxydihydroisomorellin)、新藤黄宁(Neomorellin)。果皮含 α-藤黄素,树汁及心材含藤黄双黄酮(Morello-flavone)等。

[药理作用]

1.抗菌作用

藤黄种子衣中的色素—藤黄宁,对金黄色葡萄球菌具有抑制作用。体外的有效浓度为 1:10000,对若干真菌、草分支杆菌、人型结核杆菌效力很弱,对大肠杆菌无效。此外,新藤黄宁也具有抗金黄色葡萄球菌的作用。其异构体异藤黄宁及异新藤黄宁的抗原虫作用,较其母体有效(藤黄宁或新藤黄宁通过肠管时可异构化)。

藤黄素在体外对非致病性原虫具有抑制作用,特别是 β-及 γ-藤黄素效力较强。其抗原虫与抗菌作用并不平行,α_1-及 γ-藤黄素在抑制革兰氏阳性细菌之能力、对小鼠人工感染葡萄球菌的保护作用、在血清或金属离子存在时的反应,以及对热及酸碱度的稳定性等,皆与 α-及 β-藤黄素相似。

2.其他作用

β-及 α_1-藤黄素在超过治疗量时可引起小鼠腹泻,而 β-藤黄素致泻力更强。对小鼠的急性毒性(半数致死量,mg/kg)为:α_1 及 γ-藤黄素皮下注射均为 277,腹腔注射分别为 87.1 和 77.18,静脉注射分别为 108.4 及 108,这些数值与 α_2 及 β-藤黄素的毒性相差甚微。

[性味归经]

酸、涩,寒。有剧毒!归胃、大肠经。

[功能主治]

消肿排脓,散瘀解毒,杀虫止痒。用于痈疽肿毒,跌打损伤,皮肤顽癣。

[用法用量]

内服:0.03~0.06g,入丸、散剂。外用:研末调敷患处。孕妇禁用!

[处方用名]

藤黄、制藤黄、炙藤黄,皆付豆腐制藤黄。注明"荷叶汁制"付荷叶汁制藤黄,注明"山羊血制"付山羊血制藤黄。

六神曲
Divine Comedy

[来源]

本品为消导药。系面粉、杏仁、赤小豆等六种原料药经发酵加工而成的产品。

[炮制方法]

1.六神曲

(1)处方:赤小豆(豇豆)、光杏仁各 1kg,鲜青蒿嫩苗、鲜苍耳草嫩苗各360g,小麦粉50kg、鲜辣蓼草嫩苗180g,鲜苘麻叶适量。

(2)制备:将赤小豆碾碎,入锅中加清水适量煎煮成豆泥。取光杏仁捣为泥状,备用。将鲜辣蓼、鲜青蒿、鲜苍耳草嫩苗分别用水洗净,切为碎末,混合,加入清水适量浸泡12h,备用。视容器大、小不同,可将方中药料按比例称取适量分批进行制备。

将小麦粉、豆泥和杏仁泥混合搅拌均匀,然后倾入适量鲜辣蓼等3味药料碎末及浸液,搅拌揉搓成粗颗粒状,以手握成团、抖之即散为度,如果水分不足可加适量清水调节。将鲜苘麻叶铺衬于模具内部,取拌和后的湿药料装填入模具内,压制成重约1kg的矩形块状,连同苘麻叶一起取出,码放于竹篓内,使块与块之间保持一定的间隙,再用湿麻袋覆盖严实篓口,置于37℃室温中进行发酵。待2~4d后,曲块表面生长出黄绿色菌丝、内部出现斑点时取出,除去苘麻叶,趁湿润切制成方块,于40℃以下低温烘干或者晒干,即得。

2.麸炒六神曲

将锅预热后投入适量麦麸皮,先用武火、逐渐改用文火加热拌炒,待麸皮呈焦黑色、散发出灰白色烟雾时,投入干燥的神曲块迅速拌炒,至曲块被麦麸皮烟雾熏染至微黄色时出锅,筛除麸皮,晾凉,即得。

3.焦六神曲

将锅预热,投入干燥的神曲块,先用文火、逐渐改用中火加热拌炒,至药料表面呈焦黑色、内部焦黄色,且可嗅到焦香气味时出锅,晾凉,即得。

[操作要领]

(1)生产六神曲的季节以夏天为宜,因为此时气温较高而利于发酵。煮制赤小豆时添加的水液不宜过多,如果水液不足可随时添加。药料混合后制成的软材应软硬适中,因为过软则发酵所得成品粘连,颜色乌暗;过硬或过干燥则所得成品难以切制,湿度不够亦会影响酵母菌发酵活力。加水浸泡辣蓼、青蒿、苍耳草嫩苗时药料与水液的比例为 1:7。炮制成品规格以发酵完全,曲块外表呈现黄绿色菌丝为标准。

(2)麸炒六神曲过程中火力宜先强后弱,操作要迅速,炒制时间不宜过长,以免焦化。每 100kg 六神曲用麦麸皮 10~15kg。炮制成品规格以色黄、表面挂有麸皮烟雾熏烤色,无焦黑点为标准。

(3)炒制焦六神曲时先用文火、后改用武火,勿使药物炭化。炮制成品规格以外部焦黑色、内部焦黄色为标准。

[炮制研究]

用麦粉制曲的药用历史已经相当久远,早在公元 597 年前《左传》一书中载:"叔展曰,有麦曲乎?曰无,河鱼腹疾奈何?"可见,当时就已使用麦曲治疗肠胃疾病了。厥后,在公元 6 世纪中叶,医药学家贾思勰在所著《齐民要术》中载有河东神曲法。明代医药学家李时珍在《本草纲目》中转载《水云录》中的神曲制法,该法系将贾氏的河东神曲法加以简化而成,其操作方法及处方配料一直沿用至今。六神曲方内所用麦粉、青蒿、赤小豆、杏仁、苍耳草、辣蓼草,系分别影射六种自然界的物象,与上述六种药料顺序分别对应为白虎、青龙、朱雀、玄武、勾陈和蛰蛇。因为每年阴历五月五、和六月六为全年气温最高时期,适合发酵制曲。加之古人认为,五月五和六月六为诸神聚会的日子,故多选择该时进行制曲,其产品因之称之为"神曲",由于系用六种药料制备而成,故名"六神曲"。当时,福建的酿造业很发达,故所制六神曲品质最佳。在《泉州志》中载有"建神曲"一词,乃为当地特产。

《本草纲目》中描述的六神曲发酵程度为:"待生黄衣"为度,系指曲块表面生长有黄曲霉菌。由此推断,因黄曲霉菌的大量繁殖则可以形成较多的淀粉酶,而淀粉酶的存在则可能是六神曲具有助消化的原因之一。有关炮制实验研究表明,将神曲及其原料药物进行微生物培养,结果发现其中含有大量杂菌,主要菌种有球菌、杆菌、霉菌和酵母菌等。因此,如配制中成药将之炒用则更符合卫生学标准,可使中成药减轻污染和霉变,降低细菌含量指数。但是,从六神曲中所含乳酸酵母菌及淀粉分解酶考虑,无论炒制或者入汤剂煎煮均可使霉菌失活,因之降低药物的效用。故有人提出,采用自然发酵法成品杂菌含量甚高,卫生指标难以控制。故建议改用基质灭菌后的纯种发酵法,采用黄曲霉纯种发酵,测定成品淀粉酶的含量,以判断六神曲质量的优劣。有人还建议,采用酵母淀粉酶与乳酶生混合物直接代替六神曲,在制备中成药时直接将之加入,汤剂则采取研粉冲服的方法。该法是否合理可行,尚有待于进一步论证。

另外,有人对来自四个不同产地的六神曲生品与炮制品,进行了消化酶(淀粉酶、蛋白酶)活力检查,结果如下:

不同产地六神曲蛋白酶、淀粉酶活力比较(平均值±SD,n=3)

样品	蛋白酶活力(u/g)	淀粉酶活力(u/g)
生品(上海)	218.3±13.4*	93.4±15.7*
炮制品(上海)	18.4±3.3	12.7± 6.5
生品(浙江)	214.1±10.5*	79.6±11.5*
炮制品(浙江)	36.3±10.7	18.9± 8.6
生品(江苏)	322.4±21.6*	87.4±12.4*
炮制品(江苏)	22.3±6.9	10.3± 4.1
生品(四川)	275.1±14.6*	94.1±9.4*
炮制品(四川)	25.4±7.2	16.9±4.8

注:与相同产地炮制品比较, *P<0.05

测定结果表明,不同产地六神曲中蛋白酶、淀粉酶活力无显著性差异,故可将消化酶作为指标对六神曲的产品质量加以控制。此外,六神曲传统炮制规格为炒品和焦品,实验表明四种不同产地六神曲炮制品的蛋白酶、淀粉酶活力均显著低于生品。而对六神曲的高温炒制实际是起杀菌作用,如能控制六神曲产品的卫生标准,以生品代替炮制品研粉冲服,其药物效价则会更高。

[化学成分]

六神曲中含酵母菌,尚含挥发油、苷类、脂肪油及维生素 B 等。

[药理作用]

1.助消化作用

六神曲含有多种消化酶如淀粉酶等,每克六神曲每小时可水解淀粉0.5g。

可增加胃肠蠕动,增强其推进功能,促进消化液分泌,起到助消化,除胀满的作用。

2.抑菌作用

六神曲中苍耳草、赤小豆、青蒿均具有抑菌作用,六神曲所含乳酸杆菌可抑制肠道内的腐败过程。

3.解热作用

六神曲中的原料之一青蒿,具有解热作用。

[性味归经]

辛、甘,温。归脾、胃经。

[功能主治]

消食行气,健脾开胃。用于消化不良,饮食积滞,胃纳不佳。

[用法用量]

6~15g。

[处方用名]

神曲、六曲、炒神曲,皆付炒六神曲。注明"生"付未经炒制的六神曲,注明"焦"付焦六神曲。

[备注]

传统中医学认为,六神曲经用麸炒而黄香,增强了其醒脾开胃的功能;炒焦增加苦味,苦能泻下,故可提高消导作用。凡饮食停滞用焦品为佳,健脾开胃用麸炒为妥。

建神曲

Divine Comedy

[来源]

本品为消导药。系由多种药料混合后经发酵而成的曲剂。

[炮制方法]

1. 范志神曲

(1)处方主料:广陈皮、香附米、枳壳、泽泻、藿香各620g,青皮、枳实、杉木树皮、白术、杏仁、苍术、麦芽、白扁豆、白酒曲、砂仁、山楂各500g,槟榔、半夏各1kg,浮小麦9kg,茯苓2kg,猪苓360g,香薷250g,丁香60g,生姜150g。处方辅料:小麦粉25kg,鲜青蒿嫩苗、鲜苍耳草嫩苗各1.5kg,鲜辣蓼草嫩苗750g。

(2)制法：将方中主料干燥，粉碎，通过六号筛，加入小麦粉混合均匀，备用。辣蓼等 3 味处理方法、曲块成形，均参照六神曲项下制备方法。但其曲块体积小于六神曲，成品重约 60g，操作时亦无需垫衬苘麻叶。发酵过程中将曲块整齐码放于竹制框架内，外部用湿麻袋盖严，置于 37℃室温中发酵 48~72h，待曲块表面生有白色、或黄绿色菌丝时，将曲块移入通风处阴干，即得。

2.建神曲

(1)处方：陈皮、六神曲、山楂各 750g，青蒿、青茶各 250g，甘草、紫苏叶、藿香各 120g，麦芽 1kg，厚朴 360g，木香 180g，苍术 60g。

(2)制法：以上 12 味混合粉碎成粗末，备用。另取大米适量，加入清水煎煮为粥状倾入备用药末内混合均匀，以手握成团、松手即散为度。取容量 60g 的模具，撒入少许檀香粉作为防粘附剂，然后将拌和的药料装填入模具内压成块状，出模。按范志神曲的发酵方法趁湿进行发酵，待曲块生出黄白衣时取出，阴干，即得。

3.炒建神曲

将锅预热，投入干燥的建神曲块用文火加热拌炒，至曲块表面呈现火色时出锅，晾凉，即得。

4.焦建神曲

将锅预热投入干燥的建神曲块，先用文火、后用中火加热拌炒，至曲块表面呈焦褐色、可嗅到焦香气味时出锅，晾凉，即得。

[操作要领]

(1)范志神曲和建神曲干燥时应置于阴凉通风处，每日翻动一次，以免曲块继续发酵。炮制成品规格以表面有黄白或黄绿色菌丝，发酵充分，曲块干燥为标准。

(2)炒制建神曲过程中火力不可太强，以曲块表面微显火色即可，避免焦化。炮制成品规格以无焦黑斑点为标准。

(3)炒制焦建神曲的程度呈焦褐色即可，防止炭化。炮制成品规格以表面焦褐色、内部焦黄色为标准。

[炮制研究]

据文献记载，福建泉州神曲制作历史悠久，泉州产的神曲又称为建神曲，其有诸多品种。例如，紫华斋制备的紫华帝神曲、城隍庙徐镜心制作的万应神曲、秋水轩制造的香莲建曲等。但是，其中以明代秋水神曲（百草神曲）为最早，而以清代桂坛巷吴亦飞所制老范志万应神曲最负盛名。

建神曲配方源于京帮流派掌门人范志,故所制备的神曲又称之为"范志神曲"。原方留存于北京"同仁堂"药店,并由该店独家配制。目前,通常所见的配方(建神曲配方)是由固有成方"平胃散"加焦山楂、焦神曲、焦麦芽、苏叶、藿香、木香、青蒿等数味药物组方而成。由于两种产品配方中的药物数量及组成不尽一致,所以二者产品的治疗范围及其功用亦有所差异。有关建神曲的其他相关炮制研究,可参考六神曲项下的论述。

[化学成分]

建神曲中除药料原有成分外,主含淀粉酶等。

[药理作用]

1.助消化作用

建神曲含有多种消化酶如淀粉酶等,可增加胃肠蠕动,增强其推进功能,促进消化液分泌,起到助消化,除胀满的作用。

2.抑菌作用

建神曲中所含木香、甘草、青蒿等,均具有抑菌作用,建神曲所含乳酸杆菌可抑制肠道内的腐败过程。

3.解热作用

建神曲中的原料药青蒿、紫苏、青茶、藿香等,均具有解热作用。

[性味归经]

苦,温。归脾、胃经。

[功能主治]

健脾消食,理气化湿,解表和胃。用于伤食痞闷,腹痛吐泻,感冒头痛,痢疾等。炒建神曲醒脾开胃,焦建神曲消食导滞。

[用法用量]

3~9g,入汤、丸、散剂或单独冲服。

[处方用名]

建曲、建神曲、福建曲,皆付炒建神曲。注明"范志神曲"付范志建神曲,注明"生"付未经炒制的建神曲,注明"焦"付焦建神曲。生品一般很少入药。

[备注]

将干燥的建神曲成品用纸包裹后长期存放,容易被虫蛀食,曲块则形成蚀空状。此即传统所谓"陈建曲",系某些地区医家习惯用药。

百药煎
Chinese gall leaven

[来源]

本品为固涩药。系由五倍子与其他药料等,混合发酵后所制成的干燥产品。

[炮制方法]

(1)处方:桔梗、甘草各62g,五倍子500g,酒曲125g,茶叶31g。

(2)制法:将五倍子粉碎成粗末,备用。除酒曲外,将其余3味置于砂罐中加清水500ml煎煮30min,保持煎液微沸。过滤,加水适量重复煎煮一次,合并煎液(约600ml左右)。待煎液温度降至35℃左右时将之倾入五倍子粉中,搅拌均匀,使呈疏松的块状或颗粒状,然后加入捣碎的酒曲,搅匀后置于容器中密闭,放置于30℃~35℃的室温中进行发酵,隔日搅拌一次。经过18~20d,至发酵物体积膨胀、表面析出白色结晶时取出,晒干,捣碎,即得。

[操作要领]

(1)加入五倍子粉中的药物煎液应控制在35℃~37℃之间,煎液温度过高会使酒曲酵母菌失活,温度太低则曲菌发酵活力降低。

(2)发酵所用酒曲应选择生物活性高、发酵力强的新鲜曲种。

(3)加入五倍子粉末中的药液量应适中,以手捏成团、松手即散为宜。搅拌混合过程中勿用手进行挤搓,使药物颗粒间保持适当间隙,以利于曲菌在含氧条件下进行充分发酵。

(4)发酵所用酒曲如过于干燥,可酌加药物煎液湿润之,以提高曲菌的发酵活力。炮制成品规格以松散、发酵充分为标准。

[炮制研究]

五倍子含60%~70%的可水解鞣质,在入汤剂煎煮的过程中易与分子量较大的蛋白质、胶类等成分结合成为难溶性沉淀,从而影响汤剂的质量与药效。另外,五倍子中的可水解鞣质对肝脏会造成损害性毒副作用,故一般不主张用于内服汤剂或外敷治疗烧伤。但是,五倍子经发酵后的水解产物—没食子酸,则克服了五倍子与蛋白质和胶类成分容易结合形成沉淀的缺点。没食子系合成磺胺增效剂TMP的重要原料,因此五倍子发酵水解产物较之五倍子鞣质抗菌、抗炎和收敛作用更显著,毒性也明显降低。组方中茶叶含有缩合性鞣质,不仅对肝脏无毒副作用而且具有一定的保肝作用,从而进一步增强了五倍子的药物效用,拮抗了其毒副作用,降低了对肝功能的损害。"百药煎"方中辅以升举中焦脾气之桔梗,配以补益中气、解毒和中之甘草,显著提高了五倍子敛肺、解毒及升阳举陷的作用。因此,该传统曲制品无论从现代药理、药化以及药效学方面解释,还是以中医理法方药角度予以论证,均具有较高的推广和应用价值。

相关研究证明,以安琪酿酒曲中自行分离的三株菌为研究对象在相同条件下分别单独进行发酵,并对其降解效果通过微生物在药材表面的生长情况、和高效液相色谱进行评价分析,最终确定黑曲霉是百药煎发酵过程中的关键菌株。

[化学成分]

百药煎中除药料原有成分外,主含黑曲霉等成分。

[药理作用]

1.镇咳、祛痰作用

实验研究表明,采用小白鼠氨水引咳及酚红祛痰试验证实,百药煎具有镇咳和祛痰作用。

2.抗炎、抗菌作用

分别采用二甲苯耳廓肿胀、大白鼠皮下塑料环肉芽肿增生等方法,表明百药煎具有抗炎作用。此外,经体外抗菌试验证明其尚具有抗菌作用。

[性味归经]

酸、涩,微寒。归肺、胃、大肠、肾经。

[功能主治]

敛肺涩肠,止血,解毒。用于肺虚久咳,中气下陷,脱肛,泻痢,自汗、盗汗,遗精,便血、衄血,崩漏,外伤出血,疮疖肿毒等。

[用法用量]

内服:3~6g,研末冲服或入丸、散。外用:煎汤熏洗或研粉调敷患处。

[处方用名]

百药煎。

顾万红　张　民　撰

下篇 伤寒存真集

绪　论

第一章　伤寒存真集导论

《伤寒论》系东汉医家张机(字仲景)所著,乃中医学四大经典名著之一。该书集汉代以前医学之大成,并结合作者的临床经验,系统地阐述了外感病与杂病的诊治规律,建立了三阳、三阴经辨证理论体系,六纲八法兼具、理法方药兼备,是中医临床治疗学的奠基之作。张机之辨证,析微阐奥,穷伤寒之要道;仲景之论治,铅翰昭彰、尽医方之妙极。因之,《伤寒论》当首推为后世医家必读教本。

张仲景,南郡涅阳人也(今河南省邓县),其事迹汉书无传。据唐《名医录》载:"南阳人,名机,仲景乃其字也。举孝廉,官至长沙太守,始受术于同郡张伯祖,时人言识用精微过其师。所论著,其言精而奥,其法简而详,非浅闻寡见所能及。"东汉末年,连年战争,百姓流离失所,导致疾病流行,尸横遍野。张仲景家族乃两百余口的南阳大族, 在疫疠侵袭之下不到十年就死亡了三分之二的人口, 其中死于伤寒的则占十分之七。张仲景在序文中哀叹曰:"感往昔之沦丧,伤横夭之莫救",从而激发了他从医活人的志愿。为著书济世,其勤求古训,博采众方,广泛地吸收先贤之医学成就,终于写出了《伤寒杂病论》十六卷。

《伤寒论》成书之前命曰《伤寒杂病论》,原十六卷,约成书于公元 3 世纪。该书至魏晋时已有散失,经医家王叔和收集整理始得存世,后在流传过程中析分为《伤寒论》和《金匮要略》二书。北宋时期,政府成立校正医书局,对诸多医学古籍进行校勘整理,《伤寒论》则是其中之一。现该书通行本有两种:一是明代赵开美据宋治平本(林亿等校正的原刊本)的影刻本,一是金代成无已的《注解伤寒论》。此外,医籍《脉经》、《千金翼方》、《外台秘要》中均载有《伤寒论》的内容,被视为该书的早期传本。北宋校正的《金匮玉函经》,也是《伤寒论》的另一古传本。近代在日本亦发现了《伤寒论》的古传本,其中有康治本(唐人手抄卷子本)、康平本(丹波雅忠抄本)等。

《伤寒论》全书共分 10 卷、22 篇、398 法和 113 方。该书是一部论治外感热病的专著,张氏全面总结了东汉以前诊治外感热病的经验,运用《素问·热论》的理论,勤求古训,博采众方,并结合平生之临床实践,对外感病的发生、发展、预后及治疗等进行了精辟的阐发。其将外感疾病具有规律性的各种表现分类归纳为太阳、阳明、少阳、太阴、少阴、厥阴六经病证,每经结合阴阳、表里、寒热、虚实进行辨证论治,既有“同病异治”,亦有“异病同治”,确立了严谨的治疗规范,创立了六经辨证体系,奠定了祖国医学辨证论治的原则。其中,伤寒六经病的脉证治法系《伤寒论》的主体部分。尚有“辨脉法”、“平脉法”、“伤寒例”三篇,分别论述了伤寒、杂病的脉证预后以及伤寒的病因、病机、传变等。另有痉湿暍、霍乱、阴阳易、差后劳复等病的证治,以及汗、吐、下等治法的应用范围和禁忌证。后世多数学者认为,“辨脉法”、“平脉法”、“伤寒例”三篇,以及“痉湿暍、汗、吐、下可与不可”等条文非作者笔,系王叔和编撰增入,故自明代以后多删而不录。

概括地讲,张仲景不仅为诊治外感疾病提出了辨证纲领和治疗方法,亦为中医临床各科提供了辨证论治的规范,从而最终奠定了辨证论治的基础。《伤寒论》按伤寒传变规律,以条文的形式逐一阐述,言简意赅,辨证严谨,治法灵活多变,制方药少而精,故被历代医家尊为“经典”,对后世临床医学的发展产生了深远的影响。实践证明,该书辨证论治的原则不仅适用于伤寒病的治疗,而且是指导其他临床各科治疗学的权衡。其所运用的汗、吐、下、和、温、清、消、补等法被后世广泛应用;其所创立的 113 个基本方剂,如桂枝汤、麻黄汤、五苓散、承气汤、白虎汤、小柴胡汤、理中汤、四逆汤、泻心汤、乌梅丸等,均成为临床广为应用的良方。

且将升岱岳,非径奚为;欲诣扶桑,无舟莫适。研习《伤寒论》首先要熟读领悟,融会贯通,用之方能得心应手。然因原著系文言文,条文难以记诵,某些语句亦难理解,故对后世医家学习、掌握及运用带来一定困难。故此,编者在忠实于原著内容的基础上,结合清·柯琴所撰《伤寒论翼》,以孤藏《仲景存真集》为蓝本,经反复整理、修订,将之编纂为《伤寒存真集》一篇。全篇融原文、方药、方解及条文释义于一炉,以七字诀体裁形式论述,前后系统连贯,要旨一目了然,歌诀字句流畅,言简意赅,文字明了,通俗易懂,朗朗上口,易于记诵。具有承先启后、继往开来的学术价值,是后世医家、尤其是初学者研习《伤寒论》的佳作。

陈 成 撰

第二章　《伤寒论》六纲辨证析

　　《伤寒论》一书,理法方药及辨证体系至臻完善,首先确立了统一的理论体系和临床标准,堪称中国古代医学之典范,后世医家自此则有法可依,有方可运。该书被尊为"方书论治之祖",张仲景因此也被奉为"医中之圣"。然而,有人在研究这部典籍的过程中未能窥透书中的理论实质,以偏概全,妄加臆测,导致汉传医学理论面目全非,出现了千家伤寒聚讼一堂的局面。金元以后至今,甚至有"古方不治今病","伤寒论只治外感","伤寒论治疗伤寒,不治温病"等愚昧认识。

　　《伤寒论》是一门最古老的综合性循证医学典籍,书中以外感病(古称伤寒)为例证,阐明一切疾病的诊断辨治法则。其临床诊断"循证"证据井然有序,森然而不可违,讲求最终的方证病症相参,以达到最佳的治疗效果,此为"示以规矩"。同时,以各科杂病辨治为推衍,抓主证、辨病机,此又为"教以方圆"。此充分体现了医经"贯摄常法"的严谨性,不失为一部规范化、统一化的中医临床法典。

　　任何一门科学真正被人们所承认,均要有可以让人折服的理论作为基础,而《伤寒论》一书的理论基础就是阴阳学说的三阴、三阳观。阴阳学说是认识和掌握自然界规律的一种辨证哲学方法,中医学属于自然科学范围,提倡天人和谐观,认为人体生理活动、疾病的发生发展,亦应符合阴阳这个基本法则。

　　阴阳学说的内涵实质就是三阴、三阳,古人讲自然界万事万物,系用阴阳的法则进行二分法归类,然后将阴阳各自再进一步一分为三,进行细化分类。例如,成书于《伤寒论》之前,深远影响着国学思维的《道德经》就已昌明:"道生一,一生二,二生三,三生万物"的哲学理论。而历史更为久远、专门阐述宇宙万物法则的《周易》一书,也对此进行了系统明确的阐述,书中的阴阳八卦理论有"乾坤生六子,退其位而不用"的说法。乾卦为阳为父、坤卦为阴为母,乾父统三男卦、坤母统三女卦,三男代表三阳、三女代表三阴。据此,阴阳的特性已经含藏在三阴、三阳当中。此外,另有所谓八卦有六子、八纲有六目之说。

八卦定位后,错综变化的实为六卦;医家的八纲分类后,辨证本质实为六纲,这是亘古不变的万物阴阳法则。三阴、三阳之六纲分类法,对一切事物进行六分法的宏观属性归纳和识别,是用于认识事物本质的执简驭繁的法宝。六纲辨证理论、六气学说及其经络的三阴、三阳开合枢定位,都是在它的指导下产生的。

经络的命名,来源于三阴、三阳学说;六气的命名,来源于三阴、三阳;仲景的六纲框架,来源于三阴、三阳。素问阴阳离合篇阐述的三阴、三阳最先讲定位方法,分出阴阳的表里、半表里,这是三阴、三阳理论的根源。然后,赋予足部六条经络的命名与定位,因为它重点讲的是经络开合枢定位法,不能因为它未讲六气、六纲,就认为其阐述的是经络,从而错误地认为三阴、三阳学说讲的就是经络。

三阴、三阳学说就是定位法和分类法,并指导着经络、运气、六纲三个体系的分类与定位。张仲景之医论是将六纲赋予了方证内容,而六气学说则是把六气赋予了五藏方证内容。六气,虽然用了三阴、三阳名词,但是含义已经不同,其加入了五行概念,因此是三阴、三阳的衍生体,实际上就是用了三阴、三阳名词而已。而六纲和经络,则是共同运用着三阴、三阳的原始定位分类法。

有了三阴、三阳的理论基础,就要在此基础之上建立起系统完善的理论框架,贯穿始终才能形成一门真正的、经得起循证检验的临床医学科学。现代框架理论认为,框架是人们将社会真实转换为主观思想的重要凭据,也就是人们或组织对事件的主观解释与思考结构。有学者指出,中医理论的本来面目并非当前"教材"所阐述的样子,而是一个概念确切、逻辑严谨、理论自洽的认知体系,具备现代科学的基本属性。它的超前性若被揭示出来足以让世界震惊,它有极大的包容性和强大的自我发展能力。就像中华民族一样,海纳百川,只有这样的民族才能产生如此伟大的医学。因此,一个完善自洽的框架理论,才是一门科学的核心所在。《伤寒论》的辨证框架理论,也就是其核心理论即"六纲辨证"。

"六纲"一词提法可能会感觉陌生,可是人们、尤其是经方中医却每天在用,真可谓"百姓日用而不知"。六纲,是以阴阳的三阴、三阳学说为指导,对疾病在人体上所显现出的阴阳表里、半表半里、寒热、半寒半热、虚实以及半虚半实等症状表现所进行的系统归纳,从而辨别其病变部位、性质及正邪力量的对比等,尔后加以进一步的对证治疗。因此,六纲是中医经方六纲辨证体系的辨证总纲。

然而,中医教科书所指八纲辨证和六纲辨证性质截然不同。八纲,是机械僵硬的阴阳论,不是完善的框架理论,没有很好的解决"半"证的问题。六纲,则将阴阳巧妙的隐入三阴、三阳之中,完善了八纲的"半"证问题,并赋予了三阴、三阳之间动态的气化出入流转和时相。因此,六纲是最完美的系统理论框架。

六纲的框架为,阳:太阳—少阳—阳明;阴:太阴—厥阴—少阴。《伤寒论》以此六纲框架为依托,结合五脏病机、营卫气血、生理病理及三焦等理论,以循证经验作为依据,建立起完善、系统的六纲辨证理论框架。并以之为纲、方证为目,将疾病证候群以病位、病性和病态的规律辨别剖析,终深入到证型实质,予以最为契合的对证治疗,故为最本源的循证医学。

《伤寒论》的核心理论就是六纲辨证,它具有简明完善的系统论、控制论和信息论内容,并孕育着诸多现代医学、生物学的新理论、新学说的胚胎和萌芽。未来中、西结合或新医学的发展,也必定在"伤寒"这一宏观的大框架指导下去研究和创新,因为它能给予生命科学研究以永恒启示和不竭之源。

六纲与后世之八纲皆为辨病纲要,然八纲不能称之为八经,六纲则更不能命之为六经。"六经"一词是经络名词,为宋代医家朱肱所提。名词不能乱称,理论不能混淆,这个概念亟需澄清。后世用经络"六经"解"伤寒",赋予六纲以"六经"之概念,传袭千余年,令人哀叹!亦有用五行脏腑理念解读六纲、或以六气理论解读六纲,其越解越乱,此皆步入了误区,导致疗效湮灭,古圣蒙羞矣!《易》道至简,就是阴阳而已,故曰"一阴一阳谓之道。"《伤寒论》的阴阳六纲辨证理论体系,就是至简之道。

陈 成 撰

第三章 《伤寒论》之学术特色

一、倡导天人相应的整体观

天人相应的整体观是张仲景养生学的基本出发点和指导思想,正如《伤寒杂病论·自序》"撰用《素问》、《九卷》、《八十一难》"之语所云,仲景之学是在继承了《内经》和《难经》学术思想的基础之上而形成的。因此,在人与自然的关系问题上,张仲景便自然地以《内经》天人相应的整体观作为指导思想,并且作了深入的阐发,故开篇云:"夫天布五行,以运万类;人禀五常,以有五脏。"(见《伤寒论·自序》);"夫人禀五常,因风气而生长,风能生万物,亦能害万物,如水能浮舟,亦能覆舟。"(见《金匮要略方论·脏腑经络先后病脉证第一》)。这些生动的描述很清楚地说明,人类生活在自然界、且作为自然界的组成部分,只有顺应自然界气候的发展变化才能得以生存,保持健康。由此可见,天人相应的整体观是张仲景医学理论的基本出发点和指导思想。

二、防治重视保津液

津液之所以能防病、抗病,首先表现在津液具有固护机体、防御病邪的功能。例如,张仲景在揭示太阳病转入阳明的机理时,一再重申亡津液是其关键病机,"太阳病若发汗,若下,若利小便,此亡津液,胃中干燥,因转属阳明。"可谓例证。何以亡津液会导致病转阳明呢?因为,津液乃阳明经的主要正气,津液充则阳明固,邪不可干;津液亡则阳明虚,邪气便可轻易陷入。

津液之所以能防病、抗病,其次表现在能驱逐病邪和削弱病势。例如,"阳明病,发热汗出者,此为热越。"这里的"热越",即言热邪发越于外。津液充沛,阳气畅运则汗出越邪,邪越则病顺。故"阳明病,法多汗。"而津亏则无汗,邪不得出,其病为逆。又如,温热病中小便常短赤灼热,因为人要通过小便排邪,热邪一除,小便即转清利。"小便利,色白者,此热除也。"故临床可视小便断吉凶。"小便利者,其人可治。"因小便不仅显示人体津液虚实情况,而且还能反应前阴这条驱邪途径是否正常。

津液所以能防病、抗病,还体现在津液能调整由病邪所致的功能失调,同时修复损伤。例如,"太阳病发汗后,大汗出,胃中干,欲得饮水者,少少与饮之,令胃气和则愈。"这是因为津液得到了补充,若津液淤滞不行,其调和作用也难以顺利发挥。

由此可知,津液防病作用及津液抗病学说在《伤寒论》中有着充分的阐述。要想不病或少病就必须重视保护体内的津液。正如张景岳谓:"五液充,则形体赖而强壮。"人若津液不充,则筋枯髓减,皮槁毛脆,脏腑虚弱,极易为病邪所伤。

三、药食同源

这里所述的饮食药物,系指既可食用、又能防治疾病的动、植物及其加工品。据统计,在《伤寒论》113方中,计有大枣、生姜、干姜、香豉、粳米、葱白、蜂蜜、赤小豆、猪胆汁、蜀椒、乌梅、猪肤、鸡子黄、鸡子(去黄)、饴糖、苦酒、清酒等饮食药物17种。这些饮食药物遍及81个方剂,占全书方剂总数的72.32%。其中,还有不少以纯饮食药物命名的方剂,诸如十枣汤、猪肤汤等6方,加上药食合名的方剂如干姜附子汤等共24方,约占全书的21.43%。由此可见,张仲景对食疗十分重视,并已使其成为《伤寒论》方药的重要组成部分。

四、主张养护后天

张仲景认为,机体的功能与胃气的充沛与否有着十分密切的关系。这是因为,机体所需的营养物质有赖于胃气的化生,治疗疾病的药物也需中焦受气取汁以发挥疗效。因此,其不仅重视脾胃阳气的一面,也注意到了脾胃阴液的一面。《伤寒论》六纲病证的治则,总体不外乎祛邪与扶正两方面,在具体运用上实际包括汗、吐、下、和、温、清、消、补八法之意,且均不忘"保胃气"。例如,汗法的桂枝汤,用甘草、大枣调补中焦,保护胃气;下法的调胃承气汤,用甘草缓急和中;补法的炙甘草汤,以炙甘草、大枣补益脾胃;苦寒清热药易伤人胃气,则加入粳米、甘草调补顾护胃气。此外,张氏不仅重视以药物"保胃气",在服药方法上亦强调"保胃气"。例如,其主张服药时宜食粥,因为粥有内充谷气的作用,既可护胃气以扶正、又可助药力以祛邪。

五、注重扶正祛邪

《伤寒论》中所用药物非常广泛,以《伤寒论》所用113方与93味药来看,方含扶正祛邪、提高机体免疫作用的药物诸如:人参、黄芪、白术、茯苓、当归、甘草、大枣等的条文不止于百。在所载扶正祛邪药物中,多具协调阴阳、增强机体免疫机能、调理脏腑和补养气血的作用。至于本论中运用较广的其他药物,如芍药、附子、桂枝、白术、茯苓、麦冬、猪苓等,均不同程度地显示了促进免疫,祛疾除邪的治疗理念。

陈 宝 撰

第四章 伤寒存真总论歌

第一节 伤寒论翼俚言十六首

读书不明根蒂，古人精义弗彰；
常中之变,变中之常，参赞化育何仰。

全论大法第一
识破数和偏见，乃得仲景真传；
伤寒杂病六经兼,即是纲领大段。

六经正义第二
地理兵法两喻,夹界有路出师；
守而不战短兵,施虽有矛戟何恃。

合病启微第三
病有定体变迁， 合病并病相参；
气分神合妙通玄,阴阳互根贯穿。

风寒变惑第四
和风吹面无患， 中人必是夹寒；
方可通用善变迁,不拘浮紧滑缓。

温暑指归第五
欲显知温暑利害， 须明寒发来由；
应夏浅深要相投， 阴盛阳虚不谬。

痉湿异同第六
血虚筋急为患， 紧弱二脉分忧；
刚君葛根柔栝蒌， 逐邪滋阴妙手。

平脉准绳第七
气口成寸大会， 生死在此寻求；
阴阳二字包周围， 任他百脉沉浮。

太阳病解第一

心当太阳正位，水来克火犯君；
发汗利水把火清，麻桂诸方细审。

阳明病解第二

阳明传化之府，官拜仓廪司纳；
上越中清下夺达，三阴出路妙法。

少阳病解第三

少阳官拜中正，主胆气游三焦；
寒热往来邪正交，小柴胡汤解表。

太阴病解第四

太阴为开主脾，同处中州司输；
不为胃地津液疏，因而腹满痢吐。

少阴病解第五

少阴水火兼理，肾中寒热杂居；
二十五度细推施，微为小象而细。

厥阴病解第六

厥阴消渴病温，肺虚肝邪上行；
小建安邪柴木平，窃母克火对证。

六经总论第七

六经原来活方，十剂方外有方；
舍证求方终非良，机情两得为尚。
灵素备言针灸，方药仲师乃详；
指得长沙一瓣香，受教举世无恙。

第二节　题　辞

医之一道当精讲，关人生死与存亡；
凭脉辨证勿猛浪，因证立方细推详。
药毒攻邪邪沦丧，误用一味性命戕；
然人气禀不一样，老幼男女身弱强。
三百六十各有相，内分心肝肺肾肠；

病有浅深轻重状，表里寒热及阴阳。

此事本来难摹仿，幸有仲景立门墙；

本有素问复博访，区分六经有名堂。

主病主脉有变象，寒热杂病各分帐；

更有韵伯注妥当，复为二翼成宪章。

用药分经毫无妄，变化神明非执方；

真是医人当头棒，竭在唱醒药黄粱。

更不须下拦何纲，直捣虎穴擒贼王；

万一病脉不明朗，为请宗工什谦光。

欲使生灵皆无恙，诊历不害寿而康；

今访韵伯为俚唱，非敢与世作津梁。

聊使习学有依傍，记诵顺口本无腔。

第三节　六经正义歌

太阳寒水主开，　　太阴湿土主开；

阳明燥金主合，　　厥阴风木主合。

少阳相火司开合；　少阴君火司开合。

诸病总不外六经，六经统辖人一身；

自从仲景立此论，遂使后学有遵循。

只在六经求根本，不求枝叶诸证名；

掌握枢机治百病，须明六经之地形。

腰以上为三阳境，三阳夹界地在心；

虽主于外里相映，先举太阳地至尊。

内由心胸外颠顶，前至额颅后眉承；

肩背下及手足跟，内合膀胱统卫营。

内由心胸胃肠经，外至额颅当分清；

由面至腹地而输，下及于足是阳明。

由胸至咽出口吻，颊上耳目更斜升；

至颠外胁内胆分，即是少阳地面存。

腰下三阴有分寸，腹为三阴夹界城；

主里而不及外省，先将太阳说于君。

自腹由脾中州定，　下及二肠与魄门；
少阴自腹于两肾，　膀胱溺道地图呈。
厥阴自腹由肝引，　上膈至心风木林；
又从胁肋为邦禁，　下及小腹与宗筋。
通行三焦主里证，　夹辅之国近邦京；
此是六经经界终，　适合病形篇所云。
邪中项背太阳领，　邪下阳明中面膺；
中颊两胁少阳证，　中阳溜经左规程。
中阴溜腑又当认，　邪中于阴难直行；
望初必从臂肘进，　自经及腑以逼凌。
脏中气实不容近，　则邪还腑律逆横；
寒邪还腑自痈甚，　热邪还腑下症因。
由此三阴不安静，　须知逐邪固本根；
六经病纲细思忖，　头项强痛太阳证。
脉浮恶寒为把柄，　主表主开有明征；
阳明为合里阳隐，　胃实提纲意义深。
少阳归重半表令，　口苦目眩机遍真；
少阴阴枢开合应，　欲寐不寐是病情。
归重半里情为顺，　舌干口燥不提论；
太阴主里阴道盛，　里寒自痈腹疼痛。
厥阴合阴阳侵浸，　消渴里热气逆侵；
病有走体虽分任，　病有变迁更宜寻。
更宜互参合病并，　部位须分气氤氲；
脉证机情并详审，　庶几万病可回春。

第四节　制方大法歌

制方不拘病之名，　惟当其证机与情；
六经方虽各主令，　亦可互通与它经。
所求是方合是证，　不拘经用活发生；
表里虚实寒热论，　并无风寒杂病分。
或无表里二方更，　风寒两方或迭寻；

或以全方而者胜，或以加减而建勋。
小青或然设五证，加减方内五方新；
小柴或然设七证，加减方内七方存。
当知法中有法隐，方外有方宜知音；
何以三百九七因，一百十三方拘玲。
岐伯创立七方正，仲景化裁以尽神；
即以发表攻里证，逐邪大法也至精。
麻桂只可发表分，表里夹见不能行；
表热里寒小青清，表寒里热大龙平。
表中解里有速应，岂如坏病先后迎；
如此尽变营卫庆，邪留腠理当急擒。
半表寒热全同经，半里虚实又分呈；
里虚小柴实大领，表中和里气如春。
岂传先攻后补慎，先补后攻细酌忖；
发表不独麻黄任，攻里又岂独调承。
胸膈之水大陷运，胸膈之痰小陷清；
试胃失气小承领，肠胃燥屎大承清。
因证立方有分寸，邪祛而不伤中宫；
缓急轻重讲不尽，十法识剂当分明。
麻黄葛根诸汤定，可以散实气味轻；
宣可决壅栀瓜顺，通滞十枣与五苓。
泄闭陷承抵当峻，滑可去实胆蜜灵；
涩可固脱赤桃进，补弱附子理中陈。
黄阿之汤得燥润，禹代重可镇怯心；
连豆燥可祛湿侵，看来不外阳与阴。
白虎黄连是寒性，白通四逆热性横；
胜热治寒何须问，审明此理救世人。
虚实表里或杂混，又有治法用灸针；
然至六方为主政，诸方加减有君臣。
汗剂皆本桂枝引，吐本栀豉法相同；
攻剂承气实为准，利剂柴胡为本根。
本于泻心寒剂等，本于四逆剂成温；

学者切勿恃聪敏，诸类旁通引而伸。
老大心细学古训，而后可入仲景门。

第五节 伤寒六经传变歌

霜降以后春风前，伤寒即病六经传；
传过六经当自愈，请观素问不虚言。
若染两感伤寒证，一日两经表里传；
水浆不入不知人，六日之间当殒命。
是故伤寒不服药，待过七日无差错；
七日之中一剂差，变成坏证终耽搁。
阳盛格阴须细察，阴盛格阳必须研；
表里阴阳明的确，汗吐下和用无偏。

太阳经病歌

太阳经病恶寒先，身热头痛脊疼连；
有汗伤风脉浮缓，无汗伤寒脉紧弦。
无汗麻黄汤可汗，汗多宜用桂枝煎；
时药香苏加减用，对经中病实时瘥。
初病原来是太阳，即宜发表便安康；
假若误用阳明药，引入肌中热不散。

阳明经病歌

阳明经证热如汤，不恶寒兮减去裳；
目病鼻干不得眠，脉浮洪滑数而长。
法宜解肌微汗取，升麻葛根理先当；
太阳传证到阳明，方用升麻病浅轻。
若与小柴胡一剂，邪即传入少阳经。

少阳经病歌

少阳寒热往来更，口苦咽干胸胁痛；
干呕脉弦兼重听，小柴和解即安宁。
阳明传入少阳经，一剂柴胡热便清；
若用麻黄重发汗，便为蓄血反蒸蒸。
少阳经证未全消，如用大黄不合宜；

痞气结胸从此致，请君临证莫失棋。

太阴经病歌

太阴经证当恶热，脉沉有力来不歇；
舌燥气急烦躁增，白虎投之不胆怯。
太阴恶热烦躁并，口干舌燥心下闷；
二便自利病居中，黄连泻心汤最应。
太阴恶热多口渴，烦躁腹泻大便数；
黄芩芍药两相须，再加甘草和诸药。
太阴经证身恶热，更兼腹痛将危绝；
腹痛拒按结不通，桂枝大黄汤最灵。
太阴经证表尚热，内有烦躁便且结；
腹中满闷舌上苔，大柴胡汤立时捷。

少阴经病歌

少阴经证身体凉，恶热烦躁手足扬；
口渴舌燥腹满硬，大小便秘语言狂。
或为下痢纯清水，此皆邪热胃中藏；
法用苦寒攻下剂，急投三味小承气。

厥阴经病歌

厥阴经证身厥冷，烦躁去衣腹满硬；
舌卷吏缩气上冲，发狂谵语将殒命。
寄语医家速决断，要知生死脉中辨；
生脉来时沉有力，大承急下服之宜。
死脉来时微且乱，若然投剂亦不瘥。

第六节　六经方余论解歌

审其阴阳别柔刚，阳病治阴阴治阳；
内经言语岂惝恍，定其中外各守乡。
仲景制方此模仿，或同而异有主张；
只因经气不同样，六经原来分井疆。
太阳寒热互呈象，虚实迭见治非常；
故于发表把里望，表药又探里药囊。

阳明经主实热旺， 所以方制攻下汤；
又恐用之或鲁莽， 实中叮咛将虚防。
少阳经气虚热掌， 每用人参解以凉；
太阴虚寒气药养， 立方温补尚附姜。
气多虚寒少阴象， 故虽表热附子良；
兼有虚热滋阴尚， 又当细审勿匆忙。
厥阴经主实热撞， 故虽厥冷手足僵；
脉微欲绝之形状， 姜附不用置一旁。
然此无形实热降， 非为阳明有形伤；
表里不一为此讲， 再将表里讲一章。
二阳主表有里象， 三阴主里无表扬；
太阳至尊主五脏， 胸中为里犹明堂。
少阴为里七室降， 犹如天子宫禁房；
阳明六腑之君长， 腹中为里都会场。
中州万物所归往， 太阴为里政事访；
百职皆由此分放， 二阳论毕论少阳。
十一脏腑所共向， 胸腹皆里无定方；
厥阴为里犹幄帐， 运筹决谋有秘藏。
治三阳者皆细想， 两层里面勿相仿；
三阴虽有表证恙， 无非三阳经传往。
故谓无表非虚谎， 女子庭即丈夫堂；
所以三阴表剂尚， 仍用桂枝与麻黄。
然而阴亦有器仗， 太芍少附厥阴当；
互列表剂来调养， 并行不悖涤病肠。
总要阴阳互生长， 表里雌雄输应将；
调和阴阳气清爽， 精神充足遍身香。
郢斧还望诸良匠， 此乃伤寒存真方。

各 论

第一章　太阳病方总论歌

太阳主表犹边关，　　制方发表里亦兼；
心肺之经真里面，　　肺病发热心恶寒。
烦喘痞硬与逆满，　　头项强痛心肺连；
发表降气麻黄验，　　发表滋阴桂枝贤。
表中生津津液灌，　　葛根汤剂妙难言；
表中清火翘豆辨，　　大青麻杏石膏甘。
小青龙与五苓散，　　发表利水对君谈；
清利又各有深浅，　　白虎十枣当细参。
随证救逆法莫滥，　　陷胸泻心抵当丸；
调胃四逆能解免，　　真武等方要中权。
都因麻桂方加减，　　神而明主妙际边；
表虚自汗桂枝验，　　更有加桂去桂丹。
加芍去芍加附片，　　参朴杏苓术共煎；
龙牡等剂皆桂变，　　种种不一审得端。
表实风寒麻黄汗，　　葛杏连翘继主前；
小青干呕而咳满，　　大青内热而躁烦。
皆从麻黄为主见，　　寒热暑湿当深谙；
证治此经法两件，　　发汗利水方内元。
发汗又有五法显，　　桂汗经络病自安；
麻汗皮肤散外寒，　　汗在肌肉用葛仙。
大青龙汗胸中现，　　汗心下水小青滩；
三焦高下定水患，　　利治之法又有三。

上水发汗青苓散， 中焦水气泻乃全；
须用十枣与大陷， 在河之中挽狂澜。
水在下焦利小便， 桂枝去桂苓术添；
总之此经心主管， 阳中太阳不虚传。
汗为心液君令唤， 第一妙法用手拈；
若火不足水弥漫， 第二利水效应先。
君火太盛烦渴现， 清火反治得安然；
火衰脏腑风寒犯， 从治之法温补焉。
它法犹须细检点， 庶不失一号十全。

第一节 桂枝汤歌

桂枝汤

桂枝 9g 芍药 9g 甘草 6g 生姜 9g 大枣 4 枚

桂枝芍药草姜枣， 滋阴和阳第一条；
第一发汗解肌表， 服此营卫自和调。
太阳中风脉浮表， 皆得用此把病疗；
脉浮为弱是主脑， 头痛发热是其标。
恶寒恶风原有道， 病脉相应莫混淆；
干呕胃腑风侵扰， 风袭阳明鼻鸣号。
但见一证用之妙， 总以自汗为主梢；
即服此方有功效， 表虚之证立刻消。
桂枝色赤通心窍， 温经扶阳散寒高；
甘者益气生津妙， 辛堪解散外邪逃。
得芍益阴止汗巧， 内和营气把烦消；
姜辛佐桂解肌表， 枣甘佐芍把里调。
甘草安内扰外盗， 调和营卫通三焦；
任他盗汗自汗冒， 虚虐虚痢皆高超。
方后复方更精妙， 啜粥服药汗自潮；
谷气内充邪自跑， 发汗无患惟此高。
生冷黏滑口勿嚼， 五腥臭恶一切抛；

凡服药时要忌了，　　免致证变把力淘。
勤笔又把疑证表，　　脉浮自汗察秋毫；
小便数而心烦扰，　　微恶寒分是根苗。
独脚挛急不同道，　　乃是阳明阴虚招；
即用栀豉吐之妙，　　胃阳得升诸脉调。
再服桂枝去攻表，　　咽干烦吐厥难疗；
厥因胃阳已所招，　　甘草干姜能补牢。
阳复之后别无妙，　　芍甘和除称英豪；
胃实谵语从此造，　　姜桂遗热祸移罍。
调胃承气与宜妙，　　阴阳相合自逍遥。

第二节　麻黄汤歌

麻黄汤

麻黄 9g　桂枝 6g　杏仁 9g　甘草 3g

麻黄汤内桂杏甘，　　开表逐邪发汗丹；
头痛项强发热现，　　身疼腰痛骨节酸。
恶寒恶风不出汗，　　胸满而喘形证全；
浮紧浮数脉体看，　　须当用此峻剂焉。
倘若汗出不解免，　　便以桂枝代平安；
可一而不再可见，　　投之恰当用手拈。
麻黄中空外直干，　　宛如毛窍骨节然；
能把骨节寒邪尽，　　引出毛窍一箭穿。
卫分风寒自发散，　　轻可去实疗伤寒；
有汗忌用大关键，　　能令人虚耗其元。
得桂入心生出汗，　　营分之中散风寒；
得杏温心把寒散，　　逐邪定喘清肺痰。
得草外拒邪不犯，　　内保中宫气血安；
不用姜枣有主见，　　串横碍麻难升前。
枣性滞逆怠而缓，　　窒碍杏仁速降焉；
若是衄血已出现，　　休再发汗把热添。

第三节　葛根汤歌

葛根汤

葛根 12g　麻黄 9g　生姜 9g　桂枝 6g　芍药 6g　甘草 6g　大枣 4 枚

葛麻桂芍草姜枣，　表虚里实宜此条；
开表逐邪轻而巧，　服之表里自和调。
头痛项强背强了，　牵引几几受煎熬；
脉浮恶寒为主脑，　风寒在表也能疗。
汗出是风伤营道，　无汗伤卫在皮毛；
表病下痢不痢道，　但呕合病都能消。
葛根性轻体重好，　去实镇动固里高；
甘满起阴生津妙，　滋筋舒脉免牵劳。
麻黄能开玄府窍，　祛风发汗为臣僚；
桂芍甘枣营卫调，　何患外邪不远逃。

第四节　大青龙汤歌

大青龙汤

麻黄 9g　桂枝 6g　甘草 3g　生姜 9g　杏仁 9g　大枣 4 枚　石膏 24g

大青龙麻桂杏甘，　姜枣加膏以疗烦；
烦躁身痛而不汗，　头痛发热又恶寒。
脉浮紧缓有体看，　风寒在表里热煎；
热伤金气烦躁见，　石膏生津是仙丹。
犹恐热出寒不散，　变为邪热下痢焉；
是为引贼破家产，　顾头不顾尾一般。
故用麻桂来发汗，　急加甘草和中元；
姜枣调培营卫畔，　一汗风热表里安。
麻桂二汤不反辨，　此能清内扰外边；
若有少阴证夹见，　与脉微弱莫妄谈。

第五节　小青龙汤歌

小青龙汤

桂枝　芍药　五味子　麻黄　细辛 干姜　半夏　甘草各 9g

桂芍麻甘小青龙，　姜细半味以类从；
心下有水咳气壅，　干呕发热似火烘。
表虽未解里寒重，　发汗利水保君躬；
渴利噎喘或满痛，　小便不利皆奏功。
心下相火所居洞，　水火相射病更凶；
下而不止渴利纵，　上而不下噎喘逢。
溜于肠胃小便壅，　少腹应满与鼓同；
发热而渴干呕动，　枢机之剂如化功。
麻黄能开皮毛孔，　细辛逐水气甚雄；
半夏除呕胃寒送，　五味干姜咳无踪。
桂芍甘草本方重，　更将加减告诸公；
麻黄细辛性直勇，　干姜猛烈气不松。
心液不足渴腔应，　半夏燥热不可用；
栝蒌根儿急早用，　津液上升甘露霖。
利噎满喘向里贡，　故去麻黄表忌攻；
芫花茯苓水远送，　附子除噎妙无穷。
杏仁定喘不欺哄，　管叫表里俱能通；
化水为汗咸称颂，　外邪顿解建奇功。
又主水寒在肺胃，　久咳肺虚用勿虑。

第六节　五苓散歌

五苓散

猪苓 9g　泽泻 15g　茯苓 9g　白术 9g　桂枝 6g

二苓泽桂术相当，　五苓散是白饮汤；

汗后表热不解放，　　烦渴饮水汲西江。
或饮即吐水逆上，　　或便不利病膀胱；
在里之表此方尚，　　内烦外热正堪尝。
离宫真水运不上，　　膻中之火不宣扬；
邪水凝结内不放，　　玄府之外不输将。
无津不把口舌养，　　焉能下输于膀胱；
谨记浮数脉形象，　　治水之法有二方。
表证已罢洪大壮，　　热证阳明有表藏；
白虎加参是良将，　　清火益气得安康。
表证未罢浮数象，　　寒中表里在太阳；
泽泻培本肾水畅，　　猪苓利尿色相当。
白术归脾治流荡，　　茯苓入肺清源良；
桂枝通卫引导上，　　外达内滋心肺乡。
推陈致新暖水养，　　水精舒布贯四旁；
烦热解去精血爽，　　一汗而去寿无疆。
小发其汗逐水当，　　不是生津利水方。

第七节　十枣汤歌

十枣汤

大枣 10 枚，芫花（熬）、甘遂、大戟各等分

十枣芫花甘遂戟，　　太阳中风与呕逆；
表解无有恶寒意，　　腠理汗出发有时。
头痛心下满硬痞，　　胁下牵引痛难支；
其人干呕而短气，　　里未合和此方宜。
水气为患有殊异，　　或喘或咳可利泄；
或但吐痢无汗意，　　病在一处不难医。
此外行皮汗而出，　　内生咽喉而呕逆；
下行肠胃而下痢，　　水邪浩浩势之溢。
且兼头痛并短气，　　心腹胁满痞硬齐；
水邪尚留结于中，　　三焦升降权难疑。

恶寒发热两不俱，　头痛皆因水气逆；
里邪充斥非渗泄，　表罢汗散非所宜。
此方利水为峻剂，　辛苦寒毒气相须；
决渎大下如一举，　水患可平定无凝。
邪出犹恐伤正气，　故选大枣把君立；
调和药毒制水势，　预保脾土不随虚。

第八节　麻杏石甘汤歌

麻杏石甘汤

麻黄 6g　杏仁 9g　甘草 6g　石膏 24g

麻杏甘草石膏汤，　温病发汗逐邪良；
阴阳俱浮脉紧象，　自汗身重见形乡。
汗下之后无汗恙，　喘而灼热用此方；
石膏甘润把火降，　不比黄连燥而刚。
和中调气甘草当，　专程达表是麻黄；
用此开表逐邪纲，　阳浮气闭身重当。
阴浮精散血自荡，　石膏填阴清火强；
表里俱热无升降，　中气不运更猖狂。
多眠鼻鼾话难讲，　杏仁降气勿彷徨；
冬不藏精热浮脏，　春风解冻邪外伤。
清热宣肺法为尚，　身即大热以此方；
若非鼻鼾言难状，　治法当用白虎汤。
加参粳米以其放，　表里俱虚劲非常；
但若不虚参减去，　食入于阴气长阳。
但若无寒虽项强，　表里俱虚忌桂姜；
重在存阴识见广，　不必虑其亡了阳。
开表清里为正项，　降火平喘寿而康。

第九节　麻黄连翘赤小豆汤歌

麻黄连翘赤小豆汤

麻黄 9g　连翘 9g　杏仁 9g　赤小豆 15g　梓皮 9g　生姜 6g　甘草 6g
大枣 4 枚

麻黄连翘小豆汤，　梓皮杏甘与草姜；
表寒不汗妄下降，　热不得越腹中藏。
瘀热于里火炎兀，　故但头上出汗象；
无汗之处别有恙，　湿热熏蒸身发黄。
因而小便不利畅，　水气上溢及肤乡；
营卫不和从此降，　心肺多为瘀热伤。
谅非桂枝能调养，　必择酸苦气寒凉；
小豆赤色通心脏，　酸收心气泻火殃。
专走血分无阻挡，　通络行经利膀胱；
梓皮色白肺相仿，　清热理中此为良。
专走气分内外上，　烦热解散为君王；
佐连与杏泻心兀，　开表不离姜麻黄。
甘草大枣把胃养，　水升火降地天长；
潦水味薄性流荡，　降火除湿成妙方。

第十节　文蛤汤歌

文蛤汤

文蛤 15g　麻黄 9g　杏仁 9g　石膏 15g　生姜 9g　甘草 9g　大枣 4 枚

文蛤甘草生姜枣，　杏仁麻黄同石膏；
病发于阳汗解妙，　庸工反用水攻疗。
热被水劫不得散，　气而不散邪愈潮；
外则肉上起粟泡，　湿气凝结玄府曹。
意欲饮水烦热恼，　阳邪内郁不和调；
当渴不渴有道理，　皮毛水气入肺涝。

小青难散内烦扰， 五苓治水非皮毛；
惟蛤咸寒生海岛， 补心胜热邪自抛。
皮毛之水谷利导， 胸中之烦亦能疗；
阳为阴郁发汗好， 湿在皮毛万同条。
休把经络去动了， 热淫于内更难熬；
故将桂枝去不要， 麻黄治内加石膏。
姜枣为引功最效， 甚不差者五苓消；
汗出腹痛芍药妙， 渴饮不止此亦高。

第十一节　桂枝二麻黄一汤歌

桂枝二麻黄一汤

桂枝 6g　芍药 6g　麻黄 3g　生姜 6g　杏仁 6g　炙甘草 3g　大枣 4 枚

桂二麻一麻减半， 保中出奇妙而玄；
桂枝汤后已大汗， 其形如虐日再三。
太阳发汗是正象， 太过转属阳明经；
不及转属少阳面， 寒热往来头项兼。
强痛未罢表尚现， 仍在太阳寻病源；
虐乃暑邪久留站， 其邪内着于募原。
发作有时不怠慢， 日不再作仔细参；
此因风邪营卫犯， 动静长度失得端。
一日再发无主见， 或者三度受熬煎；
皮毛肌肉邪气篡， 故非桂枝能疗痊。
已经汗过里明显， 可非麻黄能任肩；
故取桂二解肌畔， 麻黄用一开表焉。
合而服之肌表散， 似汗非汗缓而元；
仲景合方有深念， 权衡轻重似仙丹。

第十二节　麻桂各半汤歌

麻桂各半汤

桂枝 6g　芍药 6g　生姜 3g　甘草 3g　麻黄 3g　杏仁 6g　大枣 4 枚

桂枝麻黄各半汤，　　各取三合用偶方；
前方汗出不彻状，　　再服缓汗解重殃。
此因未经发汗象，　　顿服急汗有分怅；
八九日病如虐状，　　发热恶寒是形伤。
热多寒少面赤样，　　阳气弗郁在表藏；
不得发越向外往，　　其身必痒不寻常。
病久气虚好调养，　　表邪未解细推详；
多汗转属阳明上，　　不汗则转属少阳。
欲从太阳愈此恙，　　不再作经立此方；
各煎合服不混账，　　水陆二师不可挡。
相为表里两军将，　　异道夹攻邪立亡。

第十三节　桂枝加附子汤歌

桂枝加附子汤

桂枝 9g　芍药 9g　炙甘草 9g　生姜 9g　附子 9g　大枣 4 枚

桂枝外把附子添，　　汗多亡阳亦能安；
病在太阳当固汗，　　微似有汗病乃痊。
此是太过失检点，　　遂漏不止恶风焉；
因之阳虚遗小便，　　四肢挛急伸屈难。
膻中亡阳欲外散，　　玄府不闭风易陷；
津液外泄恶风倨，　　不能润下小便难。
诸阳亡本四肢站，　　筋急不利难伸蜷；
离宫阳虚液难敛，　　当用桂枝补心元。
阳密自然止漏汗，　　恶风自罢易消愆；
坎中阳虚水泛滥，　　加附固肾阳回还。

四肢得随筋柔软，　小便自利获安全；
发汗之剂更当辨，　倘若大汗人渴烦。
乃是阳陷于里面，　白虎加参滋阴先；
麻黄太过汗外泛，　即服此方扶阳元。
伤寒自汗脚急挛，　阴虚是在未汗前；
此四肢急已发汗，　阳虚汗漏寻根源。
便数便难两明显，　恶风甚于微恶寒；
但脚挛急病轻点，　四肢不利虚痰缠。
芍药甘草阴虚验，　桂枝加附回阳丹；
不辞苦心谈机变，　仲景命剂自通玄。

第十四节　芍药甘草附子汤歌

芍药甘草附子汤

芍药 15g　甘草 9g　附子 6g

芍药甘草附子剂，　急救亡阳此方求；
发汗而病不解去，　反转恶寒更甚矣。
表虽未解当救里，　故加附子去桂枝；
病在太阳少阴起，　上下相应有来历。
不能藏精耗阴气，　不能卫外太阳虚；
致令阴邪久留此，　亡阳之兆已在先。
仍用姜附攻表剂，　扶阳已反亡阳基；
桂枝姜枣一切去，　芍药少阴桂钦密。
甘草温中止吐痢，　咽痛阴邪自远移；
附子攻顷真火气，　肾中元阳得所栖。
阴阳两虚把里治，　表邪自解收效奇。

第十五节　桂枝甘草汤歌

桂枝甘草汤

桂枝 12g　炙甘草 9g

桂枝甘草药二般，　　补心峻剂对君谈；
发汗过多心液散，　　气短心虚不能堪。
心下悸动欲得按，　　叉手自冒卫心连；
独把桂枝甘草捡，　　补营养血补心丹。
甘温相得和气贯，　　心悸自平得安然。

第十六节　茯苓桂枝甘草大枣汤歌

茯苓桂枝甘草大枣汤

茯苓 12g　桂枝 9g　甘草 6g　大枣 4 枚

茯苓桂甘大枣汤，　　泻肾培土制此方；
汗后脐下有悸样，　　欲作奔豚来为殃。
豚为水畜理相仿，　　奔则疾驰把首昂；
酷肖水势上攻象，　　此时尚在脐下旁。
欲乃是将象发状，　　当先急治勿彷徨；
茯苓淡渗肾邪降，　　佐桂甘温心气扬。
甘草大枣土培旺，　　制水注海此为良；
甘澜涝水为引尚，　　先煎茯苓以成汤。
别其所畏脐解放，　　令皆趋下得安康。

第十七节　桂枝去芍药生姜新加人参汤歌

桂枝去芍药生姜新加人参汤

桂枝 12g　人参 6g　甘草 6g　大枣 5 枚

去芍去姜任桂枝，　　新加人参名更奇；
表在原无补中理，　　故名新加君当求。
汗后身疼不自主，　　诊来又见脉沉迟；
芍药生姜为何去？　　辛散不可治表虚。
迟为脏寒内经记，　　芍药滋阴故远移；
入心养血用桂意，　　不复发汗与解肌。

　　　　甘草大枣为羽翼，　辅佐甘性直补离；
　　　　犹名不大固元气，　故加人参中补益。
　　　　调养营气太和气，　血脉流通身痛息；
　　　　此与人参桂枝异，　彼因妄下胃寒虚。
　　　　不用姜术培胃地，　表热培将桂甘施；
　　　　此因发汗不得理，　津液丧亡经络虚。
　　　　不姜不术参独取，　表虚身痛一剂愈。

第十八节　桂枝去桂加茯苓白术汤歌

桂枝去桂加茯苓白术汤

芍药 9g　白术 9g　茯苓 9g　生姜 9g　甘草 6g　大枣 4 枚

　　　　桂枝去桂苓术汤，　芍药甘草与枣姜；
　　　　服桂枝后证原样，　仍当发汗用前方。
　　　　妄下依然痛头项，　翕翕发热无汗浆；
　　　　心下微痛而满胀，　小便不利病膀胱。
　　　　君将此方急用上，　膀胱水气自安康；
　　　　若是小便独利恙，　仍是发汗桂枝汤。

第十九节　桂枝人参汤歌、葛根芩连汤歌

桂枝人参汤

桂枝 9g　人参 9g　白术 9g　干姜 9g　甘草 9g

葛根芩连汤

葛根 12g　黄芩 9g　黄连 9g　甘草 6g

　　　　白术甘草与干姜，　理中桂枝人参汤；
　　　　葛根芩连甘草效，　二方皆为下后方。
　　　　外证未解反下降，　挟热而痛由此伤；

脉微而弱细审量，　心下痞硬为虚阳。
辛热化痞软硬当，　甘温止痢解表良；
桂枝甘草尊无尚，　佐以参术和干姜。
先煎桂枝四味放，　解中气锐和中祥；
下痢不止脉促象，　喘而汗出是盛阳。
邪束与表不开放，　阳扰于内病形伤；
喘而汗出痢常降，　暴注下迫内热藏。
固非桂芍能和畅，　可非厚杏所可降；
葛根质轻气清爽，　解肌止痢为君王。
芩连苦寒清肃状，　止汗除喘作栋梁；
甘草和中调升降，　先煎葛根以成汤。
后将诸药和停当，　清中气锐解肌良；
表热里寒桂参尚，　表里俱热葛连当。
补中解表化痞象，　凉中解表止痢详；
仍把桂枝葛根讲，　不明理中泻心汤。
特为表证未解放，　故以解肌之名扬；
仲景两解功浩荡，　物化不测称妙方。

第二十节　桂枝去芍药加附子汤歌

桂枝去芍药加附子汤

桂枝 9g　附子 6g　生姜 9g　甘草 6g　大枣 4 枚

桂枝去芍疗胸满，　加附又治微恶寒；
皆成温剂脉促现，　一加一减任抽添。
阳脉阳证阳盛现，　阳虚阳盛满促兼；
此是下后促无汗，　胸满不喘阳虚边。
寒邪内结作胸满，　桂枝汤中把芍删；
去芍阴气自流散，　扶阳之剂味皆甘。
方有加减证有变，　阴气凝象微恶寒；
姜桂力薄邪不散，　加附辛热逐边关。
仲景投药随机变，　一片纯阳不老丹。

第二十一节　桂枝加厚朴杏子汤歌

桂枝加厚朴杏子汤

桂枝 9g　芍药 9g　生姜 9g　杏仁 9g　厚朴 6g　甘草 6g　大枣 4 枚

桂枝加厚与杏仁，　下后微喘表未清；
喘者本是麻黄证，　此因下后表犹存。
腠理已疏桂宜进，　不用麻黄开玄门；
但加杏仁恐不胜，　必加厚朴之辛温。
佐桂解肌易而顺，　佐杏降气妙而神；
喘家常将此方备，　审证加减病自平。

第二十二节　桂枝加芍药汤歌、桂枝加大黄汤歌

桂枝加芍药汤

桂枝 9g　芍药 12g　生姜 9g　甘草 6g　大枣 4 枚

桂枝加大黄汤

桂枝 9g　芍药 12g　大黄 9g　甘草 6g　生姜 9g　大枣 4 枚

桂枝加芍建中汤，　更加大黄调胃方；
腹满时痛仍项强，　表证未罢桂枝汤。
若大实痛表不畅，　是又并病阳明乡；
皆因妄下转属象，　并非本证细推详。
脾胃中宫同管掌，　位同职异有分怅；
太阴升轻主运化，　枢转不利受其殃。
因表未罢阳邪降，　陷入太阴把胃伤；
倍芍滋阴补脾土，　以除满痛阴和阳。
阳明主纳传化广，　病则燥结而不畅；
亦由表邪未解放，　阳邪陷入把胃伤。
除大实痛当求讲，　以润胃燥加大黄；

下痢非由腹满胀，　燥屎皆因实热伤。
不立它剂去调养，　桂证未罢仍守方；
固非治病求本向，　亦非升举除邪殃。
但就目前把逆想，　土安物化妙非常。

第二十三节　茯苓桂枝白术甘草汤歌

茯苓桂枝白术甘草汤

茯苓 12g　桂枝 9g　白术 9g　甘草 9g

茯苓桂枝术甘汤，　动经身摇用此方；
只因前日吐下妄，　心下逆满冲胸膛。
诊来沉紧脉形状，　起则头眩虚表扬；
复发其汗攻表上，　故尔振摇不安康。
肝邪自下而达上，　下实上虚头眩当；
吐下沉紧细推想，　在里无寒是提纲。
脉紧无寒有几讲，　浮沉俱紧初寒伤；
浮紧沉否中风象，　结胸热实沉紧当。
浮紧而弦邪外撞，　沉紧之弦邪内藏；
经动一身振摇满，　木邪内发细端详。
君以茯苓肺气爽，　治节一出逆自降；
桂补心血经络畅，　术补脾气胃亦康。
甘草调和营卫尚，　头自不眩身容壮；
粗工用此未审量，　鲜不认为真武汤。

第二十四节　桂枝加桂汤歌

桂枝加桂汤

桂枝 9g　芍药 9g　生姜 9g　甘草 6g　大枣 4 枚

桂倍芍治阳陷中，　桂加桂治阴邪攻；
只在一味分轻重，　不与方外去弥缝。

寒气外束火邪纵，　　发为赤核烧灸针；

气上冲胸奔豚涌，　　表寒不解为病根。

阳气不舒阴气胜，　　灸核散寒桂枝从；

倍加桂枝奔豚停，　　阳火自益阴邪穷。

前条发汗脐悸动，　　阳虚水邪犯心中；

茯苓淡渗作君用，　　清火之源下流通。

此表未解腹上涌，　　木邪挟水凌心宫；

肉桂不使肝气纵，　　奔豚自除如化工。

前证在里奔未动，　　此尚在表已上冲；

凡见此证药后送，　　烧针灸核先汗通。

免发奔豚气撞痛，　　乃与此汤见奇功。

第二十五节　桂枝去芍药加蜀漆龙骨牡蛎救逆汤歌

桂枝去芍药加蜀漆龙骨牡蛎救逆汤

桂枝 9g　蜀漆 6g　龙骨 30g　牡蛎 30g　生姜 9g　甘草 6g　大枣 4 枚

桂枝去芍加蜀漆，　　又用龙骨与牡蛎；

火迫劫汗无道理，　　亡君之阴为火逆。

人含谷味生精气，　　入心为汗有来历；

伤寒发汗在此取，　　邪从汗出病自愈。

麻黄发汗扶阳剂，　　用火劫汗大非宜；

且将此事说比喻，　　犹挟天子令群辟。

权势下移不由主，　　心不主汗亡津液；

惊狂不安与起卧，　　不啻岂刺在背脊。

心本为阳离火寄，　　太阳之汗心之液；

发热自汗出不止，　　须用芍药收敛密。

此因迫汗心不济，　　无液可敛芍去之；

龙骨牡蛎补心地，　　肾家可得既济力。

重以镇怯功不细，　　涩以固脱能救逆；

补母任子培根蒂，　　五行承制有妙机。

第二十六节　桂枝甘草龙骨牡蛎汤歌

桂枝甘草龙骨牡蛎汤

桂枝 9g 牡蛎 15g 龙骨 15g 甘草 15g

桂草龙骨与牡蛎，　　更比前方简而奇；
火逆下之病仍起，　　烧针欲将烦躁息。
虽知烦躁难免去，　　惊狂渐之又将施；
桂枝甘草安神意，　　龙骨牡蛎能救逆。
近世伤寒多妄治，　　火有熨法概不提；
病伤寒者随遣使，　　烦躁惊狂多变机。
每用白虎与承气，　　是认此证作有余；
然属实热故多矢，　　属虚寒者亦有之。
温补安神为正理，　　法不可度须当知；
阳盛阴虚若见此，　　炙甘草汤加减宜。
枣仁远志苓归据，　　审证而用一剂愈。

第二十七节　桂枝附子汤歌、桂枝去桂加白术汤歌

桂枝附子汤

桂枝 12g　　附子 6g　　生姜 9g　　甘草 6g　　大枣 4 枚

桂枝去桂加白术汤

白术 12g　　附子 9g　　生姜 9g　　甘草 6g　　大枣 4 枚

桂附甘草枣姜汤，　　去桂加术又一方；
八九日间伤寒状，　　风湿相搏把表伤。
身体烦痛如挨棒，　　不能转侧手足狂；
浮虚而涩脉紧象，　　不呕不渴里无殃。
脉浮为风涩湿恙，　　浮而涩者寒湿伤；
风寒与湿三气降，　　合而成痹是病纲。
不能转侧烦痛样，　　在表非内细审量；

桂枝放重其分量，　驱风散寒胜湿强。
配合附子辛热当，　兼率甘草枣生姜；
调合营卫三气畅，　对证下药得安康。
若兼里气不合畅，　尿出自利大便坚；
此非胃实气下降，　乃是脾虚细推详。
湿胜气不运下上，　湿流肌肉不可当；
能使大便不濡往，　反见燥化受其殃。
中焦不治桂减上，　脾土失职求堪尝；
服汤小便不利样，　大便不利湿胃乡。
仍须加桂去调养，　上焦气化运膀胱；
勤笔又将痹分讲，　行痹须知风气强。
痛痹皆因寒气旺，　着痹多因湿气戕；
附子治下桂治上，　白术治中大提纲。
一方三法精而当，　岂只一百十三方。

第二十八节　甘草附子汤歌

甘草附子汤

甘草 9g　附子 6g　白术 9g　桂枝 12g

甘草附子白术桂，　风湿相搏里入微；
前证伤寒在表位，　此病情由中风推。
汗出身重表受累，　短气便难把里亏；
骨节烦痛掣疼样，　不得伸屈近痛催。
名为行痹风气坠，　衣不欲去恶风吹；
化源不清当理会，　表间风湿逞雄威。
阴阳相搏为敌对，　故重桂枝去解围；
佐术附草湿中垒，　除湿调气为依归。

第二十九节 大陷胸汤歌、大陷胸丸歌

大陷胸汤

大黄 21g　芒硝 21g　甘遂 1~1.5g

大陷胸丸

大黄 24g　葶苈子 9g　芒硝 9g　杏仁 9g

大陷胸汤君须记，	大黄芒硝与甘遂；
为丸更加杏葶苈，	当审轻重和缓急。
借问此证何故起？	阳证亡阴复下之；
热入胃中无路出，	与不得汗水气积。
水邪热邪相结聚，	内陷胸胁或作痞；
但头微汗病在里，	外无大热内热急。
或者伤寒六七日，	沉紧之脉胸热实；
心下痛按之石硬，	结胸之名由此立。
或者得病阳明起，	妄汗妄下所致的；
津液不调阳明地，	大便闭塞五六日。
烦躁口渴从此起，	日晡潮热是病机；
心下小腹硬满具，	痛不可近此方宜。
太阳之水甘遂去，	阳明之实硝黄驱；
煎汤以荡下法备，	两阳表里乐融熙。
但头汗出项强了，	如柔痉状察端的；
寸浮无沉见脉体，	水结上焦气不支。
太阳都会胸中地，	故名气海有来历；
太阳为诸阳主气，	气为水母是生机。
气清则水精四布，	热则水结而壅淤；
水结因于气结起，	杏仁苦温降气宜。
气结本于热邪起，	清气之热用葶苈；
源清流洁是古语，	不清源流枉用力。
采药苦辛用甘遂，	直达其所而自愈；
太阳气化在表地，	不引胸中如隔壁。
阳明胃腑难以济，	因热成实胃受欺；

大黄芒硝共用起，　　小制蜜丸以缓之。
胸中宿狂解结滞，　　肠胃无伤病可愈；
太阳里证下法备，　　攻剂和剂两相宜。
二方峻于大承气，　　水肿痢疾收效奇；
更有一言当谨记，　　壮实任攻忌弱虚。

第三十节　小陷胸汤歌

小陷胸汤

黄连 6g　半夏 9g　栝蒌实 30g

小陷连半栝蒌实，　　名同方异当此知；
法分大小不一致，　　热入更有浅深尺。
心腹硬痛小腹脐，　　不可按者大名立；
是因土燥水坚意，　　故脉沉紧象病施。
此在心下胸不及，　　按之则痛是病机；
不甚硬者用手试，　　小结之名由此题。
水与热结成痰滞，　　留于膈上不迁移；
故脉浮滑象病体，　　浊物反扰清阳属。
法当泻心把痰去，　　寒温并用结自愈；
心下痞实黄连济，　　胸中痰结半夏驱。
栝蒌赤色圆形体，　　中含津液象心机；
用此为君连助势，　　润下之燥更相宜。
除烦涤痰制此剂，　　开结宽胸妙而奇。

第三十一节　生姜泻心汤歌

生姜泻心汤

生姜 12g　人参 9g　黄芩 9g　半夏 9g　干姜 3g　黄连 3g　甘草 6g 大枣 4 枚

甘草芩连干半参，　　生姜四两名泻心；
伤寒汗出表解证，　　胃中不和余邪侵。

干呕心下腹痞硬，　胁下有水腹雷鸣；
下痢不止食臭闷，　寒水之邪已入阴。
三阳俱有心胸病，　太阳得此治须分；
大凡外感而阳盛，　汗出不解属阳明。
心下痞硬下痢症，　病虽在胃非其经；
不因误下肠鸣甚，　又不满痛岂太阴。
心本为阳居上品，　心下太阳之宫城；
君火不宣汗未尽，　水不得越运而升。
所以痞硬成此病，　胃阳不足而阴秉；
水运不宣干呕甚，　邪热熏谷食臭闷。
胁下少阳所统领，　太阳阳衰不调停；
相火不达于四境，　水气将支胁下存。
土虚不能治水证，　从胁入胃犯中庭；
胃中雷鸣下痢甚，　须知病根犹在心。
寒热交结腹痞硬，　胃中不和干呕生；
用热散寒热势甚，　因寒攻热水横行。
法当寒热而并进，　攻补兼施胃气平；
除心之热黄连应，　散心之痞干姜灵。
去胁下水姜夏定，　培腹之虚枣甘参；
病理不存标与本，　从乎中治妙如神。

第三十二节　甘草泻心汤歌

甘草泻心汤

甘草 12g　黄芩 9g　半夏 9g　黄连 3g　干姜 9g　大枣 4 枚

甘草芩连干半枣，　胃虚客逆痞硬消；
伤寒中风宜解表，　医反下之成变爻。
下痢日行数十计，　完谷不化腹雷号；
心不得安甚烦扰，　痞硬而满干呕潮。
此非结热辨宜早，　胃中真虚祸根苗；
客气上逆痞硬造，　心烦只因汗未调。

认为实热腹下导，　其痞益甚更难熬；
泻心除烦君甘草，　兼补胃虚客气疗。
培加干姜中宫到，　下药之寒自能抛；
且行芩连气由到，　管叫心下痞硬消。
协草和中加倍好，　佐夏除呕功最高；
中虚去参汗未表，　恐热不越结上焦。
又因胃液已虚耗，　干呕故把生姜抛；
从乎中治培甘草，　阳明胃虚自能疗。

第三十三节　半夏泻心汤歌

半夏泻心汤

半夏 12g　黄芩 9g　干姜 9g　人参 9g　甘草 6g　黄连 3g　大枣 4 枚

半枣芩姜甘连参，　少阳误下用为君；
但满不痛为痞硬，　宜用此方心火平。
呕而发热小柴证，　五六日间伤寒人；
此中虽见阳明病，　合从枢转忌三承。
二阳下药大柴称，　它药下之枢转沦；
少阳半表半里分，　不全发阳不全阴。
下后偏表结胸证，　偏于半里痞自生；
同为硬满平何定？　欲要辨认在疼痛。
满而硬痛者实甚，　大陷之下随瘕轻；
满而不痛虚痞硬，　补虚散寒把火清。
痞由寒热互结定，　黄连干姜解分争；
痞本于呕见伤损，　故用半夏来为君。
呕后痞硬寻本病，　上焦津竭不流行；
寒气留滞干姜应，　且助半夏把痞平。
痛于心下火郁甚，　用芩佐连以泻心；
参草大枣一齐进，　脾胃伤损俱调停。
不专能散痞硬证，　且壮少阳枢转灵。

第三十四节 大黄黄连泻心汤歌、附子泻心汤歌

大黄黄连泻心汤

大黄 21g 黄连 9g

附子泻心汤

附子 9g 黄芩 9g 大黄 6g 黄连 3g

大黄黄连名泻心， 同方加附与黄芩；
一剂攻实效各应， 法不同前但同名。
此痞汗下颠倒施， 热邪不越心下停；
结而成痞胃火甚， 热蓄中焦是病根。
关脉见浮为标准， 汗但心下余罔寻；
用手按之见到证， 知其濡湿病发阴。
尺寸不浮关独应， 浮里胃实外见征；
不拘浮脉在表论， 诊者此处须细心。
太阳阳明相并病， 母实泻子痞自平；
离宫虚火黄连润， 胃家实邪大黄清。
客邪欲行出路径， 大黄涌荡用为君；
麻沸汤汁作清进， 乘其锐气急下倾。
若心下痞大便硬， 心烦不眠察病情；
而复恶寒汗出境， 当佐附子把寒温。
三物生用取汁进， 欲急除热不留停；
寒热各制合而饮， 偶方佐奇妙如神。

第三十五节 旋覆花代赭石汤歌

旋覆花代赭石汤

旋覆花 9g 代赭石 15g 人参 6g 半夏 9g 生姜 9g 甘草 6g 大枣 4 枚

旋代姜枣甘半参， 泻心变剂更其名；
寒气伤心发汗应， 复吐下之形坏证。

解后心下成痞硬，　噫气不除不断声；
心虚不可以泻心，　故去干姜与连芩。
表寒虽解火不盛，　闭塞不通痞硬生；
若主不安难卧寝，　噫气不出声长鸣。
心为太阳通夏气，　依时标药顺而行；
旋覆开花夏时正，　咸软痞硬又补心。
半夏亦取同声应，　辛而散结噫气平；
二味全禀夏气分，　故尔用之以通心。
心本苦缓火倒运，　今反苦急因贼侵；
谅非它药能退呕，　甘草和缓中土清。
心本欲收守离郡，　今反欲散除邪停；
干姜除邪恐不胜，　故用生姜为凭行。
虚气上逆痞硬甚，　金石重镇除噫声；
代赭性酸最坚硬，　赤色秉南通于心。
疗痞除噫多盛应，　用以为佐治标灵；
人参大枣须培本，　扶正驱邪且安神。
勤笔先将此方论，　顽痰结胸涎沫清；
旋覆做汤赭末饮，　虚者加参保长生。

第三十六节　干姜黄连黄芩人参汤歌

干姜黄连黄芩人参汤

干姜、黄连、黄芩、人参各 9g

干姜芩连汤人参，　泻心之半不仍名；
伤寒妄吐下变证，　食入于口吐出唇。
此为上焦寒格病，　胃气受伤贵知音；
寒邪盘桓于上境，　虽不痞硬病在心。
除上焦寒干姜任，　清心下热有连芩；
格逆之气人参运，　调其寒热自和平。
若呕挟热服之应，　香砂桔半亦能行。

第三十七节　赤石脂禹余粮汤歌

赤石脂禹余粮汤

赤石脂 30g　禹余粮 30g

石脂禹粮两相同，　　下焦虚脱能固穷；
下痢心下痞硬甚，　　它药下之势益凶。
医见即以理中用，　　其痢益甚此收功；
大肠不固胃责重，　　关门不闭脾虚因。
土虚水势乘隙贡，　　乃当补土制水龙；
芳草气化甲乙种，　　土之所畏不相通。
二味秉土精气重，　　味甘归脾幸相逢；
其气冲和性不动，　　用因提防肠胃充。
功胜草木更说众，　　水土自平成大功；
石脂色赤血性共，　　入丙助火生土隆。
禹粮色黄土道统，　　入戊实胃涩肠中；
下焦之标自运送，　　而且培脾于中宫。
复痢不止有妙用，　　利其小便湿消融；
理治下焦法堪颂，　　谷道既塞水亦通。

陈　成　陈　宝　撰

第二章　阳明病方总论歌

阳明居中土德正，　诸病咸善治法彰；
发汗吐下三炮响，　平服逆贼振朝堂。
在腹栀豉去敌扰，　在胸瓜蒂来承当；
多汗桂枝管关上，　无汗关外遣麻黄。
三承初硬分坚壮，　白虎烦渴一口降；
猪苓利尿战水仗，　逐瘀除黄茵陈汤。
停饮不散五苓尚，　食谷欲吐吴萸良；
治法悉具借喻讲，　发汗先着吐要方。
为有清火最妥当，　利水是着勿怆惶；
温补乃是恣激想，　攻下末着细审量。
总因从前失调养，　不罢不已攻下忙；
倘若汗之法不狂，　余法不用得安康。

第一节　栀子豆豉汤歌、栀甘豆豉汤歌、栀子生姜豆豉汤歌

栀子豆豉汤
栀子 9g　淡豆豉 12g

栀甘豆豉汤
栀子 9g　淡豆豉　12g　甘草 6g

栀子生姜豆豉汤
栀子 9g　淡豆豉 12g　生姜 12g

栀子厚朴汤
栀子 9g　厚朴 12g　枳实 9g

栀子干姜汤
栀子 9g 干姜 9g

栀子柏皮汤
栀子 12g 黄柏 9g 甘草 12g

栀黄加草加生姜，	去豉加厚枳成汤；
去豉栀子干姜放，	黄柏甘草共六方。
表里涌泄和剂尚，	有热无汗细酌量；
外证身热汗出状，	恶热而不恶寒凉。
内无津液身重恙，	目痛鼻干不眠状；
口苦咽燥火内象，	烦躁舌苔涩有芒。
心中懊恼谵语状，	腹满而喘窒胸膛；
脉弦浮紧有同样，	病体不得在太阳。
殊非汗剂非可尚，	未入胃腑下不当；
法宜涌泄顺势尚，	去而吐之得安康。
栀子赤色通心象，	苦寒泄热胜热强；
黑豆象肾入肾脏，	制而为豉更为良。
腐气熏蒸心肺上，	自能令人吐不遑；
心腹浊邪由口往，	表里寒热无余殃。
此皆心热所由降，	不是胃热察端详；
心之外候在左上，	心热微甚舌先彰。
厚薄浅深观色象，	一目了然知何脏；
胃家虚实用之当，	不只误下后用方。
若少气把甘草放，	若呕多者用生姜；
下后心烦腹满胀，	起卧不安厚朴汤。
大下身热微烦恙，	栀甘寒热走且僵；
若是表里热涌荡，	心中懊恼肤发黄。
栀子甘草黄柏放，	小便通利亦安康；
此经重存津液上，	惟恐胃燥病危亡。
凡用此汤勿鲁莽，	忌服病人有旧溏。

第二节　瓜蒂散歌

瓜蒂散

瓜蒂(熬黄)1g　赤小豆 1g　（淡豆豉 9g 煎汤送服）

瓜蒂香豉赤小豆，	邪结胸中亦满悠；
清虚之府阳气受，	营卫出入亦此由。
寒邪凝结阻关口，	胃气不升总出头；
热不外达痞硬就，	不息之气冲咽喉。
鼻鸣发热合干呕，	汗出恶风寸微浮；
寒格于上汗不透，	因而越之莫停留。
瓜蒂色象东方青，	春生升发气悠悠；
能提胃阳往上走，	胸中寒热自远游。
然而其性走不守，	必有一合谷气投；
形色象心赤小豆，	甘酸可保心气收。
形色象肾为黑豆，	蒸熟而后性轻悠；
令肾精气交心口，	胸中浊气出唇头。
化为稀糜调服好，	快吐而不伤神州；
奏功之捷称妙手，	胜于汗下莫它求。
勤笔又把别经究，	相类合病说根由；
心温欲吐复不呕，	手足寒冷邪初投。
气不满脉弦迟候，	休在太阴去寻搜；
此方吐之理亦有，	欲寐只在少阴头。
少阴阳明合并就，	实在胸中吐而休；
厥阴阳明合并受，	实邪结胸有来由。
手足厥冷脉紧凑，	心满烦饥不食愁；
急则治标好下手，	涌吐法用痰自瘳。
亡血虚象不可忽，	妄吐下证勿轻投。

第三节　甘草干姜汤歌、芍药甘草汤歌

甘草干姜汤
甘草 24g　干姜 12g

芍药甘草汤
芍药 24g　甘草 24g

甘草干姜回阳汤，　芍药甘草滋阴良；
误服桂枝证变相，　复阳救逆设此方。
中风自汗桂枝状，　脉浮而弱皆可尝；
病在阳明亦同样，　汗出多而微恶凉。
无有里证表未畅，　桂枝发汗亦相当；
若现俱浮之脉象，　小便数而心烦慌。
血虚筋急拘挛恙，　病在半表半里乡；
常服栀豉保和畅，　用桂攻表汗亡阳。
胃阳不达四肢上，　手足厥冷受其殃；
虚阳不归往外撞，　咽干吐逆烦躁戕。
因热服热法再仰，　救桂枝误速回阳；
阳亡实由阴虚降，　益津敛血滋阴忙。
继以芍甘去调养，　虽有变证也无妨；
芍药酸寒止烦尚，　敛汗利便多擅长。
甘草生津调胃当，　和血缓筋解烦强；
或现表热谵语状，　调胃承气少与良。
仲景回阳有数项，　从中治法守中央。

第四节　白虎汤歌、白虎人参汤歌

白虎汤
石膏 30g　知母 24g　甘草 9g　粳米 9g

白虎人参汤
石膏 30g　知母 24g　人参 12g　甘草 9g　粳米 9g

白虎膏知甘草粳，　　大补真阴加人参；
表证未解示所禁，　　后明所用不差分。
无汗烦渴表未尽，　　麻杏甘膏建奇勋；
发热而渴水欲饮，　　小便不利猪五苓。
脉浮发热有表证，　　无汗恶寒不可吞；
背微恶寒寒将尽，　　口渴心烦与之灵。
渴欲饮水里热甚，　　身无大热表将清；
或大烦渴表未尽，　　表里俱热恶风侵。
舌上干燥而烦闷，　　热结饮水欲数升；
此因吐下法不正，　　重亡津液热气蒸。
三阳合病辨主证，　　洪大浮滑脉认真；
胃气不通腹满应，　　无气以运身不轻。
难以转侧少阳病，　　无津上布口不仁；
阳明颜色黑浸浸，　　少阳面垢微有尘。
遗尿不必它经问，　　太阳膀胱热结停；
关上浮大脉须审，　　合目则汗欲睡情。
更有脉滑热厥证，　　名为阳极而似阴；
里热烦渴能食饮，　　大便艰难白虎寻。
胃若不实下反殃，　　妄汗谵语而亡津；
什为虎啸风相应，　　风生热解妙而神。
石膏大寒热能胜，　　降龙伏虎为先行；
秋金之体光明俊，　　甘味归脾性主沉。
生水之用极有准，　　色白通肺而含津；
知母寒辛能润肾，　　兼泻肺火滋肺金。
上中泻火甘草任，　　寒药之寒缓而行；
能缓石膏沉降性，　　始能流连于胃村。
粳米有益无无损，　　生津养血培气形；
奠安中宫阴寒品，　　无致伤脾损胃经。
入胃输脾归肺郡，　　水津四布烦渴平；
邪凑阴虚气不运，　　补阴益气更加参。
金能得气津液润，　　立法尽善贯古今。

第五节　竹叶石膏汤歌

竹叶石膏汤

淡竹叶 9g　石膏 30g　人参 5g　半夏 9g　麦门冬 18g　甘草 6g　粳米 8g

竹叶石膏甘草粳，　加参半夏与麦冬；
前述病状治方论，　此详病脉及病情。
三阳合病头项应，　胃家之实属阳明；
口苦咽干目眩证，　合病常脉浮大存。
今在关上把机审，　病在肝胃两部寻；
凡胃不和难安枕，　肝火走窍睡不宁。
心血肝脏说君听，　人卧则血归肝经；
目合则汗肝火盛，　窍闭则火无泻门。
血不归肝热泛运，　心不主血慌无凭；
法而无汗散外境，　不由睡发盗汗名。
故用竹叶为引进，　气秉东方色象青；
入通于肝大寒性，　泻肝之火无比伦。
麦冬佐参而通经，　用任白虎能生津；
半夏秉阴之气分，　通行阴道其味辛。
能泻阳明之渴病，　以引血气归入阴；
阴阳交通卧安枕，　其汗自止肝自平。

第六节　茵陈蒿汤歌

茵陈蒿汤

茵陈蒿 30g　栀子 15g　大黄 10g

茵陈蒿汤茵栀黄，　阳黄利水其妙方；
但头汗出是形状，　其身无汗内热藏。
小便不利不下往，　淤热在里渴饮浆；
胃实腹中微满胀，　身热如橘色儿黄。
揣笔先将黄病讲，　太阳阳明有分张；

太阳表证汗之畅， 麻黄连翘散宜凉。
两阳之间寒湿当， 栀子柏皮清火强；
阳明之里泻而降， 用逐浊法立本方。
茵陈色秉北方象， 经冬不凋傲雪霜；
历遍寒冬气什旺， 能除热邪化结殃。
曲通水源栀子尚， 以除胃热惟大黄；
淤热令从小便降， 腹满自灭保胃肠。
又将渴饮分四项， 太阳转属五苓强；
烦渴自利白虎汤， 小便不利猪苓汤。
不利腹满茵陈镶， 泻满令黄出膀胱；
种种相类难尽讲， 仲景神化建奇方。

第七节 大承气汤歌、小承气汤歌

大承气汤

大黄 12g 芒硝 9g 枳实 15g 厚朴 15g

小承气汤

大黄 12g 枳实 12g 厚朴 6g

小承枳朴同大黄， 加硝即是大承汤；
阳明地道不通畅， 实热燥屎里为殃。
病日已过六七上， 已合阳数不安康；
头痛身热是病状， 恶热反不恶寒凉。
此方阳盛阴虚恙， 当下误汗即死亡；
日晡潮热期不爽， 手足漐漐汗出浆。
内症大便不下降， 始初饮食今不尝；
脐中绕痛腹满胀， 烦躁谵语热邪戕。
发作有时喘冒上， 腹转矢气不卧床；
或者烦躁口干亢， 自痢清水心下伤。
或汗吐下热不放， 仍不大便察端详；
又或下痢谵语样， 沉实滑数大承汤。
蓄实滑疾脉实象， 小承试之勿莽撞；

不转矢气更服上，　　不可拘于大承汤。
大便不甚燥坚状，　　微和胃气小承良；
即或大便已硬朗，　　其证未剧调胃强。
若微发热汗出象，　　恶寒未罢腹如常；
屎未坚硬审妥当，　　初头硬者后便溏。
热不能潮脉微状，　　苦骤攻之不可当；
必小便利不实样，　　余定燥硬用此方。
诸病皆因于气上，　　浊物不去气不畅；
攻积之药善采访，　　必用行气作主张。
亢害承制又取尚，　　病祛元气仍不伤；
先化燥屎芒硝当，　　继通地道惟大黄。
枳朴能除痞满胀，　　先后三次煎法良；
小承同煎不相仿，　　微和之剂意味长。

第八节　调胃承气汤歌

调胃承气汤

大黄 12g　芒硝 12g　甘草 9g

调胃大黄芒硝草，　　专为燥屎设此条；
太阳阳明并病妙，　　攻实虑虚甚高超。
二阳合剂治里表，　　外热内热两和调；
汗后外证虽未扫，　　阳明发热势已潮。
不恶寒而恶热恼，　　胃家虚实要分爻；
莫等津液暗枯燥，　　少与此剂汗自消。
十三日过不了了，　　承气汤下辨分毫；
平人更实更虚妙，　　气故得以上下焦。
今气不承有理道，　　胃家实热把病招；
必用硝黄软坚燥，　　气得以下润粕糟。
温中还须炙甘草，　　以生津液气上潮；
推陈致新兼用到，　　一攻一补把胃调。
古人用药分量妙，　　轻重有法善煎熬；

不取势锐常服少，　欲留于胃和中焦，
以存津液濡胃阴，　水升火降自逍遥。

第九节　桃仁承气汤歌

桃仁承气汤

桃仁 12g　芒硝 6g　大黄 12g　桂枝 6g　　甘草 6g

桃仁承气桂枝良，　芒硝甘草与大黄；
承气变剂已酌量，　伤气伤血细审详。
身之经营无它样，　气血周流内外乡；
太阳生病主气上，　阳明生病血尿当。
太阳阳明并病状，　气血交并人如狂；
外解少腹急结恙，　是内淤热结膀胱。
气留不行先受障，　血壅不濡继受伤；
小腹膀胱所居处，　外邻冲脉内肝旁。
阳气不化如结网，　阴血停蓄不通畅；
小腹急结魂魄荡，　如颠如狂服此汤。
大黄为君把令掌，　催行逆气走忙忙；
甘草甘平温缓象，　调和正气最为良。
血结不行芒硝降，　咸软坚硬又润肠；
辛散苦滞可共赏，　气行血濡自来往。
若是外证未解放，　不可妄攻用此方；
此方不但和胃畅，　小腹安舒神自强。
先期作痛固能养，　经闭不行亦分张。

陈 成 陈 宝 撰

第三章 少阳病方总论歌

少阳主胆中正官，　　半表半里枢机关；
口苦咽干而目眩，　　此是病机脉细弦。
中风目赤聋烦满，　　头痛发热是伤寒；
喜呕此经病情现，　　往来寒热认得端。
法当清火为主见，　　火有虚实宜细研；
虚火扰表能解免，　　小柴去渣以再煎。
相火热结半表面，　　大柴攻之病自瘥；
若是半里邪入犯，　　半夏黄芩与黄连。
等辈急用勿怠慢，　　心腹之疾除不难；
此经大忌吐下汗，　　伤寒中风一齐看。
胆无出入相火炎，　　汗吐下之津液干；
然头汗出为结患，　　柴胡桂枝汗剂传。
满硬潮热先下反，　　芒硝大陷亦用焉；
烦惊而不利小便，　　柴胡龙骨二便安。
惟有吐法要细辨，　　恐误人命非等闲。

第一节 小柴胡汤歌

小柴胡汤

柴胡 12g　　半夏 9g　　人参 9g　　黄芩 9g　　甘草 9g　　生姜 9g　　大枣 4 枚

柴草芩半姜枣参，　　浮弦有力方可升；
但凡三阳半表证，　　逗留腠理悉能平。
和解表里多效应，　　且将病机说分明；
太阳气游三焦分，　　腠理开合管一身。

先天真元气本正，　　血弱气虚能保存；
腠理开发邪入境，　　邪与正气两分争。
少阳主胆官中正，　　绝断出焉有勇行；
不容邪犯转不胜，　　所以物结胁下存。
因得往来寒热证，　　虚火半表而游行；
故取柴胡解表证，　　微苦微寒又轻清。
尤恐正不把邪胜，　　扶元补气用人参；
强主逐寇功堪任，　　喜其微甘又微温。
若是口苦咽干病，　　目眩目赤头汗淋；
舌苔白者心烦等，　　虚火游行半里存。
当用黄芩治里证，　　取其苦寒把火清；
即用甘枣甘缓性，　　提防受邪在三阴。
欲呕不食姜半引，　　一以逐邪佐柴芩；
兼行甘枣腻滞性，　　可以止呕苦满平。
方有加减药无定，　　胸烦不呕去半参；
恐其助烦而愈甚，　　烦呕用半单去参。
需加栝蒌除烦病，　　取其苦寒降火清；
渴多津液元气损，　　去半加参以生津。
更加花粉疗渴病，　　津液上升甘露霖；
腹痛呈内相火病，　　芩苦恐转属太阴。
故易芍药益阴分，　　酸以泻木相火平；
邪结胁下呈痞硬，　　枣能助满去莫用。
再加牡蛎四两正，　　胁下痞硬清无形；
妄行吐下津液损，　　胆虚心虚悸而惊。
胆虚肝虚脏腑应，　　小便不利病相因；
黄芩性寒少阴近，　　故易淡渗之茯苓。
微热不渴表邪甚，　　当加桂枝去人参；
咳者相火迫肺境，　　去参五味干姜灵。
脉来弦细本经应，　　头痛发热无汗升；
发热必成谵语证，　　惟此和解得安宁。
伤寒四日五日整，　　头痛发热恶寒侵；
口渴乃是太阳并，　　胁下苦满手足温。

此方能断来路径，　加桂枝与栝蒌根；

若发潮热阳明并，　大便溏而小便平。

胸胁苦满不安静，　能使出路得开明；

惟有吐法最宜禁，　此经病解寅卯辰。

又医脾家虚热证，　四时疟疾妙如神。

第二节　大柴胡汤歌

大柴胡汤

柴胡 9g　黄芩 9g　芍药 9g　半夏 9g　生姜 12g　枳实 6g　大枣 4 枚

大柴芩半枳姜芍，　弦数有力脉配合；

降气之剂有定妥，　无得加减须求觉。

伤寒发热经已过，　汗出不解怎奈何？

结热在里胃口坐，　心下痞硬呕吐多。

往来寒热下痢可，　无形邪热能解脱；

或者妄下法相左，　小柴与之病不瘥。

心下急烦仍呕唾，　此方下之烦呕却；

善治三焦无形火，　倍姜佐柴除表魔。

故去参甘里热妥，　破结须当加枳芍；

便硬下痢皆得所，　不用大黄胃气和。

仲景深意须揣破，　凭脉辨证以用药。

第三节　柴胡桂枝干姜汤歌

柴胡桂枝干姜汤

柴胡 9g　桂枝 9g　干姜 6g　黄芩 9g　栝蒌根 12g　牡蛎 15g　甘草 6g

柴胡桂枝干姜汤，　解表解里解结方；

五六日间汗不解，　伤寒尚属在太阳。

表邪未解反下降，　胸满微结系太阳；

阳结阴结对面讲，　是指结实在胃旁。

此对大结胸证讲， 是指胸胁痞硬伤；
小便不利因下降， 下焦津液多减亡。
头为三阳气会处， 阳气不降出汗浆；
半表半里寒未放， 上焦下焦邪热藏。
往来寒热心烦象， 此为柴胡加减方；
心烦不呕不渴状， 故去半夏之温良。
即以生津除烦状， 惟有栝蒌可承当；
胸胁之满微结象， 减枣加蛎软痞强。
小便不利无悸恙， 不加茯苓利膀胱；
虽渴余邪未解放， 减枣加桂细推详。
胸胁满结欲散荡， 故以干姜易生姜；
初服苓蒌微烦样， 继服周身汗洋洋。
桂枝解表功堪仰， 干姜解结佐柴良；
法若无定局定向， 故其名曰柴桂姜。

第四节　柴胡桂枝汤歌

柴胡桂枝汤

柴胡 12g　桂枝 9g　芍药 9g　黄芩 9g　人参 9g　半夏 9g　生姜 9g
甘草 6g　大枣 4 枚

柴胡桂枝各半进， 双解表里剂甚轻；
病六七日当退证， 今竟不退审病情。
发热恶寒表微病， 心下支结里略存；
但见恶寒微而隐， 发热必微亦相因。
肢节烦疼不太甚， 一身骨节必不痛；
微呕微结心下应， 谓之支结当分明。
里证虽现而未甚， 表疾虽存而已轻；
故将桂枝减半分， 以解太阳余邪侵。
又将柴胡减半饮， 以解少阳微结停；
身热不渴参不应， 日久气虚故用参。
外证虽在病内侵， 所以柴冠桂前云。

第五节 柴胡龙骨牡蛎汤歌

柴胡龙骨牡蛎汤

柴胡 12g 龙骨 15g 牡蛎 15g 黄芩 9g 人参 9g 桂枝 9g 茯苓 9g
半夏 9g 生姜 9g 铅丹 3g 大黄 9g 大枣 6 枚

柴胡半夏人参芩，	姜枣桂铅大黄芩；
龙牡取属血气分，	同类相求作题名。
八九日间伤寒病，	阳盛阴虚不可平；
下之而反多变证，	调胃承气术欠精。
胸满而躁便不顺，	三阳皆有此病形；
热邪入胃谵语应，	木邪犯心方有惊。
一身尽热负重甚，	元气以动病阳明；
不可转侧属少阳，	枢机不利于此经。
此为少阳阳明并，	半取小柴转枢灵；
阳明开合大黄进，	小便不利加茯苓。
惊者须重把怯镇，	铅受癸气禀乾金；
中焦有形热结证，	上焦无形烦满清。
不仅入心安神圣，	而且入肝滋血荣；
龙骨体重惊能镇，	金令行左把木平。
守而不移是属性，	寒除烦热金镇惊；
软坚佐黄清胃分，	润下利水助茯苓。
欲阳入阴半夏引，	治目不瞑独效能；
人参通脉安神品，	桂枝又将血气引。
不可转侧身重病，	在所必须宜急寻。

第六节 黄连汤歌

黄连汤

黄连 9g 干姜 9g 桂枝 9g 人参 6g 半夏 9g 甘草 6g 大枣 4 枚
连参桂草半姜枣， 表不发热胸中烧；

未伤寒时蓄热早，　已伤寒时故来潮。
热气冲胸头面冒，　寒邪不得犯上焦；
遂往中间虚处跑，　从胸入胃受煎熬。
内经中胁则入少，　即是此类不差毫；
此病寒热不在表，　焦府半表里混淆。
胸为君宫要知晓，　半夏泻心加减高；
欲吐胸中热邪扰，　腹痛胃中邪未消。
黄连心胸热泻了，　胃中之寒姜桂疗；
腹痛能缓惟甘枣，　呕半虚参两和调。
寒热攻补兼施到，　和解治法仍不抛；
太阴少阳此证考，　泻心理中病自消。

注：欲呕而不得呕，腹痛而不下痢，似乎今人谓之干霍乱、绞肠沙等证。

第七节　黄芩汤歌

黄芩汤

黄芩 9g　芍药 9g　甘草 9g　大枣 4 枚

甘芍大枣黄芩汤，　太阳少阳合病方；
阳陷入阴下痢恙，　若兼呕者半夏镶。
胆火肆逆无阻挡，　移热于脾下痢伤；
此热淫内表不妨，　苦甘相消存阴方。
凡邪半表柴桂赏，　芍培脾土虚能养；
黄芩泻热于大肠，　甘草能把中州掌。
调和胃气有收藏，　非实非虚胃无恙；
不用人参补中央，　正气稍虚不同样。
表虽尚在里预防，　邪气正盛下痢降；
不须补中细审量，　弦数无力寸关上。

注：若太阳阳明合病，是寒邪初入阳明之经，胃家未实移寒于脾，故自下痢，乃阴盛阳虚，又当葛根汤辛甘以维阳。

陈　成　陈　宝　撰

第四章　太阴病方总论歌

太阴主内为至阴，　　所以最畏虚寒侵；
温补理中法乃正，　　故将理中属本经。
亦有中风可汗证，　　脉浮四肢烦而痛；
桂枝发表自安靖，　　表热里寒可当分。
下痢清谷中寒病，　　四逆救里急宜寻；
尤恐妄汗胀满应，　　故制朴姜草半参。
此经下痢本当禁，　　反有桂枝加芍存；
只因阳邪陷内证，　　腹满时痛下之灵。
若病不由太阳经，　　满痛乃是本经生；
妄下胸下必结硬，　　寒实结胸有原因。
邪药互结阴已胜，　　三物白散气流行；
此经大忌寒凉品，　　然亦清火与滋阴。
若素脾弱便不顺，　　理当滋阴用麻仁；
热病传有嗌干证，　　乃当清火来调停。
活法制方有准绳，　　不可执一为定凭。

第一节　理中汤(丸)歌

理中汤(丸)

人参 9g　　白术 9g　　干姜 9g　　甘草 9g

理中参术干姜草，　　太阴虚寒用此条；
沉缓有力脉当晓，　　腹满吐痢病能消。
吐痢皆因腹满扰，　　且将病机说根苗；
一因表虚风寒侵，　　二因下虚寒湿潮。

三因生冷口中嚼，　终中虚寒把病招；
法当温中才算妙，　以扶胃脘阳气调。
术培脾土虚能保，　参宜中宫气自豪；
姜散胃脘寒邪好，　草能缓急理三焦。
痛痢全凭人参草，　满吐多赖姜术疗；
仲景明训谨记到，　审证加减疗效高。

第二节　四逆汤歌

四逆汤
附子 9g　干姜 9g　甘草 12g

四逆附子干姜草，　表热里寒病根苗；
浮中见迟脉当晓，　六经通用忘阳明。
腹满吐痢太阴证，　四肢厥逆痢谷清；
不可攻汗生满病，　急当救里用此灵。
二太并病极有准，　太阳坏证转太阴；
虚阳留表亦未尽，　湿寒邪气困土深。
小便自利大汗浸，　脉微欲绝浮迟形；
汗下下痢面厥冷，　痢谷不止身体疼。
四肢拘急吐痢甚，　汗出发热恶寒侵；
或者膈上有寒饮，　或者少阴病脉沉。
真阳不归于内境，　阴邪猖獗故逆名；
用此救逆功堪任，　温中兼补自安平。

第三节　厚朴生姜甘草半夏人参汤歌

厚朴生姜甘草半夏人参汤
厚朴 12g　生姜 12g　半夏 9g　人参 6g　甘草 9g

厚朴姜夏草参汤，　太阴调胃承气方；
皆因汗后腹满胀，　浮缓有力脉堪当。

治病必把表里讲，　　表里互是尤宜详；
下痢腹满是里恙，　　身体疼痛表兼伤。
先温其里法最尚，　　后解其表记心旁；
下痢清谷脉浮象，　　表实禁攻治里忙。
汗为阳气上焦当，　　只可散寒调营乡；
不能治湿于腑脏，　　岂能祛寒于胃肠。
病在太阴无汗状，　　妄发其汗胃脘伤；
胃脘为阳随表荡，　　肠胃寒湿腹中藏。
下痢清谷由此降，　　腹中满胀由此戕；
寒实于里寒虚脏，　　邪盛则实厚夏姜。
但能散邪除满胀，　　正气虚夺无主张；
人参甘草皆用上，　　补中益气保元阳。

第四节　三物白散歌

三物白散

桔梗 6g　　贝母 6g　　巴豆 1g（去皮心，熬黑，研如脂。）

白散桔贝合巴豆，　　有力沉缓脉可知；
腹满时痛下之瘳，　　寒实结胸有来由。
又审外无热证候，　　结硬微痛将此投；
或汤或散随病授，　　如是热证不宜服。
心胸郁结贝母透，　　胸中陷下桔梗求；
能胜结硬唯巴豆，　　大辛大热力最尤。
清阳上升邪下走，　　结硬默化为和柔；
白散和服不遂漏，　　留恋于胃病可瘳。
本证原自吐痢就，　　胸中结硬暂停留；
今病在膈上必呕，　　膈下必痢结硬休。
欲痢不利热粥凑，　　痢过不止冷粥收；
稼穑作甘味和厚，　　能生精血四体周。
桂枝借此把汗透，　　理中借此温中州；
仲景用此把世救，　　后学何故不绎紬。

第五节　麻仁丸歌

麻仁丸

麻子仁 30g　芍药 15g　枳实 15g　大黄 30g　厚朴 15g　杏仁 15g

麻仁杏芍枳朴黄，　　素有脾弱此擅长；
大便坚硬不顺畅，　　饮食小便亦如常。
此是秽浊不去恙，　　沉数有力舌苔黄；
眼红身热汗出状，　　里急后重也堪尝。
和而为丸缓调养，　　阴无骤补骤攻方；
凡是胃家实病象，　　多因阳明热结肠。
亦有太阴不开放，　　脾弱胃液不流畅；
若无恶热腹满胀，　　自汗烦躁谵语狂。
但是大便硬坚状，　　是谓独行之孤阳；
急将秽物来涤荡，　　去除平日蓄积藏。
慢而不治任它往，　　必致消瘦而死亡；
然病客腑主在脏，　　治主须缓治客忙。
麻仁甘草入脾脏，　　润而多脂为君王；
杏仁利窍把气降，　　大黄性走为君良。
芍药滋阴敛液尚，　　枳朴消导除积强；
炼蜜为丸久滋养，　　少服渐加喜气扬。
调胃承气对君讲，　　推陈致新奇妙方；
更实更虚脾胃畅，　　受盛传导有主张。
津液相成精血长，　　内安外和身体康。

陈　成　陈　宝　撰

第五章　少阴病方总论歌

少阴先天一气蒸，　乃是人身性命根；
分司枢机是职分，　太阳之里偏于阴。
然而阴中阳气隐，　故表根里热寒因；
治表必先顾里证，　热证治寒热自平。
虽回元阳以固肾，　正以存重少阴真；
微细脉是脉形影，　欲寐不寐即病情。
始得中风脉浮紧，　麻黄附子与细辛；
脉属沉细少阴病，　理当温中一阳生。
脉数里热又当审，　不可发汗不可温；
浮表亦有现里证，　浮大反硬里热存。
沉里或有表证隐，　反发热者是病形；
若是伤寒阳虚甚，　大温大补附子君。
欲解里热四逆证，　欲挽亡阳通脉能；
欲吐而渴心烦闷，　滋阴利水用猪苓。
下焦水邪溺不顺，　四肢沉重腹疼痛；
坎中阳虚不得令，　引火归源真武神。
倘便脓血火郁证，　升阳散火桃花寻；
心烦不卧是阳盛，　万不得已用连苓。
此经亦有承气证，　急下之以存真阴；
二三日热淫内境，　或痢清水色纯青。
当归不解腹胀困，　皆以急下用大承；
须晓肾家无实病，　实病必转属阳明。
能知其虚而培本，　方并用药作此经。

第一节　麻黄附子细辛汤歌、麻黄附子甘草汤歌

麻黄附子细辛汤

麻黄 6g　附子 9g　细辛 6g

麻黄附子甘草汤

麻黄 6g　附子 9g　甘草 6g

麻黄附子细辛汤，　少阴治病用此方；
水火二气兼执掌，　发热似乎是太阳。
头不疼痛假借象，　欲寐病情是提纲；
肾为坎卦当求讲，　二阴不敌一元阳。
寒邪内侵犯下上，　孤阳无依散外乡；
反热无汗恶寒状，　开表逐邪用麻黄。
细辛散热功堪仰，　附子固本作栋梁；
津液不得越境往，　邪除元气有归藏。
表病脉浮汗之畅，　表病脉沉汗亦良；
沉若在里反汗降，　津液越出阳必亡。
附子固本名不爽，　急急用之固元阳；
病二三日无里恙，　去辛加草微汗良。
只因微热恶寒象，　故用轻剂两不伤；
前沉紧数有力尚，　后沉紧数无力尝。
六经变迁审妥当，　须知以脉去合方。

第二节　附子汤歌

附子汤

附子 9g　人参 6g　茯苓 9g　白术 12g　芍药 9g

附子白术参茯芍，　大温大补表里和；
病脉无力而沉弱，　其背恶寒口中和。

身体骨节痛难过， 手足寒冷恶寒多；
纯阴无阳汗不可， 熟附二枚温补妥。
力锐任重保肾火， 外邪不敢来侵扰；
百病消除得其所， 当用人参把气和。
少阴之枢道细剖， 扶阳益阴两协调；
太阴湿土白术佐， 厥阴之木有芍药。
茯苓利水饮即制， 土安木润根基活；
万全之术甚停妥， 由此类推得妙药。

第三节　真武汤歌

真武汤

茯苓 9g　　芍药 9g　　生姜 9g　　附子 9g　　白术 6g

真武茯芍附术姜， 壬癸之水正北方；
取名真武用卦象， 坎中一阳柔是刚。
坎水藏肾通五脏， 其静也专性体常；
动而不息因火降， 炉中有火成烫烫。
坎中真火若不旺， 肾家水体失主张；
不行润下逆行往， 四肢中宫俱病伤。
沉滑无力脉紧象， 水气为患病提纲；
腹痛下痢犯脐脏， 四肢沉重痛难当。
下焦有寒来涤荡， 小便不利于膀胱；
坎中阳虚审妥当， 壮阳消阴培土伤。
留清去浊药采上， 附子能填阴中阳；
佐芍酸苦收炎亢， 得苓淡渗润下方。
白术甘温水邪降， 生姜辛温四肢康；
少阴枢机保和畅， 开合得宜则安康。
若兼咳嗽不同样， 水气射肺五味良；
佐芍收肾水不放， 细辛佐姜散肺乡。
若兼呕者中焦恙， 脾湿宜散倍生姜；
和中之剂附不上， 不用射肺治肾堂。

溲利下痢胃寒降,四肢病因脾湿伤;
芍苓减去存附姜,温中散寒脾胃强。

第四节　桃花汤歌

桃花汤

赤石脂 24g　干姜 6g　粳米 30g

干姜赤石脂与粳，　亦取春和桃花名；
少阴腹痛小便病，　下痢不止脓血形。
是与真武同一论，　彼此四肢沉重痛；
坎中阳虚多亏损，　故用附子固本根。
引火归源入坎肾，　身注北海体自轻；
此便脓血火气盛，　何不清火反补温?
盖是下焦水气证，　心下水气不同情；
下焦便血当痢论，　与心烦痛治亦分。
心为离火虚而损，　真火居中欲流行；
润下作咸书有证，　因势润之水患平。
坎卦为水本属肾，　真火居中势望升；
从性炎上易而顺，　发之须当用苦温。
水郁于下克金甚，　火炎于上戊土生；
五行之理来者进，　已往退往次第论。
上得其令火退阵，　水归其职病自平；
此方培土细思忖，　水不必利火不清。
石脂固脱本涩性，　色赤和血势相因；
酸收逆气辛邪遁，　甘补元气故为君。
炎上作苦干姜称，　火郁发之见内经；
亢下生土难培本，　粳米之甘火有生。
土中火用得宣令，　水中火体自安平；
升阳散火此方应，　热入血室刺期门。
少阴主脉沉细认，　法当温中一阳生；
火升水降周流运，　妄行归源见本根。

第五节　白通汤歌、白通加猪胆汁汤歌

白通汤

葱白茎 9g　干姜 9g　附子 9g

白通加猪胆汁汤

葱白茎 9g　干姜 9g 附子 9g　童便一匙猪胆汁一匙

姜附葱白三通妙，	脉微下痢此方高；
少阴下痢而渴躁，	小便色白虚下焦。
和仍不止无脉兆，	厥逆烦躁更苦恼；
方加胆汁与童尿，	阴盛格阳病可疗。
水气不上输肺窍，	口苦自痢病由招；
庸医一见措施少，	便用栀子合连翘。
法当姜附元阳保，	犹恐痢止渴不消；
采药升腾顶上冒，	葱白能把诸脉调。
色味禀西通肺窍，	水出高原洗天桥；
服汤以后脉出暴，	孤阳独行死难逃。
脉若微绪阳生少，	水火既济病全消。

第六节　通脉四逆汤歌

通脉四逆汤

附子 9g　干姜 12g　炙甘草 9g　葱白茎 9g

通脉附草干姜葱，	真阳将亡挽回宫；
阴证似阳势静动，	病脉多与四逆同。
而但欲寐或咽痛，	反不恶寒面色红；
干呕腹痛内交讼，	痢止脉藏病行踪。
下焦元阳将亡尽，	故倍其味更加葱；
按诸脉微宜急用，	色青味辛体益身。
少阳之机能行动，	营卫肺气能和融；
姜附参甘芍与共，	奏捷经络百脉通。

里寒外热皆除送， 虚阳反本往即踪；
呕加生姜二两正， 咽痛桔梗一两从。

第七节　茯苓四逆汤歌、干姜附子汤歌

茯苓四逆汤

茯苓 12g　人参 6g　附子 9g　干姜 6g　炙甘草 9g

干姜附子汤

干姜 9g　附子 9g

茯苓参草附子姜， 阴阳双补用此方；
当汗反下失妥当， 病仍不解烦躁彰。
若是下后复汗妄， 昼日烦躁不眠床；
夜静不见呕渴状， 不恶寒痛表无伤。
微沉无力纯阴象， 急回其阳姜附汤；
阳病变阴坏病相， 阴病似阳反照光。
世医不明使命丧， 少阴烦躁用药凉；
六经烦躁各一样， 兼见少阴合太阳。
真阴之本少阴象， 其标即是太阳当；
标本皆从烦躁讲， 又有虚实两分张。
未经汗下太阳降， 烦为阳胜躁阴伤；
汗下以后少阴挡， 烦为阳虚躁阴亡。
先汗后下得顺向， 表仍不解阴气戕；
阴阳两虚烦躁象， 固阴收阳四逆良。
先下后汗祛遁罔， 表证反解如无殃；
似于阴阳自和畅， 而实妄汗亡了阳。
故夜安静昼烦恙， 固阳扶阴用附姜；
茯苓无根而成长， 补气安烦为君王。
得参配之元气旺， 姜附元阳挽回乡；
枢机无滞运下上， 周而复始地天长。

第八节 吴茱萸汤歌

吴茱萸汤

吴茱萸 9g 人参 9g 生姜 18g 大枣 4 枚

人参姜枣吴茱萸，	手足厥冷吐痢剂；
烦躁欲死而不死，	沉细欲绝脉相宜。
少阴生气注肝里，	阴盛水寒肝木郁；
气不舒展烦躁至，	肝血不荣冷四肢。
水欲出土不得遂，	中土不安痢吐急；
病本在肾机肝系，	不得相生欲死期。
补火开路厥阴去，	绝处逢生吴茱萸；
气本在下感天地，	大热通肝善调剂。
苦温辛散水土理，	佐参安神固元气；
且助姜枣营卫治，	拨乱反正百脉娱。
若是命门火衰矣，	饮食难化胃中积；
干呕头痛吐涎液，	皆系脾肾阴寒虚。
此助先天少火力，	后天之土有生机；
下焦真阳运四体，	上焦寒邪必远移。
三阴得位玄妙趣，	无怪庸医不解疑。

第九节 黄连阿胶鸡子黄汤歌

黄连阿胶鸡子黄汤

黄连 12g 阿胶 9g 黄芩 9g 芍药 9g 鸡子黄二枚

连胶芩芍鸡子黄，	此是少阴泻心汤；
得病二日三日上，	心烦不眠难卧床。
细微欲绝脉形状，	法当滋阴心肾凉；
未将芩连药采上，	安能滋阴以和阳？
安能水升而火降？	阴火归位热退藏。
蛋黄通心补离上，	色气禀火与南方。

生者搅和用药烫，　　取生流动贯肚肠；
阿胶入肾补坎上，　　色气象水禀北方。
性下趋下咸先向，　　阿井有水精凝藏；
与之兼容成胶状，　　配苓连芍鸡子黄。
降火归源精神爽，　　阴平阳密称妙方。

第十节　猪苓汤歌

猪苓汤

猪苓 9g　　茯苓 9g　　泽泻 9g　　阿胶 9g　　滑石 9g

猪苓茯苓滑泽胶，　　滋阴润水甚高超；
下痢六日七日了，　　咳呕渴烦难开交。
沉滑无力脉细考，　　不得眠床邪火潮；
下多乃因精虚耗，　　其阳不藏无主梢。
上焦虚阳变证扰，　　急采此药把病疗；
二苓渗泄化土妙，　　太空元气无根苗。
相交心肾太和保，　　虚无氤氲气能调；
阿胶性厚补精好，　　泽泻引水升天高。
滑石重浊通地道，　　能降心火归下焦；
水火既济坎离卦，　　又取药色亦同条。
猪阿黑色通肾窍，　　与黑相称理本超；
茯滑白色通肺窍，　　少阴之源也和调。
壮体利用分功效，　　病祛而日元气高；
阳明发热而渴躁，　　小便不利也堪疗。
更痢脉浮为主脑，　　滋土生津胃邪抛；
若是汗多胃中燥，　　谨记不可用此条。

第十一节　四逆散歌

四逆散

柴胡 9g　　枳实 9g　　芍药 9g　　炙甘草 9g

柴芍枳草四逆散，	泄痢下重四逆消；
脉沉弦数有力兆，	或咳或悸不开交。
小便不利热结窍，	或有腹痛阴火潮；
四厥乃是热邪扰，	酸苦涌泄始堪疗。
枳实苦寒辛酸妙，	善入脾胃化气高；
痢止溏止痛止效，	痰消胀消热结消。
枳芍涌泄清热妙，	不用芩连识见超；
非受心肺二经燥，	此是阴病热下焦。
更加柴胡升散好，	阴火四达邪自抛；
下重宜缓佐甘草，	白饮和服中气调。
四肢阴阳顺接了，	三焦之热自平消；
此证用药忌霸道，	须防其人命不牢。

按：胃阳不敷于四肢为寒厥，阳邪内扰于阴分为热厥。然厥者必自痢，审泻痢之寒热，而四逆之寒热判矣。下痢清谷为寒，泄痢下重为热。

第十二节　猪肤汤歌

猪肤汤

猪肤 15g　　白粉 15g　　白蜜 30g

猪肤白蜜和白粉，	无草无石无木根；
三味之物融一体，	随手拈来道合成。
下痢咽痛胸满证，	更兼心烦此方灵；
脉循咽喉挟舌本，	支出络心胸中存。
坎水原来本属肾，	先天之气有真阴；
精气不足肾亏损，	水不上升下痢倾。
坎中一阳藏不定，	循卫上走犯阳经；
上焦因之受热侵，	胸满心烦与喉痛。
阴并于下阳不应，	阳可对敌拒绝阴；
火不下藏交于肾，	水不上达承于心。
未济之气能识认，	细审采药妙如神；
肤蓄津液在肤分，	取肤能把浮火清。

味甘白蜜同白粉，　和脾润肺又泻心；

虚阳归位热不迟，　下痢自止病即平。

第十三节　甘草汤歌、桔梗汤歌、半夏散歌、苦酒汤歌

甘草汤

甘草 12g

桔梗汤

桔梗 12g 甘草 12g

半夏散

半夏 9g 桂枝 9g 甘草 9g

苦酒汤

半夏 9g 苦酒半升 鸡子一枚

甘桔半苦四方剂，　少阴喉痛急投与；

少阴为何喉痛剧？　原本经脉循喉舌。

若无它证咽痛病，　二三日见热邪侵；

阴火上冲宜凉泻，　甘草性温缓奏捷。

不瘥再把桔梗寻，　又兼辛散奇偶协；

轻则正治苦寒散，　脉细欲寐禁苦寒。

若是恶寒欲吐病，　阴证似阳又当论；

半夏汤亦可假借，　散其上逆阴寒邪。

若呕吐伤把痛惹，　不言不语声气折；

庸医当做热证泻，　岂知呕痛痰饮结。

故取苦酒药性缓，　能缓半夏辛猛烈；

润咽复声用鸡子，　痰饮自不泥于膈。

陈　成　陈　宝　撰

第六章　厥阴病方总论歌

厥阴主方乌梅丸，　　丸以缓之制火然；
肝挟相火逆侵犯，　　气上撞心痛热难。
阴中之阳热证现，　　温病提纲非伤寒；
消渴本病厥痢变，　　当渴无补病乃痊。
故虽代结心悸乱，　　炙草生地麦冬兼；
下痢沉结脉已险，　　犹用黄柏与黄连。
肝胆郁热火内炎，　　莫听人言邪热传；
手足厥冷是外感，　　脉微欲绝细审研。
当归四逆表药检，　　不用姜附助火炎；
中气虚馁与小建，　　继之小柴以疏肝。
先内后外从阳转，　　阴出之阳病自安；
热痢下重沉脉辨，　　白头翁汤是灵丹。
此经禁下又忌汗，　　下之痢疾必缠绵；
倘若心下水泛滥，　　悸厥不热不渴烦。
亦当发汗治水患，　　茯苓甘草用宜权；
阴阳易病烧裤散，　　六味生脉继进前。
且忌情欲毒侵染，　　灯蛾扑火自招愆。

第一节　乌梅丸歌

乌梅丸

乌梅 21g　　细辛 12g　　干姜 15g　　黄连 24g　　附子 12g　　当归 9g

蜀椒 9g　　桂枝 12g　　人参 12g　　黄柏 12g

乌梅方用连归细，　　椒姜桂附参柏需；
六经厥阴为难治，　　方无加减若化一。
热病不因伤寒起，　　都是少阳相火为；

火旺水亏消渴至， 气上撞心实难支。
心中疼热火威势， 胃中空虚风化饥；
木胜克土不欲食， 食即吐蛔理可知。
若是下之痢不止， 断非此丸不能医；
此丸不君辛甘剂， 酸泻酸补有来历。
乌梅以酸养肝意， 优其所主得便宜；
佐连泻心以除痞， 得柏滋肾渴自愈。
肾为肝母姜附济， 温肾然后火有栖；
肝欲散气干姜细， 肝欲藏血归桂宜。
又用人参调中气， 蒸之米下谷气资；
寒热之性可调剂， 苦酒乌梅更相需。
加蜜为丸把本治， 日服十丸渐加之；
更禁生冷滑臭食， 管叫此症得安宜。

第二节　当归四逆汤歌、当归四逆加吴茱萸生姜汤歌

当归四逆汤

当归 9g　桂枝 9g　芍药 9g　炙甘草 6g　细辛 9g　通草 6g　大枣 5 枚

当归四逆加吴茱萸生姜汤

前方加吴茱萸 6g、生姜 15g、清酒半升。

当归四逆通归细， 沉弦而紧脉有力；
发散表邪用此剂， 手足厥冷是病机。
微细欲绝脉细审， 此经相火为它属；
大凡伤寒从外起， 脏气实热不敢欺。
热厥相应有定理， 先厥后热亦可宜；
君以当归培血地， 桂枝散寒邪自驱。
肝欲徐缓甘草备， 肝欲布散细辛施；
不用生姜恐散气， 通草行气入肝室。
芍药能把肝火祛， 又防相火把患遗；
营气得运太阴地， 脉自不绝有生机。
卫气通行四末遂， 手足温暖厥除之；

若内久伤有寒滞，　阴胜阳不达四肢。
此种寒厥须加剂，　生姜清酒吴茱萸；
温经通络调脏气，　邪散血和百脉娱。
冷结膀胱少腹痛，　一剂而愈效用奇。

第三节　小建中汤歌

小建中汤

桂枝 9g　　芍药 18g　　炙甘草 6g　　生姜 9g　　大枣 4 枚　　饴糖 30g

小建中汤桂芍甘，　生姜大枣饴糖甜；
厥阴平肝逐邪验，　功能散表以驱寒。
伤寒二日三日间，　心中悸动而且烦；
此是肝气不舒展，　热邪于下相火燃。
上行去把心脾犯，　故用此方建中元；
取其酸苦平木验，　调脾之急用辛甘。
泻中兼补名曰建，　安内且能守外边；
倘资善桂把表散，　不全主中小名传。
若是阳脉把涩见，　又当腹中急痛焉；
此证先把建中检，　芍治心痛似仙丹。
不瘥小柴更加减，　去芩加芍妙无边；
从内之外法灵验，　阴出之阳病自痊。

第四节　茯苓甘草汤歌

茯苓甘草汤

茯苓 9g　　桂枝 9g　　生姜 12g　　炙甘草 9g

茯苓桂枝甘草姜，　汗散厥阴内邪伤；
寒厥心下悸动恙，　宜先治水用此方。
不尔水积入胃上，　厥痢交作不可当；
故此先把治水讲，　先治消渴受水伤。

今巳无热无渴状，　无汗发汗此堪当；

茯苓渗泄治水尚，　能清水源无彷徨。

得姜与桂入肺脏，　兼行营卫调阴阳；

佐甘缓温周身上，　汗出厥止理所当。

水精四布无阻挡，　心悸自然得安康；

若是恶寒温病状，　发火之药忘此方。

第五节　炙甘草汤歌

炙甘草汤

炙甘草 12g　桂枝 9g　生姜 9g　麦门冬 10g　酸枣仁 12g　人参 6g

阿胶 6g　生地黄 30g　大枣 15 枚　清酒一盅

炙草地阿桂麦冬，　枣仁姜枣酒人参；

相火内郁难搬运，　血室干枯不化生。

因之脉现结代证，　其人动悸不安宁；

寒伤心主神明病，　气上撞心故悸惊。

心不生脉失其本，　结与代脉皆为阴；

阳证见阴是绝症，　不忍坐视施慈仁。

背成借一火余烬，　欲挽西阳转东京；

离宫真虚宜补神，　峻补其阴来调停。

甘草温缓为引进，　辅佐地麦君和臣；

来在中宫把安问，　久欠滋阴与补阴。

心神礼仪要齐整，　麦冬枣仁各半升；

大枣十五枚载定，　二两阿胶二两参。

桂枝生姜三两正，　更配清酒脉通行；

倘得元神把物领，　血脉流通可回春。

第六节　白头翁汤歌

白头翁汤

白头翁 15g　黄连 6g　黄柏 12g　秦皮 12g

白头翁汤连柏皮，　热痢下重此方宜；
暴注下迫属湿热，　大肠虚瘕小肠移。
或欲饮水热在里，　其脉沉弦下重机；
若脉大者为未止，　微弱数者为欲愈。
虽自发热亦不死，　阴出之阳得解宜；
可不服药而有喜，　微热而渴脉弱知。
脏腑之火静则治，　白头镇静风热施；
秦皮本得清阳气，　佐白升阳功可施；
能协连柏清火势，　除湿胜热品堪题。

第七节　烧裤散歌

仲景有个烧裤散，　阴阳易证非伤寒；
凡因欲火把病染，　实由阴虚热毒传。
表无恶寒发热患，　里无胃实自痫端；
体重少气运不转，　热上冲胸咳无痰。
头重不举身体倦，　阴中拘挛气曲圈；
少腹里急冲任犯，　小便不利受热煎。
眼中生花电光闪，　膝胫拘急动作难；
谅非金石能除患，　需烧裤裆服之安。
卫外自能清内畔，　有形用治无形间；
男病服女有效验，　女病服男理同然。
阴阳感召通微显，　阴头微肿自消愆；
便利浊阴走下面，　欲火平息诸症痊。
六味地黄生脉散，　补肾收功延寿年；
六经等剂作歌念，　修饰润色望群贤。

陈　成　陈　宝　撰

补　录　陈应贤伤寒方药纵论

　　"医"仁术也,其理甚微,非浅学所能窥其涯!尊师陈应贤君弱冠即矢志于岐黄之术,迄今已达六十又六年。渠抗志以希古人,虚心而师百氏,学贯中西,医药并举,博览医典,通晓易数,明辨伤寒六经要义,深悟温病卫气营血之旨。治验数十卷,医案百万言,发挥义理,探幽启微,学高为师,德高为范。公医道具有知名度,医德具有美誉度,疗效具有可信度,医患互有忠诚度!

　　先生历任中国人民解放军西北野战军第二兵团卫生大队军医、甘肃省天水地区人民医院门诊部主任、甘肃省礼县政协常委,以及礼县人民医院门诊部主任等职,自 1987 年国家实行专业技术任职资格制度以来之首批全科高职医师。曾三次荣获兵团颁授的军功章,1987 年中华人民共和国国防部签发并授予之:"在 20 多年征兵工作中,积极负责,成绩显著,为国防做出了贡献。"的荣誉证书与勋章。

第一章　小柴胡汤附翼

第一节　小柴胡汤组方特点

一、攻补兼施

　　小柴胡汤方中柴胡、黄芩、半夏祛邪;人参、甘草、大枣扶正。前者祛除病因,减轻病邪对机体之损害,后者恢复机体的生理功能,特别是调节功能和防御功能(包括现代之免疫功能)。

二、寒热并用

　　生姜、半夏温热,以祛其寒;黄芩、柴胡寒凉,以清其热。此为"小柴胡汤"治疗寒热往来的理论依据。

三、表里双解

用柴胡、生姜，以除半表之邪；配黄芩、半夏，以除半里之邪。此种配伍组合使该方不仅可用于半表、半里之少阳证，而且可以通过调整表里用药之比例或治表、或治里，或治外感、或治杂病。

四、升清降浊

柴胡升少阳之清气，半夏降胃中之浊气，使人体的气机升降得以调节。

五、运转枢机，调节机能

小柴胡汤调节部位在少阳，为全身枢机之所在。柯韵伯云："小柴胡虽治在半表，实以理三焦之气，所以称枢机之剂。"可见，转枢机即理三焦也。三焦气机通畅则全身脏腑功能正常，从而最终达到调节机体之目的。

第二节　小柴胡汤的主证

小柴胡汤是一个临床应运很广泛的方剂，在《伤寒论》中有关该方的记载比其他方剂要多而详，由于它的运用广泛性，所以方药的加减变化也就比较复杂。张仲景对小柴胡证的病理解释为"血弱气虚，腠理开，邪气因入，与正气相搏，结于胁下。正邪纷争，往来寒热，休作有时，默默不欲饮食。脏腑相连，其痛必下，故使呕也。小柴胡汤主之。"张仲景对小柴胡汤的适应证概述为："伤寒五六日，中风，往来寒热，胸胁苦满，默默不欲饮食，心烦喜呕，或胸中烦而不呕，或渴、或心下悸，小便不利，或不渴外有微热，或咳者，小柴胡汤主之。"

从上文可知，小柴胡汤证的主要病变在于胁下。所表现出的证主要有以下三种：

（1）胸胁证。即胸胁苦满，或兼胁下硬、痛。

（2）标准热型证。往来寒热，休作有时。

（3）胃肠证。默默不欲饮食，心烦喜呕等。

张氏文中所举小柴胡汤的或有证，也叫小柴胡汤的从证，然从证不仅仅局限于这几个方面。

第三节　小柴胡汤的定义

张仲景将小柴胡汤主证概括为三方面，但在每一病症中不一定三者主证皆备。有的表现一个主证,有的呈现两个主证,有的表现三个主证。张仲景恐读者不明此理,因之将柴胡证为后学者作了如下明确阐述:

(1)伤寒中风,有柴胡证,但见一证便是,不必悉具。

(2)伤寒四、五日,身热恶风,头项强,胁下满,手足温而渴者,小柴胡汤主之。

(3)妇人中风七、八日,续得寒热,发作有时,经水适来适断者,小柴胡汤主之。

(4)诸黄,腹痛而呕者,宜柴胡汤。

第一条系指柴胡主证之一而言,如往来寒热、胸胁苦满、默默不欲饮食、心烦喜呕是也。该段原文中的"不必悉具",非谓脉证悉具而不治,而是说不必待脉证悉具而后治。此法是仲景力图将传变制止在萌芽状态的阻断疗法,即寓防于治,此乃治未病之特色,前人所谓上工救其萌芽,而不治其已盛。治未病是治疗未显之证,要求在对已病辨证论治的基础上,同时采取预防性治疗措施,促进已病向愈,防止未病显露,因为疾病传变是通过证来显示的。因此,如何认识已病、未病,是以证的显露或潜伏作为依据的。

第二至第四条,均各具一项柴胡主证。例如:"阳明病,胁下硬满,不大便而呕,舌上白苔者,可与小柴胡汤。"该条中就有两个柴胡主证。再如:"本太阳病不解,转入少阳者,胁下硬满,干呕不能食。往来寒热,尚未吐下,脉沉紧者,与小柴胡汤。"该条中则有柴胡汤的三个主证。只有一个柴胡汤主证的症候,在认识时会比较困难。然而,只要能够注意张仲景对不含全部主证的柴胡汤证之论述,并认定小柴胡证属于半表、半里证这个特点,然后参之以伴发的从证加以比较推详,也就不难辨识了。由于有些不含全部主证的柴胡证会被人们忽略,因而常被误治之。

第四节　小柴胡汤的方药配伍

小柴胡汤方由小柴胡半斤,半夏半升,人参、黄芩、甘草(炙)、生姜(切)各三两,大枣十二枚等7味药物组成。以水一斗二升,煮取六升,去渣,再煎,取三升,温服一升,日三服。方中柴胡味苦、平。主心腹肠胃中结气,饮食积聚,寒热邪气,推陈致新。黄芩味苦、平。主诸热黄疸,肠澼泄泻痢疾,逐水,下血闭。半夏味辛、平。主伤寒、寒热,心下坚,下气,咽喉肿痛,头眩胸胀,咳逆,肠鸣。生姜味辛、温。主胸满,咳逆上气,温中止血,发汗,逐风湿痹,治肠澼下痢,生用尤佳。人参味甘、微寒(人参一味,根据经验应作甘、温。因人参生则苦甘、微凉,熟则甘温。)。主补五脏,安精神,定魂魄,止惊悸,除邪气。甘草味甘、平。主五脏六腑寒热邪,解毒。大枣味甘、平。主心腹邪气,安中养脾,助十二经,平胃气,通九窍,补少气,少津液,身中不足,大惊,四肢重,和百药。

小柴胡汤的药物组成可分为以下三类:

第一类是苦味药,即柴胡和黄芩。柴胡疏肝解郁,通利肠胃,所以善解寒热邪气,胸胁痞痛,治饮食积聚,胃肠结气。黄芩能清表、里热,解上、中焦及肺经气分之实热,利胸膈逆气,治肠癖,对胃肠具有消炎作用。由此可知,上两味药在小柴胡汤中有两种作用:其一为解除寒热往来证及胸胁证;其二为协助辛味药物治疗心烦喜呕等胃肠证。

第二类为辛味药,即半夏与生姜。此二味药皆能治胸满,又具下气之功。可解胃肠痉挛,开淤滞,止呕,健胃,复食欲。因其性辛、温、表散,故亦能治寒热邪气,胸胁胀满。此二药亦有两种作用:其一为治胃肠证,止心烦喜呕,恢复食欲;其二为协同苦味药解寒热证及胸胁证。

第三类药乃甘味药,即人参、甘草与大枣。该类药物善生津液,安和脾胃,祛五脏六腑寒热邪气,益精神,止惊悸。三味于方中有三种作用:其一为协助上述两类药物解除各项证状;其二为补养元气,扶正固本。其中,人参补正气之功尤佳;其三为调和诸药。一方面就是以该类药的甘补性调和苦味药的性味,并制约苦味药的苦寒克伐性。另一方面以该类药的甘润性,调和辛味药的麻辣味,使之归于纯和,并制约辛味药的辛燥耗液。

小柴胡汤方中药味虽寥寥数味,但因配合得当,彼此间既能相辅相成,又能相互制约,因此能充分发挥药物的效能。另外,尚可防止不良副作用,以迅速达到治病疗疾之目的。

第五节　小柴胡汤的组方变化

一、方药加减出入的意义

张仲景在小柴胡汤方后,列举了几项方药的加减出入原则,其具有非常重要的意义。张氏审证很重视疾病本态和本态的发展,他把疾病看成是发展变化的、而不是固定不变的。因此,为适应变化着的病态,张仲景处方用药也就非常机动灵活。在小柴胡汤的发展过程中,或全归少阳、或尚兼表、或连及里,主证未必齐备,从证又是多种多样,表里虚实很不一致。所以,仅以小柴胡汤而不加任何变化出入,则不可能使方与证丝丝入扣。张氏在方后所举每一证列出各种加减出入,是以使后学者体会到疾病是发展变化的,用药亦应灵活变通。

二、关于小柴胡汤几项加减之法

(1)若腹中痛者,去黄芩加芍药。芍药味苦、性平。主邪气腹痛,除血痹,破坚积,治寒热疝瘕,止痛,利小便。故腹痛加芍药正是因芍药擅长解痉,治上腹疼痛。至于去黄芩乃因黄芩功疗痰热,胃中热,小腹绞痛,消谷利小肠,女子血闭,淋漓下血以及小儿腹痛等。另外,对素多酒欲,病少腹痛不可忍,小便如淋,诸药不效者,偶用黄芩、甘草、木通三味煎服治之。小柴胡汤所治腹痛,大抵是稍偏于虚寒。黄芩性苦、寒,而其所治之腹痛主要属于胃中有热邪证,对于虚寒证黄芩不甚相宜,因此去黄芩。但是,腹痛时有关黄芩的去留应视具体证来决定。证偏虚,黄芩应去,如若虚实错杂,芍药固然可加,然黄芩未必要去。例如,柴胡桂枝汤治疗腹中卒痛,方中减轻药物剂量,未去黄芩,而是桂枝性热,可以对抗黄芩之寒性,因此该方中加入芍药而不去黄芩。又如,"按之心下满痛者,此为实也,当下之,宜大柴胡汤。"此方是小柴胡汤中去党参、甘草,加芍药、枳实、大黄等。方中虽加入芍药但不去黄芩,因心下满痛而内实,故还需加入枳实、大黄。再如,"少阴病,四逆……或腹中痛……四逆散主之。"该方中有柴胡、枳实、芍药、甘草等,而无黄芩。方后加药法是腹中痛者加附子,这是因其证偏于虚故而为之。

(2)若心下悸,小便不利,去黄芩加茯苓。茯苓味甘、平。主胸胁逆气,忧恚,惊悸,心下结痛,寒痛,烦满,咳逆,口焦舌干,利小便。《本经》记载,黄芩能逐水。《本草备要》记载,黄芩能消痰利水,解渴。现代实验研究表明,黄芩具有利尿作用。综上所述,可见黄芩是利小便、止渴的良药。心下悸去黄芩加茯苓,其因是证偏于虚,茯苓定悸作用较强,以甘平之茯苓代换苦寒之黄芩较为适当。此外,加茯苓利水之力已足,故不必更留黄芩。茯苓能治胸胁烦满,寒热逆气,亦可因证用之。黄芩去留也需据证决定,如柴胡桂枝干姜汤证,经发汗而复下之,表里俱虚,小便不利。按法应去黄芩为是,然而证中还有胸胁满微结,往来寒热,口渴等,因之需留黄芩,其亦具通利小便之功。黄芩苦寒,故方中以干姜代生姜,加强温热之性,控制黄芩苦寒。该方主证时有恐悸,方中桂枝、牡蛎皆可定悸,故无需再加茯苓。又如,柴胡加龙骨牡蛎汤证,有烦惊、小便不利、身重等。其证偏于实,较通常心下悸、小便不利为重,故加茯苓、黄芩外,尚用桂枝、龙骨、牡蛎、铅丹和大黄等,以增强定惊及利水之功。

(3)若渴者,去半夏加人参、天花粉。半夏性辛、燥,不益于渴证,徐灵胎云:"半夏涤痰湿,能耗津液。"花粉乃生津止渴良药,故加之。重用人参乃因方中生姜辛散,易耗津液。再者,天花粉寒凉,如果其证无热,也不甚相宜,故重用人参抑姜之辛散与天花粉之寒凉。又例,柴胡去半夏加栝蒌根汤治疟疾而渴者,不重用人参,只减少生姜用量(为原方量的三分之一)以降低辛散,全方辛散之性降低则凉性增强,从而适用于偏热证。可见重用人参亦非定法,加天花粉亦不必拘泥。后世有小柴胡汤中加石膏治柴胡汤兼渴证,如脉象有力,舌苔白厚挟黄,证偏实热者,用之良效。若脉虚弦,热不甚者,天花粉用之才是。如果见少阳证,烦渴,脉实,热甚者,人参无须重用,必要时且须去掉才是。即使未去,亦应与石膏并用。张仲景曰:"观其脉证,随证治之。"说明药随病变,不可执一为之。

(4)若不渴,外有微热者,去人参加桂枝,温服,取微汗愈。柴胡证如兼有不渴、外有微热的从证,则是由于疾病的本态虽已发展至少阳经,但太阳病却未罢。因此,加入桂枝以解表,从温服取微汗之意来揣测,加桂枝亦为解表。去人参之因为新加桂枝性热,人参对全方药性有趋向偏热之效,此对和解少阳证会造成不利,故去人参以使组方药性不偏于热。如下条"伤寒六七日,发热微恶寒,肢节烦痛,微呕,心下支结,外证未去者,柴胡加桂枝汤主之。"外证未去是太阳病未罢,此时同样加入桂枝、芍药而未去掉人参,概因桂、芍一热一凉同入于柴胡汤中,为调节全方药性寒热均衡故不去人参。

(5)若胸中烦而不呕者,去半夏、人参,加栝蒌实一枚。胸中烦而不呕者,偏于实热,故加凉性之栝蒌实以涤荡胸中郁热,清上焦之火,生津止渴,清咽、利肠,导火下降而解胸中烦闷。人参性温、功补,对偏实热证用之不宜,故去之。半夏辛燥,下气止呕,上证既有郁热,且又不呕,方用半夏不妥,故去之。若证虽实而呕仍现时,人参可去而半夏须留,要增加方剂凉性则可变动它药。例如,大柴胡汤证,时有胸中烦闷甚剧,其证实而呕仍急,则去人参、留半夏,更调入其他对证之药。

(6)若咳者,去人参、大枣、生姜,加五味子、干姜。对于咽喉不利之久咳虚证、久咳肺痿而咽干口燥者,张氏多用参、枣。例如,"大逆上气,咽喉不利……麦门冬汤主之。""咳而脉沉者,泽膝汤主之。""生姜甘草汤治肺痿,咳涎沫不止,咽燥而渴者。"

而另一类方药为镇咳逐水之剂,张仲景则常用五味子,如小青龙汤等。《本经》载:"五味子味酸、温。主益气,咳逆上气,劳伤羸瘦,补不足,强阴。"由于五味子具有酸温之性味,故可收敛肺气,主治肺寒气逆之咳喘。五味子常与辛味之品配用,如与干姜伍用主胸满咳逆上气,二者中干姜之辛可缓和五味子酸敛之程度,五味子酸温能抑制干姜辛散耗液之口渴。张仲景治咳用五味子时常兼用姜,但并非仅用干姜,生姜亦用,有时则干姜、生姜二姜并用。药以治疾,药亦随病而变。

(7)若胁下痞硬,去大枣加牡蛎。牡蛎性寒、味咸,有软坚化痰、治胁下痞硬之功。其以小柴胡引之去胁下痞硬,以茶叶引之消颈淋巴结核,以大黄引之消腹间肿,以贝母引之消积结。由此可知,加用牡蛎是因为与柴胡同用善消胁下痞硬之故。牡蛎又主伤寒寒热,与总证相适应。去大枣之因乃大枣味甘,甘能助满,对牡蛎咸能软坚之功发挥有碍,故去大枣之甘缓,欲其行之速也。

第六节　小柴胡汤组方加减出入原则

综合归纳起来,小柴胡汤药物加减出入原则可概括为下列 10 条:

(1)观察证的本态,是否纯属少阳证? 总证的虚、实、寒、热,疾病本态发展情况,所兼从证等表现状况如何?

(2)所施方中药物是否对证? 随着疾病本态发展情况,参合所兼从证,以确定方中该易药味、或该加之品。

(3)兼太阳证者,加入解表药;兼里实者,加入清里药;兼表里证者,同时加入表里双解药;其他则依次类推。

(4)柴胡、黄芩是轻清苦寒药,人参、大枣系滞腻甘温药。此两组药物具有主持全方寒热之性的作用。其中,黄芩与人参一凉一补,关系甚大,证实则不用参,证虚则不用芩。即气分盛实者,不用或少用参、而宜用芩;气虚体弱者,宜多用参、而少用或不用芩。

(5)若寒药或热药从证适宜,而对总证所表现出的虚实不相符时,则应以总证为主,调整或改易它药加以纠正。

(6)生姜、半夏系辛燥之药,主呕,下气,但易耗津助渴。甘味药可防其耗液,苦味药能防其燥热,故应视具体情况加以调节。

(7)生姜性热,干姜尤热,其对调整方药的寒热之性具有一定作用。若要使全方药性偏热,可易生姜为干姜。

(8)加入咸味药时,宜适当减轻甘味药之数与量。由于咸能软坚、而甘能助满,二者互为拮抗。

(9)凡加入方中的药物,既要适合从证、亦要利于主证之治疗,且能平衡、变动全方的药性使之与主证相适应,从而使主、从证两相兼顾。

10.将组方中药物的"四气"、"五味",与所主之证的虚、实、寒、热之象相适应。例如,小柴胡汤去半夏加天花粉、或减少生姜分量、或不减生姜量而重用人参,以降低方药辛散之性而利于治疗烦渴。在原方基础上经调整后,其组方的寒、热、辛、散之性就有所改变,从而同时兼顾了主、从证。

第七节　小柴胡汤的加减化裁

在掌握上述加减原则,熟悉和掌握小柴胡汤药物性味与功用的基础上,然后结合后世医家对实践经验与己之灵活变通,临证就可以使方药运用得心应手。兹列临证加减治法数十则,以之备考。

(1)少阳兼太阳证者,无汗加葛根、升麻;有汗唇焦口干、口渴,加葛根、黄连。

(2)口渴、干呕,目痛、鼻干,烦躁不寐者,加葛根、白芍。或更加知母、或重用黄芩。

(3)口渴者,加知母、天花粉;如属实证者,加竹茹、石膏;齿燥无津液者,加石膏。

(4)口渴不欲饮,发热,脉虚弦者,去人参加麦门冬、五味子;口燥舌干,津液不足者,去半夏加天花粉、麦门冬、五味子。

(5)口干、发热,大便稀,胃弱不能食,脉虚弦者,加白术、茯苓、白芍。

(6)胃虚便溏者,加猪苓、白芍;口渴,便秘者,加黄连、厚朴、栝蒌仁、枳实;汗后津枯液燥,二便俱秘者,去半夏加当归、白芍、生地、麦门冬、白术、陈皮之属。

(7)胸满饱闷或噎者,加枳壳、桔梗;心下痞满者,加黄连、枳实。

(8)呕甚者,加竹茹、陈皮、姜汁。

(9)痰多者,加栝蒌仁、贝母;咳嗽者,加五味子、金沸草、杏仁。

(10)胁下痞硬者,加青皮、牡蛎;胁痛者,加白芍、菖蒲或青皮;左胁痛者,加枳壳、牡蛎、桑皮;右胁痛者,加枳实、姜黄。

(11)腹痛者,去黄芩加芍药,兼恶寒则更加肉桂;胁热、腹痛或痢者,加黄连、白芍;内实不消腹痛者,加枳实、大黄。

(12)虚烦者,加竹茹、炒粳米;烦热者,加竹茹、麦门冬。

(13)坏证或潮热者,加鳖甲。

(14)发热,脉虚弦,两尺脉浮数而无力,症兼遗滑者,加知母、黄柏、牡蛎。

(15)无外证,内热甚,脉弦数,恶热,唇焦而渴者,小柴胡汤合白虎汤。

(16)内热甚,全身发热,烦躁妄言,干呕不能寐者,小柴胡汤合黄连解毒汤。

(17)发热,烦渴,小便不利,大便泄泻,脉浮数者,小柴胡汤合五苓散。

(18)胸膈痞硬,按之痛者,小柴胡汤合小陷胸汤。

(19)头目昏眩,胃脘满闷,食欲不思,四肢倦怠,肌肉烦痛者,小柴胡汤合平胃散。

(20)血虚发热,午后及夜间尤甚者,小柴胡汤合四物汤。

(21)血虚发热、有汗者,柴胡四物汤更加地骨皮;无汗者,则加牡丹皮;潮热日夜不退者,更加黄连、栀子。

第八节　小柴胡汤剂量及煎药方法

一、小柴胡汤剂量的确定

小柴胡汤之原方剂量,是根据少阳病的标准证状而定出的一个大概剂量。若把标准证状设定的剂量(也称标准剂量)视为大剂量,则张仲景使用柴胡汤剂量可分为大、中、小三种。中等剂量约等于标准剂量的一半,小剂量约等于标准剂量的三分之一。

(1)中剂量:柴胡桂枝汤由柴胡 4 两(1 两=31.25g),黄芩 1.5 两,半夏二合半,生姜 1.5 两,人参 1.5 两,甘草一两,大枣 6 枚,桂枝 1.5 两,芍药 1.5 两等 9 味组成。从该方中剂量看,它相当于原小柴胡汤药用量的一半,其中桂枝、芍药、甘草也是原桂枝汤药用量的一半。柴胡桂枝汤的主证是"伤寒六七日,发热微恶寒,肢节烦痛,微呕,心下支节,外证未去者,柴胡桂枝汤主之。"从此条可知,疾病本态已进入少阳,但太阳证未罢,而且还很盛,故方药治疗不宜大剂量。若解表药太重,过汗而不利于少阳证(少阳禁汗法)。若和解少阳药用的太重,亦不利于解表,故而制小其剂量。又如,桂枝麻黄各半汤、桂枝二麻黄一汤以及桂枝二越婢一汤等,其剂量皆如此。

(2)小剂量:柴胡加芒硝汤系取小柴胡汤原剂量的三分之一,加芒硝二两而成。该方是用于小柴胡汤证基本已解,取用柴胡汤小剂加芒硝,用以解除潮热实证。

(3)大剂量:一般小柴胡证皆用原剂,即大剂量。例如,"伤寒四、五日,身热恶风,颈项强,胁下满,手足温而渴者,小柴胡汤主之。"此条虽兼有恶风,颈项强之太阳病,但太阳证较之少阳证已微,故用大剂量。又如,柴胡桂枝干姜汤证,经误汗、误下造成表里俱虚,但疾病仍在少阳经,除方中药味变动较大之外,还是用大剂量。再如,大柴胡汤证亦为大剂量,是为少阳证兼里而设。

二、小柴胡汤剂量之使用原则

(1)疾病本态完全在少阳经用大剂量。

(2)疾病本态已进入少阳经,但太阳证未罢且还很盛时,用中剂量。

(3)太阳证虽未罢,但已很微,用大剂量。

(4)疾病本态已在少阳经,并向里传变,里证实,少阳证仍盛,用中等剂量。

(5)疾病本态从少阳经向里发展,里证实而少阳证已不盛,用中剂量。

(6)疾病本态在少阳经,兼有里实证,用小柴胡汤大剂先解外。如果小柴胡证基本已解,需加芒硝以解里实时用小剂量。有些后世医家将小柴胡剂量改的很小, 如徐洄溪只用八分小柴胡, 然黄芩与半夏却用 1.5 钱 (1 钱 = 3.125g),此用量不妥,乃小柴胡汤名存实亡也。张锡纯用量则较为正确,其在方中柴胡用量为 45 钱,余药则取原方量的三分之一。总之,在一般情况下小柴胡的用量约为 23 钱或 45 钱,施药时应分别轻、重不同之剂量,依张仲景之使用原则以应付各种不同病况才是合理之举。小柴胡在方中应保持主药位置,其用量不应反少于它药。

三、小柴胡汤轻、重剂量的煎煮法

(1)大剂量煎煮法(去渣再煎法):将药液煎至原用水量的二分之一,过滤,去药渣,取过滤之煎液再浓缩至原滤液的二分之一量即可。诸如大柴胡汤、柴胡桂枝干姜汤等均为此煎法。

(2)中、小剂量煎煮法(普通煎煮法):无须去渣再煎,按常规汤药煎煮法制备,但应注意煎药须用温水。诸如柴胡桂枝汤、柴胡加龙骨牡蛎汤、柴胡加芒硝汤等皆属此煎法。

第九节　少阳病的治疗原则

一、少阳病的禁治法

张仲景曰:"少阳中风,两耳无所闻,目赤,胸中满而烦者,不可吐下,吐下则悸而惊。"又云:"伤寒脉弦细,头痛发热者,属少阳。少阳不可发汗,发汗则谵语。此属胃,胃和则愈,胃不和则烦而躁。"从以上两条可知,少阳病用汗、吐、下法皆不宜,如误治就会造成谵语、烦躁、惊悸诸证。少阳病属半表、半里证,其治法旨在通调水津,调理肝肺,平复胆火,疏散郁结,和中益胃,升清降浊,从而使之营卫平秘。如误用汗、吐、下法,则津液愈耗,胃液愈损,而胃气愈逆。于是乎火郁、胃燥、血热等证皆可发作,从而产生诸般变证。少阳证治方代表是小柴胡汤,以及由小柴胡汤化裁出入之加减方(亦称和解剂)。而汗、吐、下三法,则为少阳病的一般禁治法。

二、误治救逆原则

少阳病如误治以后疾病恶化,柴胡汤证已不复存在,则须探明误用何法治坏? 其脉证如何? 表、里、虚、实、寒、热证情怎样? 目前病属何方证? 通过以上情况综合分析进行辨证论治。这里须指出一点,若烦躁无汗、但气喘者,柴胡不可用也。

第十节 小柴胡汤变方临证运用

一、柴胡疏肝散对肝经循行部位病证之应用

柴胡疏肝散方由小柴胡、川芎、芍药、陈皮、枳壳、香附子、炙甘草等7味组成,该方为四逆散之加味方,源于《景岳全书》,为疏肝、理气、散瘀的常用方剂,其临证运用如下:

(1)乳腺炎:若乳腺有肿块不消,以柴胡疏肝散为主方,加麦芽、穿山甲、王不留行、当归、路路通等。

(2)胃溃疡:根据治肝可以安胃之说,予柴胡疏肝散合左金丸,再加煅瓦楞等。

(3)经闭:柴胡疏肝散加当归、桃仁、红花、小茴香等。

(4)梅核气:柴胡疏肝散加厚朴、生姜等。

(5)肋间神经痛:柴胡疏肝散加郁金、栝蒌仁、薤白、当归、川楝子等。

(6)胆石症:柴胡疏肝散加茵陈、金钱草、郁金、川楝子、当归等。

二、小柴胡汤加减治疗㿉痛(睾丸或副睾丸炎)

㿉痛初起,不红微肿,睾丸引痛。若红肿发热,形色光亮,疼痛有时,饮食有味者顺;如坚硬紫色,日夜痛甚,小便不利,大便泄泻者逆。若初起肿痛,小便涩滞,寒热作渴者,当清相火,分清湿热以泻之;仅肿痛未形成脓者,疏肝利湿;肿硬发热者,当清肝降火。历代医家多采用清热利湿之法治之,方用龙胆

泻肝汤加减,然用小柴胡汤加减疗效亦佳。处方:小柴胡 16g、黄芩 16g、党参 14g、半夏 12g、甘草 10g、金银花 25g、连翘 16g、木通 10g、石韦 16g、川牛膝16g。

三、逍遥散治少阳经虚证

逍遥散是小柴胡汤方中第一类药(柴胡、黄芩)中去黄芩加芍药,并少加薄荷;第二类药(生姜、半夏)中去半夏加白术;第三类药(人参、大枣、甘草)中去人参、大枣,易茯苓、当归而组成的方剂。全方由小柴胡、芍药、薄荷、白术、生姜、茯苓、当归、甘草等 8 味组成,该方适用于治疗肝、脾血虚的柴胡证。

1.肝、脾血虚的症状表现

证见劳倦发热,五心烦热,头痛眩晕,双目干涩,自汗、盗汗,咳痰,咯血,脸颊赤红。或怔忡不宁、或血热相搏、或脐腹胀痛、或少腹重坠、或肿痛出脓,以及经水不调,寒热如疟,水道闭塞,内热作渴等。

2.本方脉象

一般情况下脉象多呈虚大。其热型多为潮热,或热象时高、时低,或寒热如疟。

3.逍遥散加减法

(1)兼有上、外部证之加减法:兼头面热,肩脊强,或衄血、或口舌糜烂,皆属虚火上炎,俱加丹皮、栀子,方名"丹栀逍遥散";体弱失眠不得寐,兼头痛及肩胛酸困者,加麦门冬、远志之类;若因怒伤肝,眼目昏花者,加黄连、栀子、龙胆草、白豆蔻之属;若面色青,耳鸣,口苦,吐清水或苦水,其人郁塞,胁痛、血虚,脉涩者,加陈皮、贝母、丹皮,或更去甘草;口渴者,加麦门冬、天花粉之类;瘰疬加浙贝母、牡蛎、夏枯草、天花粉;遍身痛者,加川芎、羌活、防风;手颤者,加荆芥、防风,并重用薄荷;腿部有瘀血块者,加三棱、莪术、桃仁、红花;左腹拘急,动悸不寐,四肢筋脉挛急,或发为口噤抽搐、或发为半身不遂者,去薄荷、羌活、芍药,加川芎、钩藤,方曰"抑肝散"。可依具体证情加减变通,或加芍药、黄连、羚羊角,或易茯苓、白术为芍药,或换川芎为栀子、黄连、香附子等。

(2)痰嗽、吐血证之加减方法:咳嗽者,加五味子、紫菀,或加麦门冬、桔梗等,可随证裁定;血虚痨嗽,发热不休者,加麦门冬、阿胶;郁寒生痰者,加半夏、贝母、栝蒌仁,或加牡丹皮、栀子、牡蛎、龙骨、阿胶;咯血、生痰,若属脾经虚火较甚者,加麦门冬、蒲黄炭;如属肝经虚火甚者,加牡丹皮、栀子、生地黄、五味子;吐血者,加生地黄、牡丹皮、阿胶之类。

(3)发热加减法:发热甚者,加地骨皮、知母等;妇人午后发热,汗出则热退者,加黄芪、生地黄、黄芩、黄连、黄柏、知母、地骨皮、乌梅、神曲、香附子;妇人午后潮热,如骨蒸状,小便不利或淋漓,去薄荷、生姜,加秦艽、地骨皮、麦门冬、车前子、黄芩、木通、胡黄连;自汗、盗汗者,加黄芪、山茱萸或酸枣仁;若身热者,加黄芩,下元有火加黄柏,有汗加地骨皮,无汗加牡丹皮。

(4)胸腹肠胃证的加减法:完谷不化者,加山楂、麦芽、神曲之类;食积者,加莱菔子;呕吐者,加半夏、陈皮;兼嘈杂者,加黄连、或加小茴香及牡蛎;久泻兼黑粪、便秘者,加牡丹皮、栀子;干血痨、骨蒸,其人有异便,二便极臭,口中臭味甚者,去薄荷、生姜、芍药,加生地黄、干漆、鳖甲、生石膏、大黄、小麦(如若妇人血风攻痛,心胸烦塞,或妇人瘀血流注,寒热俱甚者,亦可用此方,该方为苏沈良方之"麦煎散"。);胸膈痞闷者,加枳实、青皮、香附子之类;血虚郁寒,忧思郁结,动悸,两胁拘急者,加熟地黄、香附子;左胁郁气疼痛者,去生姜加牡丹皮、栀子;胸中发热者,加黄连、栀子;霉疮湿毒,腹中郁热,肌肉瘦消者,去薄荷、生姜、芍药,加金银花、连翘、栀子、薏米仁;少腹痛者,加元胡、香附子;右腹有气块者,加木香、槟榔。

(5)妇人杂证加减治法:经闭不通者,加桃仁、红花、苏木;赤白带下者,加栀子、鸡冠花;妇人淋疾,加丹皮、栀子;妇人周身如疥癣,发则奇痒者,逍遥散合四物汤主之;身生鳞屑癣(牛皮癣)者,加荆芥、地骨皮;妇人忧郁甚,发为癫狂,登高而歌,弃衣而走者,去薄荷加桃仁、红花、苏木、生地黄、远志、辰砂。或以该方药炼蜜为丸,辰砂为衣,服之亦可。

按:逍遥散方中之君药乃柴胡也,前人有"非柴胡不足以宣少阳甲胆之气"一说,故为胆经之主药。亦入肝经,取其升清、降浊,通利三焦,疏肝解郁之功。白芍、当归同用,甘酸、微寒,养血柔肝,和血、活血。肝为刚脏,体阴而用阳,以甘酸化阴,甘缓和中,郁必自清。薄荷、生姜同用,以辛凉伍以辛温,取其"郁则散之"、"火郁发之"之意。白术、茯苓、甘草同用,取白术健脾、茯苓渗湿、甘草调和诸药之功。《太平惠民和剂局方》原方中药仅8味,而赵献可《医贯》中则加入陈皮一味,而成9味之方。

陈 成 撰

第二章　《伤寒论》诸方之运用

（1）疟疾热多寒少，肢体惰痛者，五至七日发后，择桂枝二麻黄一汤、或桂枝麻黄各半汤，先其时温服，大发其汗，则一汗而愈。若渴者，宜桂枝二越婢一汤。三方皆截疟良剂。若柴胡桂姜汤，则治多寒微有热，或但寒不热之疟疾。

（2）咽喉肿痛，时毒疿腮，焮热肿痛，项背强急，发热恶寒，脉浮数者，与葛根汤，酌加桔梗、大黄、石膏，或兼用泻心汤、黄连解毒汤。项背强急，心下痞塞，胸中积热，眼目及牙齿疼痛者，或口舌肿痛腐烂者，加大黄则效更速。

（3）麻杏石甘汤的主要证候为烦渴、喘咳。白喉初起，恶寒发热，烦渴、喘咳，咽喉肿痛，起白色如小钱大、状如蛛网之假膜者，可用麻杏石甘汤治之。此外，猪肤汤亦可用治白喉、喉痹及肺痈。

（4）芍药甘草附子汤之适应证为腰部神经痛、坐骨神经痛和关节强直等。加大黄治寒疝腹中拘急，恶寒作腰脚挛痛，睾丸硬痛及二便不利者奇效。以草乌头代附子可治虫积痛，又适用于痛风及鹤膝风等。

（5）茯苓四逆汤治慢惊风，搐搦上窜，下痢不止，烦躁怵惕，小便不利，脉微数者。又治诸久痛，精气衰惫，干呕不食，腹痛溏泄而恶寒，面部及四肢微肿者，产后失于调摄者多有此症。心下悸大率属痫与饮，茯苓甘草汤加龙骨、牡蛎，绝妙；又此证有致不寐者，酸枣仁汤、归脾汤皆不能治，如用茯苓甘草汤奇效。

（6）石淋用调胃承气汤，加牵牛子治之。淋家倘得表证，解表剂中必兼养血清热之品，如阿胶、地黄、黄柏、丹皮之类。若遇宜发汗之重症，仍需发汗，但无使过汗，或用大青龙法佐石膏以制辛温过散，素虚者加入人参、粳米。

（7）由于体内水积，其皮肤必鲜明，体则浮肿，五苓散可治；不服水土、瘴气伤者及风湿亦可用。治中酒黄疸加茵陈，治尿血加朱砂，治便毒加葱。

（8）栀子干姜汤治阴阳痞结，咽膈噎塞，状若梅核，妨碍饮食，久而不愈即成翻胃，其症候为食管狭窄病。此汤亦治赤白痢，无间日数，加薤白七茎、豉半合煎服。

（9）战汗为恶寒颤栗，烦闷躁扰，及其汗出则霍然而解。汗不出者，翌日此时当复战,其战而神昏、战而脉微、战而痉厥者,为死证。其有正气虚不能胜邪,作战而无汗者,此为难治。助汗之药以生姜、豆豉、紫苏等发之。

(10)大柴胡汤治少阳之热,兼下阳明之实。柴胡证无不寒热,大柴胡多兼腹痛。寒疝投乌附辛热之剂而益剧者,若用大柴胡汤加茴香、甘草屡奏奇效。

(11)桃仁承气汤证其人如狂,下腹急结是阳证、实证。此汤可治妇人久患头痛,孕妇胎死腹中,胎衣不下,产后恶露不行,胀闷欲死。有治血淋、吐泻、打扑内伤,腋膈积血者;龋齿、骨糟诸齿痛难堪者;以及痘后狐惑证,其人好睡不欲食,虫食其腑、下唇有疮,虫食其脏、上唇有疮,其声哑嘎,上下不定,故名狐惑。此证最恶,麻疹后尤多,如大便不能,以桃仁承气汤下之。

12.谵语、烦闷、眼中碧色,是瘀血证。伤寒按之当心下胀满而不痛者,宜泻心汤加桔梗,是痞满也。以手按之小腹苦痛,小便自利,大便兼黑,或身黄谵妄,燥渴脉沉者,为蓄血,桃仁承气汤尽下黑物则愈。虚人虽瘀血,其脉亦芤,必有一部带弦,宜兼补以去其血,桃仁承气汤加人参,分三服缓攻之,可救十之二三。

(13)桃仁承气汤治新瘀,抵当丸治久瘀。抵当即"抵掌"之讹,而实为水蛭之异称。抵当汤用水蛭、虻虫,取其凝固之血,以便输送排泄也。

(14)凡病人外无风寒,内无痞满便结之证,卒然见烦惊谵语,瘛疭烦躁,闷乱不安之证者,皆痫也。古昔以"痫"为小儿名,而不称之大人,故《伤寒论》无痫名也。柴胡加龙骨牡蛎汤能下肝胆惊痰,以之治癫痫奇妙。

(15)柴胡加龙骨牡蛎汤为何用铅丹? 铅丹即黄丹,辛、微寒。内服豁痰镇心,外敷拔毒生肌,用作解热、解毒。凡远近臁疮,用黄丹(飞炒)、黄柏(酒浸七日焙干)各一两,轻粉半两,研细。以苦茶将疮洗净,轻粉填满疮口,次用黄丹护之,外以柏末摊膏贴之,七日见效。

(16)龟胸、龟背及痉痫等胎毒,大陷胸丸可惟,不可日日服之。每日用小陷胸汤、旋覆花代赭石汤、半夏厚朴汤、半朴姜草参汤之类,加以灸灼,隔五日七日以大陷胸丸攻之。

(17)小陷胸汤治慢性胃炎多黏液者,黏液为水饮之一,时医称"痰"。胃多黏液往往引起脑症状,为痫、为惊风,时医所谓痰迷心窍者也。

(18)半夏泻心汤治老少下痢,水谷不消,肠中雷鸣,心下痞满,干呕不安,并治霍乱。若寒加附子,渴加天花粉,呕加陈皮,痛加当归,客热以生姜代干姜。

(19)半夏泻心汤是饮盛,生姜泻心汤是寒盛,甘草泻心汤是虚盛,大黄黄连泻心汤治心气痞结而不硬,附子泻心汤治大黄黄连泻心汤证而挟阳虚者。

（20）黄芩汤治急性胃肠炎、赤痢上炎，又可治霍乱吐泻，应效如神。

（21）里有湿者，大便滑泄，小便不利，此其常理也。若大便坚、小便自利者，知是湿惟在表，当用白术附子汤。而里素有热，因去桂不用，然即无桂，则殊少外散之能，故易之以白术，术、附并走皮中，此方之术是发表湿，而不为燥脾。此汤及甘草附子汤并见白术，正见其效。

（22）大黄久煎则所含树脂质溶解，入肠被吸收而不能刺激肠黏膜而促其蠕动。故峻下之剂大黄须后纳，轻煮冷浸方佳。诸承气大黄后纳，深合药理。

（23）凡愈攻愈胀满者，为难治。以其既无燥屎则从伤肠胃，且令下腹充血，故愈胀满也，救之法不外理中、四逆诸汤。若误攻而喘急者，《内经》谓之"下之愈高"，因体内血液悉聚于下腹部，其反应为肺气上逆。

（24）阳明谵语，其声充实有力，常与昏睡之鼾声俱起，呼也难醒或意不醒，即醒亦可剧昏。少阴郑声则低热无力，断续不成词句，呼之即醒，可以应答无讹，而转瞬即复昏蒙。

（25）"面垢"《金鉴》以为阳明主证，热邪蒸郁故面垢，只言其因而不言其状。面垢者，皮脂腺分泌亢进，故面气垢晦，即后世所谓"油肤"。温热家以面色光洁与晦垢辨伤寒和温热，而不知面垢亦是伤寒阳明证也。

（26）四肢为诸阳之本，阳虚故四肢扰乱，循衣摸床，失其所依也，以独参汤救之；汗多者以参芪汤救之；厥冷者以参附汤救之。

按：循衣摸床有属阳明热盛，引起厥阴肝风之证者，不一定属阳虚。如汗下过多、元气虚损、神智昏蒙、无阳明里实证而循衣摸床者，此为阳虚，方得用参，否则当以熄风平肝为主。至于汗多而四肢不厥冷者，亦勿浪投参芪、参附之类，恐其内有燥实也。如若阳明病转成太阴、少阴里虚者，方可用之。

（27）太阳可汗之证，以及阳明白虎证，以手抚其头面热必盛壮，测其体温时热反不高，为承气证。

（28）大承气证硬满在腹，即绕脐部痛，燥屎在横结肠也。内实必腹痛满不减，即痛有缓时亦为拒按，不似虚寒之痛有时乍止而痛苦失也。内实胀满脉必实大，若脉沉濡腹满而吐，则属太阴脏寒。杂病内有风冷谷气不行，亦有绕脐痛见证，当为疠痛而非胀满，下之则其气不冲，不冲者心下则痞。

（29）肠内绝无余润，燥屎结如羊屎马粪者，一如顽石之不转。治之之法，取息矾半斤用开水泡，倾入净桶乘热坐其上，其气由肛门熏入，肠内燥屎必化水而下。《丹溪心法》曰："凡诸秘结，服药不通或兼它证，又或老弱虚极不可用药者，用蜜熬入皂角末少许，做锭以导之，冷秘生姜汁亦佳。"生姜做锭系用姜,削如二寸如小指状,盐涂之,纳下部立通。又蜜入皂角末与薄荷末,或单用薄荷末做锭亦可。凡津液枯者,用蜜导;邪热盛者,用胆汁导;湿热痰饮固结者,用姜汁麻油浸栝蒌根导。

(30)五苓证病在肾脏,虽小便不利而小腹不满,决不见脓血。猪苓汤治淋疾脓血,猪苓证病在膀胱尿道,其小腹必满,又多带脓血。

(31)耳前、后肿即《内经》所谓"发颐",西医所谓"流行性腮腺炎",世俗所谓"痄腮"也。其肿在耳前、耳下,全势及于耳后,耳轮或为之撑起。旧说以为阳明之脉出大迎循颊车上耳前;少阳之脉下耳后;基支者从耳后入耳中、出走耳前,故耳前、后为阳明。

按:吉献益用小柴胡汤加石膏治耳后肿,李东垣普济消毒饮亦治痄腮。

(32)邪热燥结,大便之色未尝不黑,然瘀血则溏而黑粘如漆,燥结则硬而黑晦如煤。盖瘀血有沉降之性,其入于肠也,常在结肠上、下端附近直肠上处,遂令大便胶粘而色黑。

(33)黄疸病多兼内脏出血者,故黄疸方亦兼止血之效,可以移治鼻衄。栀子柏皮汤洗眼球黄赤者甚效,又治肿糜烂疼痛、及痘疮落痂以后眼犹不开者,加枯矾少许洗之,皆妙。

(34)暴哑声不出,咽痛异常,卒然而起。或欲咳而不能咳、或无痰、或清痰上溢脉多弦紧、或数痰无伦,此大寒犯肾也,麻黄附子细辛汤主之。并以蜜制附子噙之,慎不可轻用寒凉之剂。房欲伤寒者,其人脉沉欲寐,发热肢厥无汗,亦宜麻黄附子细辛汤,且又治少阴伤寒,头痛连脑及寒咳头顶痛者。

(35)黄连阿胶汤治久痢腹中痛热,心中烦不得卧。又治诸血证,以及胸悸心热、腹痛微痢、舌干唇燥、烦悸不得眠、身体困倦、面无血色或面红潮热。亦治淋涩证小便如热汤,茎中焮痛而血多者。

(36)附子汤与真武汤相近,而真武汤主在内湿,附子汤主在外寒。何则?附子汤以走外,术亦倍用所以散表,盖仲景用术多取散表。用人参者,因素弱之阳并制术、附之燥也。仲景用附子,其与干姜配伍者皆用生;其与它药配伍者皆用炮。生用者其证皆急,炮用者其证皆缓。

(37)桃花汤治伤寒之肠出血,肠出血多见于伤寒第二、第三星期,变为少阴证则颜面失色,四肢厥冷,脉数而弱。此证必亡阳虚脱,非用附子不治。

(38)四逆汤证元气飞腾,元阳欲绝,故中、外厥冷,腹软而心下不痞塞。然吴茱萸证虽手足厥冷而不胜寒,心下必有痞塞之物。

(39)急性喉黏膜炎之假膜,其外表似白喉,其异于白喉者为不发热(发热者甚少),为声暗咳嗽。白喉宜表,用麻杏石甘汤;急性喉黏膜炎忌表,用甘草汤或桔梗汤,缓其急、排其脓也。

按:白喉夹外感表证者,可用发散剂之麻杏石甘汤;如系阴虚内热,宜投养阴清肺汤,切忌表散。

(40)治咽喉证,用青梅去核后中包明矾,置瓦上煅灰,吹入病人喉中,热痰倾吐而出,虽疮已成者,犹为易愈,此亦仲景用桔梗汤之遗意也。《方函口诀》曰:"苦酒汤宜冬时中寒,咽喉肿痛者。亦治发热恶寒,此证冬时多有之。"又后世所曰:"阴火喉癣(喉头结核),上焦虚热,喉头糜烂痛不可忍,饮食不能下咽,甘草汤及其他诸喉痛药不效者,用苦酒汤立效。"

(41)凡少阴热化之证,营血内枯,加之咽痛者尤甚,本当忌用桂枝。惟其寒液结之咽痛,则宜温达营郁以化水寒,半夏散可温营化饮,以制冲气之逆,脉象当沉细而滑,时一急数。《活人书》曰:"半夏桂枝甘草汤治伏气之病,谓非时有暴寒中人,伏气于少阴经,始不觉病,旬月乃散,先咽痛似伤寒,非咽痹之病,次必下痢,始用此汤,次用四逆散。此病只二日便瘥,古方谓肾伤寒也。"

(42)三焦皆寒下痢者,用白通汤;中焦虚寒下痢者,用理中汤;下焦虚寒下痢者,用附子汤;太阳与阳明合并下痢者,用葛根汤;太阴、少阴下痢者,用四逆汤;太阳、少阳合并下痢者,用黄芩汤。

(43)寒邪纵肆,阳气郁闭,下痢脉微者,用白通汤。甚者,用白通加猪胆汁汤;寒邪太甚,阳气虚脱者,用四逆汤。甚者,用通脉四逆汤;有水气而下痢者,用真武汤。白通之用葱白,乃因阳气郁闭;四逆全主扶阳,为其阳气虚脱;真武汤之用苍术,乃为水故。白通加猪胆汁汤不但治霍乱吐泻,凡中风卒倒、小儿慢惊,以及一切暴卒之疾和脱阳之证,皆可见奇效,然要以心下痞塞为准尔。通脉四逆汤加猪胆汁,治慢惊风危笃者甚效。

(44)《蕉窗杂话》谓鼻渊之证自古以为肺家之病,多用白芷、辛荑之类。又谓风邪所成,皆无稽之谈也。此疾实由热熏肺部,上、下之气隔塞所成尔。君治鼻渊每用四逆散加吴茱萸、牡蛎取效。

(45)自痢清水,即后人所谓热结旁流也。此因肠中有燥屎刺激肠黏膜,使肠液分泌异常所致。色纯青则胆汁之分泌亢进,液体分泌及排出两皆过速,大伤阴液,故用大承气汤急下,所以存阴也。

按:自痢清水、色纯青,当与心下必痛、口干燥二证联系来看,方是大承气证的热结旁流。若单有自痢清水、色纯青,而无心下痛、口干燥证,即不认作热结旁流。

(46)戴阳者,面赤如微酣之状,是为阴证冷极发燥。面赤脉沉细,乃浮火上冲,水极似火也。大抵阳邪在表之怫郁必面含赤色,而手足自温。若阴证阳虚之反而戴阳,面虽赤,然足腿必温。

(47)下痢脉实,乃心脏起虚性兴奋,在经脉上但觉血液在血管中劲疾直前,不复有波动起落,盖脉管已失弹力,而心脏之虚性兴奋未已也。

(48)眼目郁热,赤肿疼痛,风泪不止,用白头翁汤,又为洗熏剂亦佳。眼眩针挑,乃肝脾积热,青皮加砂糖水煎,调大黄末微利佳。秦皮治目病、惊痫,取其平木也;又治下痢、崩带,取其收涩也。

(49)霍乱属于湿性者,大吐、大泻,日数十次,状如米泔水,汗出,肢冷,腹痛,腓肠肌痉挛,两眼深陷,小便少,力竭声嘶,肌肉暴瘦。霍乱干性者,常作干呕而不得吐,常作气坠而不能泻,腹部绞痛,胸下难过异常,脉微细。湿霍乱须先清、后温,使不吐、不痢为主。宜黄芩加生姜半夏汤、五苓散、生姜泻心汤、理中汤、四逆加人参汤等。初起时以大蒜子十二瓣,嚼烂,冷开水送下最效。干霍乱须调和肠胃,使不欲吐痢为主,宜疏气和饮,初起用矾末少许服之,极效。

(50)夏月霍乱吐泻之证,有吐痢后手足厥冷,烦躁而心下膨满痞塞者,此非虚寒证,此证粘汗出者为脱阳,非附子不能治。而痞未尽除者,宜用理中汤加枳实;霍乱后转筋着,宜吴茱萸汤加木瓜;霍乱不吐、不下,心腹剧痛欲死者,先用备急丸,继投吴茱萸汤。则无有不吐者,吐则无不下者,已得快吐利则苦楚脱然而除,其效甚速。此外,吴茱萸汤亦治食后噫酸及酸返心痛,加附子治寒疝腰痛牵引睾丸等。

鄢卫东　撰

第三章　妇科秘书

第一节　孕妇摄生法

一、经期卫生

妇女行经时,不知卫生,以冷水洗手足,或食酸冷物品,则血凝经闭,其面色青黄,遍体浮肿。须服"通经丸",经通肿自消。

按:凡女子禀赋旺,则十三岁行经;禀赋怯,则逾二七而行经。禀赋羸弱,素多阴虚,夜间发热,十八九岁尚未至者,必须因时滋补,迟婚乃佳。倘其经未至者,骤然结婚则易成痨怯。若女子天癸既至,未与婚配,心怀抑郁,经脉不调者,应即与配婚,经病不治自愈。

二、妊娠之摄生法

(1)食物:妇女饮食应当注意勿过食辛、椒热性之物,否则易使经血妄行,或从口鼻而出,或从二便俱下。平时宜摄取营养丰富物质,惟含有刺激性及不易消化之食物皆宜禁忌。妊娠早期清晨出现呕吐者,宜适量进食,食后卧床休息 12h 而起最为适宜。如若呕吐不止者,则当静卧 12 日,减少食量。妊娠后半期饮食不宜过饱,晚餐尤须择取易消化之食物。

(2)大便:妊娠后半期大便秘结者,宜食味淡之蔬菜,做适当之运动,便可通畅。尤其在空腹时饮清水少许,行适宜之运动则有疗效。若便秘甚者,可选润肠之药治之。

(3)小便:妊娠后半期大都尿意频数,甚者咳嗽、喷嚏。升降阶梯之际,往往排尿于不自禁,如此当先减少饮水量,频频排尿而不可久蓄。

(4)衣服:秋季气候渐冷,衣服可适当之增加。惟冬季严寒,下肢及小腹当护温暖。夏季天气炎热,尤以作适当调节。身穿衣服不宜压迫胸、腹部位,因与胎儿之成长、妊母之呼吸、血液之运行等紧密相关。

(5)运动:妊娠期中可从事轻度体力劳动,但是不可过度。平时在空气新鲜之庭院中散步,既可促进精神愉快,又可使饮食增加。若行剧烈之运动,则易发生充血,演成病变、甚至流产或早产,故当慎之。如乘马、山路步行、长途旅行以及携带负荷重物等,皆当例禁。

(6)身体清洁:妊娠期清洁身体、保护皮肤极为重要,如平时沐浴,其浴水不可过多或过冷,冷水摩擦固非所宜,坐浴亦会引起流产。妊娠后半期外阴部因流出之分泌物增多,甚为不洁,每日以温开水洗涤1~2次为佳。妊娠乳部宜保持清洁,乳头须注意其变态,若乳头凹陷,则当时时提捻、轻轻揉之。

(7)精神:妊娠期精神调节极为重要,既不可过度娱乐,又不可忧愤于怀,以免有损妊娠。

(8)色欲:有孕之妇应另居别室,与男分居为佳,以淫欲最应当禁。盖胎在胞中全赖气血育养,静则神藏荫胎。若情欲动,火扰于中,气血因而沸腾,三月以前犯之,则易动胎小产;三月以后犯之,则胞衣太厚而难产。胎气漏泻,子多肥白而不寿。

(9)胎教:胎教之法未谙者多,妊娠能遵而行之不仅无难产之虑,且生子鲜有胎毒大殇之患。

三、临产须知

凡女子因生理因素,身体矮小或中年婚配而致难产者,须服"加味归芎汤",无不神效。

按: 妇人难产,子在腹中是活、是死,亟须鉴别。察看妇人面色青黄,口舌黑,指甲青者,腹内子死矣。当用药攻下死胎,急救其母,用"加味归芎汤"服之亦能立下死胎。若面部及指甲皆红者,其儿尚活,不可轻用下药。如《达生篇》曰:"面赤舌青,母活子死;面舌皆青,子母俱死。"

产后血块痛者,服"生化汤"最效,然也有不效者,昔服"生化汤"不效者,改服"益母膏"则愈。此外,"生化汤"加益母草9g,其效尤佳。产后恶露停留者,用"红花散"。

盛暑之月,热气迫人,若产妇伤暑,头痛、面赤,昏沉如醉,多致气乏不能产下,宜"六一散"。并保持房间凉爽,若遇疾风阴雨,又当慎避。天气寒冷时,产母应注意保暖,否则寒气袭人,气血凝滞,子难产下。

第二节　调经门

一、月经先期

月经先期,经来如胆水,五心烦热,腰及小腹痛,面色萎黄,不思饮食,此乃气血虚。先用"黄芩散"退其热,后用"调经丸"调其气血,次月经调而愈。

黄芩散:黄芩、知母、天花粉各2g,白芍、当归、川芎、苍术炭、炙甘草各3g。水煎服。

调经丸:当归、大茴香、茯苓、生地黄、乌药、川芎、三棱、元胡、莪术、熟地黄各30g,制香附36g,砂仁15g,小茴香3g。

制法:米糊为丸,如绿豆大,晒干收藏。

服法:每次9g,空腹黄酒送下,一日2次。

按:虽是气血虚证,然月经先期色如胆水,为虚中挟湿热之象。其立方之妙在于"黄芩散"中妙有苍术,"调经丸"中妙有三棱、莪术,至其补血行气,温经消积,面面周到。或问?调经药中则有之,温经药未也!曰:调经药中得大、小茴香则温矣,岂必丁、桂而后言温乎?昧者嫌莪、棱之峻,减其分量,而二地乃见其滞腻。夫莪、棱之分量与二地之分量相对峙,而二地乃得见其功。此方不但药不可改,即使分量也不可易。

二、月经后期

月经后期,经来如屋漏水,头昏目暗,小腹作痛,兼有白带,喉中气味如鱼腥,恶心、呕逆,先用"理经四物汤",后用"内补当归丸"。

理经四物汤:当归、川芎、生地黄、白芍、元胡、柴胡、黄芩、苍术、香附子各3g,三棱2.5g。水煎临睡前服。

内补当归丸:当归、续断、阿胶、白芷、干姜、厚朴、茯苓、肉苁蓉、炒蒲黄各30g,熟地黄、甘草各15g,川芎25g,香附子9g。

制法:共为细末,炼蜜为丸,如梧桐子大。

服法:每服9g,空腹黄酒引送下。

按:经来如漏水者,色必清淡,来必不畅,其气腥臭。其恶心呕逆者,皆因经水不畅,浊气上冲,虽是寒证而脏腑之湿甚重。故先用苍术以理湿,俟喉中腥气稍减,再加姜、附以暖脏,即所以温其经也。

三、月经愆期(月经先、后无定期)

月经或前、或后,因脾土衰弱,不思食欲,经期不准,此无需调经,只需理脾,脾气旺则饮食自增,月经应期而至。宜服"紫金丸"。

紫金丸:莪术、乌药、枳壳、高良姜各24g,砂仁、槟榔、紫蔻仁各18g,三棱30g,陈皮15g。

制法:共为细末,米糊为丸,如绿豆大。

服法:一日三次,每次9g,饭后服。

四、经来发烧

经来发烧，或行经时房事触伤，因而经血凝滞。或性情急躁，经阻气附胁下，结块如卵大，经水不行，五心烦热，头昏目暗，咳嗽生痰。先用"加减逍遥散"除其热、后用"紫菀汤"止其嗽。若迁延失治变成痨疾，肌瘦泄泻者，百无一生。

加减逍遥散：当归、白芍、柴胡、天花粉各 2.5g，黄芩、白术、地骨皮、石莲子各3g，薄荷、龙胆草各 2g。水煎空腹服。

紫菀汤：紫菀、杏仁各 5g，桔梗、川贝母、苏子各 2.5g，枳实、桑白皮、五味子、知母、阿胶珠粉（冲服）各 3g，款冬花 2g。水煎服。

按：发热不专指内热，亦指体表，手、足心有微热，或时热、或潮热。故方中用柴胡、薄荷、黄芩、地骨皮、龙胆草以除诸热，"加减逍遥散"大抵如此，否则不中与也。"紫菀汤"乃降气、养肝、润肺之法。

有妇人月经来时阴阳交合，精血相射入于任脉，留于胞中以致小腹作痛，其痛如伏梁，小便频涩，名曰"积经"，多成经漏淋漓，治当调气和血，消其瘀滞而病自愈。凡妇女经行既净，血海空虚，而及其交合，则精凝以聚，可以成胎。

五、经来寒热

经来寒热，乃因行经时或产后不忌生冷，喜食水果等物，盖见冷则凝固也。其证初起，发冷作热，五心烦躁，以"加减逍遥散"、"紫菀汤"二方随证参酌用之，所谓"疏肝之郁，宣肺之气。"是也，自然经血流通，万无一失。若一年半载不治，变成骨蒸，子午面热，肌肉消瘦，泄泻不止，百无一生。倘病势已趋沉重者，用阿片 0.3g 调甘草汤送服，有起死回生之功。

按：此与第四证同一血证，而累及于经血，将成痨疾之患也。"逍遥散"为妇人血病发热、痨疾之主方，证情同而用药亦同。第四证因房事触动而血凝，所凝者乃未离经之血，故胁起块。第五证因食生冷、水果而血凝，所凝乃离经之血，故不起块。一则如河道之壅、一则如水底之泥，其淤而不流。血瘀而气郁，气郁则血更瘀。"逍遥散"内柴胡、薄荷所以消其郁也，茯苓所以寻其流也。此"逍遥散"去茯苓而加黄芩、龙胆草者，寻三焦肝胆之郁热下达，较原方更为得力。

另外，阿片与甘草合剂既可止咳、又可止泻，为痨病晚期之要品，陈师曾试之，确有良效。

六、经来腹痛

经来一半未尽，腹中作痛发潮热，或只痛不热，用"红花散"以行气调经，而热即止矣。

红花散：红花、当归、苏木、川牛膝各 3g，三棱、莪术、赤芍药各 2.5g，川芎

1.5g,枳壳 2g。水煎空腹服。

按：经来一半未尽腹痛者，气滞不行也。盖经之循行犹机之流转，机不得燃料则机停，经不得气则血滞，故行经必佐以行气，"红花散"方实为经瘀气滞之准绳也。

七、经行不止

经来十日半月是为经水，不止系实证。当审其曾服椒、姜、辛辣之物否？须用"金狗散"。

金狗散：当归、芍药、阿胶（烊化）、地榆炭、黄芩、续断各 3g，川芎、白芷各2.5g，熟地黄 6g。水煎空腹服。

八、经如黄水

经来如黄水，全无血色，此乃大虚大寒之疾，不可用凉药。宜"乌鸡丸"服半月，非但病愈，并能受孕。再用"加味四物汤"以暖其经，和其血。

乌鸡丸：鹿茸、当归、芍药、山药、山茱萸、肉桂、炒蒲黄、肉苁蓉各 30g，川芎、熟地黄各 15g，附片 9g。

制法：乌鸡肉去皮、油、骨，黄酒浸蒸熟，与方中余药共捣末如泥，米糊为丸，如梧桐子大。

服法：空腹服，每次 9g，一日 3 次。

加味四物汤：当归、川芎、乌药各 3g，芍药、小茴香（炒）各 2.5g，生姜 2g，熟地黄6g，大枣 3 枚。水煎空腹服。

九、经来色白

经来色白，五心烦热，小便作痛，气化失常，面色青黄，乃气血虚也。服"乌鸡丸"半月，次月即孕。

按：白者属寒、热者虚热，小便作痛，气化不行，故治法与八证同。

十、经来腹痛

经将来腹中阵阵痛，乃气血实也。宜"清热调血汤"。

清热调血汤：当归、川芎、生地黄、芍药、桃仁、红花、黄连、香附子各 2.5g。水煎空腹服。

十一、经来成块

经来成块，如葱白色，头晕、目眩、唇麻，此虚证也，不可用凉药，即用"内补当归丸"。

十二、经来如臭水

经来臭如腐水，此乃血虚，更嗜热物，此乃旧水未去，新血不生，服"龙骨丸"立效,兼投"汤药"。

龙骨丸:当归、川芎、茯苓各2.5g,龙骨、海螵蛸、牡蛎各3g,黄芩2g。

制法:共为细末,炼蜜为丸,如梧桐子大。

服法:每服9g,一日2次。

汤药方:当归、白芍、赤芍、黄芩、木通、莪术、三棱、牡丹皮、香附子、陈皮各2.5g,生姜一片。水煎空腹服。

十三、经来如鲞脑

经来如鲞脑,双足疼痛,不能举动,乃下元虚冷、兼风邪攻袭,宜行气、行血。用"疏风止痛酒"。

疏风止痛酒:天麻、紫荆花、当归、乳香、独活、石楠藤、川牛膝、骨碎补、僵蚕、川芎、乌药各2.5g,生姜三片,葱白三节。以黄酒煎,空腹服之。

按:风邪客于女子胞胎中,冲、任不利延至带脉,累及维脉,双足疼痛不能动,斯时也,奇经八脉尽为风邪盘踞。故经来色变如鲞脑,下元虚极矣!驱风邪则正气自复,经色自正,足痛自除。故不用桂、附之热性,而用天麻、独活、僵蚕以驱风邪,乳香、石楠藤以和络,骨碎补、紫荆花以暖肾温经,治其病之源也。

十四、经来成片如牛膜

经来不止,片如牛膜,昏迷倒地,乃气血变结而成,虽惊无事。用"朱砂丸"治之立效。

朱砂丸:朱砂3g,茯苓30g。

制法:水泛为丸,如粟子大。

服法:每服9g,姜汤送下,每日一次。

十五、月经下如血胞

经来不止或下血胞,四五枚如鸡蛋大,剖开如石榴子状,昏迷不省人事者,虽惊无妨,宜"十全大补汤",立效。

十全大补汤:当归、白术、肉桂、芍药、炙甘草各3g,川芎、党参、茯苓各2.5g,生地黄、黄芪各9g,姜枣引。水煎服。

十六、经来小便刺痛

经来小便刺痛,宜"牛膝汤"。

牛膝汤:川牛膝90g,乳香3g。水煎临睡前冲入麝香0.3g空腹服之,立效。

十七、经来疝痛

经来时身体发热,有筋二条从阴至乳痛,此妇人疝也,宜"川楝子汤"。

川楝子汤:川楝子、白术、乳香、元胡各3g,木香、大茴香、泽泻、麻黄各2g,

猪苓、小茴香、乌药、槟榔各 2.5g,葱白三段,生姜三片。水煎服。

十八、经来潮热腹痛

经来时未尽、或经行一半,潮热、口渴、小腹痛。此因伤食生冷,血滞不行,瘀热在内,不可用补药,宜行经,经尽则热退,痛止。宜"莪术散"。

莪术散:莪术、三棱、红花、苏木、川牛膝各 3g。水煎空腹服。

十九、经来伤寒

经来伤寒,或因食生冷,遍体潮热,疾气紧满,四肢厥冷,恶心,急投"五积散"。

五积散歌诀:五积散治五般积,麻黄苍芷芍归芎,枳桔桂姜甘茯朴,陈皮半夏加姜葱。

按:十八、十九条二证同是误食生冷,前证伤在血分,冷凝经脉,故宜逐瘀;后证伤在六腑,食隔中宫,瘀阻气道,故宜消积。二证各异,不得混视。

二十、经后腹痛

经来已尽腹痛,手足麻木,乃脾中虚冷,血气甚虚,宜用"人参四物汤"。

人参四物汤:人参、芍药各 3g,川芎 2.5g,生姜三片,大枣三枚。水煎服。

按:经来已尽作痛者,虚也,又经与带并行必作痛。平时带下过度者,经来时也必作痛,皆虚也。经未来而先痛者,曰"痛经",先期痛者为滞挟热,后期痛者为气寒血凝,实也。又有经已来未尽而作痛者,乃风冷客于子宫而凝瘀。随证明辨,不容紊乱,是所望良方。

二十一、经来小腹结块刺痛

经来小腹结成一块,如皂角一条横过,痛不可忍,不思饮食,面色青者,急用"延胡索散"。

延胡索散:元胡 12g,血余炭 9g。共为细末,每服 3g,白酒送下,一日 2 次,服半月自愈。

按:有形之痛为实,无形之痛为虚。痛而不可忍,且有形如皂角横过,此为实痛。故取元胡止痛,血余炭祛瘀,直达痛所。看似平淡,然功用甚效。

二十二、经来胁内结块甚痛

经来胁内一块,如杯痛甚,经血淡黄色,"四物元胡二汤"治之。

方一:当归、芍药、川芎各 2.5g,元胡 3g,熟地黄 4.5g,沉香末(冲服)1.5g,生姜三片。水煎取汁,加黄酒 10ml,餐后服。

方二:当归、川芎、元胡各 120g,沉香 15g。共为细末,每服 6g,一日 2 次,黄酒送下。

二十三、经来身痛

经来二、三日,遍体疼痛,乃寒邪外袭,或发热、或不热,均宜解表,用"乌药顺气散"。

乌药顺气散:麻黄、炙甘草各 2g,乌药、枳壳、陈皮各 1.5g,生姜三片,葱白三节。水煎服,取微汗愈。

二十四、月经逆行

经逆上行,从口鼻而出,此因过食姜辛热物,其血妄行,急用"犀角黄芩汤"。

犀角黄芩汤:犀角(磨汁兑服)、牡丹皮、芍药、枳实、桔梗各 3g,橘红、百草霜、黄芩各 2.5g,生地黄 6g,甘草 2g。水煎空腹服,连服数剂,以愈为度。

二十五、月经逆行,咳嗽气急

经水从口鼻出,咳嗽气急,五心烦热,宜推血下行。先用"红花散"七剂,次用"冬花散"三、四剂,以止咳、下气、祛热。

红花散:红花、苏木、天花粉、黄芩各 2.5g。水煎服。

冬花散:款冬花、苏子、紫菀、罂粟壳、枳实、桔梗各 2.5g,桑皮、石膏、杏仁各3g。

按:子宫热极,血上逼心、肺,故经逆上行,有咳嗽者证重、无咳嗽者证轻。

二十六、经来量少,一月数至

经来量很少便止,或五日、或十日又来少量,一月间来三、四次,面色青黄。先用"胶艾四物汤"三剂,后用"紫金丸"下血即安。

胶艾四物汤:阿胶、熟地黄各 3g,川芎 2.5g,艾叶炭 9g,大枣三枚。

按:此气分寒邪、湿热所阻隔,并非经水不利,也非金木妄行,故不须理血,用"紫金丸"行水、暖胃、调气之法。如用"四物汤"则寒邪湿热均不行动,未能奏效。

二十七、经来狂言,精神错乱

经来狂言,精神错乱,是因经来时怒气所触,逆血攻心,不省人事。先用"麝香散"、后用"茯苓丸"即愈。

麝香散:柴胡、远志、桔梗、茯苓各 3g,甘草、木香各 2g,辰砂 1g,人参21g,麝香1.5g。不拘时间,水煎冲麝香、辰砂粉服之。

茯苓丸:茯苓 90g,远志、辰砂各 24g,牛黄 3g。

制法:水泛为丸,如绿豆大。

服法:每次服 30 粒,一日 1 次。

按：肝必先郁而后怒，麝香所以散肝之郁也；心必先热而后狂，牛黄所以清心之热也。方则善矣！

二十八、经来呕吐

经来呕吐，不思食欲，宜用"丁香散"。

丁香散：丁香、干姜各 2g，白术 3g。共为细末，清晨米汤送下。

按：病不在经而在胃，只需理胃，不需调经。

二十九、经来食后呕吐

经来饮食后即呕吐，此痰阻胸膈，饮食不能下咽。宜先用"乌梅丸"、后用"九仙夺命丹"。

乌梅丸：木香、雄黄各 15g，乳香、没药、草果仁各 6g。

制法：共为细末，以乌梅肉为丸，每丸 6g。

服法：早晨含化一枚，每日一次。

九仙夺命丹：草果、肉豆蔻各一枚，苍术、厚朴、陈皮、茯苓、枳壳、木香各 3g。

制法：粉碎，通过 80 目筛。

服法：早晨空腹服。每次 3g，一日 1 次，姜汤送下。

按：以上二方不仅妇女可用，即男子亦可服；不仅经来时可用，产后患者亦可用；不但痰阻之呕吐可用，胃寒虫痛之呕吐也可用。

三十、经来浮肿

经来全身浮肿，宜用"木香调胃汤"。

木香调胃汤：大腹皮、莪术、木通、甘草各 2.5g，砂仁、萆薢、苍术各 2g，红花、陈皮各 1.5g，山楂、木香各 9g，生姜一片。水煎空腹服。

三十一、经来五更泻

经来时五更泻，乃虚寒之象，宜用"人参理中汤"治之。

人参理中汤：党参、五味子各 9g，干姜、炙甘草各 3g，白术 6g，生姜 2g。水煎早晨空腹服，数剂可愈。

三十二、经来便、血俱出

经来大、小便俱出，此名"错经"，食用辛热之品过多积久而成。宜清其热毒，和其气阴即安，可服"分理五苓散"。

分理五苓散：猪苓、赤茯苓、阿胶珠（冲服）、当归、泽泻、白术、川芎各 3g。水煎空腹服。

按：经来二便俱下，是热迫下焦，则宜渗泄。若用寒凉药热反不出，淡以渗湿,湿去热自除也。

三十三、经来咳嗽

经来咳嗽,用"鸡苏丸"治之。

鸡苏丸:莱菔子、川贝母各等份。

制法:共为细末,炼蜜为丸,如梧桐子大。

服法:每日 2 次,每次 9g,开水送下。

三十四、经来内有白虫

经来内有白虫如鸡肠,满腹疼痛,宜驱虫从大便出。先用"追虫丸"、后用"建中丸"。

追虫丸:槟榔、红芽大戟、牵牛子各 15g,芫花、甘遂、当门子各 3g。

制法:共为细末,米糊为丸,如梧桐子大。

服法:每次用黄酒送吞 6g,日 1 次。

建中丸:黄芪、炙甘草、肉桂各 15g,芍药 30g。

制法:共为细末,米糊为丸,如梧桐子大。每天早晨送服 6g,

三十五、经来潮热,不思饮食

经来潮热,不思饮食,需要补血,宜服"鸭血酒"。

按:取雄鸭顶中之血,调黄酒服之。

三十六、冷浴经闭

处女初行经时不知保养,以冷水洗手、足,过冷则血凝不出血海而经闭,面色青黄,遍体浮肿。宜服"通经丸",经通肿自消。

通经丸:三棱、莪术、刘寄奴、当归、川芎、赤芍药、紫菀各 3g,炮穿山甲 5g。

制法:共为细末,米糊为丸,如梧桐子大。

服法:每服 9g,早晨白酒送下。

按:经、血、水三者混淆而浮肿,用"通经丸",经通肿自消。其方用紫菀者何居意?紫菀能下气入血分,世俗不知,专指为肺经药耳!《圣惠方》载:紫菀一味为末,专治产后下血。《千金方》载:紫菀一味为末,开水送服,治妇人小便血以及小便卒不得出。此可知紫菀之为用矣!

三十七、经来危象

经来寒热,四肢厥逆,大汗出,口吐蛔虫,痰气紧满,病情危急,应慎视诊治。古书称之为不治之症。

三十八、经闭腹大如孕

月经数期不至,一旦血崩即下血泡,内有物如蝌蚪子,昏迷不省人事,身体瘦者死,身体壮者速投"十全大补汤"。

三十九、血崩

血崩宜用"十灰散",漏证亦同。若小腹痛者,瘀也,送服"加味四物汤"。若久崩者,气虚也,用"鸡子汤"

鸡子汤:鸡腹内蛋不拘数,葱白三节,生姜30g。共捣如泥,用麻油在锅内同炒,黄酒炖温送服。

按:鸡为美味食品,最补精血,且能除腹中恶气。鸡腹内卵补力尤大,较诸补药有偏盛之弊者稳妥百倍。考诸动物毒皆在头,俗以鸡为动物视如毒物,不知皆是头之为害,而鸡一身全是解毒而无招毒之患,以头而没其全身之功用,惜哉!

四十、白带

妇人白带不止,宜用白槿花煎陈绍兴酒服之。又海螵蛸去甲,取15g研末,水煎浓汁服之;或用旧毡烧灰每服6g,温绍兴酒送下。

第三节　胎前门

一、呕吐

胎前呕吐,不思饮食,腹中疼痛,乃胎气不和而上逆,宜"和气饮"。

和气饮:桔梗、小茴香、厚朴、益智仁、藿香叶各3g,木香、砂仁、苍术各2g,炙甘草1.5g。水煎空腹服。

按:胎前宜凉,今方多温燥,必凝之。不知腹中疼痛明是寒气凝结,与初孕恶阻之用砂仁、竹茹者有所不同。

二、气痛

胎前阵发气痛,乃受热毒所致,勿用燥药劫阴。宜用"四苓散"三、四剂即愈。

四苓散:白术、猪苓、泽泻、赤茯苓各3g。水煎服。

三、疟疾

胎前疟疾,小腹痛,口舌干,乃感秽浊温热之气,因饱食生冷,阴阳乖乱所致。宜用"草果饮"数剂即愈。

草果饮:草果、青皮、柴胡、黄芩各3g,炙甘草1.5。

按:草果、青皮能逐霾阴之气,柴胡、黄芩所以清表里之热,炙甘草所以调和胃气,法至善也。然疟疾有因湿温而至,有因伏暑而来,天时不正为外因之疟也。有因饮食所积,有因抑郁所伤,此乃人事不规,为内因之疟也。病名虽同,病情互异,神而明之,存乎其人!湿温之化疟则白芍、牡丹皮、滑石 芦根之流;伏暑疟疾则鲜石斛、鲜荷叶、西瓜翠衣、金汁之类;饮食成疟则山楂、槟榔、枳实等品;肺郁之证则石菖蒲、佩兰叶、乌药、香附子之属。均可酌情随证加减变通,此仅示立方准则尔。

四、胎气冲心

胎气上冲,不省人事,乃过食椒、姜、猪肉、烧鸭等物。热毒伤胎,犹如盛暑盖被,热气蒸腾,不得发越,以致双足乱动,胎感不安。先用"和中调气饮"、后用"盛红丸"或"子苏和气饮"。

和中调气饮:大黄、槟榔、枳壳、黄连、知母各 2g,生石膏 6g,黄柏 1.5g,柴胡1.2g。水煎服。

按:此时脏腑内热如炉,恐来不及必致蒸闷而死,即刻打开帘户使空气流通。

胜红丸:巴豆 10 粒(去净壳、油),百草霜 15g。米糊为丸,如绿豆大,每服 7 粒。

紫苏和气饮:紫苏、党参、芍药、大腹皮各 6g,川芎 4.5g,甘草 3g,生姜三片。水煎服。

五、气急不得卧

胎前气急不得安卧,此乃过食生冷,兼感风寒,留于肺、胃凝而成痰所致。先用"紫苏汤"、后用"安胎饮"。

紫苏汤:紫苏、枳实、川贝母、桔梗、石膏、大腹皮、桑白皮各 2g,五味子、甘草各1.5g。水煎服。

安胎饮:党参、茯苓、生地黄、当归、阿胶(烊化)各 3g,川芎、炙甘草各1.5g,大茴香、小茴香各 2.5g。水煎服。

六、咳嗽

胎前咳嗽,每咳则小便自下,用冰糖 30g,白果(去壳)12 枚,水煎服数剂即愈。

七、衄血、呕血

胎前衄血乃因食热物,冲犯胞络血而上行,只宜凉药,不可用"四物汤",宜用"衄血立效散"。

衄血立效散:蒲黄(一半隔纸炒黑,一半生用。)7.5g,牡丹皮、炒芍药、侧柏炭、黄芩各 2.5g。水煎服、或另做丸剂一料,以此汤药送丸更妙!

按:不论妇人、男子,凡血热妄行者,均可用此法。产后忌用之!

八、泻痢

胎前泻痢,初起一、二日用"甘连汤"立安。如痢久,形体瘦弱,精神不佳者,胎、母皆亡,不可治。

甘连汤:甘草 1.5g,黄连 6g,干姜 3g。水煎空腹服。

九、胎漏

胎前漏血如行经,应期而至,名曰"胎漏",宜用"小乌金丸"。

小乌金丸:百草霜、侧柏炭、小茴香、川芎、僵蚕、苍术各 15g,当归 24g,厚朴 18g,海金砂 6g,防风 3g。

制法:共为细末,粳米打糊为丸,如梧桐子大。

服法:每服 9g,空腹吞服,一日 3 次。

十、胎前白带(虚证)

胎前白带属虚寒,先将白扁豆花炒黄,研末,以黄酒冲服,后用"闭口丹"。

闭口丹:海螵蛸、煅赤石脂、煅龙骨、煅牡蛎各等份。

制法:共为细末,米糊为丸,如梧桐子大。

服法:每服 6g,一日 2 次,黄酒送下。

十一、湿热白带

胎前湿热白带者,宜理湿,用"三黄丸"。

三黄丸:黄连、黄芩、炒白芍、白芷各 6g,苍术 9g,山茱萸 7.5g,椿根皮 4.5g,黄柏 3g。

制法:共为细末,米糊为丸。

服法:空腹黄酒送下,每服 9g,一日 2 次。

十二、赤带

胎前赤带,色如洗肉水,昼夜不止,精神疲惫者,急用"侧柏丸"。

侧柏丸:鲜侧柏叶 120g,黄芩 20g。

制法:共为细末,炼蜜为丸,丸重 9g。

服法:每服 9g,一日 2 次。

按:此热气侵犯子宫,伤护胎之血,急用凉血药。

十三、久咳气急动红

胎前气急动红,应期而至,久咳不已,日晡心热气急,人作痨证治不效,宜用"逍遥散"退其热,后用"紫菀汤"止其嗽。

按:漏胎脉滑,主血有余,其人无所苦,即有孕。月事一时下,至来必少,无伤于胎。若下之多,即为动红而伤胎也,兼之气急甚,且久嗽不止,则病笃矣!其病皆因漏红而起,其未必多,延至旬月,日晡心热气急,此气热而逆,热气侵患血气之病。故用"逍遥散"等法,虽非痨证,实近于痨,不过因有胎气,作痨证治不得见效尔。患此病者,其人素亏,胎亦难长。

十四、跌伤

胎前跌伤,破红不止,如红下,急用"胶艾汤"止其血,次用"安胎饮"安其胎。如若体弱者,难医也!

按:因跌伤子死腹中者,须服"佛手散"。(方见产后门第四十条)。

十五、小便不通

胎前小便不通,名曰"转胞",急用"车前八珍汤",不效者,煎服"附子七味汤"。

车前八珍汤:车前子、熟地黄、川芎、芍药、党参各3g,茯苓、当归各6g,炙甘草1.5g。水煎服。

附子七味汤:附片、炙甘草各1.5g,牡丹皮、泽泻各2.5g,山茱萸、山药各3g,肉桂1.5g。

制法:共为细末,炼蜜为丸,丸重9g。

服法:每服9g,一日2次。

按:气因不能载胎,胎元下坠,压迫膀胱,以致小便不通,故用补药,气血壮则胎自正,何至转胞? 若误用利药,不但小便不能通,即胎也不能保,然六个月后之胎方成此病。若五个月之前胎尚小,成此疾者或因热闭、或为气滞所酿。医家须悉心体会,勿专守上方。

十六、小产

胎孕三四或五六个月,小产,宜用"益母丸"。

益母丸:益母草、当归身各120g。

制法:研粉,水泛为丸。

服法:每服9g,一日3次,空腹服。

按:照上方服无余患,否则,次受孕仍按前胎月份落下。

十七、怔忡

心神恍惚,遍身发烧,乃孕妇体衰期受胎之故,宜用"朱砂汤"。

朱砂汤:猪心(勿用水洗)一只,朱砂3g。用水一碗煎猪心,然后调朱砂末分次服食之。

十八、肿胀

胎前浮肿腹胀，不可用通利药，恐伤胎，宜"大腹皮汤"。

大腹皮汤：大腹皮、五加皮、生姜皮各等份。水煎服。

按：如若误用补气药，则胎在腹中亦必胀闷而死，其弊与用通利药相同。凡医孕妇，不但要顾本人之病，须知胎亦染疾，然本人之病则更剧，此胎妇之秘诀。

十九、面黄肌瘦不思饮食

胎前精神困倦，面黄体瘦，四肢酸懒，不能饮食，此因血少不能养胎之故，服"四物汤"立效。

二十、阴户肿

产前阴户肿胀，乃胎不运动所致，宜"顺气散"。

顺气散：诃子 4.5g，水煎温服。

按：肿者何？气也。阴户者，至下之所也。气不行则胎不运，胎不运则气不上腾，滞瘀之下而肿。诃子者，气分之药也，能消气胀，且能达于至下之所，故泻痢等用之其取意在此。有人为涩者，误也！

二十一、下血动胎

胎前下血动胎，妇人壮盛者，三五日内急以"安胎饮"救之。若形瘦、冷汗，面色如灰，四肢无力者，病情久矣！精、气、神三者已亡，不能医！

二十二、足痛

胎前足痛，因气血衰弱，下元虚损，又感风邪所致。宜养血行气，用"乌药顺气散"。

按：用补血药则留邪，用和血药则伤胎，故专用调气药，气调则血自和。

二十三、手足瘫痪

胎前手足瘫痪，此胃中受邪，血气不和所致，用"乌药顺气汤"。

按：胃者，阳明之府也。阳明主肌肉，胃不和则失其主权，故手足瘫痪也。

二十四、中风牙关紧闭

胎前中风，牙关紧闭，痰气壅满，不省人事，因食生冷兼受风寒所致。宜用"黄蜡膏"擦牙，再用"排风汤"即愈。

黄蜡膏：黄蜡、枯矾、麻黄各等份，研末，熔和后擦牙。

排风汤：当归、川芎、白术、茯苓、炙甘草、防风、独活、白鲜皮各 3g，麻黄1.5g，姜枣引。水煎服。

按：先擦牙、排风，用药秩序井然。黄蜡乃护胎之药，如见诸产后属气血暴脱者，不可用"排风汤"，当宗傅青主方。

二十五、头痛

胎前头痛,此寒邪入脑,阳气衰也。宜"芎芷汤",如原有头痛者,不能显效。

芎芷汤:川芎、芍药、茯苓、菊花、石膏、藁本、细辛、白芷各 1.5g,生姜三片。水煎服。

二十六、腰痛

胎前腰痛,因血去荫胎,不能养肾,肾水不足所致,可用"猪肾丸"。

猪肾丸:猪肾一对,青盐 12g。

制法:将青盐纳入猪肾内,蒸熟后焙干为末,炼蜜为丸,丸重 9g。

服法:每服一丸,一日 2 次,空腹黄酒送下。

二十七、胎前泄泻

胎前泄泻,随四时治之,临床斟酌。春服"四味平胃散",夏服"三和汤",秋与冬令服"藿香正气丸",严冬服"人参理中汤"。

四味平胃散:陈皮、茯苓、山药、炙甘草各等份。水煎服。

三和汤:川芎、大黄、芒硝、生地黄、当归、连翘、芍药、薄荷、黄芩、栀子各 2.5g。水煎服。

藿香正气丸:藿香、半夏曲、白术、紫苏、茯苓、大腹皮、厚朴、桔梗各 4.5g,煨生姜三片,大枣二枚。水煎服。

按:此指外感内伤的泄泻,虽分四季,似当斟酌病情用药。

二十八、心痛难忍

胎前心痛难忍,乃胎气不顺,宜用"顺胎散"以顺胎气。

顺胎散:草果一枚,五灵脂、元胡、没药各 2.5g。共研为细粉,半饥饿时用黄酒送服,每次 6g,一日 2 次。

二十九、晕厥

胎前忽然晕倒在地,此血养胎儿,母欠精神,胎承不住,昏晕倒地。不须服药,只宜饮食补之可也。

三十、大便虚闭

胎前大便虚积,此胃土与大肠枯涩,调理胃气则大便自通。用炒枳实 60g,煎浓汁频频服之。

按:枳实宽膈气取效甚速,乃须多饮鸡汤、肉汁以调之也。

三十一、身痒

胎前遍身痒不可忍,此乃风入皮肤,不必服药。用樟脑 6g 泡入酒中擦周身即愈。

三十二、阴痒

胎前阴痒甚,乃受孕后房事过频,败精留于子宫而作痒。宜用"椒芷汤"。

椒芷汤:川椒 30g,白芷 45g。水煎汤洗浴患处。

三十三、内吹乳

胎前两乳肿痛,发寒热,名曰"吹乳"。取皂角一个烧存性,研末,以酒冲服即愈。

处方:皂角 30g(烧存性),蛤粉 3g。共为细末,每服 3g,温黄酒送下,一日 2 次。

歌曰:妇女吹乳法如何?皂角烧灰蛤粉合。热酒一杯调入口,管叫孕妇笑呵呵。

按:乳痛者,俗名"乳吹",乳吹者,风也。风热结于乳房之间,血脓凝注而不散,溃腐为脓。生鹿角屑有散热行血肿、辟恶气之功,用鹿角 9g,绍兴黄酒送下,梳子梳肿块处亦可治之。冷卢医话曰:"凡妇人乳吹内起,切勿先延医治,每见医家治乳用黄色敷药调菊花涂之,内服皂角末等味,速其成脓。待至红未成脓,早期切开挤压,如此脓少血多,疼痛难愈,久不收口,日久成漏,腐烂缠绵,小儿亦不能吮乳。按君临床浅识,初起服"逍遥散"或用莲房烧灰以黄酒送下。然单方治内吹乳每用绿豆数十粒,用开水送吞必愈;或用鹿角霜以绍兴黄酒送下亦奏效。绿豆具清热下气、消肿解毒之功,内托"护心丹"可延其效。

三十四、喉痛

胎前喉痛者,乃痰火之证也,胎火夹杂其中,宜用"升麻桔梗汤"。

升麻桔梗汤:升麻、桔梗、甘草各 2.5g,玄参 6g。水煎服。

按:痛甚者,加黄芩、黄连、绿豆皮、青果;痰多者,加贝母、炒僵蚕、竹沥;寒甚者,加麻黄、细辛;热甚者,加牛黄;如痛不甚者,饮粥痛即止。时而腹痛,口干咽燥,乃阴亏也。原方去升麻加藿香、栝蒌皮、生地黄、麦门冬、沙参、西洋参、芦根等以润肺阴。

三十五、消渴

胎前消渴,此乃血少,三焦火炽而成。宜选"黄芩四物汤"、"六味地黄汤"服之。

黄芩四物汤:当归、川芎各 3g,生地黄、熟地黄各 6g,黄芩 4.5g。水煎服。

按:消渴证不外于热,上二方治肾热。如胃热捣梨汁饮之即止,名为"天生甘露饮"。

第四节　产后门

一、临产胞浆干，胞衣不下

临产胞浆干，胞衣不下，可用"益母散"生其水，即下。若仍闭不生者，考虑手术处理。

益母散：白芷、滑石各 3g，益母草 12g，肉桂 2.5g。水煎服，药煎好后加麝香末 0.1g 调服，或为丸用汤药送吞。

按：此胎干而难产之主方。以下四方统治一切难产。

(1)以"归脾汤"合蛇退(焙干研末)适量、麝香 0.3g，调敷脐上，即产。

(2)大淡菜 120g，陈黄酒、长流水各一碗，煎汤服之。

(3)陈麦草 36g，用水煎浓汁，加入"回生至宝丹"一粒，服后数小时即生。

(4)临产催生、产后各症用"人参回生至宝丹"，医所不治者，服此无不立效。

人参回生至宝丹制备方法：锦纹大黄 500g，入锅内加陈米醋 1500g，煎熬，连续搅拌。再加醋 500g，如上法逐渐加醋至 4500g 为度。然后加入黑豆汁、红花汁、苏木汁(三汁均为水煎取汁。其中，黑豆汁制法为：称取黑豆 1500g，加水煎煮取浓汁；苏木汁：称取苏木 90g，加水煎煮，浓缩取汁；红花汁：称取红花 50g，加绍兴黄酒 1500g 煎煮取汁。)，逐渐熬制成膏，即为"大黄膏"，备用。

另称取川牛膝(酒洗)、白菊花(酒洗)、炙甘草、马鞭草、羌活各 15g，青皮、冬葵子各 6g，茯苓、当归、川芎(酒洗)、人参、香附子(醋炒)、元胡(醋炒)、苍术(米泔水炒)、蒲黄(隔纸炒)、桃仁各 30g，熟地黄、益母草各 60g，山茱萸(酒浸二日蒸)、五灵脂(醋炒)、地榆(酒洗)、三棱(醋浸洗、纸裹煨)各 5g，乳香(去油)、没药(去油)各 6g，良姜、木香、橘红各 12g，白术(米泔水炒)9g，乌药(去皮)65g。

将以上制选诸药粉碎，通过 100 目筛，将大黄膏加入其中，再加入生白蜂蜜适量，和坨制丸，阴干，蜡封，即得。

用法用量：每次服一丸，一日 2~3 次。每丸重 12g。

按：难产有正产难产者，有变产难产者。产本瓜熟蒂落，无所为难，然年青妇女初次临盆有不习惯感，坐褥过早，气血不行，正、变难产者皆有之。

二、胎衣不下

胎衣不下者，因身热、血少、水干，用"芎归汤"；若胞在小腹用"破灵丹"。如子在腹，妇人面色青黄，口舌黑，指甲青者，腹内儿死矣！当用毒药攻下死胎,以急救其母。而指甲、口舌、面色皆红者,其儿尚活,不可用毒药攻之。

芎归汤:川芎 6g,当归 3g,益母草 9g。水煎服。

破灵丹:破灵丹、红花各 30g,苏木 5g。用绍兴黄酒煎服之。

三、毒药冲心、闭乱口噤

毒药攻心,胎下而败血不下,闭乱口噤,握拳,不省人事,其脉大而软,此九死一生。师有一方乃"白扁豆散",即取生白扁豆 9g,研细,以井水调服,口噤者,撬开灌之。此法兼能解轻粉毒!

四、气血痛

产后气血痛,且血尽作痛者,此乃腹中空痛,即潮热。宜"四物汤"加乌药、乳香、五灵脂、小茴香等,随证加减治之。

五、腹痛身热

产后恶露停留,腹痛身热,用"红花散"治之。

按:产后恶露停留,腹痛身热,"佛手散"可医;然有不效者,"夺命散"可医;亦不效者,不得已而借用调经门第六证"红花散"。所以治经来不尽之余血而留于腹中作痛也,产妇生儿瘀当随下,而留于内者名曰"恶露",与第六证所留不尽之经同一理也,故用于此证取效也。

六、潮热

产后潮热,瘀未尽也,宜用"加减生化汤"。

加减生化汤:炮姜、干姜各 12g,桃仁、炙甘草各 6g,当归 24g,川芎 9g。水煎服。

七、伤风咳嗽

产后伤风变为咳嗽者,宜"小青龙丹"。

小青龙丹:甘草、干姜各 9g,甜杏仁(研泥)12g,半夏 3g,生姜三片。水煎服。

八、子宫突出

产后子宫突出,宜用活鲤鱼烧存性,清油调敷患处。

九、血崩昏晕

产后一月,恶露重来,如水流不止,昏迷倒地,不省人事,此生产不满月,为房事太猛,动摇骨节而血崩,非恶露也,急用"金狗散"。

十、交合后受风

产后未满月,夫妇交合,妇人阴户进风,呈现角弓反张,口噤筋缩等证,速用槐枝、桑枝尖二味煎汤洗阴户,立效。

按：产后未满月，夫妇行房事最为危险！年轻夫妇不知其害，而犯之者，有明知其害而情欲不禁而犯之者，每至中年则夭折！

十一、气紧烦渴泄泻

产后气紧不止，烦热口渴，泄泻，此内虚外热，病情严重，须慎治（属不治之症）。

十二、津绝

产后舌黑如墨，口渴绝无津液，此乃肾败，不治！

十三、谵语水泻

产后谵语兼水泻，此恶血攻心、下虚、上盛，难医！

十四、产后吊阴痛

产后吊阴痛，其用药与调经门十七证同。

十五、浮肿

产后遍身浮肿，宜"木香调胃丸"。

按：产后浮肿如系败血横流者，用《医宗金鉴》"小调经散"12g，红花、丹皮、川牛膝各等份，煎汤送服，丸亦妙。亦可与"木香调经汤"两法随证参用。

十六、横生倒产

难产用"鼠肾丸"，若"鼠肾丸"急难寻时，可服"加味归脾汤"。

鼠肾丸：活雄鼠卵一对，麝香 0.3g。共研和做成三丸，以水飞朱砂为衣，白汤送服，每日一丸。

按：此方治生产不顺，横生倒产，当急救用，每多效验。然过于耗血损气，恐给产妇留下后患，故应慎用、或勿用，其流弊不小！仅明示此方，以传后世尔。

十七、产门不闭

产后产门不闭，乃因生产时风寒侵入产门。取风化石灰适量，用炭火烧红后加水适量，借蒸汽浴薰患处。

十八、阴门挺出

产后阴脱，因生产劳动、房事过早或体虚致阴门挺出，肿痛，下二方服之立效。

一方：益智仁去皮，研末。每服 3g，空腹用米汤送下，一日 3 次。

二方：五倍子三枚，蛇床子、荆芥、枳实各 12g。煎水外洗患处。

十九、乳汁不通

乳汁不通、乳汁少，用"加味四物汤"或"猪蹄通草饮"。

加味四物汤：当归、赤芍、通草、白芷各 9g，黄芪 30g，熟地 15g，川芎 6g。水煎服。此方亦适于体虚之妇。

猪蹄通草饮：猪蹄 1000g，通草 180g。加水煮汤饮之，并以手按摩乳房。

二十、全身疼痛

全身遍体疼痛，可服"趁通散"。

趁通散：川牛膝（酒浸）、炙甘草各 3g，薤白、当归、白术、黄芪、独活各 5g，生姜三片。水煎分二次服，每次调肉桂粉 0.3g，空腹送下。

按：产后气分太虚，百脉开张，邪留于经络、肌肉之间，因气不流行而血滞，故骨节不利，腰痛不能转侧矣。筋脉挛急，则手足不能转侧矣。血脉滞则身热、头痛，若作伤寒治则汗出、筋伤，内变生诸症也。

二十一、乍寒乍热

产后乍寒乍热，此因血气虚损，阴阳不和，于是败血循经流出，闭于阳则发热、闭于阴则发寒，待营卫两解则愈。若营卫不和，败血不散者，必作刺痛，宜"霹雳夺命丹"。若但寒热无它证者，气血不和，血有瘀也，宜"六物汤"加桃仁，或与"黑神散"均可。

霹雳夺命丹：蛇退一条（入瓦罐中煅研细末），蚕退 3g（焙干研末），千里马 3g（焙炭研末），头发灰 6g，金、银箔 7 片（研细末），乳香 2g（单研为末），黑铅 10.5g，水银 2g。

制法：先将水银、黑铅混合加热熔化，再加入余药（除乳香），搅匀，调入乳香末，待冷凝固成块研为细粉，用猪心血和坨制丸，如梧桐子大。每服 6g，猪心血送下。

六物汤：白术、当归、川芎、炮姜各 3g，党参 6g，炙甘草 1.5g，生姜三片。水煎服。

黑神散：熟地、当归、桂心、蒲黄、炮姜、芍药各 60g，炙甘草 9g，黑豆 90g（炒、去皮）。

制法：将上药共研为细粉，通过 80 目筛。

服法：每服 6g，黄酒、童便各半，煎热送服。

按："千里马"即人之左足所穿烂草鞋也，"蚕退"即蚕子出种者是也。

二十二、泄泻

产后泄泻，宜用"归苓汤"。

归苓汤：炒当归、厚朴、陈皮、砂仁各 6g，党参、半夏、神曲、炙甘草各 3g，茯苓9g，白术 5g。水煎服。

二十三、悬乳

产后双乳伸长，细小如肠垂下，达到小腹，痛不可忍，名曰"悬乳"。用当归、川芎各 1250g，切片，混匀。取其中 1750g 当归、川芎混合片，置大药锅内煎为浓汁，不拘时间随量温服；剩余 750g 研为细粉，置铜脚炉中逐渐点燃烧烟，置炉于桌面上，令病人低头伏于桌面，将口、鼻以及病乳薰吸烟至药燃尽。如病未痊愈，可照上法重复一次用药。如仍不复愈，可用冷水捣草麻子一粒，涂于百会穴上，待片刻洗去。

二十四、产后阴户内垂出肉腺

产后阴户内垂出肉腺一条约三尺余长，牵引心腹痛不可忍，以手激动之痛即绕头，此临产时用催生药过早，大肉离经，用心太过，以致育膜有伤。须先服"失笑散"数剂，再取带皮老生姜 1000g，洗净后石臼捣碎，用清油 1000g 拌匀，入锅中炒熟，以油干为度。另取细纱布数尺作漏斗状，令患者将肉腺轻轻盛起，使内成团纳入阴户中（纱布袋不纳入），再用此纱布袋盛装炒熟之油姜（勿太热，以温为度），附在肉腺上薰熨 24h，肉腺必缩。连用前法二次可痊愈，否则危及生命，慎之！

失笑散：五灵脂（洗净、焙干）、蒲黄（隔纸炒）各等份。共研为细粉，加米醋适量熬成膏。每服 9g，一日 2 次，餐后服。

二十五、疲倦不思食

产后疲倦，不思饮食，宜"加味生化汤"。

加味生化汤：当归、川芎、白术、炙甘草、升麻、炮干姜、陈皮各 1.5g，桃仁、党参各 6g。水煎服。

按：如恶露未尽，黄芪、熟地皆可加入。

二十六、头痛、发热、盗汗

产后头痛、全身发热，倦怠盗汗，宜"加参生化汤"，再加麻黄根 6g，黄芪、防风、羌活、白芷各 3g，地骨皮 5g。水煎服。

二十七、感冒咳嗽

产后感冒，身热头痛，咳嗽多痰，出汗。宜"加参生化汤"内加麻黄根、天门冬、天花粉、杏仁、地骨皮各 3g，桔梗 1.5g。水煎空腹服。

二十八、乍寒、乍热，胁肋疼痛

产后乍寒、乍热，或胁肋部疼痛，宜"加参生化汤"再加桂枝 2.5g、木香 9g。水煎空腹服之立效。

按：上述二十六至二十八证均为劳倦出汗，一派寒热往来之象，故宜"加参生化汤"治之。其病情相似,酌量加减而已。

二十九、感冒

产后头痛,身热恶寒,即使感冒止须服"生化汤"则愈,不必增减。

三十、感寒心腹痛

产后感寒,心痛、腹痛,血块瘀痛,宜"生化汤"加桂枝1.5g。不愈者,再加吴茱萸1.5~3g,入生姜三片。水煎服。

三十一、血虚谵语、精神错乱

产后血少不能养心,心神失守,谵语狂言,精神错乱,宜服"生化汤"加茯苓、柏子仁、远志。水煎服。

三十二、痢疾

产后痢疾,吐泻,宜"生化汤"去炮干姜、加木香2g。水煎服。

三十三、霍乱

产后霍乱吐泻,宜"生化汤"加砂仁1.5g,藿香3g,厚朴、茯苓各2g。水煎服。

三十四、类中风

产后突然口噤,牙关紧闭,手足挛缩,类似中风者,是血虚生风也。宜用"生化汤"加天麻3g,防风2.5g,羌活1.5g。水煎服。

三十五、目赤肿痛

产后目赤肿痛者,宜"清魂散"(即生化汤加荆芥穗5g)。

按:从二十九至三十四证,均系"生化汤"证,凡瘀血兼杂症者,归于"生化汤"证;瘀血夹虚症者,属"加参生化汤"证。

三十六、产后痈疽

产后身生痈疽,用"生化汤"加连翘、天花粉、甘草。水煎服。

三十七、乳痈

产后乳痈、或生肋毒,"生化汤"加蒲公英、金银花各9g,茯苓、白芷各6g,连翘、甘草各12g,青皮1.5g,生姜一片。水煎服。

三十八、败血入胞

产后败血入胞,胀满不下,用炮姜3g,附子1.5g,丹皮2.5g,生大黄6g。水煎后调醋一小杯同服。

三十九、伤食腹痛吐泻

产后脾胃壅滞,吐泄,心腹痛,审其无瘀血者,用"平胃散"。

平胃散:苍术炭、制川朴、陈皮各9g,甘草2.5g,生姜、大枣引。水煎服。

四十、胎衣不下

产后胎衣不下,血晕、心腹痛者,用"黑神散";如下血过多,昏厥,心腹不痛者,用"佛手散"为佳。

佛手散:全当归18g,大川芎9g。煎汤后加绍兴黄酒一小杯服之。

按:"佛手散"为治疗妇人怀孕6~7个月,因不慎而跌磕,或子死腹中疼痛不止、口噤昏迷,或心腹饱满、恶血冲心之证,服之生胎安、死胎下。又治横生倒产,血崩腹痛,头痛发热,昏晕等证,有去瘀生新之功,治产后一切虚疾。如横生倒产而胎死腹中者,可用马料豆45g,炒焦浸入水中,随即取出煎汤,加童便温服。少顷再加服朱丹溪催生用"佛手散",最为稳妥有效。

陈 宝 撰

第四章　辨证论治

第一节　临证治验撷粹

一、肝胃气痛

刘君之妻,四十有七。素多愁善感,乙未年初秋自觉右胁下部似有一痞块,上冲且痛极,昼夜发作十余次,胃脘痞闷,纳谷甚微,呃逆吞酸。观之体瘦身羸,面黄无华,舌淡白、尖有黑点,按脉右缓无力、左中取弦。综合形证脉候,当属木郁乘土,肝胃失和之证。遂以"旋覆花代赭石汤"、"左金丸"、"金铃子散"三方合参,加减化裁与之,啜药五帖病势趋缓,继服九剂使得病瘥。

处方:旋覆花 15g(包煎),代赭石 12g(先煎),法半夏 12g,白芍 12g,党参12g,谷芽 12g,川楝子 9g,元胡 9g,黄连 6g,木香 6g,桂枝 6g,吴茱萸 3g。水煎温服,日一剂。

按:肝喜条达,多愁善感则肝气郁逆莫伸,郁而不散则聚结成痞,久郁化热则呃逆吞酸。又木郁乘土,致脾胃运化失司,则纳谷甚微,形廋肌黄。故当以旋覆花配半夏、木香之属辛散条达,疏理肝气以除呃逆;辅以代赭石坚可消痞、重可降逆;合白芍、党参、谷芽之流柔肝实脾,益胃而培中土;川楝子携黄连、吴茱萸,泄肝经郁热而除吞酸。

二、老年性便秘

张生之母,年逾古稀。患便秘匝月,延数医疗治,皆投以枳实、青皮、木香、大黄、芒硝等破气通导之剂,然反致大便倍加不通,纵努挣则排出少许如羊粪球状之干结。自诉:口干乏液,脘腹痞闷,饮食不思,懊恼不安。察其体瘦、神疲,举步维艰,面色灰黯,舌光少津,脉沉细、微数。审证求因,当系营血枯槁,津液涸乏之证。即拟"补血润燥生津饮"予之,服药七剂大便遂畅,纳谷渐增。效不更方,继服三帖,一旬告愈。

处方:熟地黄 15g,当归 12g,栝蒌仁 12g,白芍 10g,麦门冬 10g,天门冬10g,桃仁 10g,红花 6g。水煎服,日一剂。

按:年老经血枯涩,肠道阴液匮乏,肠失濡润,则便秘。前医不谙病因,就病治病,施以泻下、破气之剂,叠致气阴倍加亏乏,大肠津液枯竭,燥热内结益甚,因之便秘倍加不通。斯时也,当以增液行舟,补血润燥,通行经气为妥。故方用熟地黄、当归、白芍补血润燥,合栝蒌仁、麦门冬、天门冬养阴生津,配桃仁、红花活血行气,八味合为一剂,则腑通症自消矣。

三、呕逆

王母,年近花甲。于乙未年春突发呕逆,饮咽即吐,心烦觉空,口苦,溲黄。诊其脉弦数,苔薄腻而黄。四诊合参,当属胆火冲胃,致胃气上逆所为。因证立方,服药五剂告愈。然康宁后其暴食柑橘、米粥等物,致胃气复伤,呕逆益甚,遂仍主原方增减,啜药三帖而愈。

处方:鲜竹叶 15g,法半夏 12g,茯苓 12g,党参 12g,广陈皮 9g,佛手 9g,生杷叶9g,川楝子 9g,甘草 9g,黄连 6g,枳实 6g。水煎服,日一剂。

又案:魏氏,年届古稀,性情乖僻。辛卯年二月七日因琐事与家人争吵不休,黄昏后出恭时突感心中懊恼,腹内隐痛。病初泛呕,继之暴吐如注,前医治之罔效,翌日邀陈师往诊。触其六脉弦如弹石,观之舌边红、苔淡薄,溲微黄。证、脉合参,断为肝气横逆,木乘中土,胃气败伤之证。遂拟"加减吴茱萸汤",服药六帖,诸恙悉退。

处方:吴茱萸 9g,高力参 9g(炖服),炒白芍 9g,清半夏 9g,川楝子 9g,广木香6g,伏龙肝 120g(化水取澄清液煎药),日一剂。

按:前案系肝气挟胆火冲胃,肝、胃失和,胃气上逆所致之呕吐。当以清泄宣降,调肝木,清胆火,平胃逆之法论治;后者当为肝气横逆,木乘脾土,肝邪犯胃,致胃气败伤之呕吐。法当抑肝平木,补益坤土为妥,否则胃气一散,百药不验。斯时病家脾胃衰惫,故处方益精,药量益轻,宁可再剂,不可重剂。

四、咳喘

刘某,年及不惑。染嗽半月,不治而愈。数日后伊夫人告之,因家境贫乏,其夫心中悒郁忧虑,近期不慎偶感风寒,痰涎壅盛,咳喘大作,动则尤甚,端坐且不得卧。诊其脉,中取见弦,两寸象浮。观之舌淡,苔白滑。遂告曰:"病为郁逆莫伸,加之风寒浸染,肺气宣降失司,遂成此症。"即拟"千金定喘汤"加减与之,啜药六帖,诸症若失。然伊不知慎饮食而吃面两碗许,须臾即觉腹中膨胀,复行作喘,遂予"保和丸"加栝蒌皮、鸡内金、枳壳、谷芽等煎汤饮之,服药三帖而安。

处方:炙麻黄 12g,法半夏 10g,佛手 10g,薏苡仁 10g,苏子泥 9g,款冬花

9g,橘红 9g,桑白皮 9g,甘草 6g,银杏仁 6g(研细冲服)。水煎服,日一剂。

按:气行则血行,气滞则血凝。悒郁忧思则心气结、肝气郁而脾气滞,气不行则血滞,血滞则气阻。又兼感风寒,致肺气宣降失司,病邪内外交赊,则咳喘作焉。脾为生痰之源,肺为贮痰之器,思伤脾则脾气瘀滞,水湿不运,化而为饮则痰涎壅盛。故治宜宣肺化痰,行气开瘀,健脾利湿之法。饮食不节而复行作喘者,当予加味保和丸,乃培土生金之法也。

五、癃闭

江氏之夫,年方而立。于丁亥年五月夯土筑房时突然小便闭结,少腹胀满,痛苦不堪。遂就近请西医庞某治之,伊施行导尿管取尿两次,初次仅作滴沥,末次涓滴全无。诊其脉沉涩,舌紫黯、苔黄腻。纵观病因,当为夯土时用力过猛,导致气闭尿阻之症。陈师遂搓一纸捻,令伊插鼻取嚏,数分钟声息杳然,其气闭可见一斑!伊再作之,则嚏出数声,小便始滴,即拟"二陈汤"去半夏,加柴胡、升麻各 6g,香附子、佛手各 9g,煎汤服之。饮药一剂,即令其用指探咽取吐,再持纸捻取嚏,十分钟许,喷嚏顺畅,小便如注。

按:肾者,水脏,水之下源,司水液之代谢;肺者,气脏,水之上源,主水道之通调。夯土瞬间用力过猛,致肺、肾二经脉络闭阻,气机升降失司,使之上源闭而下源癃,遂成气闭尿阻之证。肺开窍于鼻,以纸捻取嚏乃通行金气,提壶揭盖之法也;咽通于地,探咽取吐乃宣经开塞,疏通水道下源也。予加减二陈汤,乃上调下达,升清降浊,调理气机之举也。

六、月经先期

蒋某之妻,年逾而立。自诉:月经先期达一周之久,经来如胆水,夹有血块,五心烦热,腰及小腹痛,不思饮食。观之面色萎黄,气少神疲,舌淡、苔黄腻。诊其脉,细而滑数。综合形证,断为气血虚兼挟湿热之疾,先拟"黄芩散"六剂退其热,后予"调经丸"调其气血,次月经调而愈。

方一、黄芩散:黄芩 12g,苍术 9g,白芍 9g,当归 9g,川芎 9g,天花粉 9g,知母 6g,炙甘草 6g。水煎服,日一剂。

方二、调经丸:当归 30g,大茴香 30g,制香附 30g,茯苓 30g,川芎 30g,三棱 30g,莪术 30g,生地黄 30g,熟地黄 30g,元胡 30g,乌药 12g,砂仁 12g,小茴香 9g。混合粉碎,过 8 号筛,米糊为丸,如绿豆大,晾干贮存。每服 9g,空腹黄酒送下,一日 2 次。

按:虽是气血虚证,然月经先期色如胆水为虚中挟湿热之象。其立方之妙在于"黄芩散"中妙有苍术,芳香辛燥通行经气;"调经丸"中妙有三棱、莪术,消瘀积、且制二地之腻。昧者嫌莪、棱之峻,减其份量,而二地乃现其腻滞。夫莪、棱之份量与二地之份量相对峙,而二地乃得见其功。或问:调经药方中则有之,温经药未也? 答曰:调经药中得大、小茴香则温矣,岂必丁、桂而后言温乎?

七、月经后期

刘心源之女,年未及笄。诉:月经延迟半月而至,经来如屋漏水,头昏目暗,小腹冷痛,兼有白带,喉中气味如鱼腥,恶心、呕逆。察其苔白腻,脉沉紧。当为血寒凝滞,湿浊上冲之证。先拟"理经四物汤"五帖,以调理经血兼除湿浊;后予"内补当归丸"一料,暖脏温经以通调气血。啜药一旬,告愈。

方一、理经四物汤:苍术 12g,当归 12g,川芎 9g,生地黄 9g,白芍 9g,香附子 6g,元胡 6g,柴胡 6g,黄芩 6g,三棱 6g。水煎,日服一剂。

方二、内补当归丸:当归 30g,续断 30g,阿胶 30g,白芷 30g,干姜 30g,厚朴 30g,茯苓 30g,肉苁蓉 30g,炒蒲黄 30,川芎 25g,熟地黄 15g,甘草 15g,附子 9g。共为细末,炼蜜为丸,如梧桐子大。每服 9g,早、晚各一,空腹黄酒送下。

按:经来如漏水者,色必清淡,经必不畅,其气腥臭。喉中腥臭、恶心呕逆者,皆因经水不畅,浊气上冲所致。疾虽属寒、然脏腑之湿甚重,故先用苍术以理湿,俟喉中腥气稍减,次进姜、附以暖脏,即所以温其经也。

八、经行发热

段氏,年方二十。自诉:每遇行经,量少不畅,五心烦热,心绪焦躁,头昏目暗,少腹作胀,胁下犹有痞块,兼现恶风自汗,咳嗽生痰。观其舌质淡红,苔薄白,审其脉浮缓而弦,体温 37.9℃。据此推知,此乃营卫不和,肝气郁滞之证。故先予"加减逍遥散"六剂调营卫,舒肝郁,除烦热;继用"紫菀汤"三帖宣肺化痰,以止其嗽。遂愈。

方一、加减逍遥散:当归 12g,白芍 12g,石莲子 12g,天花粉 9g,柴胡 9g,黄芩 9g,白术 9g,地骨皮 9g,桂枝 6g,薄荷 6g(后下),龙胆草 6g。水煎空腹服,日一剂。

方二、紫菀汤:紫菀 12g,款冬花 12g,五味子 9g,杏仁 9g,川贝母 9g,桑白皮 9g,桔梗 6g,知母 6g,苏子 6g,枳实 3g,阿胶珠 3g(研粉冲服)。水煎服,日一剂。

按:发热不专指内热,亦指体表、手、足心有微热者,或时热、或潮热。经行发热或因气血亏虚,阴虚内热所致;抑或营卫不和,肝失调达,郁热内淤所为。故方中用柴胡、薄荷舒肝解郁,桂枝调和营卫;合黄芩、地骨皮、龙胆草等以除诸热。予"紫菀汤"乃行降气宣肺,滋阴润木之法也。

九、痛经

鲍女,年二十又五,未婚。诉:近两月经行一半未尽即觉小腹胀痛,痛及腰骶,经量少而不畅,色紫暗有块,块下则痛减。察之舌质紫黯、兼有瘀点,审其脉沉弦而涩。师思此乃气血瘀滞,经道不畅之证,遂予"红花散"祛瘀通络,行气调经以观其效。服药九剂,次月经畅痛止。

处方:红花 15g,当归 12g,川芎 9g,三棱 9g,莪术 9g,川牛膝 9g,赤芍药 9g,枳壳 6g,苏木 6g。水煎空腹服,日一剂。

按:气为血帅、血为气母,经来一半未尽腹痛者,气滞不行也。盖经之循行,犹机之流转,机不得燃料则机停,经不得气则血滞,故行经必佐以行气。"红花散"遣药组方,即此意也。

十、经来如鳌脑

刘黄氏,年三十有余。自诉:数月经来如鳌脑,肢体关节疼痛,游走不定,曲伸不利,尤以双足疼痛为甚,难以挪动。观其舌苔薄白,按之脉沉紧。陈师以为此乃下元虚冷,风邪攻袭所致痼疾。治宜驱风邪以利冲任,行气活血以通经脉之法。即予"疏风止痛酒",日一剂,连服十二帖,诸症全息矣。

处方:天麻、紫荆花、当归、乳香、独活、石楠藤、川牛膝、骨碎补、僵蚕、川芎、乌药各 9g,生姜三片,葱白三节。以绍兴黄酒煎煮,空腹饮之。

按:风邪客于女子胞宫中,致冲任不利而延至带脉、累及维脉,因之双足疼痛不能举动。斯时也,奇经八脉尽为风邪盘踞,经来色变如鳌脑,此乃下元虚极矣!故驱风邪则正气自复,经色自正,足痛自除。然不用桂、附之热性,而用天麻、独活、僵蚕以驱风邪,乳香、石楠藤以通络,骨碎补、紫荆花以暖肾温经,治其病之源也。

十一、水肿

曹某,男,30 余岁。一周前因外感未治,后遂现面目及四肢浮肿,小便不利诸症,其病缠绵月余。前医诊为急性肾炎,且以湿热论治,罔效。刻诊:病家面目浮肿如新卧起之状,色晄白不华,手足肿胀,指压凹陷不起,身重困倦,不思饮食,小便短少,大便溏薄。脉沉细而迟,舌质淡而胖嫩。尿检:蛋白(+++)。脉证相参,诊为脾肾阳虚之水肿。先投加味真武汤 3 剂,肿消而精神转佳,食量渐增。继于原方出入连服九剂,诸证悉除,尿检正常。嗣后,以四君子汤合五苓散加减调理,随访年余,告愈。

处方:制附片 9g,生姜片 9g,生白芍 9g,云茯苓 15g,炒白术 9g,生黄芪 30g,车前子 15g(包煎),白茅根 15g,赤小豆 30g,炒麦芽 9g,益母草 30g。

按:真武汤乃温阳利水,益肾健脾之剂。此患者所见证候系素体阳虚、气化失司所致。前医诊为急性肾炎,亦不可概以湿热论治。今既曾以苦寒清热之品治之罔效,则其脾肾更受损伤而气难化水,水既内停,则泛滥于四肢、肌肤而发为浮肿。故予真武汤以温肾健脾,化气利水,加生黄芪、益母草、赤小豆、白茅根、车前子等益气行血,利水消肿;配麦芽顾护胃气。全方诸药为伍,则肾阳复,脾运健,胃气和而内寒散,水邪得运,浮肿自消矣。

十二、消渴

田某,男,56岁。口渴、多饮、多尿,伴气短、乏力月余。观之面色萎黄,精神颓废,体瘦羸弱。察舌暗红兼有瘀点,脉沉而细。血糖:14.8mmol/L,尿糖:(+++)。证属:脾虚肾亏,气阴两虚,脉络阻滞之证。治宜:益气养阴,补肾健脾,活血化瘀之法。方拟平糖饮,每日1剂,水煎分3次服。连服10剂自觉精力恢复,口渴减轻,尿量减少。查:血糖7.6mmol/L,尿糖(+)。效不更方,继服20剂血糖复常,尿糖(一),余症基本消失。

处方:黄芪15g,生地12g,山药12g,芡实12g,丹参12g,苍术12g,葛根12g,人参9g(炖服),玄参9g,何首乌9g,山萸肉9g,枸杞9g,丹皮9g,泽泻9g。水煎服。

按:此例消渴以气阴两虚为主,系典型的脏腑气血阴阳失调之证。治宜益气养阴,补肾健脾,活血化瘀之法,以期达到平衡阴阳,调节血糖之目的。方中人参、黄芪大补元气,生地、玄参养阴生津,山药、芡实健脾益肾,何首乌、山萸肉、枸杞子补肾益精,丹参、丹皮活血祛瘀,苍术燥湿健脾、且制玄参之偏,泽泻渗湿泄热、且抑虚火内生,葛根清胃热、升脾阳、生津止渴。全方滋而不腻,补而不燥,寒热适中,双向调节。而使脏腑得济,气血得养,阴阳得平,消渴自止矣。

十三、目劄

杨某,62岁。自诉:数年前因连续工作昼夜未休,始现眼睛发酸、发困,睡眠不佳,腰膝酸软。继而出现眼睑瞤动不止,以至引起眼角、鼻翼、口角亦不停抽动。观之病家眼睑瞤动不止,鼻翼、口角不停抽动,眼圈发黑,眼周皮肤粗糙,且不自主频频以手揉眼。诊其脉沉弱,舌红、少苔。辨证当为肝肾不足,阴虚风动之证。治以滋补肝肾,养血祛风之法。遂施以针法:取照海、申脉、风池、攒竹、太阳、颧髎、合谷、内关、足三里、三阴交、太冲。用平补、平泻手法,留针40min。每周针刺3次,6次为一疗程。嘱其少食辛辣,忌烟酒。一个疗程即觉眼睑瞤动趋减,继之针刺12个疗程,告愈。

按：目劄亦称眼睑瞤动症，系指患者不自觉出现眼睑抽动，严重时引起鼻翼及口角亦时时抽动。该患者病程已久，久病必虚，气血不足，阴虚风动在所必然。针穴照海为通阴跷脉之八脉交会穴，申脉为通阳跷脉之八脉交会穴，两穴配合，协调阴阳而医目劄。又经云：治风先活血，血行风自灭。方中风池乃为祛风主穴，亦为头面五官病之要穴。攒竹、太阳、颧髎系局部取穴，用以通经络，活气血，止抽搐。合谷为四总穴之一，有"面口合谷收"之说。取足三里、三阴交以疏通阳明经络，补益脾胃气血。太冲、照海平补肝木，息风止搐。针穴配合，共收补气益血，养血祛风，息风止搐之功。

十四、胃脘痛

王某，女，六十三岁。诉：患慢性萎缩性胃炎10余年，胃脘胀满、食后尤甚，时痛，嗳气反酸，纳呆，便溏，神疲。察其舌质红、苔腻微黄，脉细弱。镜检示：糜烂性胃炎（轻度）伴胃窦部胃黏膜萎缩（中度）、十二指肠球部溃疡，HP（＋＋）。综合形证当为痞满，证属阴虚瘀热，治以养阴益胃，清胃益气，祛瘀蠲痞之法。药服10剂诸症见好，精神渐佳，效不更方，继于原方随症加减连服15剂。复诊：食量增加，胃镜示浅表性胃炎（轻度）、十二指肠球部炎症，嘱其继原方用药，以善其后。

处方：党参20g，黄芪20g，陈皮9g，半夏9g，枳实9g，沙参15g，玉竹15g，麦冬9g，鸡内金9g，炒白芍20g，元胡15g，丹参15g，莪术15g，三七粉5g（冲服），黄连9g，海螵蛸15g，贝母12g，甘草9g。水煎分服，日一剂。禁酒及辛辣刺激之品。

按：脾胃虚弱系慢性萎缩性胃炎之病机，脾胃虚弱不能驱邪外出，正邪相持则致疾患迁延不愈，脾胃损伤益甚，使虚者更虚，此乃致病之本。此外，脾胃虚弱则清气不升、浊阴不降，中焦为之痞塞。然脾胃运化及腐熟失职，水反为湿、谷反为滞，从而致食、湿、痰、热积滞内生，积滞、湿痰阻滞中焦，则影响三焦气机之升降，日久必为气滞血瘀。血瘀、食滞、湿痰及气滞，反过来又会损及脾胃，脾胃则日衰，于是形成恶性循环，渐致变生坏证而致肠化异型增生以及癌变等症。故治宜复方多法综合运用，整体调节，标本兼顾，攻补兼施，重点在于健脾益气，活血理气。

十五、黄疸

张兴运，男，三十岁。主诉：头晕，腰酸，食欲不振，胸闷腹胀，肢困乏力，多梦遗精一年余。近三日尿黄如浓茶，恶心，厌食油腻。诊见：形瘦体弱，精神倦怠，面目及周身肌肤黯黄。舌尖红、苔黄腻，脉弦滑数。师断此乃肾阴下亏，虚阳上扰,肝胆疏泄失司,湿热郁滞三焦之证。故治以滋阴利胆,清解湿热之法为妥。方拟"加味六味地黄汤",服十五剂后全身黄染已退,胸闷腹胀亦除,饮食增加,小便淡黄。舌尖红,苔厚微黄。此黄疸虽退,湿热尚存,继予"茵陈蒿汤"与"五味异功散"合参调理善后,告愈。

处方:茵陈 30g,茯苓 18g,石斛 12g,生地黄 10g,桃仁 10g,五味子 10g,淮山药 10g,泽泻 10g,山茱萸 9g,丹皮 6g,远志 6g。水煎服。

十六、疟疾

同乡王金波,于夏初突现寒战壮热,汗出则热退,休作有时,伴头痛身楚,恶心呕吐诸症,遍服百药罔效。陈师诊之身体瘦削,面色无华,肤枯色黯,但精神尚佳。翌晨按其脉形细弦,苔淡色黄,观其溲赤、便艰。综合形证,判为精血素亏,暑湿内停,正虚邪盛,疟邪肆虐之证。当用补精血以潜摄,化暑湿以和胃之法。遂拟一方,头煎服后三小时疟疾复来,先觉肤冷,继则寒颤,约半小时后转热,嚎叫曰:"心如火焚,骨如锤敲。"其声达于户外,直到夜后始汗出热退。斯时也,师深恐精血耗尽,有危脱之虞,令续服二煎,黎明诊脉尤弱,继原方加重一倍,日夜连服二剂,第四日疟不复来,但病者奄卧于床,弱不可支。再服六剂,饮食日渐增加,调理月余,始复康健。

处方:枸杞子 18g,制首乌 15g,当归身 12g,茯苓 12g,滑石 12g,制鳖甲 12g,青蒿 9g,半夏 9g,炙甘草 6g,陈皮 6g,苍术 6g,青皮 6g。水煎服。

又案:祁远声次子,年方八岁。患疾求医,经生化检验诊断疑为疟疾,服西药治疗罔效;复行验血,判为伤寒,治疗仍不取效。适遇师往诊,但见壮热喘促,咳声连连,至夜半后渴饮微汗则热退,翌晨一切复常。其疾于每日下午三时发作。按之脉浮滑,右寸搏动有力,苔滑而淡黄。遂告曰:"此名肺疟,乃风热挟痰作祟,因病邪在气而不在血,是以验血不确,故治疗寡效。若涤痰解热,使肺气不受其威迫,则邪即退矣。"据此立方,一剂病减,再剂而愈。

处方:桔梗 9g,苦杏仁 9g,苏薄荷 4.5g(后下),牛蒡子 4.5g,栝蒌仁 4.5g,天竺黄 4.5g,川贝母 3g,连翘 3g,冬桑叶 3g,甘草 3g,枳壳 1.5g,通草 1.5g,鲜芦根1.5g。水煎服。

十七、暑湿

江礼军,男,年逾四旬。时值酷暑三伏天,其感头重身困,肤热体酸,脘闷腹胀,食欲不振,神疲昏卧,经用解热针剂体温反增。师诊:体温虽高,但脉象濡缓不数,苔白腻,溲赤短少。此乃湿郁卫气,暑湿化热,上乘外散之证。疾非辛香淡苦之品上开下渗、内清外达不能撤除其势。据立此方,一帖而热退能食,五剂而病魔尽祛。

处方:飞滑石 12g(包煎),淡竹叶 9g,苦杏仁 9g,连翘 9g,苡米仁 9g,鲜藿香 6g(后下),佩兰叶 4.5g,半夏 4.5g,通草 3g。水煎服。

十八、产后间歇热

刘氏,女,年及而立。其家属代诉:自产后三日,大雨如注,屋内积水数寸,夜间小儿落水,醒后始知,携起则呼吸已停,伊不免悲凄过甚。自此午后即发寒热,翌晨汗出则退。西医两次抽血验断无果,又经某医投以疏解活血之剂(当归、川芎、白芍、荆芥、柴胡等),服后体热转高,反见咳嗽,复诊又以原方加杏仁、贝母之属,神智更现昏糊。师诊:病家精神萎靡,懒言少气,面目虚浮,脉芤细略数,舌淡嫩、苔白润。据此当知新产之妇,气血俱虚,腠理不密,冷湿侵袭,致营卫不和,前医见病治病,未审虚实,不谙寒热,故治疗而病若此。遂以“当归黄芪建中汤”补气血以填冲任,扶正气而调营卫。一剂则热减神清,六剂已体复健痊。

处方:黄芪 24g,何首乌 15g,当归 12g,白芍 12g,桂枝 6g,炙甘草 6g,大枣 5 枚。水煎服。

十九、摄领疮

邵氏侄女,年约二十出头。颈项皮肤粗糙肥厚,如发面状,色紫暗,剧痒时作,午后尤甚,迁延月余。经中西药外敷、内治罔效,日现皮损漫延,慕名陈师前来求诊。察其脉洪而数,舌质绛红,苔黄腻。师认为此乃血分蕴藏水毒,积久化热,毒与血搏结,上注于颈项肌肤;兼之风邪外袭,致风、湿、热三气聚合遂成此疾。治非从清血化瘀、兼以驱风排毒而不能愈。因之据此拟方,加减出入服药十五剂,患处皮肤转软而润,紫色逐渐消退,告愈。

处方:白鲜皮 15g,丹参 15g,地肤子 12g,银花 9g,当归 9g,生山栀 9g,苦参 9g,黄芩 9g,牡丹皮 9g,桑叶 6g,蝉衣 6g,黄连 3g。水煎服。

二十、烂喉症

郑金山之弟,二十四岁。喉烂蒂丁蚀缺,上复穿孔如管状,前医以凉药冰敷治之,愈治而溃烂愈甚,遂持其兄之函见陈师求治。自诉:腰膝酸软,少气乏力,手足心发热,四肢不温。查其喉间溃烂、肌肉晄白而色淡,上、下类似双喉。诊其脉沉细而数,状若游丝,舌质淡胖。师察此疾系下焦水火两亏、龙雷之火上灼咽喉,以致溃烂。即以壮水清虚炎,温阳火归位之法从治。拟“加味桂附八味汤”重剂,前后共服十七帖,终使阴阳平密,水火既济而愈。

处方:淮熟地 15g,枸杞子 15g,山茱萸 12g,淮山药 12g,云茯苓 12g,粉丹皮9g，麦门冬 9g，盐泽泻 6g，花旗参 6g（炖服），肉桂心 4.5g（后下），制附片 4.5g。水煎凉服。

二十一、经来便、血俱出

黄妻，三十有五。每至经来大、小便俱出，已绵延数月，遍求医工罔效，且难断病因以判病名，遂投师诊。询其平素偏嗜麻辣刺激食物，经年如斯。诊其脉滑而数，观之舌苔黄腻。结合脉理形证，当为"错经"之患，系嗜食辛热刺激之品积久而成。治宜清其湿热，和其气阴，遂拟"加味分理五苓散"连服十余帖，告愈。

处方：猪苓 15g，赤茯苓 12g，泽泻 9g，阿胶珠 9g（研粉冲服），当归 9g，生白术9g，川芎 9g。水煎空腹服，日一剂。

按：经来二便俱下，系湿热注于下焦，清、浊混沌不分所致。法当用猪苓、茯苓、泽泻、白术之属，淡渗以泄湿祛热。因淡以渗湿，湿去热自除也。若误用寒凉之剂，乃假冰雪以为春，则湿浊中阻，热反不出矣！

二十二、喜笑不休，善食多溲

吴某，男，二十七岁，回族。于一九七二年间梦遗频作，伴头晕、乏力。五月初突然鼻衄如注，出血量约 300ml，用中、西止血药治疗后病情好转，但仍偶有少量出血。五月下旬负重长途行走，鼻衄复现，出血约 150ml，经治后鼻衄止，然头晕、乏力加重。七月十五日晚梦遗，晨起自觉迎香穴处冰凉，继而漫及前额，随即晕厥不省人事，小便失禁。当即手按人中穴并呼其名，五分钟后渐醒，醒后则大笑不止，小便自出。经中、西医多方治疗十余日罔效，延师前往就诊。诊见：患者喜笑不休，小便失禁、且量多，面色㿠白，双眼眶泛青，神呆，体羸，饥而善食，日食量二斤有余，且仍饥饿。实验室检查：尿糖(+)，尿蛋白(+)。舌红、苔黄燥，脉滑数而沉。综合形证，当为精血亏耗，相火妄动，水火不济，热扰神明之证。治宜益肾添精，育阴潜阳，清热生津之法。即拟一方，煎服一剂喜笑止，食量减半，余症同前。观其舌红、苔黄，脉沉滑。继予原方加减，连服二剂，精神转佳，诸症消失，惟独四肢软弱无力。舌红润、苔白，脉沉。尿常规检查：尿糖、尿蛋白均阴性。

现病势已去，然正气未复，故予"六君子汤"加益智仁、补骨脂，水煎连服六剂，扶助正气，调理善后。半年后随访，病家体健力强。

一方：生石膏 30g（先煎），天花粉 15g，枸杞子 15g，玄参 9g，高丽参 6g（炖服），白芍 15g，淮山药 15g，白蔻仁 3g（后下），益智仁 12g，甘草 9g，粳米引。水煎服。

二方:生石膏 30g(先煎),淮山药 15g,天花粉 15g,补骨脂 12g,益智仁 9g,玄参 9g,石菖蒲 9g,五味子 9g,陈皮 6g,佩兰叶 6g。水煎服。

按:体内阴亏,孤阳易动,阳动则不藏,火气上升,犯冒清窍,头蒙脑胀,衄血成流。肾水下亏,不能上济,火盛灼金,金亏不能平木,木复生火,二火交并,清肃不行,同气相求,必归于心。热扰神明,遂致言语错乱,神志恍惚,喜笑无常。其阴愈伤,其火愈炽,阳明之火为剧,则饥而善食。肾精亏虚,必损及阳,阳虚则约束失职,故小便频数失禁。此乃精亏火动之证,拟填精益肾,清热生津之法疗治,则诸症全息矣。

二十三、老年症状性高血压

王某,男,五十六岁。患者自诉:半年来头晕目眩,心悸怔忡,口中乏味,时觉吸入之气呈冰凉感,身重倦怠,畏寒肢冷,小便短少,全身肌肉时而瞤动,尤以脐周部为著。曾以中、西药多方治疗不效,遂来就诊。察患者形体肥胖,面部虚浮、苍白,下肢浮肿。舌体胖、有齿痕,苔白厚腻,脉沉而弦滑。血压:25.3/13.3kPa。诸证相参,此乃肾阳虚衰,命火不足,致阴水上泛,阻遏清阳之证。法当壮元阳以消阴翳,拟温阳化水、芳香通窍之剂。服药两剂,自觉诸症俱减,唯吸入之气凉感仍旧。诊及舌淡、苔白厚,脉沉弦。血压:21.3/13.3kPa。继原方茯苓量增至 20g,加山药 20g、陈皮 10g 理气健脾,培土泄水,以消留垢。服药两剂,诸症若失。血压:17.3kPa/12kPa。告愈。

处方:附片 9g,白芍 12g,茯苓 12g,白术 12g,生姜 6g,怀牛膝 12g,菖蒲 10g,佩兰叶 10g。水煎凉服。

又案:马某,女,六十七岁。半月前自感头重眩晕,双颞部胀痛,懒言少气,心悸怔忡,脘腹胀满,纳呆,小便短少。观之形寒肢冷,精神疲惫,面色晦暗。舌胖、质淡,苔白滑,脉沉细而弦。血压:26.7/16kPa。此乃元阳衰惫,水体失司,浊阴上逆,清窍闭阻之证。宜益火消阴,健脾开窍,重镇降浊之法从治。服药三剂,患者精神转佳,饮食渐增,余症俱减。观其舌淡、苔白,脉沉弦。血压:22.6/13kPa。效不更方,续服三剂。血压:16/11.5kPa。诸症皆失。

处方:附片 9g,白芍 12g,茯苓 12g,白术 12g,生姜 6g,怀牛膝 12g,牡蛎 12g(先煎),佩兰叶 6g,麦芽 12g,厚朴 10g。水煎凉服。

按:老年荣卫枯涩,肾阳衰惫,易致阳虚水泛。头者,诸阳之会,浊阴上逆,阻遏清阳,阴阳相争,则见面部虚浮,以及头痛、头晕诸症。又水气凌心则悸,脾失肾阳温煦,则肌肉失脾阳之温养,清阳下陷,故现形寒肢冷,小便短少,脘胀纳呆,肌肉瞤动,下肢浮肿,吸气呈凉诸症。此皆阴盛阳衰,寒水失制为之。故用

"真武汤"回阳化气以消阴,益火生土而制水。方中加菖蒲、厚朴、佩兰叶、麦芽等芳香通窍,理气健脾;用牡蛎、怀牛膝等重镇降浊,以制上浮之虚阳。

第二节 四物汤临证补益

"四物汤"系由张仲景《金匮要略》中"芎归胶艾汤"加减参合而成,乃理血之要药,妇科之良方。该方主治冲任空虚之血液亏乏、失血体弱,或血虚发热、肝邪升旺,或痈疽溃破、晡热作渴,或崩中漏下、胎前腹痛下血,或产后血块不散、恶漏不止等,以及女人月经不调、脐腹和腰际疼痛诸证。

冲脉、任脉是奇经八脉中的两脉,奇经八脉之核心理论为"冲为血海,任主胞胎。"乃血之所从生、而胎之所由系也。由于"四物汤"在治疗妇科诸血证方面运用广泛且疗效显著,因之该方备受历代医家所推崇,并在此基础上经过长期医疗实践又创造了诸多良方,从而为后世留下了诸多宝贵的临证用药经验。

"四物汤"方由熟地黄15g(血热换生地黄)、当归身10g(大便不实者用土炒)、白芍药10g(滞泻、腹痛者用桂酒炒,失血者用醋炒。)、川芎6g(血逆者,用童便浸。)等四味组成。方中熟地黄甘温、滋阴养血;当归身补血养肝,和血调经;白芍药和营养肝,敛阴益血;川芎活血行滞,调和气血。四药相伍为用通补结合,使营血得复而周流无阻也。

一、四物汤药物加减化裁

春加防风倍川芎,夏加黄芩倍芍药,

秋加天冬倍地黄,冬加桂枝倍当归。

按:当春之时,阳气生发,风气渐长,故"风"乃春之主气也。大凡经血不调、气血不足,或久病耗血、肝血匮乏等冲任虚损诸血证者,此时最易蒙受春风解冻邪外伤、或血虚风动疾内起之患。因之,加风药之润剂防风祛风散寒,"治三十六般风",正所谓"有病无病,防风通圣"是也。倍血中之气药川芎"去一切风,调一切气,与防风散风寒于表分。",且举条达肝气,宣滞开郁之功。"春加防风倍川芎"即此意也;当夏之时,阳亢而阴晦,"阳盛则热",故"火热"乃夏之主气也。热邪可致津气耗伤,生风动血。故但凡诸血证者,当施以清热凉血,养血敛阴之剂为妥。故加黄芩以除诸热,且佐芍药宣泄迫血之毒。倍芍药为其苦能坚阴,酸能收敛之功,以达化阴补血,和营敛阴之效。"夏加黄芩倍芍药"乃此思也;当秋之时,气候肃敛,秋风劲急,燥而失濡,因之"燥"

乃秋之主气也。大凡冲任亏乏,气血津液减损者,则最易蒙受燥邪之累,而加剧外伤卫气、内伤营血之证。乃加天门冬养阴润燥,滋肺生津。倍熟地黄力补营血,化燥生津。"秋加天冬倍地黄"系此理也;当冬之时,阴亢而阳晦,"阴盛则寒",故"寒"乃冬之主气也。寒为阴邪,易伤阳气,其性"凝滞"而"收引"。但凡血证病家当此之时最易招致外寒侵袭、或内寒中生之患。遂加桂枝色赤通心窍,温经扶阳散寒高。又倍当归叠补营血,活血调经,化瘀止痛,并取其辛温以散之,使气血各有所归。"冬加桂枝倍当归"依此说也。

二、四物汤临证加减化裁

1.冲任虚损、气血阴阳不足,以及杂证方药加减法

(1)血虚腹痛,微汗恶风者,加肉桂;血虚腹中绞痛不可忍者,去地黄、加干姜;补下元加干姜、甘草;气血虚而眩晕者,加羌活、防风;气血俱虚者,加党参、白术、茯苓、炙甘草;身热者,加黄芩;妊娠者,加砂仁;凡肝血不足,肝阳上亢,头昏耳鸣者,"四物汤"倍芍药,加天麻、钩藤、石决明。

(2)血弱生风,四肢痹痛,行步艰难者,加人参、乳香、没药、麝香、羌活、独活、防风、荆芥、地龙、天南星、白附子、泽兰、甘草。以上诸药共为细末,炼蜜为丸,如梧桐子大,每服9g,木瓜盐汤送下。

(3)诸失血后,虚烦懊恼,精神疲惫者,加栀子、酸枣仁、甘草;若潮热者,加地骨皮;亡血过多,恶露不止者,加吴茱萸,病在阴脏量用多,病在阳脏量用少。

(4)气分虚弱,累然无力者,加厚朴、陈皮;气少者,以党参、黄芪易之;虚寒、脉微、自汗,气难布息,小便清长者,加干姜、附子;脐下虚寒,腹痛及腰脊间闷痛,或小腹痛者,加元胡、川楝子;憎寒如疟,脉弦者,加秦艽、羌活;头风眩晕者,加秦艽、羌活;中湿身重,肌凉微汗者,加白术、茯苓;血气上冲,腹部、胁下满闷者,加木香、槟榔;气筑小腹痛者,加元胡。

(5)发热而烦,不能睡卧者,加黄连、栀子;潮热头痛,肢节烦痛者,加黄芩、地骨皮、柴胡;虚热口干者,加麦冬、黄芩;虚而口渴者,加人参、干葛、乌梅、天花粉;虚而多汗者,加煅牡蛎、麻黄根。

(6)产后潮热者,加白术、柴胡、牡丹皮、地骨皮、甘草;妊娠小肠气痛者,加木香、小茴香;妊娠恶心,面青憔悴,不思饮食者,加陈皮、枳壳、白术、茯苓、甘草;临产小腹紧痛者,加红花、滑石、灯心草、甘草、冬葵子;产后腹胀者,加枳壳、肉桂;产后浮肿,气急腹大,喉中有水鸣声者,加牡丹皮、荆芥、防风、白术、桑白皮、赤小豆、大腹皮、杏仁、半夏、马兜铃、生姜、葱白、薄荷之流;妇人

经前周身疼痛,脘满胀痛者,"四物汤"合"平胃散"再加羌活;妇人经前大便下血者,加炮姜炭、阿胶、醋炒槐花、百草霜。

(7)若呕者,加人参、白术、生姜;呕不止者,加藿香、白术、人参;呕逆饮食不入者,加白术、人参、丁香、砂仁、甘草。

(8)鼻衄且吐血者,加藕节、蒲黄、白茅根、诃子、焦栀子。

2.经血不调、气滞血瘀证方药加减法

(1)妇人月经不调,脘满纳呆者,加黄连、吴茱萸;妇人经色淡红,乍有乍无,别无它症者,加香附子、茯神;妇人经水先期,经前贪喝引饮,乳房胀痛,经行时小腹疼痛,经色黑紫者,加石斛、香附子、焦栀子、牡丹皮。

(2)妇人逆经,吐血或鼻衄者,加焦栀子、川牛膝、白茅根、焦芥穗;腹中刺痛,恶物不下者,倍当归、芍药;腹痛作声,经行不畅者,倍地黄、加桂心;经行腰、腹、背皆痛者,加芸苔子、淮牛膝、红花、吴茱萸、甘草;经水涩少者,加葵花、红花;经水少而色和者,倍熟地黄、当归;经水如黑豆汁者,加黄芩、黄连;经水暴下者,加黄芩;腹痛者,加黄连。

(3)经水过多,别无它症者,加黄芩、白术;经水淋漓不行者,加莲房;复感出血者,加赤石脂、黄芪、肉桂、百草霜、藕节、棕炭、肉豆蔻、当归、木香、龙骨、白术、茯苓、地榆炭;经水时来时断,或有寒热往来者,先服"小柴胡汤"以去其寒热,后服"四物汤"以和之。

(4)血崩者,加百草霜、棕炭、炒蒲黄、龙骨、牡蛎;经黑成片者,加人参、白术;血脏虚冷,崩中失血过多者,加阿胶、艾叶炭;经水成片者,加生地黄、藕节;白带、白浊者,加龙骨、萆薢、茯苓;带下者,加肉桂、百草霜、黑豆、白术、元胡、龙骨、牡蛎;经水积滞者,加莪术、三棱、肉桂、干漆(炒至烟尽);经血凝滞,腹中作痛者,加莪术、肉桂;血滞不通者,加桃仁、红花。

(5)经闭者,加枳壳、大黄、荆芥、黄芩、青皮、滑石、木通、瞿麦、海金砂、栀子、牛膝、红花、苏木之属,闭久者,加肉桂、甘草、黄芪、生姜、大枣;妇人瘀血积滞,经行腹痛者,加莪术、三棱、香附子、元胡;妇人气滞血凝,经前腹痛、腰痛下坠者,加元胡、五灵脂、青皮、乌药;产后恶露腹痛者,加桃仁、苏木、川牛膝;血块攻肠者,加没药、艾叶,并以白酒为引。

按: 夫人之所赖以生者,血与气尔;而诸血证之所以补偏救弊者,亦为血与气尔。盖补血行血莫如当归,行血散血莫若川芎,滋阴养血首选地黄,敛阴益血当推白芍。因之,补血调经,"四物"为宗,此即陈应贤大师疗治诸血证方药当从四物而化之意也。盖冲任虚损,气血阴阳不足,或经血不调、气滞血瘀及其杂症者,以四物汤施治之时须四诊合参,夷考其间,辨证论治,灵活运用,加减化裁,随证变通。虚则补之,实则泻之;寒则温之,热则清之;瘀则行之,崩则敛之;滞则通之,郁则散之。随其所治,使自宜之。

第三节　补中益气汤辨治拾遗

"补中益气汤"方源于李东垣《脾胃论》一书,古今医家阐发颇多,临床应用亦甚广泛,治疗涉及内、外、妇、儿以及五官诸科疾病。"补中益气汤"组方可以如此理解:即从"小柴胡汤"的第一类药物(柴胡、黄芩)中去黄芩,加升麻;从第二类药物(生姜、半夏)中去半夏,加白术、陈皮;从第三类药物(人参、大枣、甘草)中去大枣,加当归、黄芪。然后,将第三类药物提升为主药,将第一类药物降为非主要药,而终为"补中益气汤"。

补中益气汤方由黄芪、人参、当归、白术、陈皮、生姜、柴胡、升麻、炙甘草等九味组成,其适应证为柴胡证兼饮食劳倦,内伤元气,中气不足等,简称"内伤"证。

该方临证表现为默默不欲饮食,或饮食不进,或饮食无味,或喜热饮,或口生白沫。其人常困顿无力,肢体倦怠,语言低微而少气,双目无神,或脐部动悸等,脉象多为散大无力。有上述证候皆可用"补中益气汤",不必悉具。此外,如元气虚弱风寒感冒,不胜发表;或入房后感寒、感寒后入房之类者,亦适用此方。

一、补中益气汤在内科病证中的加减运用

1.内伤挟外感证之加减法

(1)证现太阳病,头项痛,腰脊强者,加羌活、藁本、桂枝。

(2)证现阳明病,身热目痛,鼻干而不得眠者,加干葛,重用升麻。

(3)证现少阳病,胸胁痛,耳聋者,加黄芩、半夏、川芎,重用柴胡。

(4)证现太阴病,腹满而咽干者,加枳实、厚朴。

(5)证现少阴病,口燥舌干而渴者,加桔梗、甘草。

(6)证现厥阴病,烦满者,重用川芎。

(7)中暑证,发热恶寒体痛,小便涩,淅然毛耸,手足逆冷,小有劳身即热,口开门齿燥,脉弦细而虚迟者,加香薷、扁豆;有热者,加黄芩。

(8) 如变证发瘀者,加葛根、玄参,重用升麻。

(9)感冒入房,或房后感冒者,宜加附子。

（10）心中烦躁者,加生地黄;心气浮乱者,兼服"朱砂安神丸"。

2.四时方药加减法

（1）冬令春寒或秋凉时,宜加麻黄。

（2）春温热时,加佛耳草及小量款冬花。

（3）长夏湿令,宜加苍术、白术、泽泻,以分消上、下湿热。若湿热甚则饮食不消、或饮食无味,可加神曲。此外,合"生脉散"（人参、麦门冬、五味子）以泻火益金。

3.胸、腹、胃肠证之加减法

（1）胸中壅塞滞气者,可加青皮,如短气、少气者,则不宜加。

（2）胸中有寒,或气滞,食不下者,可加青皮、陈皮、木香;冬令加益智仁、草豆蔻;夏令加黄芩、黄连;秋令加砂仁、槟榔。

（3）凡由饮食不节,劳役所伤,病家胸胁满闷,气短少,遇春口则无味,当夏虽热犹寒,不思食欲者,去白术（黄芪、白术并用易生胀满）加神曲、草蔻、黄柏。此亦适用于七情所伤,元气受损,以致诸经火动发热之证。

（4）胁下急或痛者,重用柴胡、人参、甘草。

（5）胁下痞闷者,加黄连、芍药。

（6）腹中胀闷者,加枳实、厚朴、木香、砂仁,气候寒冷时加干姜。

（7）腹中痛者,合"芍药甘草汤";恶寒冷痛者加肉桂,合"附子理中汤"。夏月腹痛,不恶寒,反恶热者,加黄芩、甘草、芍药,以治时热。

（8）脐下痛者,加熟地黄;胃脘当心痛者,加草蔻仁。

（9）呕吐恶心者,加半夏、藿香;中气不足,气不接续,呕吐,脉虚微者,加麦门冬、五味子、黄柏及附子少许。

（10）喜食热物者,加附子;大便秘结者,加当归;泄泻者,加干姜、肉蔻。

4.上部头面及四肢证候加减法

（1）头痛者,加蔓京子、川芎;颠顶痛者,加藁本、细辛。

（2）耳鸣、目黄、面赤,颊颔肿,颈肩、臂肘疼痛,脉洪大者,加羌活、防风、藁本、甘草以通经血,并加黄芩、黄连以清热消肿。

（3）咽痛,颔肿,面赤,脉洪大者,加黄连、桔梗、甘草;口渴咽干者,加葛根;鼻渊者,加藿香、辛荑。

（4）水肿者,原方去当归、黄芪,加猪苓、泽泻,或更加麦门冬、栀子,合入"六君子汤";夏月加香薷;妊娠浮肿,肢体倦怠,饮食乏味,在原方中加茯苓即可。

（5）足软乏力或痛者,加炒黄柏;不已者,加汉防己。

（6）风热甚,身重体痛者,加羌活、防己、藁本、苍术,重用升麻、柴胡;

（7）六七月间,湿令大行,湿热伤肺,致肾亏痿厥者,其腰以下痿软瘫痪,不能行走者,原方中去生姜,加苍术、猪苓、茯苓、泽泻、神曲、黄连、黄柏、麦门冬、五味子等,名曰"清燥汤"。

（8）湿令大行,发热,体重,骨节疼痛,口舌干涩,不能饮食,嗜卧,四肢不收,兼见渐渐恶寒者,原方中去当归加防风、羌活、黄连、泽泻、白芍、大枣,并合用"六君子汤"。

（9）热伤元气,倦怠嗜卧,四肢困顿,双手麻木者,原方中去当归、白术、陈皮、生姜,加白芍、五味子,名曰"人参益气汤"。

（10）两腿沉重麻木者,去人参、白术、生姜,加青皮、泽泻、红花,名为"导气汤"。

（11）身重多汗,双腿沉重无力而麻木,其人喜笑流涎,语言不出者,去人参、白术、生姜,加藁本、苍术、五味子、黄柏,名为"除湿补气汤"。

（12）骨节疼痛,遍身壮热者,去人参、黄芪、白术、生姜,加麻黄、藁本、苍术、防风、羌活,名为"解表升麻汤"。

（13）四肢及筋骨间发热如火燎,扪之烙手者,此乃多因血虚,或过食生冷所致,原方去当归、黄芪、陈皮、白术,加羌活、独活、防风、葛根,方名"升阳散火汤"。

（14）肌肤发热,烦闷食少,面赤,喘咳痰涎者,右关脉或数、或缓,多因湿热所致。原方中去当归、白术、陈皮、生姜,加羌活、苍术、黄芩、黄连、石膏,名为"升阳降火汤"。

（15）多唾白沫,胃中停寒者,原方中加益智仁;挟痰湿者,加半夏、竹沥、姜汁。咳嗽甚者,加五味子、麦门冬。

5.下部兼证加减法

（1）脱肛、子宫脱出,有痔疮脏毒者,原方中加赤石脂,方名"赤石脂汤"。

（2）子宫下垂者,加熟地黄、山药、山萸、巴戟天、芍药、续断、远志、炒黄柏;脱肛者,加秦艽、防风;大便下血者,加槐花、地榆、防风;泄泻者,用土炒当归,加茯苓、泽泻、白芍。

（3）狐疝,昼出夜隐者,加黄芩、黄柏、虎骨。

（4）脾胃虚弱,房劳下元虚损,腰膝酸软者,加杜仲、白芍、怀牛膝、五味子、枸杞子、黄柏。

（5）妇人血崩者，去生姜加神曲、黄芩；兼有腹痛者，加白芍；阴液不足者，去人参加生地黄、熟地黄。

（6）妇人白带气臭，身重疲软，或带漏下，身冷如水兼腹中痛者，原方去人参、白术、当归、生姜，加干姜、防风、良姜、郁李仁、白葵花，名为"升阳燥湿汤"。此外，陈师曾用鸡冠花易白葵花，屡治屡效。

（7）治脾胃之法当需益气，去当归、白术，加苍术、木香便是调中，加麦门冬、五味子便是清暑。

二、补中益气汤在外科病证中的加减运用

1.髂窝脓肿

病家髂窝脓肿，脓排后伤口不敛，疮口肉色灰暗，脓腔深而脓液清稀。其人面色苍白，精神疲惫，少寐，纳差，舌淡，脉细弱，用"补中益气汤"加减方。处方：黄芪、党参、白术、当归、赤芍各 9g，升麻、柴胡各 4.5g，川芎 6g，甘草 3g。水煎服。

2.睾丸鞘膜积液

病家阴囊肿大，表面柔软光滑，透光试验阳性。其人面色无华，腹泻，脉濡，苔白，治以补中健脾，理气消肿之法。

处方：黄芪 30g，当归 9g，党参、泽泻、白术各 12g，柴胡、台乌、莪术各 6g，青皮、小茴香、甘草各 4g。水煎服。

3.痔疮

病家顽痔多年，痔核脱出难收，劳则更甚，其人面色苍白，形体瘦弱。舌苔淡白，脉细无力者，宜"补中益气汤"加减主之。

内服剂：黄芪 15g，赤芍 12g，党参、白术、槐花、芡实各 9g，升麻、柴胡、木香、黄连各 4.5g。水煎服。

外用剂：苦参、鱼腥草各 30g，明矾适量。煎汤熏洗患处。

三、补中益气汤之变方——升陷汤

"补中益气汤"中重用黄芪、升麻、柴胡三味，更加桔梗、知母，谓之"升陷汤"。方中桔梗更助黄芪、升麻、柴胡升阳举陷之功，用知母以调黄芪偏盛之热。该方主证为短气、或气短不足以息，甚则气息欲绝。其脉象沉迟而弱，关前尤甚，剧者或六脉不全，参伍不调。

除主证外，兼证亦有呼吸困难，胸部憋闷，或心中怔忡，或往来寒热，或神昏健忘、哈欠疲乏无力，或咽喉发紧，咽干作渴，或声颤，或语言不出，或吐血，或癃闭身肿，或气不上达而脱肛，或少腹下坠而作痛。以及女子下血不止、或

倒经等。因兼证繁复,因之不能固守原方,宜随证加减出入。

　　若气虚甚者,加人参、更加山茱萸以收耗散之气;若少腹下坠作痛者,重用升麻;若心中自觉发凉者,去知母、加干姜;若失眠不寐者,加酸枣仁、龙眼肉;若咳嗽者,加人参、天门冬;若咽喉发紧而溃烂者,加玄参;若咽干作渴者,加人参、重用知母;兼吐血者,加生地黄、龙骨、牡蛎;兼怔忡者,加龙眼肉;兼大汗者,加山茱萸、重用黄芪;若小便不通、水肿者,加木通。

　　上述加减之法供参考运用,然需注意"升陷汤"所适用病证中,多有呼吸困难而感心胸满闷之象者,此非滞闷,切不可使用枳实、青皮之类破气药!

　　　　　　　　　　　　陈　宝　陈　成　撰

第五章　伤寒四诊概论

第一节　望　诊

望诊是医生运用自己的视觉,观察患者全身和局部情况,以获得与疾病有关的资料,作为分析内脏病变的依据。其中,包括精神、气色、形态的望诊,舌的望诊及排出物的望诊。望精神包括精神意识活动和人体生命活动的外在表现,通过神志状况、面目表情以及语言气息等,观察病人精神状况是否正常? 意识是否清楚? 反应是否灵敏? 动作是否协调等? 以判断机体气血阴阳的盛衰和疾病的轻重。病人神志不乱,双眼灵活明亮有神,语言清楚,声音洪亮,为有神或得神,表示正气未伤,脏腑功能未衰,疾病轻浅,预后佳。此多属实证、热证、阳证;若病人精神萎靡,目光晦暗,反应迟钝,语言无力,声音低微,表示正气已伤,病势较重。其多属虚证、寒证、阴证,见于重病及慢性病;如神志昏迷、谵语、手足躁动,虽表现为阳证、热证、实证,但正气已伤,邪气过盛,病邪深入,其预后不则良。

一、望气色

即观察病人皮肤的颜色光泽,它是脏腑气血的外荣,颜色的变化可反映不同脏腑的病证和疾病的不同性质,光泽的变化即肤色的荣润或枯槁,可反映脏腑精气的盛衰。十二经脉及三百六十五络,其气皆上注于面,由于面部气血充盛,且皮肤薄嫩,色泽变化易于显露,故望气色主要指面部的色泽。通过面部色泽的变化,可以帮助了解气血的盛衰和疾病的发展变化。

(1)正常人面色微黄,红润且有光泽。

(2)若面色红者,为热证。血液充盈皮肤脉络则显红色,血得热则行,脉络充盈,所以热证多见红色。如满面通红者,多为实热;若两颧绯红者,多为阴虚火旺之虚热。

(3)若面色白者,为虚寒证或亡血家,血脉空虚,则面色多白。若面色苍白而虚浮者,多为气虚;面色苍白而枯槁者,多为血虚。

(4)面色黄者,多为脾虚而水湿不化,或皮肤缺少气血之充养。若面目鲜黄为阳黄,多属湿热;面目暗黄为阴黄,多属寒湿;面色淡黄、枯槁无泽为萎黄,多为脾胃虚弱,营血不足;面色黄胖者,多为气血虚而内有湿。

(5)面色黑者,多属虚寒证。虚证,常为久病、重病、阳气虚。阳虚则寒,水湿不化,气血凝滞,故多见于肾虚及血瘀证。

(6)面色青者,多为寒证、痛证和肝病。此为气血不通,脉络阻滞所致。

二、望形态外形与五脏相应

(1)五脏充盈者,外形亦强壮;五脏衰弱者,外形也衰弱。体形结实,肌肉充实,皮肤润泽,表示体格强壮,正气充盛;形体瘦弱,肌肉瘦削,皮肤枯燥,表示衰弱,正气亦不足。

(2)形体肥胖、气短无力者,多为脾虚有痰湿。

(3)形体消瘦者,多为阴虚火旺。

(4)手足屈伸困难或肿胀者,多为风寒湿痹。

(5)抽搐、痉挛者,多为肝风。

(6)足膝软弱无力,行动不灵者,多为痿证。

(7)一侧手足举动不遂者,多为中风偏瘫。

三、舌诊

舌诊是中医诊断疾病的重要方法,舌通过经络与五脏相连,因此人体脏腑、气血、津液的虚实,疾病的深浅轻重变化,都有可能客观地反映于舌象,通过舌诊可以了解脏腑的虚实、病邪的性质及轻重与变化。其中,舌质的变化主要反映脏腑的虚实和气血的盛衰,而舌苔的变化主要用以判断感受外邪的深浅、轻重,以及胃气的盛衰。

中医将舌划分为舌尖、舌中、舌根和舌侧四部分,认为舌尖属心肺,舌中属脾胃,舌根属肾,舌两侧属肝胆。根据舌的不同部位反映不同的脏腑病变,其在临床上具有一定的参考价值,然不能机械地看,需与其他症状和体征综合加以考虑。

舌质是指舌的本体,主要观察其色、形、态三方面。正常舌质为色泽淡红,含蓄荣润,胖瘦老嫩适中,运动灵活自如。此表示气血充足,可见于健康人,亦见于外感初起或内伤病情轻浅者。

1.舌色

(1)淡舌:舌色较正常浅淡,主虚证、寒证。多见于血虚,为阳气衰弱、气血不足之象。色淡而胖嫩为虚寒,胖嫩而边有齿痕者为气虚、阳虚。

(2)红舌:舌色较正常深,呈鲜红色,主热证,多为里热实证。舌尖红是心火上炎,舌边红为肝胆有热,红而干为热伤津液或阴虚火旺。

(3)绛舌:舌色深红,为热盛,多为邪热深入营分、血分或阴虚火旺。红绛舌颜色越深,则表明热邪越重。

(4)瘀斑舌:舌上有青紫色之瘀点或斑点,多为内有瘀血蓄积。

(5)青紫舌:舌质呈现青紫,此或为热极、或为寒证。舌质绛紫而干燥为热极,温热病者为病邪传入营分或血分;舌质淡黄紫或青紫、滑润者,为阴寒证。

2.舌形

即观察舌质的老嫩、胖瘦、芒刺及裂纹等。

(1)老嫩:"老"即指舌质纹理粗糙,形色坚敛,多属实证、热证;"嫩"指舌质纹理细腻,形色浮嫩,多属虚证或虚寒证。

(2)胖瘦:"胖"指舌体胖大、肿胀,多与水湿停留有关。舌质淡而胖,舌边有齿痕者,多属脾虚或肾阳虚及水湿停留;舌质红而肿胀,多属湿热内蕴或热毒亢盛。"瘦"指舌体瘦小而薄,多属虚证。舌质淡而舌形瘦者,多为气血不足;舌质红绛而舌形瘦者,多属阴虚内热。

(3)芒刺:舌乳头增生、肥大,突起如刺,多属热邪亢盛。热邪越重、芒刺则越大和越多。临床上芒刺多见于舌尖与舌边,舌尖芒刺多属肝胆热盛。

(4)裂纹:舌体上有多种纵行或横行的裂沟或皱纹,多由于黏膜萎缩而形成。裂纹舌亦可见于少数正常人。若舌质红绛而有裂纹者,多属热盛;舌质淡而有裂纹者,多属气阴不足。

3.舌态

观察舌体有无震颤、歪斜、痿软、强硬等。

(1)震颤:舌体不自主地颤抖,多属气血两虚或肝风内动。

(2)歪斜:舌体偏歪于一侧,多为中风偏瘫或中风先兆。

(3)痿软:舌体伸卷无力,多因气血俱虚、筋脉失养所致。

(4)强硬:舌体不柔和,屈伸不利,甚或不能转动,多属高热伤津,邪热炽盛,或为中风之征兆。

4.舌苔

舌苔是胃之生气所现,章虚谷曰:舌苔由胃中生气以现,而胃气由心脾发生,故无病之人,常有薄苔,是胃中之生气,如地上之微草也,若不毛之地,则土无生气矣。吴坤安云:舌之有苔,犹地之有苔。地之苔,湿气上泛而生;舌之苔,胃蒸脾湿上潮而生,故曰苔。现代医家认为,舌苔的形成主要为丝状乳头之分化,丝状乳头之末梢分化成角化树,在角化树分枝的空隙中,常填有脱落的角化上皮、唾液、细菌、食物碎屑及渗出的白细胞等,从而形成正常的舌苔。正常的舌苔为薄白一层,白苔嫩而不厚,干、湿适中,不滑不燥。

(1)苔色:有白苔、黄苔、灰苔、黑苔等。白苔临床最为常见,其他颜色的苔可以认为是白苔基础上转化而形成。白苔一般属肺,主表证、寒证,但临床上亦有里证、热证而见白苔者。例如,薄白而润为风寒,薄白而燥为风热,寒湿里证可见白而厚腻之苔。黄苔有淡黄、嫩黄、深黄、焦黄等不同。一般说,黄苔的颜色越深,则热邪越重。淡黄为微热,嫩黄热较重,深黄则热更重,焦黄则为热结,黄而干为热伤津,黄而腻为湿热。灰黑苔多主热证、亦有寒湿或虚寒证者。舌苔灰黑而干者,为热盛伤津;舌苔灰黑而湿润者,多属阳虚寒盛。其中,灰黑苔多见于疾病比较严重的阶段。

(2)厚薄:苔分薄苔、厚苔、少苔、无苔。薄苔多为疾病初起,病邪在表,病情较轻;厚苔多示病邪较盛,且已传里,或为胃肠积滞、或为痰湿。苔愈厚表示邪越盛,病情愈重。然舌苔的形成反映了胃气的有无,舌苔虽厚亦有胃气尚存的一面,而少苔则表示机体正气不足,若无苔则示胃气大虚、缺乏生发之机。舌面上有不规则的舌苔剥脱,剥脱处光滑无苔,称之为花剥苔,多属胃的气阴不足。若兼有腻苔,则表示痰湿未化而正气已伤。

(3)润燥:此反映体内津液的情况,正常舌苔不干、不湿。无苔干燥为体内津液已耗,外感病多为燥热伤津,内伤病则多为阴虚津液不足;舌苔湿润表明津液未伤,而苔面水分过多伸舌欲下滴者,称之为滑苔,表示体内有湿停留。腻苔指苔质致密细腻,如一层混浊光滑的黏液覆盖于舌面,不易擦去,多属痰湿内盛;腐苔指苔质疏松如豆腐渣,堆积于舌面,易于擦去,多为实热蒸化胃中食浊,为胃中宿食化腐的表现。

5.舌诊的注意事项

(1)患者将舌自然伸出口外,充分暴露,呈扁平形,使舌体放松,不要卷缩,也不要过分用力,以免引起颜色的改变。望舌时尽量迅速敏捷地看清舌质、舌体、舌苔,避免病人伸舌过久,必要时可稍休息后再重复观察。

(2)病人面对光线,使光线直射入口,光线要充足,否则舌质及舌苔的颜色不易分辨。

(3)注意饮食对舌诊的影响。例如,食后因食物的摩擦使舌苔变薄,饮后使舌苔变润,食温热或刺激性食物后舌质变红或绛。所以,一般不宜在病人进饮食、或漱口后立即进行舌诊。

（4）注意染苔。例如，饮用牛奶后苔呈白色，食乌梅、杨梅、咖啡、陈皮梅、橄榄等可将舌苔染为黑色或褐色，吃蚕豆、橘子、柿子及黄连、核黄素等可使舌苔染成黄色。此类暂时的外物沾染，不可误认为病理性舌苔。

6.舌诊研究

舌为口腔中主要器官之一，是由很多横纹肌组成的肌性器官，外表被有特殊的黏膜，尤其舌背黏膜是组成舌苔的主要部分。舌的血管和神经分布极其丰富，其黏膜上皮薄而透明，故能十分灵敏地反映机体、消化系统和体液的变化。近年来，运用现代知识和方法研究中医舌诊颇有建树，兹简介如下：

（1）正常舌象：正常舌象为淡红色舌质，由于黏膜下层及肌层中血管及血运十分丰富，使舌肌呈红色，透过一层白色且带有角化的黏膜面，从而形成正常的淡红色舌质。

（2）薄白苔：由舌的丝状乳头末端角化树，及其空隙中的脱落角化上皮、唾液、细菌、食物碎屑和渗出细胞等形成。

（3）舌象的变化：舌质的变化与血液循环、体液状况，机体生理失调及组织细胞代谢障碍等有密切关系。例如，全身机体代偿机能失调或机能不足时，就可能出现气虚的舌象；机体消耗过甚、某些重要物质匮乏时，就会出现阴虚的舌象。

淡白舌多与组织水肿、毛细血管收缩、血液减少以及血流缓慢等因素有关，常见于贫血或蛋白质缺乏，尤其是白蛋白缺乏者。亦可见于消化系统功能紊乱，或内分泌机能不全，如肾上腺皮质机能不全等疾患；红绛舌与毛细管扩张，血液量增加，血液浓缩等因素有关。多见于发热，尤其是急性感染性疾病、脱水、维生素缺乏、外科手术后、水液平衡失调以及昏迷病人等；青紫舌可能与静脉瘀血，或缺氧所致还原血红蛋白增加等因素有密切关系。多见于肝脏病、心脏病及癌肿患者。

此外，舌体胖嫩则主要由于血浆蛋白减少，舌组织水肿，且可因水肿、舌体增大或肌张力降低或松弛，而在舌边出现齿痕。舌裂纹为舌乳头融合及分离而造成的裂隙，可能与舌黏膜萎缩有关。芒刺舌系由丝状乳头向蕈状乳头转化，同时由于黏膜固有层中血管充血扩张，致蕈状乳头肿胀、充血而成。舌质干燥，是由于唾液分泌减少或伴有唾液含水量降低所致。脱水患者，血液黏稠度增高，唾液水样分泌减少，故舌面干燥。所以，舌面干燥是临床失水的重要指标，是任何原因引起失水的最早表现。

舌苔的变化与丝状乳头增生、角化增剧、细菌的作用、口腔中存在水分多少、以及全身营养状况、脏器疾病等有关。白苔多为氧气交换减少，或贫血，携氧降低导致组织缺氧，引起舌黏膜代谢障碍和代谢产物增多而形成；黄苔是由于感染等致炎因子和代谢产物的刺激，使丝状乳头增生，黏膜表层弥漫的角化不全和角化过度，加上角质碎片以及舌的局部炎性渗出物等而形成。故多见于感染性疾病、传染病、发热及某些恶性肿瘤；黑苔的形成是因丝状乳头增生更剧，出现棕色角化细胞及黑色霉菌滋生，或腐败细菌作用于舌黏膜上之坏死物质，或与含铁微生物结合形成硫化铁所致。故认为慢性感染、毒素刺激、胃肠功能紊乱、霉菌感染、长期应用抗生素和恶性疾病引起口腔健康情况恶化等，是造成黑苔的原因。此亦可见于吸烟过量，口腔卫生差者。舌苔变厚、变腻，多由于病后食欲减退或进软食、流质、舌的机械摩擦作用减少，或因发热脱水、唾液分泌减少，清洗作用降低，影响舌的自洁作用，而使丝状乳头延长，加上角质碎片及渗出物等堆积所致。

综合舌诊研究资料，舌象变化具有下列几点相关因素：

（1）与营养缺乏有关。慢性胃病或慢性腹泻的患者，由于消化吸收不良，在临床上可见到黄色或灰色的舌苔。体内消耗过多及代谢紊乱，也可见到舌苔的显著变化，如各种发热病人开始多薄白苔，中期多干黄苔，糖尿病人可见到干红苔等。

（2）与循环系统及血液的质和量有关。高度贫血者，舌质淡白，舌乳头萎缩。失水、酸中毒、血液浓缩、缺氧者，舌质均呈鲜红或紫色。血小板减少者，舌上可出现紫斑。恶性贫血者，出现光滑舌。

（3）与细菌病毒感染及机体抵抗力有关。流行病初起多白腻苔，病势较重或严重时出现红绛舌。绿脓杆菌所致的败血症，以光剥舌较多。链球菌、葡萄球菌所致的败血症，则多见黄苔。一般绿脓杆菌所致的败血症，多在人体抵抗力极差的情况下发生，正气不足，故舌见光剥。而链球菌及葡萄球菌感染的败血症，以实热证居多，故多表现为黄苔。

（4）与唾液有关。高热病人如中毒性肺炎和急性肠炎失水患者，均有舌面干燥，口腔内失润现象。这是由于血液黏稠度增高，唾液水样分泌物减少所致。又如，阴虚患者常有交感神经紧张性增高、副交感神经紧张性降低，使唾液浆液性分泌减少，代之以黏液性分泌，唾液的质量发生改变而见舌面干燥。

（5）与内分泌有关。内分泌失调者，舌象有异常反应。例如，肾上腺机能不全者，舌面上可能有褐色隆起或陷下的色素斑。

7.舌象变化的临床意义

(1)舌象的变化能够反映疾病的轻重和进退。例如,舌质淡红,舌苔白、薄、润,均为病情较轻。舌质红绛、青紫、灰黑,舌苔黄厚或光滑无苔,均为病情较严重。淡白舌多属于慢性疾病,病情变化慢,病程较长,如贫血、蛋白质缺乏或肾上腺皮质机能不全等均可见之。红绛舌多见于发热、脱水、水液平衡失调等,如烧伤患者,创面越大、伤热越重,则舌质变红越快越明显。如果并发败血症,则舌质多红绛干枯。肝硬化病人若原为淡红舌,薄白苔或薄黄苔,一旦转为红绛光剥,则常表示肝功能恶化。急性阑尾炎多见腻苔,在治疗过程中厚腻苔转为薄白苔多是病情好转;然疼痛减轻而腻苔不退,则表示病情未减,甚至可能增剧。

(2)舌象的变化对某些疾病的诊断具有一定意义。绿脓杆菌性败血症,多见舌光剥无苔;而链球菌、葡萄球菌性败血症,则多黄苔。重症感染性疾病,恶性肿瘤,甲状腺机能亢进,严重的肺、肝、肾等实质脏器疾病,常见舌质红绛,舌体瘦小,舌干而有裂纹等阴虚舌象;某些患者舌苔光剥、舌边尖有红刺,后期则舌面光滑如镜。重症肝炎患者,舌质多红绛,干枯少津,病情恶化时更明显,舌苔多厚腻或燥,色黄或黑,有时也可见光剥无苔。另外,肿瘤患者晚期可出现红而光亮的舌象。

除此而外,尚有望少儿指纹,系指浮露于食指桡侧可见的脉络(即食指掌侧的浅静脉),此由手太阴肺脉分支而来,所以望小儿指纹与诊寸口脉具有近似的临床意义,适用于三岁以下的幼儿。

(1)三关:小儿指纹分风、气、命三关,食指第一节为风关,第二节为气关,第三节为命关。

(2)望指纹的方法:医生用左手把持小儿食指,以右手大拇指用力适中地从命关向气关、风关推数次,使指纹明显,以便于观察。

(3)望三关辨别疾病轻重:指纹若仅见于风关,则表示邪浅病轻易治;至气关则病势较重,病邪较深;如由风关、气关透至命关,即指纹伸延到指端,所谓透关射甲,则病深而危重。

(4)望指纹的色与形:正常的指纹黄、红相兼,隐现于风关之内。纹色鲜红多属外感风寒表证,紫红色为热证,色青主惊、主风、主痛,色淡为虚证。纹色深浓粗大为邪盛病重,指纹极细、色淡多为正虚,纹浮为病在表,纹沉为病在里。一般认为,指纹充盈度的变化主要与静脉压有关,心力衰竭、肺炎等患儿大多数向命关延伸,这是由于静脉压升高所致,静脉压越高、指纹的充盈度就越大,也就是越向指尖方向伸展。指纹的色泽在某种程度上可反映体内的缺氧程度,缺氧越甚、血中还原血红蛋白量就越多,指纹就更显青紫。故肺炎及心力衰竭的患儿,多出现青紫色或紫色的指纹。贫血的患儿则由于红细胞及血红蛋白的减少,其指纹色亦变淡。

四、望排出物

排出物包括痰涎、呕吐物、涕、泪、汗、脓液、二便以及经带等。观察排出物的形、色质量的变化,可为辨证分析提供必要的参考资料。然而,往往大部分内容物由患者观察叙述,而成为问诊的内容。一般而言,排出物色淡、清稀者,多为寒证;色深黏稠者,多属热证。

第二节 闻 诊

闻诊系听取患者发生的各种声音,从其音调的高低、缓急、强弱以及清浊等,用以测知病因的方法。

(1)声音高亢:系正气未虚,属于热证、实证。

(2)语声重浊:乃外感风寒,肺气不宣,肺津不布,气郁津凝,湿阻肺系会厌,声带变厚,以致声音重浊。

(3)声音嘶哑:新病暴哑,为风寒束表,肺系会厌受其寒侵,经隧收引,津凝会厌,以致不能发音。即《灵枢·忧恚无言》所曰:"卒然无音者,寒气客于厌则厌不能发,发不能下,至其开阖不致,故无音。"因其证属寒、属实,前人称为"金实不鸣。"久病声音嘶哑,为肺肾阴虚,水不制火,火灼肺金所致。因其证属虚,前人称之为"金破不鸣"。若久病、重病突然声哑,是脏气将绝之危证。

(4)声低息短,少气懒言:是中气虚损象征。故《素问·脉要精微论》云:"言而微,终日乃复言者,此气夺也。"

(5)神昏谵语:系指病人神志不清,语无伦次。急性热病,热人心包,热扰神明则多为此证。

(6)郑声:疾病末期,出现神志不清,语声低微,内容重复。此乃久病正衰,心气虚损,精神散乱所致。

(7)咳声高低缓急,可辨寒热虚实:咳声清高,无疾,舌红、乏津,是燥热犯肺,或水不涵木,木火刑金之证。咳声重浊,痰多清稀,系外感风寒、内停水饮,或少阴阳虚、水饮内停之疾。咳声急迫,连声不止,乃寒邪束表,气道挛急所致。吐出痰液其咳即止,是疾阻气道之证。

(8)呃逆:此乃膈肌痉挛病变,其声高亢,连声不止者,为肺气不宣,脾气不运,肝气不舒,导致膈膜痉挛,病证属实。若呃声低微,时呃一声,病证属虚。此外,脾肾阳虚,膜失其温而呃者有之;肝肾阴虚,膜失其濡而呃者间亦有之。

第三节 问 诊

"问诊"是医生对病人或其家属、亲友等,具有目的进行询问病情的过程。例如,病人的自觉症状、起病过程、治疗经过、生活起居、平素体质及既往病史和家族病史等,只有通过问诊才能了解。所以,问诊是中医诊法的重要一环,它对分辨疾病的阴阳、表里、寒热、虚实能提供重要的参考依据。自觉症状主要靠问诊,问诊并有助于他觉症状的发现。问诊的一般内容及主诉大致与西医问诊相同,首先抓住主诉,即病人就诊时自觉最痛苦的一个或几个主要症状,然后围绕主诉的症状深入询问现病史,根据中医的基本理论从整体出发进行辨证论治。

一、常规问诊

包括姓名、性别、年龄、婚姻、职业、籍贯、住址等,了解一般情况,可取得与疾病相关的资料,不同的年龄、性别、职业、籍贯等可能有着不同的生理状态和病证。例如,麻疹、水痘、百日咳等多见于小儿;青壮年患者,则以实证居多;老年体弱久病者,则以虚证多见;妇女除一般疾病外,尚有经、带、胎、产等妇科疾患;长江以南的江湖岸区,则多血吸虫病;蚕桑地区,往往多见钩虫病。此外,矽肺、铅中毒、汞中毒等则与职业病有关。

二、问现病史

(1)问起病:起病的原因、过程及症状,发生症状的部位及性质,病情缓急以及发病的诱因等,并了解疾病的经过和主要症状的特点及变化规律。例如,是持续性还是间歇性,加重还是减轻,性质有无变化,病程中是否经过治疗,曾服何药、有何反应等。了解起病的过程,对于掌握疾病发生、发展和变化规律,指导辨证论治有着重要的临床意义。

(2)问现在症状:恶寒、发热为某些疾病的主要表现,故应注意有无恶寒、发热、时间、发作特点和恶寒发热的关系及轻重。恶寒发热同时并见者,多为表证或半表半里证;恶寒重、发热轻,多为表寒证;发热重、恶寒轻,多为表热证;恶寒与发热交替出现者,为寒热往来,多为半表半里证。发热不恶寒者,多为里热证。高热、口渴、尿赤、便秘者,为里实热证;久病潮热,五心烦热,骨蒸痨热者,多为阴虚内热证;畏寒不发热,怕冷,手足发凉,体温低者,则为阳虚里寒证。

(3)问汗:注意有汗、无汗、出汗时间、部位,出汗多少及特点。外感病发热恶寒而有汗者,为表虚证;发热恶寒而无汗者,为表实证。高热大汗出而不恶寒者,为里热盛;日间经常出汗,活动后更甚,汗后自觉发凉,气短乏力者,称之为自汗,多为气虚阳虚;入睡后出汗、醒来汗止者,称之为盗汗,多属阴虚;出汗局限于头部,可见于热不得外泄,郁蒸于上的湿热证;半身出汗者,多属气血运行不周;全身汗出,大汗淋漓不止并见身凉肢冷者,属阳气欲绝之亡阳证。

(4)问饮食:注意询问是否口渴,饮水多少,食欲食量,喜冷喜热,以及口中异常味觉及气味等。口渴多饮,且喜冷饮者,属实热;口不渴不喜饮,或喜热饮者,多属虚寒证;口渴不喜饮者,多为湿热证;口干咽燥且饮水不多者,多属阴虚内热。食欲减退久病者,多为脾胃虚弱。食欲减退新病者,多为伤食、食滞,或外感夹湿而致脾胃气滞;食欲亢进,多食善饥者,属胃火亢盛;饥而不食者,多属胃阴不足;病中能食者,是胃气未伤,其预后较好;病中食量渐增者,为胃气渐复,病虽重亦有转机。口苦者,多见于热证,尤其为肝胆郁热;口酸腐者,多属胃肠积滞;口淡无味者,为脾虚湿盛;口咸者,多属肾虚;口臭者,多属胃火炽盛。

(5)问大便:注意排便次数、时间,粪便性状及伴随症状。新病便秘,腹满胀痛者,多属实证、热证;久病、老人或产妇便秘,大便难解者,多属津亏血少或气阴两虚;便次多,粪便稀软不成形者,多为脾胃虚寒;黎明泄泻者,多属脾肾阳虚;泄泻如水者,为水湿下注;泄下如喷射状,肛门灼热者,为湿热泻;大便脓血,里急后重者,为痢疾,多属大肠湿热;大便色黑者,为内有瘀血;便血鲜红,肛门肿痛者,为血热;便色暗红,面黄乏力者,为脾不统血。

(6)问小便:注意小便色、量、次数和伴随症状。小便短赤,小便量少,色黄而热者,多属热证;小便短少而不热者,见于汗、吐、下后或其他原因所致津液耗伤证;小便清长、量多而色清者,多属虚寒证,亦可见于消渴证;小便频数不禁或遗尿者,多属气虚或肾气不固;尿痛或尿频、尿急者,多属膀胱湿热。或伴尿血、砂石则为淋症;排尿困难,点滴而出者,称之为癃证。小便闭塞不通无尿者,名曰闭证;突然发生癃闭,点滴外流,尿味臭,兼有小腹胀痛或发热者,属实证;尿量逐渐减少,甚至无尿,伴腰酸肢冷,面色㿠白者,属虚证。

(7)问疼痛及不适:头痛,以后头部、枕部为重,连及项背者,为太阳经病;前额疼痛,连及眉棱骨者,为阳明经病;头颞侧痛及偏头痛者,为少阳经病;巅顶痛牵引头角者,为厥阴经病。身痛、全身酸痛,发热恶寒者,多属外感证;久病身痛者,多属气血不足;胸痛,伴发热痰喘者,多为肺热证;久病胸痛,反复发作者,多为胸阳不振,夹有气血痰饮瘀阻;胁痛者,属少阳证,或为肝气郁结;上腹(胃脘)疼痛者,多为脾胃病或食滞证;腹痛者,多为肠病、虫积,或大便秘结证;少腹疼痛者,多为肝脉郁滞,或为疝气,肠痈,妇科疾病;腰痛者,多属肾虚证;关节疼痛者,多为病邪阻于经脉;关节沉重、酸困、肿胀者,多为湿证;关节冷痛、怕凉、痛剧者,多为寒证;关节发热、红肿者,多为热痹。疼痛胀满,持续不解者,多为实证;隐痛、绵绵痛,时痛时止者,多为虚证;窜痛、胀痛,时重时轻者,多属气滞;刺痛、剧痛,痛有定处者,多属气滞血瘀证;暴痛者,多实证。久痛者,多虚证;疼痛拒按者,为实证。疼痛喜按者,为虚证;喜温者,为寒证。喜凉者,为热证;食后胀痛加重者,为实证。食后疼痛缓解者,为虚证。

(8)问耳目:暴聋者,多为肝胆实火。久聋者,多为肾虚证;耳鸣伴头晕、腰酸者,为肾虚;耳鸣伴口苦、胁痛者,为肝胆火旺;视力模糊,夜盲者,为肝阴虚;目赤肿痛者,为肝火旺。

(9)问睡眠:难以入睡,睡而易醒,多梦者,属心肾不交;夜睡不安,心烦而易醒,口舌生疮,舌尖红赤者,为心火亢盛;梦中惊呼者,多为胆气虚或胃热证;睡意渐浓,常不自主入睡者,称之为嗜睡。多为气虚、阳虚,或湿困于脾,清阳不升证;重病患者嗜睡,多为危象;热性病患者昏睡,多为热入心包。

(10)问妇女经带胎产:月经推迟,经血色暗,有血块,伴痛经者,多属血瘀或寒证;经量少,色淡者,多为血虚;经量多而色淡者,多为气虚。月经先后无定期,多伴有痛经、或经前乳房发胀者,属肝郁气滞证;月经不来潮,须分辨是有孕、还是闭经。闭经者,多见于血枯,血瘀,血痨及肝气郁结证;行经戛然而止,多属受寒或郁怒太过;白带量多,清稀、色白,少臭或有腥味者,多属虚寒证;白带量多,黏稠、色黄,臭秽者,多属湿热证。

(11)哑科问诊:小儿患者病史需询问家属及陪员,除一般内容外,还应询问出生前后生长发育状况,父母、兄妹等健康情况,预防接种史,传染病史等。

三、问既往病史

主要了解患者过去病史及家族病史。了解其既往健康状况,曾患过何病、作过何种治疗? 素有肝阳上亢者,可引起中风证。既往有胃病、癫痫、哮喘、疟疾等疾患者,均易于复发。个人和生活起居习惯,饮食嗜好,以及妇女孕产情况等,均对病情有一定影响。对患传染性和遗传性疾病者,应询问患者的家族病史,此有助于明确诊断。

十 问 歌

一问寒热二问汗,三问头身四问便;

五问饮食六胸腹,七聋八渴俱当辨;

九问旧病十问因,再兼服药参机变。

妇女尤必问经期,迟速闭崩皆可见。

再添片语告儿科,天花麻疹全占验。

第四节 切 诊

切脉又称之为诊脉,是医者用手指按患者腕后桡动脉搏动处,以体察脉象变化,辨别脏腑功能盛衰,气血精液虚实的一种中医诊断方法。正常脉象是寸、关、尺三部均有脉在搏动,不浮不沉,不迟不数,从容和缓,柔和有力,流利均匀,节律一致,一息搏动四至五次,此谓之"平脉"。平脉者,不病也。

切脉辨证,早在《内经》《难经》中就有记载,经历三千余年的不断总结,对于何证出现何脉已有详细论述。但是,对证象与脉象间的内在联系,却无明析的概念,不能令人一目了然,以致学者只知其然而不知其所以然。脉证间的内在联系,如用一句话来概括,就是气血津液呈现虚、实,五脏功能出现盛、衰时才会出现不同之脉证。只有清楚气血津液的生化输泄与五脏间的关系,才能将气血津液虚实、和五脏功能盛衰时所出现的证象与脉象联系起来,也才明白切脉能够察其五脏病变的道理所在。不同脉象的形成,与心脏、脉络及气血津液等有着密不可分的关系。脉象的不同变化反映了心力强弱、脉络弛张、气血津液虚实三个方面的变化。由于气血津液都需五脏协同合作才能完成其生化输泄,故气血津液的虚实也就反映了五脏功能的盛衰,从而反映于脉搏形成不同的脉象。

心脏搏动的强弱,脉络的弛张,是引起脉象变化的根源。脉象随其病因证象不同而呈洪大滑数等脉,无力则脉象常呈迟细微弱。心脏搏动与脉象起伏,都是肝系脉络交替收缩与舒张的反映。如果血络松弛则呈濡缓,血络紧张则呈弦紧,血络痉挛则呈结代等。因此,只有将固定的心脏和脉络与流动的气、血、津液联系在一起分析,这样才能揭示脉象变化的本质。

气血津液虚实变化可以反映不同的脉象。先从气的虚实言之,气是心脏搏动的动力,心气是由肾脏生化的元气,脾气系生化的谷气,肺气系吸入之清气,诸气注入心脏即为心脏活动的能源。如果脾肾功能衰退,心气也就随之衰弱,脉象与心相应也就呈现缓慢或虚数无力。若将这一连锁反应进行逆向推理,脉象无力是因心气不足,心气不足则是脾肾化气功能衰退所致。气行脉外,营卫和调,则脉不浮、不沉、不迟、不数。如若风寒束表,毛窍收缩,脉络紧张,卫气充盛于表,则脉随气浮,则呈现为轻按即得的浮紧脉;若卫气因寒内引脏腑,则呈重按始得的沉紧脉;若久病气虚,脉伏于里,则呈重按始得的沉弱脉;如阳气虚衰,无力助心行血,则脉呈迟缓微弱之象;若风寒束表或风热犯肺,气郁化热,心阳亢进,则脉应指呈现洪大有力而数;若因气郁引起脉的传导阻滞,则脉应指而涩;如因气郁引起之脉络不舒,则脉应指而弦。由此可见,脉的浮沉迟数有力无力,均与"气"密不可分关。

次从血的虚实言之,血行脉中,充盈流畅,方呈正常脉象。若因血的化源不足导致血虚,乃是由实变虚,逐渐减少,脉与其相应而逐渐变细,因之脉呈细弱。例如,突然大量失血,脉管仍呈原状却脉无血充,遂致形如葱管,按之中空,此为芤脉;如果血滞、血瘀,脉的传导受阻,微呈挛急,即按之犹如轻刀刮竹,大波之内又有细密微波应于指下,此为涩脉。

再从津的虚实言之,脉的形态改变亦与津液有关。血中津少,脉失液充,其脉也就应指而细。由于津虚是因营阴暗耗或为热病后期伤津所致,往往兼有热象,是故营阴亏损之脉多呈细数且与舌红少苔并见。若脉外津虚与脉内津虚并存,脉失津濡而呈脉络紧张,即现指下如按琴弦之弦脉。若因脾肾阳虚,气化失常,水饮内停,血中津多而兼舌体淡胖,水停脉管夹层而使脉络紧张亦可显现弦脉。虽然同属弦脉,却有寒、热、虚、实之异。

综上所述,一切脉象都是心力强弱,脉络弛张,气血津液虚实的综合反映。心脏、脉络之气血津液发生病变,又与五脏发生病理改变有关,因此切脉能察五脏之盛衰。切脉仅为四诊之一,某些病变不是单凭切脉就能做出诊断的,只有四诊合参,并结合现代理化手段,才能全面认识疾病。如果片面强调切脉能知疾、辨病,就会将后学者引入歧途。兹将常见脉象之病理简述如下:

(1)浮脉:多为风寒束表。卫气为御邪侵充于肌表,脉随气浮于外,轻按即得,谓之浮脉。

(2)沉脉:疾在脏腑,脉位深藏,举之不足,按之有余,谓之沉脉。有力者为实,无力者为虚。

(3)迟脉:多见于阴盛阳衰,心功能减退。脉象搏动迟缓,一息三至,去来极慢,谓之迟脉。阴盛者为寒,阳衰者为虚。

(4)数脉:多系表卫闭郁,气郁化热,或由气入血,气血两播。其心搏亢进,一息六至,多于常脉,谓之数脉;亦有心气虚衰,搏动无力者,每次输出血量不足,心动加速以求代偿,此为虚数脉。

(5)细脉:多为气血两虚,气虚则输出量少,加之血虚脉失血充,则脉如细线,故谓细脉。

(6)微脉:多为阳气衰微,气血俱虚之证。其脉细而软,按之欲绝,若有若无,谓之微脉。

(7)弱脉:多系气血两虚,气虚无以鼓动血行,血虚无以充盈于脉之证。其脉象极软沉细,按之乃得,轻取难寻,谓之弱脉。

(8)实脉:三焦实热或腑气不通,心动亢进之脉象。其搏指有力,谓之实脉。

(9)洪脉:气郁化热,气分热盛,心功能亢进之脉象。其按之洪大有力,谓之 洪脉;若大而虚,按之无力者,是壮火食气,心气已虚。

(10)弦脉:多为肝肾阴虚,水津亏损,脉失津濡之证。其脉络紧张,脉象端直而长,如按琴弦,谓之弦脉;若少阴阳虚,气化失常,水停三焦,充于脉内及其夹层,脉络为之紧张,触之如按琴弦,亦呈弦脉;肝胆气郁,脉为气束,不能舒张,如按琴弦,也可现为弦脉。

(11)紧脉:风寒束表,脉络收引,脉形如索,轻按即得,谓之浮紧;寒中三阴,脉络收引,其形如索,重按始得,谓之沉紧。

(12)滑脉:痰、食及妊娠,致经隧阻滞,所阻部位脉络紧张,血流受阻,聚集如珠,流于脉内,往来流利,如盘走珠,应指圆滑,谓之滑脉。

(13)涩脉:气滞、血瘀、痰凝导致脉络传导受阻,微挛,血流不畅,按脉犹如轻刀刮竹,此谓之涩脉。

(14)濡脉:水湿阻滞,脉因受湿而弛,按之无力,如帛在水中,轻手相得,按之无有,谓之濡脉;气血阴阳亏损,生化无源,脉无血充,亦呈濡脉。

(15)芤脉:突然大量失血,脉失血充,形如葱管,按之中空,此谓芤脉。

(16)结脉:心之阴阳亏损,脉络痉挛,传导阻滞,脉律不匀,时有止歇,谓之结脉;迟止定期,则命曰代脉。

鄢卫东　撰

第六章　伤寒药性赋增益

凉性发散升柴葛，　　　桑菊牛蝉萍薄荷；

温性发散荆防风，　　　芫荽苏藁柳麻黄。

声哑咳嗽喉痛痒，　　　甘草蝉蜕和牛蒡；

孕妇咳嗽胎不安，　　　不离苏梗和紫菀。

胁痛并虚弱，　　　　　柴草枳壳芍；

痰多气喘麻芍桂，　　　姜夏细辛草五味。

清热去火芩柏连，　　　上焦之火用黄连；

中焦之火黄芩泻，　　　相火妄动黄柏安。

清热去火三黄粉，　　　知芦决胆猪莲针；

清热凉血槿地丹，　　　紫草白薇地骨玄；

虚弱脚肿小便涩，　　　知母黄柏萸肉桂。

下肢出流丹，　　　　　苍柏二妙丸；

注:决(草决明)，胆(动物胆汁)，猪(猪毛菜)，针(三颗针)，流丹(流火、丹毒)。

加入牛膝和薏米，　　　名为三妙四妙丸。

手足脱疽脉管炎，　　　当归生地二花玄。

清热祛暑用薄荷，　　　青蒿扁豆同竹叶；

急性咽炎有办法，　　　甘草野菊金银花。

皮肤疮癣多又痒，　　　苦参煎汤洗一场；

虚劳低热夜盗汗，　　　葎草煎服效灵验。

头胀眩晕高血压，　　　夏枯黄芩野菊花；

小儿咳嗽并风热，　　　甘草薄荷小连翘。

暑热胸闷胃不佳，　　　荷叶芦根扁豆花。

凉性化痰栝前贝，　　　沙参蛤百草桑白；

温性化痰旋覆远，　　　桔梗半夏白附南。

止咳平喘葶果杏，　　　苏菀龙马款金凤；

苏子桔梗前胡杏，　　专治咳嗽气不顺。
神经衰弱夜多梦，　　远志枣仁五味用。
慢性咳嗽久不愈，　　冲服麻黄凤凰衣；
大便干燥气管炎，　　苏葶白芥三子煎。
妇女清带腰腿酸，　　白果山药服三钱。
治痰用二陈，　　　　陈半草茯苓；
加上枳壳茹，　　　　温胆提精神。

注：龙(地龙)，马(马兜铃)，金(洋金花)，凤(凤凰衣)。

藿佩苍菖荠三消，　　内金瓦石海螵蛸；
上药消食化浊剂，　　健胃治酸要谨记。
上吐下泻腹中痛，　　合半苍陈水煎吞；
食积口臭肚子胀，　　藿佩葍子内金放。
小儿疳积乳糜尿，　　麦芽荠菜陈皮熬；
海螵蛸与生甘草，　　消化溃疡冲服妙。

注：瓦(瓦楞子)，石(钟乳石)。

止血榆茜茅卷蓟，　　仙锦槐柏艾炭七；
活血桃红虻丹芎，　　卫茅泽兰山羊血。
土三七和仙鹤草，　　止痛疗伤敛血好；
寒凝痛经选药巧，　　香附干姜加艾草。
急性肾炎西瓜皮，　　茅根赤豆玉米须；
川芎秦艽细辛草，　　风湿关节能治好。
寄奴元胡骨碎补，　　跌打损伤立时找。
理气香砂茴蘆柿，　　止痛芍楝茂灵脂；
胁胀胃痛官能症，　　香附台乌甘草送。
挫伤岔气胸胁痛，　　快服木香和郁金。
栝蒌枳壳姜夏蘆，　　心胃气痛好的快。
睾丸牵痛腰难伸，　　吴萸茴香金铃子；
慢性肠炎泻又痛，　　术芍陈皮与防风。
祛风木贼蒺苍耳，　　藁本白芷蔓京炒；
祛湿秦独鬼豨莶，　　透骨乌附桑绒莲。

强筋通络寄五加，　　牛续骡鹳藤芝麻；
皮肤瘙痒荨麻疹，　　蝉蜕蒺藜和防风。
白芷辛荑薄荷苍，　　专治鼻炎涕流黄；
周身疼痛受风寒，　　藁本防风来三钱。
风湿秦艽甘草随，　　游独热地杞当归；
中风后遗四肢麻，　　豨莶防风红五加。
跌打损伤痛瘀血，　　凤仙透骨赤芍归；
体虚怕冷四肢凉，　　附子甘草同干姜。
牙龈肿痛胃火蒸，　　知地石膝麦门冬；
关节疼痛老不好，　　或煎或熬老鹳草。

注：桑（桑枝），绒（紫草绒），莲（半枝莲），骡（骡蹄甲），藤（天仙藤），红（红藤）。

渗湿茵陈并薏柳，　　利尿泽苓车萹葵；
玉须问荆秕谷子，　　楮梓地肤滑蟋蟀。
慢性肝炎腹腿肿，　　煎服茵陈和五苓；
胃炎心慌或神昏，　　桂枝白术草茯苓。
咽炎舌炎口疮疼，　　灯心草加麦门冬；
肾炎浮肿蛋白尿，　　瓜皮生芪枳实妙。
泻水硝牛商芫金，　　润下蜂蜜麻李仁；
芒硝大黄生甘草，　　专治腹满大便燥。
冰片甘草元明粉，　　吹治口疮咽喉肿；
肝肾有病发水臌，　　二丑茴香研末饮。
大戟遂芫俱战草，　　要治积水十个枣；
赘疣瘊子连根除，　　只需捣敷千金子。

注：硝（芒硝），牛（牵牛子），金（千金子），麻（火麻仁）。

消肿排脓枯鞭草，　　马勃再配土贝好；
皂针蜂房水红花，　　加用海藻效果佳。
扁桃体炎马皮泡，　　再加豆根生草梢；
咽喉音哑莫商量，　　马勃芒硝煎红糖。
痈疮已溃肿难消，　　土贝母兼旱莲草；
疔疮上脸乳发炎，　　半两马鞭草水煎。

皂针二花当归草，　透脓消肿止疼好。
　安神交欢榆柏萱，　镇静蝎缬赭磁石；
身痛失眠疥癣痒，　夜交藤煎汤四两。
合欢树皮绒线花，　能治肺络理跌打；
多梦汗泄又健忘，　麦杞柏仁归石菖。
头昏眼花夜心慌，　苓草知薇酸枣汤；
磁石纳肾有名堂，　再配杞菊干地黄。
赭石四钱法夏三，　能治胃湿下痰涎。
止汗龙牡麻麦味，　止泻禹灶榴橡核；
莲芡固精又治带，　椿猬桑螵墓头回。
体虚多汗生牡蛎，　麻黄根芪浮麦配；
口干脉弱参麦味，　阴伤酸枣一处配。
便血脱肛子宫垂，　补中益气橡壳为；
晕车妊娠发呕吐，　浓煎一杯灶心土。
猬皮山甲槐米炒，　为末冲服痔漏好。

伤寒辨六经，　用药须引经。
手太阳经证，　藁本羌活行；
少阳厥阴地，　皆须柴胡祛；
手足阳明证，　白芷升葛根；
肺脏升葱用，　脾升白芍用；
心经黄连使，　肾独加桂灵。
分经用上药，　愈病即神通。
冲任督带于一身，　用药归经须分清。
玉片丹参王不留，　二术二甲归杞芎，
二香巴戟草吴萸，　冲任经脉药配用。
归芍龙艾麻续断，　带脉之药经常念。
苍耳细辛鹿藁本，　芪杞桂附羊脊骨，
此是督脉药当诵，　临证之时选择用。

陈　宝　撰